科学出版社"十四五"普通高等教育本科规划教材

临床技能学

U0252421

主　　审　赵　杰

主　　编　管又飞　严　艳　任　萍　刘志宇　尹　剑

编　　者　（以姓氏汉语拼音为序）

别　旭	曹丽华	陈俊竹	陈雪瑜	戴梦圆	董　兵
董雪鹏	杜　鑫	高振明	管又飞	李东白	李靖年
李新宇	蔺昕燕	刘东沛	刘　菲	刘红秀	刘俊莉
刘亚庆	刘艳芝	刘志宇	吕德胜	马斌斌	任　萍
任思航	石　峰	隋韶光	孙　舸	汤心雨	王承业
王慧卿	王莉莉	王乃琪	王　妮	王文玲	王晓润
王心怡	王雪莹	王一如	王颖洁	解　莹	严　艳
尹　剑	尹　鹏	于　洋	袁　亮	张　帆	张金玲
张　晶	张　岚	张乾世	朱丹丹	朱　宁	

视频操作　戴梦圆　汤心雨　王心怡　张　岚

科学出版社

北京

内 容 简 介

　　《临床技能学》是涵盖了内科、外科、妇产科、儿科、感染科、急诊科、护理、麻醉科、眼科、耳鼻喉科等全面学科的临床技能教材。在本书中，作者团队以简洁明了的语言和丰富的图表、图片、视频等形式，详细介绍了各种临床技能的基本概念、操作步骤和注意事项。同时，为了帮助读者更好地理解和应用所学知识，本书还提供了大量的案例分析和实践操作指导。

　　本书是临床医学专业本科学生的必修教材，也是临床医学专业研究生和规培医师、进修医师的重要参考书。

图书在版编目（CIP）数据

临床技能学/管又飞等主编. —北京：科学出版社，2023.10
科学出版社"十四五"普通高等教育本科规划教材
ISBN 978-7-03-076036-4

Ⅰ.①临…　Ⅱ.①管…　Ⅲ.①临床医学–高等学校–教材　Ⅳ.① R4

中国国家版本馆 CIP 数据核字（2023）第 137634 号

责任编辑：王　颖/责任校对：宁辉彩
责任印制：张　伟/封面设计：陈　敬

科学出版社 出版
北京东黄城根北街 16 号
邮政编码：100717
http://www.sciencep.com
北京中石油彩色印刷有限责任公司 印刷
科学出版社发行　各地新华书店经销

*

2023 年 10 月第 一 版　开本：787×1092　1/16
2023 年 10 月第一次印刷　印张：29 1/2
字数：718 000

定价：118.00 元
（如有印装质量问题，我社负责调换）

前　言

本书以党的二十大精神为指导，充分贯彻党的二十大报告中关于教育、科技、人才是全面建设社会主义现代化国家的基础性、战略性支撑思想，以立德树人为根本任务，全面加强医学生的临床基本技能培养。

多年来，大连医科大学为强化医学生临床实践能力培养体系建设，打造了一批优秀的临床教学师资队伍、完善的课程体系和实践教学考核评价体系。大连医科大学学子在社会上彰显了学校"医学科学精神与人文精神兼备，实践能力强"的医学人才培养特色。

大连医科大学附属第二医院临床实践教师团队，从2013年首次参加第四届全国高等医学院校大学生临床技能竞赛斩获总决赛特等奖开始，十年间，教师团队无一人掉队、不断成长壮大，取得了骄人成绩。2015年获得第六届全国高等医学院校大学生临床技能竞赛总决赛一等奖；2017年获得第八届全国高等医学院校大学生临床技能竞赛总决赛特等奖；2018年作为第九届全国高等医学院校大学生临床技能竞赛总决赛的承办单位，组成全国总决赛的命题考官团队，向全国百余所参赛院校展现了高水平的临床教学能力。2021年，这支队伍再度出征，获得第十届中国大学生医学技术技能大赛全国总决赛金奖、临床医学专业五年制赛道全国总冠军，问鼎中国临床实践教学师资水平的最高峰。

本书是这支教学团队核心教师总结精华经验，对标临床医学专业实践教学课程体系而精心编撰的教材。本书依托医学模拟教育，注重情景模拟，将理论与实践相结合，强调学生和医护人员的临床思维培养。同时，鼓励他们在实践学习中，依托教材进行复盘总结，强化细节，不断提高自身临床技能水平和解决实际问题的能力。

特别值得提出的是，本书的全部视频操作，均出自斩获第十届中国大学生医学技术技能大赛临床医学专业五年制赛道全国总冠军的四位优秀的大连医科大学学子。她们是大连医科大学的骄傲，更是大连医科大学被社会普遍认同"实践能力强"教学特色的杰出代表。她们在视频中的标准操作，相信会帮助无数学弟学妹们更好地掌握标准临床技能。

希望本书能够对读者有所帮助，能够成为临床实践教学工作中的有力支持和参考用书。欢迎读者对本书提出宝贵的意见和建议，以便帮助我们不断改进和完善自身的临床实践教学水平。

编　者
2023年9月

目　　录

第一部分　基　础　篇

第二部分　提　高　篇

第六章　儿科例题解析思路……………………………………………………427

第七章　急诊科例题解析思路……………………………………………………442

第八章　麻醉科例题解析思路……………………………………………………444

第一部分　基　础　篇

第一章　基础职业素养

第一节　概　述

一、病史采集职业素养

1. 要点

（1）病史采集基本方法是从简单易答的问题入手，逐渐细化、深入。

（2）病史采集最常采用的方法是问答式问诊。关键是具备系统性、逻辑性。

（3）不断思考、归纳，去伪存真，去粗取精。

（4）按时间顺序组织编写病史。

（5）医德要求：严肃认真、尊重隐私、对患者一视同仁、对同道不随意评价、对患者进行教育和健康指导。

2. 概要（图 1-1-1）

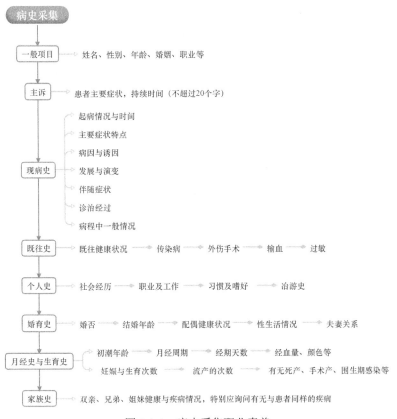

图 1-1-1　病史采集职业素养

二、体格检查职业素养

1. 要点

（1）应以患者为中心，要关心、体贴、理解患者，要有高度的责任感和良好的医德修养。

（2）检查室环境温度要适宜，检查患者时光线应适当，室内温度应适宜，环境应安静。

（3）医师应仪表端庄，着装整洁，指甲修短，举止大方，态度诚恳和蔼。

（4）检查患者前，应有礼貌地对患者做自我介绍，并说明体格检查的原因、目的和要求，便于更好地取得患者密切配合。检查结束应对患者的配合与协作表示感谢。

（5）应注意避免交叉感染，检查前医师应洗手或用消毒液擦手，必要时可穿隔离衣，戴口罩和手套，并做好隔离消毒工作。

（6）医师一般站在患者右侧，检查手法应规范轻柔。

（7）全身体格检查时应全面、有序、重点、规范和正确。体格检查要按一定顺序进行，并养成按顺序检查的习惯。避免重复和遗漏，避免反复翻动患者，力求建立规范的检查顺序。通常首先进行生命体征和一般检查，然后按头、颈、胸、腹、脊柱、四肢和神经系统的顺序进行检查，必要时进行生殖器、肛门和直肠检查。根据病情轻重、避免影响检查结果等因素，可调整检查顺序利于及时抢救和处理患者。

（8）在体格检查过程中，应注意左、右及相邻部位等的对照检查。

（9）注意保护患者隐私，依次充分暴露各部检查部位，该部位检查完毕即行遮蔽。

（10）应根据病情变化及时进行复查，有助于了解病情、补充和修正诊断。

2. 概要（图 1-1-2）

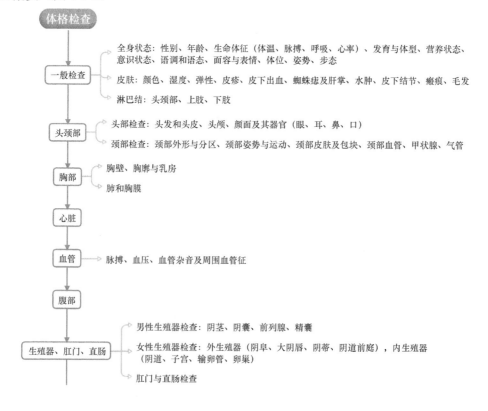

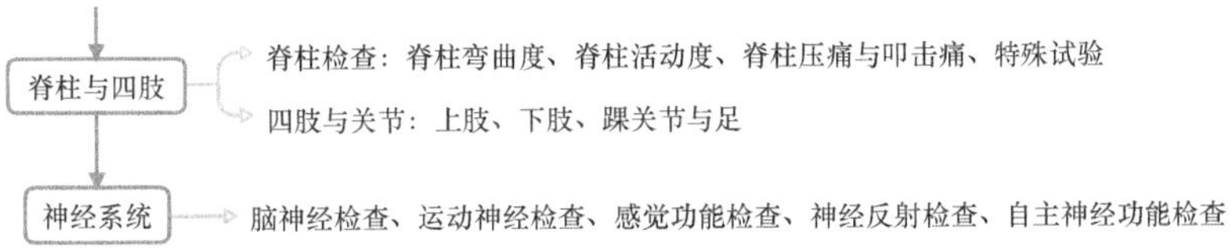

脊柱与四肢 ┤ 脊柱检查：脊柱弯曲度、脊柱活动度、脊柱压痛与叩击痛、特殊试验

四肢与关节：上肢、下肢、踝关节与足

神经系统 ── 脑神经检查、运动神经检查、感觉功能检查、神经反射检查、自主神经功能检查

图 1-1-2　体格检查职业素养

三、基本操作职业素养

操作视频

（一）医务人员洗手方法

1. 要点

（1）医务人员洗手和（或）使用手消毒剂进行卫生手消毒指征：接触患者前；清洁、无菌操作前，包括进行侵入性操作前；接触患者后；暴露患者体液风险后，包括接触患者黏膜、破损皮肤或伤口、血液、体液、分泌物、排泄物、伤口辅料等后；接触患者周围环境后，包括接触患者周围的医疗相关器械、用具等物体表面后。

（2）医务人员应先洗手再进行卫生手消毒指征：接触传染病患者的血液、体液和分泌物及被传染性病原微生物污染的物品后；直接为传染病患者进行检查、治疗、护理或处理传染病患者污物后。

（3）卫生手消毒时首选速干手消毒剂，过敏体质人群应注意手消毒剂的选择。

（4）戴手套不能代替手卫生，摘手套后应进行手卫生。

2. 概要

项目	赋分内容	注意事项	建议得分系数
操作前准备	去除手表、首饰，检查指甲，指甲不应过长		5
	用物准备：洗手液/皂液、擦手纸巾、护手液		5
口述	洗手和（或）卫生手消毒指征		5
	洗手指征		5
洗手方法	在流动水下淋湿双手	认真揉搓双手全程至少15秒，注意清洁双手所有皮肤，包括指背、指尖和指缝	5
	取适量洗手液（肥皂），均匀涂抹至整个手掌、手背、手指和指缝		5
	六步洗手法		
	（1）掌心相对，手指并拢，相互揉搓		10
	（2）手心对手背沿指缝相互揉搓，交换进行		10
	（3）掌心相对，双手交叉指缝相互揉搓		10
	（4）弯曲手指使指关节在另一手掌心旋转揉搓，交换进行		10
	（5）一手握住另一手拇指旋转揉搓，交换进行		10
	（6）将五个手指尖并拢放在另一手掌心旋转揉搓，交换进行		10
	在流动水下彻底冲净双手，擦干，取适量护手液护肤		5
	擦干宜使用纸巾		5
合计			100

操作视频

（二）戴、摘一次性帽子和外科口罩

1. 要点

（1）进入污染区和洁净区前、进行无菌操作等时应戴一次性帽子。

（2）一般诊疗活动，可佩戴外科口罩；手术室工作或护理免疫功能低下患者、进行体腔穿刺等操作时应戴外科口罩。

（3）被患者血液、体液污染时，应立即更换一次性帽子、口罩。

（4）布制帽子应保持清洁，每次或每天更换、清洁与消毒。

2. 评分细则

项目		赋分内容	注意事项	建议得分系数
操作前准备		去除手表、首饰，检查指甲，指甲不应过长		3
		用物准备：一次性帽子、外科口罩、洗手液/速干手消毒剂、擦手纸		3
		洗手和（或）卫生手消毒		6
		检查一次性帽子及外科口罩确保在有效期内，一次性帽子及外科口罩无破损		3
戴一次性帽子		将头发完全包裹于一次性帽子内	穿防护服/隔离衣时，一次性帽子还应罩住耳朵	6
		调整一次性帽子上檐在眉毛上方 1cm 左右		4
戴外科口罩	若选用系带式外科口罩	手拿外科口罩系带取出，有鼻夹的一面朝上，深色面朝外或褶皱朝下		5
		将外科口罩罩住鼻、口及下颌，外科口罩下方带系于颈后，上方带系于头顶中部		6
		拉开褶皱		4
		将双手指尖放在鼻夹上，从中间位置开始，用手指向内按压，并逐步向两侧移动，根据鼻梁形状塑造鼻夹	注意从中间向两侧按压塑形	6
		调整系带的松紧		4
	若选用挂耳式外科口罩	手拿外科口罩系带取出，有鼻夹的一面朝上，深色面朝外或褶皱朝下		5
		双手撑开系带套至耳后，拉开褶皱		10
		将双手指尖放在鼻夹上，从中间位置开始，用手指向内按压，并逐步向两侧移动，根据鼻梁形状塑造鼻夹	注意从中间向两侧按压塑形	10
摘外科口罩	若摘系带式外科口罩	洗手和（或）卫生手消毒		6
		不要接触外科口罩前面（污染面），闭目屏气		6
		先解开下面的系带，再解开上面的系带	注意顺序，先解下方系带再解上方系带	8
		用手捏住外科口罩的系带丢至医疗废物容器内		4
		洗手和（或）卫生手消毒		6

续表

项目	赋分内容		注意事项	建议得分系数
摘外科口罩	若摘挂耳式外科口罩	洗手和（或）卫生手消毒		6
		不要接触外科口罩前面（污染面），闭目屏气		6
		双手捏住外科耳后系带，轻轻摘下		8
		用手捏住外科口罩的系带丢至医疗废物容器内		4
		洗手和（或）卫生手消毒		6
摘一次性帽子	洗手和（或）卫生手消毒			6
	不要触碰一次性帽子外面（污染面）			4
	手伸进一次性帽子内面，将一次性帽子翻折，外面包裹在内			6
	手抓内面，将一次性帽子丢至医疗废物容器内			4
合计				100

（三）戴、摘医用防护口罩

操作视频

1. 要点

（1）接触经空气传播或近距离接触经飞沫传播的呼吸道传染病患者时，应戴医用防护口罩。

（2）不应一手捏鼻夹。

（3）医用防护口罩的效能持续应用6～8小时，遇潮湿后、受患者血液和体液污染后，应及时更换。

（4）每次佩戴医用防护口罩进入工作区域之前，应进行密合性检查。检查方法：将双手完全盖住防护口罩，快速呼气，若鼻夹附近有漏气应调整鼻夹，再次用双手塑形按压，若漏气位于四周，应调整到不漏气为止。

2. 评分细则

项目	赋分内容	注意事项	建议得分系数
操作前准备	去除手表、首饰，检查指甲，指甲不应过长		2
	用物准备：医用防护口罩、洗手液/速干手消毒剂、擦手纸		3
	洗手和（或）卫生手消毒		5
	检查口罩包装，确保包装完好且在有效期内		5
戴医用防护口罩	一手托住口罩，有鼻夹的一面背向外		5
	将口罩罩住鼻子、口及下颌，鼻夹部位向上紧贴面部		5
	用另一只手将下方系带拉过头顶，放在颈后双耳下，将上方系带拉过头顶中部	如系带为可调松紧式，应调整系带松紧	10

续表

项目	赋分内容	注意事项	建议得分系数
戴医用防护口罩	将双手指尖放在金属鼻夹上，从中间位置开始，用手指向内按鼻夹，并分别向两侧移动和按压，根据鼻梁的形状塑造鼻夹		10
	密合性检查：将双手完全盖住口罩，快速呼吸，检查密合性，如有漏气应调整鼻夹位置，再次用双手塑形按压，应调整到不漏气为止		10
摘医用防护口罩	洗手和（或）卫生手消毒		5
	不要接触口罩外面（污染面）		10
	不要低头，闭目屏气		10
	先双手勾下方系带尽量扩大翻转下来，再勾上方系带翻转摘下	翻转系带过程抬头，系带尽量扩大，避免口罩上弹污染眼睛	10
	一手捏住系带将口罩丢至医疗废物容器内		5
	洗手和（或）卫生手消毒		5
	合计		100

操作视频

（四）戴、脱清洁手套

1. 要点

（1）接触患者血液、体液、分泌物、排泄物、呕吐物及污染物品时，应戴清洁手套。手上有伤口时应戴双层手套。

（2）一次性手套应一次性使用。

（3）戴手套前及脱手套后应洗手。

（4）诊疗护理不同的患者之间应更换手套。

（5）操作完成后脱去手套，应按规定程序与洗手方法洗手，戴手套不能替代洗手，必要时进行手消毒。

（6）操作时发现手套破损时，应及时更换。

2. 评分细则

项目	赋分内容	注意事项	建议得分系数
操作前准备	去除手表、首饰，检查指甲，指甲不应过长		5
	用物准备：手套、洗手液/速干手消毒剂、擦手纸		5
	洗手和（或）卫生手消毒		10
戴手套	检查手套包装确保在有效期内，检查手套确保无漏气		10
	将手套对准五指戴上，手套需套在工作衣袖外面		10

续表

项目	赋分内容	注意事项	建议得分系数
脱手套	洗手和（或）卫生手消毒		10
	用戴着手套的手捏住另一只手套污染面的边缘将手套脱下	脱下手套的手不要碰到另一只手套的污染面（外面）	15
	戴着手套的手握住脱下的手套，用脱下手套的手捏住另一只手套清洁面（内面）的边缘，将手套脱下		15
	用手捏住手套的清洁面（内面）将其丢至医疗废物容器内		10
	洗手和（或）卫生手消毒		10
	合计		100

（五）有创操作消毒

1. 要点

（1）常用消毒剂：常用消毒剂有 0.5% 聚维酮碘（单质碘与聚乙烯吡咯烷酮的不定形结合物）、2.5% 碘酊加用 75% 乙醇脱碘、0.5% 碘伏、0.5% 碘尔康溶液或 1∶1000 苯扎溴铵溶液（新洁尔灭）。

（2）不同消毒剂的消毒原理及应用

1）乙醇溶液（酒精）：是最常用的皮肤消毒剂。75% 乙醇用于灭菌消毒；50% 乙醇用于防压疮；20%～50% 乙醇擦浴用于高热患者的物理降温。

消毒原理：能够吸收细菌蛋白的水分，使其脱水变性凝固，从而达到杀灭细菌的目的。乙醇灭菌消毒能力的强弱与其浓度大小有直接关系，过高或过低都不行，效果最好的是 75% 乙醇。

表皮完整可以用乙醇消毒，如果表皮破损就不能用乙醇（或者说黏膜消毒应忌用乙醇），一般选用碘伏。经典的消毒方法是 2.5% 碘酊 1 次，乙醇脱碘消毒 2 次。

2）碘酊/碘伏/聚维酮碘

	碘酊	碘伏	聚维酮碘
原理	游离状态的碘和乙醇的混合物。其消毒作用的原理是游离状态碘原子的超强氧化作用，可以破坏病原体的细胞膜结构及蛋白质分子	利用碘的氧化作用，其碘是络合碘。碘伏干后，会形成一种类似油性的薄膜	是络合碘，逐渐分解出游离碘而起作用，直接使菌体内的蛋白质变性、沉淀，致使病原微生物死亡
优点	能够更好地固定细菌的蛋白质，而在皮脂丰富的地方更具穿透力。所以应用在头皮的创口周围	对黏膜刺激性小，不需用乙醇脱碘，无腐蚀作用，且毒性低。应用于黏膜、皮肤、小儿的换药等，消毒效果均优于碘酊，较少发生过敏反应，不会发生皮肤烧伤	杀菌力强，毒性低，且为广谱杀菌剂，能杀死病毒、细菌、芽孢、真菌及原虫
缺点	出血多的伤口，效果不好；创面过大不宜应用；过敏反应多，需要脱碘，有腐蚀作用	对油腻的创口或皮脂腺发达的部位无效或效果不好	孕妇及哺乳期妇女禁用

2. 概要（图 1-1-3）

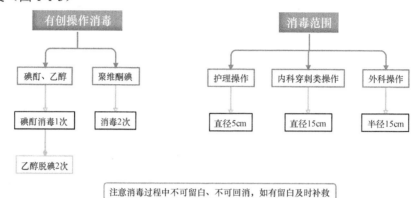

图 1-1-3　有创操作消毒

操作视频

（六）局部浸润麻醉

1. 评分细则

项目	技术操作要求	注意事项	建议得分系数
操作前准备	仪表端庄、服装整洁、洗手、戴口罩、帽子		5
	物品准备 （1）治疗车上层：注射器（5ml、10ml），2% 利多卡因，75% 乙醇，聚维酮碘，无菌纱布，0.9% 氯化钠溶液 （2）治疗车下层：生活垃圾桶，医用垃圾桶，锐器桶	注意物品有效期	10
	自我介绍，核对患者信息，签署知情同意书		5
	助手与操作者核对局麻药名称、浓度及有效期，75% 乙醇消毒安瓿瓶颈，掰开安瓿瓶。操作者用注射器吸取适量药液，排空注射器内气体	局部浸润麻醉时，根据局麻药用量，利多卡因的浓度可为 0.25%～2%，用 0.9% 氯化钠溶液稀释。可将药液中加入肾上腺素 1:40 万～1:20 万（即 2.5～5μg/ml）可减缓局麻药的吸收，延长作用时间	20
操作过程（注意人文关怀）	确定切口/穿刺部位，聚维酮碘消毒		5
	（1）在手术切口线一端进针，针斜面向下刺入皮肤，注药后形成一皮丘，将针拔出，在第一个皮丘边缘进针，再打一皮丘，按此在切口线上形成皮丘带。再经皮丘向皮下组织注射局麻药，即可切开皮肤及皮下组织。如需切开肌层则在肌膜下和肌膜内注药。如需切开腹膜，则行腹膜浸润 （2）在穿刺点局部注射形成一皮丘，然后垂直进针，从皮肤到穿刺部位，按照进针→回抽（无血无液）→注药的步骤行逐层浸润麻醉	注意每次注药前都要回抽，以免注入血管 一次用药量不能超过极量，必要时降低药液浓度（利多卡因极量 400mg，普鲁卡因极量 1000mg） 如患者清醒需询问患者有无痛感，必要时追加局麻药，使局麻确切，减少患者痛苦	45

续表

项目	技术操作要求	注意事项	建议得分系数
操作结束处理	垃圾分类放置，整理物品	注射器针头等锐器弃于锐器桶，其余物品弃于医用垃圾桶中	5
职业素养	注重人文关怀；注意无菌原则		5
合计			100

2. 重点难点

局麻药的不良反应

（1）毒性反应：由于血药浓度超过阈值而发生的不良反应，主要累及中枢神经系统和心血管系统。严重者可危及患者生命安全。其严重程度和血药浓度直接相关。

1）常见原因：①一次用量超过患者的耐受量；②意外注入血管内；③注药部位血管丰富，吸收增快；④患者因体质衰弱等原因而导致耐受力降低。用少量局麻药即出现毒性反应症状者，称为高敏反应。

2）临床表现：①中枢神经系统，对局麻药更为敏感。轻度毒性反应，如眩晕、多语、嗜睡、寒战、惊恐不安和定向障碍等症状，继续发展可意识丧失并出现面肌和四肢震颤。②心血管系统，主要是抑制作用，如心肌收缩力降低，心排血量减少，血压下降。高血药浓度时，周围血管广泛扩张，房室传导阻滞，心率缓慢，甚至心搏骤停。

3）预防：①可予麻醉前用药，如地西泮或巴比妥类；②一次局麻药量不应超过限量；③根据具体情况和用药部位酌减剂量，药液内加入适量肾上腺素；④注药前回抽无血及缓慢给药。

4）治疗：立即停止给药，吸氧。静脉注射地西泮 0.1mg/kg 或咪达唑仑 3～5mg，预防和控制抽搐。惊厥反复发作可静脉注射琥珀胆碱 1～2mg/kg 后行气管内插管及人工呼吸。如出现低血压，可用麻黄碱或间羟胺等维持血压，心率缓慢则静脉注射阿托品。如呼吸、心跳停止，立即行心肺复苏，同时静脉给予 20% 脂肪乳 1.5ml/kg，注药时间 >1 分钟，必要时以 0.25ml/（kg·min）持续输注，最大剂量 ≤12ml/kg。

（2）过敏反应：指使用很少量局麻药后，出现荨麻疹、咽喉水肿、支气管痉挛、低血压、血管神经性水肿，甚至危及患者生命。酯类局麻药过敏较多。治疗：首先停止用药；保持呼吸道通畅，吸氧；维持循环稳定，适量补充血容量，紧急时可用血管加压药，同时用糖皮质激素和抗组胺药。

3. 人文关怀

（1）核对患者信息，充分告知局部浸润麻醉风险及获益，签署知情同意书。

（2）注意无菌原则。

（3）整个操作过程技术熟练、表现出良好的职业素养。

第二节 分类学科职业素养

一、外科职业素养

操作视频

（一）刷手、穿手术衣、戴无菌手套

1. 目的 建立无菌屏障，隔绝手术人员皮肤及衣物上的细菌，防止细菌移位到手术物品和患者手术切口而引起感染。

2. 评分细则

项目	技术操作要求	注意事项	建议得分系数
操作前准备	更换刷手衣，戴帽子、口罩，修剪好指甲，去除甲下污垢，摘除手部饰品		2
洗手	用普通肥皂或洗手液将手、前臂、肘和上臂的下 1/2 洗三遍，需时共 3～5 分钟。肥皂洗手要求两手反复揉搓，去除皮肤上的有机物和无机物，然后用流水冲洗手臂		8
刷手	消毒毛刷蘸消毒肥皂水依次刷手指指尖、手、腕、前臂至肘上 10cm 处，两上肢交替	注意刷手及浸泡消毒范围、各步骤所需的时间，浸泡后保持拱手姿势，已消毒的部位不能触及有菌的物品	8
	清水冲洗，共刷洗 3 遍		5
	用纱布擦干手和臂：取两块纱布，两手将纱布沿长轴展开，用一块纱布擦一侧手臂，从手向上依次擦干手和前臂，擦到肘部后扔掉，不得返回再擦手部；然后用另一块纱布以同样方法擦另一侧手臂		8
泡手	将手臂浸泡在 70% 乙醇或 0.1% 苯扎溴铵（新洁尔灭）桶内 5 分钟，范围至肘上 6cm		5
穿手术衣、戴无菌手套	一手抓起手术衣至空旷处，辨认手术衣的前后及上下	穿手术衣时，不得用未戴手套的手牵拉衣袖或接触手术衣其他处，以免污染	3
	双手分别提起衣领两端，轻轻抖开手术衣，内面朝自己，将手术衣略向上抛起，顺势双手插入袖筒		5
	两臂向前平举，不可高于肩		3
	巡回护士辅助穿衣：于身后协助拉开衣领两角并系好颈部及背部衣带		3
	戴无菌手套 1. 选用尺码合适手套，由巡回护士拆开外包装，术者取出内层套袋，将两只手套合掌并捏住套口的翻折部一并取出 2. 左手捏住两只手套内侧的套口翻折部并使手套各指自然下垂 3. 先将右手伸入右手套内，再用已戴好手套的右手指插入左手套的翻折部，以助左手伸入手套内 4. 先后整理两个手术衣袖口，将手套翻折部翻回盖住手术衣袖口	在未戴手套前，手指不能接触手套的外面，已戴手套后，手套外面不能接触皮肤或另一手套的内面	15

续表

项目	技术操作要求	注意事项	建议得分系数
穿手术衣、戴无菌手套	戴无菌手套后解开胸前衣带，可让巡回护士持无菌持物钳夹住一端，或递给已戴好手套的器械护士		5
	自身向左后旋转，缠绕一圈后助手将衣带交还，自行在左侧腰间系紧		5
脱手术衣、脱手套	解开衣带，由肩部向肘部翻转脱下手术衣，使手套腕部自然翻转于手上	手指不能接触手套外面	5
	右手脱下左手手套至掌部，再以左手指脱去右手手套		5
	最后用右手指在左手掌部推下左手手套		5
职业素养	操作手法流畅、熟练		10
	严重违反无菌原则，扣除得分50%		
合计			100

3. 相关知识

（1）当连台手术中，若前一台手术为无菌或清洁手术，手术完毕手套未破，则连续施行下一台手术时，可不用重新刷手，可让巡回护士协助脱下手术衣，再脱手套，仅需将手浸泡在乙醇或新洁尔灭溶液5分钟，再穿无菌手术衣和戴无菌手套。若前一台为污染手术，则施行下一台手术前应重新刷手消毒。

（2）现常用外科刷手法中，传统消毒毛刷刷手方法因较烦琐已渐弃用，更多应用涂抹免洗外科消毒液于手臂以形成无菌涂层而达到刷手的目的，常规清洁洗手后取适量消毒液（2ml）于一手掌心，另一只手指蘸取消毒液进行涂搓，后依次均匀擦涂另一只手的手腕、前臂、肘及上臂下1/3，再取消毒液于另一手掌心同法消毒对侧手臂，最后取适量消毒液于双手掌心，按卫生手消毒方法均匀涂抹双手至手腕，涂搓至干燥后完成外科手消毒。

操作视频

（二）切开、缝合、打结

1. 目的

（1）切开：解剖、暴露各种组织，清除脓肿和病变组织。

（2）缝合：借缝合的张力维持伤口边缘相互对合以消灭空隙，有利于组织愈合。

（3）打结：手术中的止血及缝合均需要结扎。

2. 切开、缝合、打结评分细则 请按顺序进行以下操作。

（1）于皮片上做一长约11cm切口。

（2）水平褥式外翻缝合2针，垂直褥式外翻缝合2针（器械打结）。

（3）单纯间断缝合2针（单手打方结）。

（4）Halsted缝合1针，Lembert缝合1针（手打外科结）。

（5）张力板打结2个。

（6）深桶打结5个。

3. 评分细则

项目	技术操作要求	注意事项	建议得分系数
操作前准备	物品准备 （1）治疗车上层：刀片、刀柄、持针器、缝线、镊子、小止血钳、线剪等 （2）治疗车下层：生活垃圾桶、医用垃圾桶、锐器盒	注意物品有效期	5
切开	戴无菌手套，确认麻醉效果完全		2
	用持针器上刀片，手法正确，刀尖朝下		2
	持刀手法正确，执弓法	执刀方式 （1）执弓法：适用于较大的胸腹部切口 （2）抓持法：适用于范围较广的大块组织切割 （3）执笔法：适用于小的皮肤切口或精细组织解剖 （4）反挑法：适用于胆管、肠管、局部小脓肿的切开	2
	垂直入刀、水平行刀、垂直收刀，刀身平面与皮肤垂直	切开前需要再次消毒皮肤一次，切开时不可使皮肤随刀移动，术者应该分开左手拇指和示指，绷紧固定切口的两侧皮肤	4
缝合	选取角针 1 号线进行缝合		2
	持针纫线，手法正确，缝针夹持于距针尾 1/3 处，约呈 15°		2
	选择有齿镊子夹持皮肤		2
	垂直进针，垂直出针，深浅一致，张力适中		3
	缝合方式正确		30
	打结方法正确		15
	再次消毒切口对皮，乙醇纱条及无菌纱布覆盖切口，胶布固定		3
	剪线手法正确（靠、滑、斜、剪），线头长度适中		3
	按要求顺序完成缝合，缝合结束后对皮		2
打结	选择 4 号线		2
	夹线方式正确		2
	打结方式正确	无论何种方式打结，第一结和第二结的方向必须相反	10
	打结牢靠，不留缝隙		3

项目	技术操作要求	注意事项	建议得分系数
操作结束处理	垃圾分类放置，整理物品	刀片、缝针等锐器弃于锐器桶，其余物品弃于医用垃圾桶中	3
职业素养	操作手法流畅、熟练		3
	严重违反无菌原则，扣除得分50%		
合计			100

4. 操作方法　根据缝合后切口边缘的形态分为单纯缝合、内翻缝合、外翻缝合三类，每类又有间断缝合或连续缝合两种。

（1）单纯缝合法：为外科手术中广泛应用的一种缝合法，缝合后切口边缘对合。

1）单纯间断缝合法：简单、安全，不影响创缘的血运，临床最常用。常用于皮肤、皮下组织、腹膜等的缝合。一般皮肤缝合的针距1～2cm、边距0.5～1cm。

2）单纯连续缝合法：在第一针结束后，用缝线继续缝合整个伤口，结束前一针出针后，将对侧线尾拉出形成双线，与针侧线尾打结固定。优点是节省用线和时间，减少线头，创缘受力较均匀，对合较严密；缺点是一处断裂则全松脱。常用于缝合腹膜、胃肠道和血管等，不适于张力较大组织的缝合。

3）"8"字形缝合法：实际上是两个间断缝合，缝针斜着交叉缝合呈"8"字。结扎较牢固且可节省时间。常用于缝合腱膜、腹直肌鞘前层及缝扎止血。

（2）内翻缝合法：缝合后切口内翻，外面光滑，常用于胃肠道吻合。

1）间断浆肌层缝合：又称Lembert缝合法。分为间断法与连续法两种，常用的为间断法。在胃肠及肠肠吻合时用以缝合浆肌层。

2）水平褥式内翻缝合法：①褥式浆肌层缝合，又称Halsted缝合法，多用于缝合浆肌层或修补胃肠道小穿孔。②连续浆肌层内翻缝合，又称Cushing缝合法，多用于缝合浆肌层。③连续全层内翻缝合，又称Connel缝合法，多用于胃肠吻合时缝合前壁全层。

3）荷包口内翻缝合法：在组织表面以环形缝合一周，结扎前将中心内翻包埋，用于埋藏阑尾残端，缝合小的肠穿孔或固定胃、肠、膀胱、胆囊造瘘等引流管。

（3）外翻缝合法：缝合后切口外翻，内面光滑。常用于血管吻合、腹膜缝合、减张缝合等，有时亦用于缝合松弛的皮肤（如老年人或经产妇腹部、阴囊皮肤等），防止皮缘内卷，影响愈合。

1）间断水平褥式外翻缝合法。

2）间断垂直褥式外翻缝合法。

3）连续外翻缝合法。

二、妇产科职业素养

要点

（1）妇科检查（盆腔检查）、产科检查及相关操作的基础职业素养。

1）检查者应关心体贴患者，态度认真和蔼，语言亲切。向患者解释检查或操作的目的、必要性，交代相关操作可能出现的风险、是否有其他替代方案，征得患者本人及其家属知情同意，并签署知情同意书后，方可进行相关操作。向患者解释检查或操作可能引起的不适，缓解患者紧张情绪，检查或操作时指导患者放松。

2）做相关检查和操作时注意调节室温，使环境温度适宜。

3）屏风遮挡，以保护患者隐私。

4）男性检查医师进行检查和操作时，需有女性医务人员或家属陪同。

5）检查或操作前要仔细询问患者病史、月经史、生育史等相关病史，确认是否有性生活史。对于无性生活者应禁止做阴道扩张器（阴道窥器）检查及双合诊检查，可行直肠-腹部诊。如确有检查必要时，需征得患者本人及其家属同意，并签署知情同意书后，方可进行检查。

6）检查及操作前注意应排空膀胱（对压力性尿失禁患者，行压力试验时，需在膀胱充盈时进行），必要时导尿。大便充盈者应于排便或灌肠后进行检查。

7）怀疑患有盆腔病变，但腹壁肥厚，或高度紧张不合作者，双合诊检查不满意时，应行超声检查，必要时可在麻醉下进行检查。

8）注意避免交叉感染、医源性感染，置于患者臀下的垫单需一人一换，一次性使用。医师在检查和操作前及结束后均需洗手。

9）妇科检查时，患者取膀胱截石位。检查者面向患者，立于两腿之间。不宜搬动的危重患者，可在病床上进行检查。

10）避免经期做妇科检查。如阴道异常流血必须进行妇科检查。检查前消毒外阴，使用无菌手套及器械，以防感染。

11）严格无菌原则。

12）检查及操作过程中，注意置于操作台上的器械摆放整齐、有序，并分出无菌区、相对污染区、污染区。

13）行产科检查时，要手法轻柔，腹部触诊时，应在宫缩间歇期进行检查，手法轻柔，尤其是子宫敏感者，尽量减少检查的时间及次数。

14）冬日行产科检查腹部查体时，检查者应先双手摩擦，待温暖后再行检查，以避免引起患者不适，甚至诱发宫缩。

15）注意垃圾分类：医疗垃圾与物品的外包装等生活垃圾要分类收集，分别处理。

（2）医德要求及人文关怀：尊重患者隐私，对患者一视同仁；不与无关人员和在公共场所讨论及随意评价患者的病情，以及与病情无关的隐私。医者对患者应有同理心。

三、儿科职业素养

（一）儿科病史采集的基础职业素养

1. 目的 儿科的病史采集、体格检查和记录在内容、程序、方法及分析判断等方面具有自身的特点，在要求上与成人有一定差别。熟练掌握与此有关的方法和技巧，是开展儿科临床诊疗工作的基础。

2. 基本要求

（1）病史采集和记录病史要准确。其要点是认真听、重点问，关键是从家长或监护人提供的信息中发现对病情诊断有用的线索。病历书写应当客观、真实、准确、及时、完整、规范。

（2）在病史询问过程中态度要和蔼亲切，语言要通俗易懂。

（3）要注重与家长的沟通，要让家长感觉到医护人员对孩子的关爱，以取得家长和孩子的信任。

（4）要尊重家长和孩子的隐私，并为其保密。

（5）切不可先入为主，尤其不能用暗示的语言或语气诱导家长主观期望的回答，这样会给诊断造成困难。

3. 基本内容

（1）一般内容：正确记录患儿的姓名、性别、年龄、文化程度、家庭住址和（或）其他联系方式。父母或抚养人的姓名、职业、年龄、病史叙述者与患儿的关系及病史的可靠程度。

注意年龄的正确记录方法：新生儿记录天数，婴儿记录月数，1 岁以上记录几岁几个月。

（2）主诉：家长带小儿来医院就诊的主要原因（症状）及症状持续的时间（通常在 20 个字左右）。

（3）现病史：为病历的主要部分。主要症状要仔细询问，要注意询问症状的特征。如咳嗽的询问应包括：持续性还是间断性，剧烈咳嗽还是轻咳，咳嗽声音是单声或连续性，是否为阵发性咳嗽，有无鸣样吼声，有无痰及痰的性状，咳嗽在一日中何时较重，有无伴随症状及诱因等。婴幼儿不会诉说自觉症状，须询问家长患儿有无相应的客观表现。小儿常见的症状往往成组出现，一个系统的疾病常表现数个系统的症状。询问时要分清主次，除问清主要症状外，也要将伴随症状问全。一般根据主诉先问清一个系统的症状，再询问其他有关系统的症状。小儿各系统疾病都能影响全身情况（食欲、睡眠、大小便、精神状况、体力活动等），而全身情况的改变常能反映病情轻重。对任何疾病都应详细询问并记录这些内容。详细描述此次患病的情况，包括主要症状、病情发展和诊治经过。

（4）个人史：主要包括以下各项，询问重点依患儿年龄及病种可有不同。

1）出生史：新生儿或小婴儿应重点询问。包括胎次、产次、是否足月、是否顺产、初生体重、出生后情况（如有无窒息、发绀）等。这些内容在新生儿可记录在现病史中。必要时应详细询问母亲妊娠、分娩时的情况。如颅内出血常有产伤或窒息史，新生儿破伤风则有不消毒结扎脐带等情况。

2）喂养史：婴幼儿尤其是有营养缺乏症或消化功能紊乱者，应详细询问喂养史，包括喂奶的种类和方法，何时添加何种辅食，添加维生素和辅食的种类和时间，何时断奶及断奶后食物种类。年长儿则应注意询问有无偏食、贪吃零食等不良习惯。从喂养史中常可找到发病原因。

3）生长发育史：重点询问有关体格及神经精神发育的几项重要指标，如何时开始会笑、抬头、认人、独坐、爬、站、走、说话、控制大小便等，以及体重、身长（高）增长情况、开始出牙的月龄等。对学龄儿童还应了解其学习情况，智能落后者更应详细询问。

4）预防接种史：应询问何时接种过何种疫苗及具体次数、接种效果，视患儿年龄大小将应该接种的疫苗逐项询问。

（5）既往史：重点询问以下内容。

1）与现病相同或类似的疾病：如现病为过敏性疾病，应询问过去有无类似发作史；现病有高热、惊厥症状，应询问过去有无高热、惊厥病史等。

2）急性传染病史：应问清何时患过何种传染病，并依序记录患病经过和并发症。患某些传染病后可获长期免疫，对现病的诊断很有帮助，如过去曾患过麻疹，现虽有发热、出疹等症状，一般很少再考虑麻疹的诊断。

3）各系统疾病史：如呼吸、消化、循环、神经、泌尿等系统疾病以及意外损伤、外科手术等病史均应记明发病时间及当时诊断、治疗、病情经过。

4）药物过敏史：问清何时对何种药物过敏及具体表现，以便决定药物的选择，避免再次发生。

（6）家族史：询问父母的年龄及健康情况。如已死亡，应记录当时年龄及死亡原因。母亲各次分娩情况、孕期健康情况。询问同胞的健康情况（死亡者应问清死因及死亡年龄），有无家族性或遗传性疾病、结核病史。

（二）儿科体格检查的基础职业素养

1. 设法取得患儿合作 要善于接近患儿，尤其对婴幼儿在开始检查前应先与其交谈几句，或用玩具、听诊器等哄逗，以解除其恐惧心理及紧张情绪，或以"真听话、真乖"等话语表扬、鼓励患儿，使之勇于接受检查。

2. 检查时的体位 可因患儿年龄大小而不同，婴幼儿可让家长抱着检查，不必让患儿躺在床上，以免引起哭闹和反抗。有些婴幼儿在看不见医生时尚安静，可让家长直抱小儿伏在肩上，医生从其背后进行检查。

3. 检查中应尽量减少不良刺激 手要温暖，手法要轻柔，动作要快。对于较大儿童应考虑到他（她）们的怕羞心理和自尊心，不要过多地暴露他（她）们的身体。

4. 应注意隔离保护 检查前检查者应洗手，尤其是新生儿、小婴儿容易感染，更应注意，必要时还要戴口罩。室温较低时仅暴露患儿正在检查的部位，且不宜过久，随时注意穿衣、盖被，以免着凉。对婴幼儿尚需注意预防意外，务必于离开小儿前拉好床栏，以防小儿坠地。检查用具（如压舌板、叩诊锤等）应随手拿走，以免小儿玩耍时误伤自己。

5. 检查顺序 视患儿病情、当时情绪及临时方便灵活掌握。原则是将容易受哭闹影响的项目趁小儿安静时最先检查，如数呼吸、测脉搏、心脏听诊、腹部触诊等。而皮肤、淋巴结、骨骼等无论哭闹与否随时均能检查。对小儿刺激较大的项目如咽部、眼部检查应留在最后。

6. 危重患儿的体检 对病情危重、需紧急抢救的患儿应先重点检查生命体征或抢救所需项目，待病情稳定后再做全面体格检查。

（三）医德要求及人文关怀

（1）要富有同理心或同情心。
（2）要有足够的耐心和语言表达能力，为家长做详尽的解释。
（3）要做到真正的喜爱孩子。
（4）与家长和孩子建立非常好的信任关系，甚至成为很好的朋友。

四、神经内科职业素养

（一）病史采集职业素养

对于神经系统疾病的诊断，尤其是疾病的定性诊断，病史采集的重要性不言而喻。对于某些神经系统疾病，如偏头痛和原发性三叉神经痛等，病史是诊断的唯一线索和依据，而体格检查和辅助检查的目的往往只是排除其他疾病的可能性。

神经系统疾病病史采集的基本原则和过程与一般病史采集相同。但是也有一些需要注意的问题。例如，患者在使用一些词语描述症状时，应当注意患者和医师对于这些词语的实际含义的理解可能存在较大的差异，甚至是截然不同的解释，如"神志不清""头晕""昏倒""抽筋""麻木""视物模糊"等，应询问其具体表现，以免产生误解。遇到意识障碍或痫性发作的患者，注意现场目击人员与患者本人陈述是否一致，重点采信现场目击者的陈述。对于昏迷的患者，应认识到此类疾病的危险性，采集病史要简明扼要，重点询问昏迷发生的缓急、昏迷前是否有其他症状，是否有外伤史、中毒史、药物过量以及癫痫、高血压、冠心病、糖尿病、抑郁症或自杀史等。做简要重点询问后，应迅速给予处理，不能贻误抢救时机。患者出现意识不清、跌倒，要区分是意识丧失以后发生跌倒，还是跌倒后导致颅脑损伤继发性意识障碍，需要进行详细的评估。头痛注意询问有无外伤史，无外伤史重点询问头痛的部位、性质、程度、伴随症状、持续时间、加重及缓解的因素等，如果有外伤史还应具体询问受伤的时间、部位和受伤的机制等。

病史采集过程中，要注意语言得体，有礼貌地称呼患者，态度平和，避免诱导性提问、命令式提问、连续性提问，不轻易打断患者的讲话，无尴尬性停顿，鼓励患者、恰当地引导患者提供信息，避免医学术语。

（二）体格检查职业素养

神经系统体格检查是神经科医师最重要的基本技能，检查获得的体征可为疾病的诊断提供重要的临床依据，尤其对疾病的定位诊断有重要意义。在检查过程中，许多环节还需要患者的配合。患者对于体格检查往往是敏感的，有时是不舒服的，经常伴随着对检查结果的期盼和焦虑感。因此，医师事先必须耐心地解释以取得患者的信任和配合，这是获得正确检查结果的前提。此外，神经系统检查需要一定的技巧和耐心，并且要边检查边思考。仔细、用心地检查会使患者感到安慰和放心，匆忙、草率或机械刻板的检查往往给患者留下难忘的坏印象。

神经系统体格检查应当与全身体格检查同步进行，以减少操作时间和患者的痛苦。一般情况下，应按身体自上而下、左右对称的部位顺序检查。对于肢体而言，一般按运动、感觉和反射的顺序检查。神经系统体格检查过程中有些动作需要正确、耐心地向患者示范。检查嗅觉时注意不能使用有强烈刺激性的物品。龙贝格征（闭目难立征）操作中要注意对患者的保护，可在后方保护受检者避免跌倒受伤。如果患者病情较重处于昏迷状态，应当强调迅速、准确，不可能做得面面俱到，在必要的重点检查后应立即抢救，待患者病情稳定后再做补充检查。

此外，罹患神经系统疾病的患者往往存在功能残障，作为一名合格的有温度的医师，不仅要求对患者进行疾病的治疗，同时还要注重对患者精神心理等方面的整体关注，给予他们关爱和支持，加强与患者之间的沟通，这对疾病的治疗和康复都有着积极深远的影响。

五、眼科职业素养

（1）眼科医师应尊重患者隐私，做到一医一患，对患者一视同仁；不与无关人员在公共场所讨论或随意评价患者的病情及与病情无关的隐私。

（2）眼部检查时医师与患者多处于近距离状态，眼科医师应注意仪表、个人卫生，勤修剪指甲。

（3）眼科疾病引起眼部感觉异常及视力下降时对患者生活影响较大，因此眼科患者的焦虑情绪较为严重，眼科医师应关心体贴患者，态度认真和蔼，语言亲切，安抚患者紧张情绪。

（4）在眼科检查、操作或手术之前，眼科医师应向患方充分交代医疗行为的目的及必要性，可能引起的不适及对生活的影响，出现并发症时可能出现的后果及可能采取的治疗方案，征得患者本人及其家属的知情同意后方可进行。

（5）眼部疾病患者多合并视力下降，老年人、幼儿患者较多，在患者行走路径中，避免摆放障碍物，同时对于视力差、行动不便的患者需搀扶引导，避免磕碰受伤。

（6）严格遵循无菌原则。眼科检查及操作前及结束后，医师均需洗手，并对于接触患者皮肤、眼部的设备、器械做到一人一消毒，注意避免交叉感染和医源性感染。

（7）眼科器械比较精细，容易损坏，应用眼科显微器械时，需注意轻拿轻放，避免磕碰损伤，手术台器械摆放要求有序、规范。

（8）眼科操作多在显微镜下进行，对操作要求精细准确，多数情况下需双手操作，左、右手需配合协调。因此眼科医师显微操作及手术的学习曲线较长，眼科医师需经过充分的动物实验练习后方可在人体上操作。

（9）注意垃圾分类。眼科细小锐器医疗垃圾较多，应分类妥善处理；医疗垃圾与物品的外包装等生活垃圾要分类收集，分别处理。

六、耳鼻喉科职业素养

（一）耳鼻喉科常规检查的职业素养

耳鼻喉因为器官解剖结构的特点属于腔隙性结构，需要借助检查仪器设备方能明确有无异常，对于患者来讲更是神秘莫测。所以临床常规的体格检查需要医师耐心细致，并多加解释说明，告知患者某些正常结构的存在，消除疑虑与不安；需要进一步深入的影像学及仪器设备的检查时要做到充分告知，让患者明明白白就医，避免因沟通不畅等发生的不愉快。

（二）耳鼻喉急诊抢救中的职业素养

耳鼻喉临床技能操作中的环甲膜穿刺术、气管切开术、鼻腔填塞术及耳道异物取出术等，均属于急诊抢救范畴。需要临床医师做到迅速诊断、果断治疗，才能让患者及时脱离危险。因此需要临床医师首先要具备过硬的业务素质。经过反复的技能练习，熟练掌握各项操作的适应证、禁忌证及操作流程、并发症的处理。其次应具备高尚的职业道德。

1. 敬业乐群 乐观开朗、积极进取，耳鼻喉急诊往往会在深夜出现，即使是一身疲惫的耳鼻喉科医师，在面临呼吸困难、生命垂危的患者时，也要打起百分之百的精神全面进入抢救生命的战斗中。

2. 操守把持 在医疗工作中要形成正确的人生观、价值观和道德观，坚持正义，以维护患者及其家属利益为首位。

3. 谈吐应对 良好的沟通会让医患双方成为并肩的战友。面临急诊需要医师迅速进入抢救状态，此时，亦需要与患者和家属迅速平和沟通，并取得信任，有时候患者和家属因对疾病不了解会存在很多的不理解，此时一定要话语简洁，切中要害，征得同意，方可继续完成抢救过程。如果实在来不及，抢救完成后需对患者及其家属进行耐心解释，获得理解。临床操作中要注意事前告知，动作轻柔，最大限度地减少患者的痛苦。

第二章 基础技能操作

第一节 病史采集

一、循环系统

（一）胸痛

1. 问诊要点（图 1-2-1）

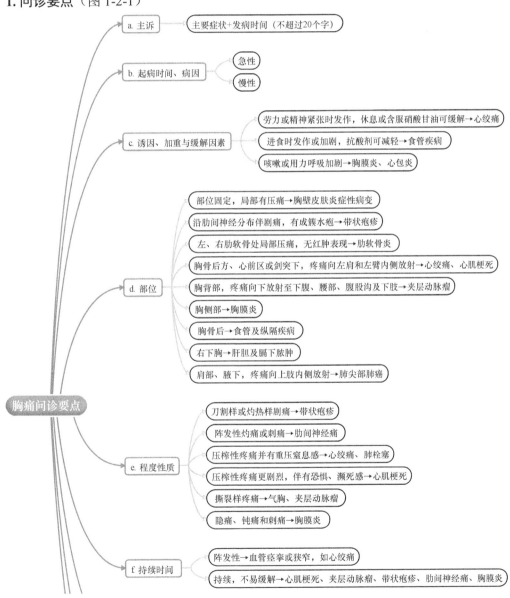

胸痛问诊要点

- a. 主诉 —— 主要症状+发病时间（不超过20个字）
- b. 起病时间、病因
  - 急性
  - 慢性
- c. 诱因、加重与缓解因素
  - 劳力或精神紧张时发作，休息或含服硝酸甘油可缓解→心绞痛
  - 进食时发作或加剧，抗酸剂可减轻→食管疾病
  - 咳嗽或用力呼吸加剧→胸膜炎、心包炎
- d. 部位
  - 部位固定，局部有压痛→胸壁皮肤炎症性病变
  - 沿肋间神经分布伴剧痛，有成簇水疱→带状疱疹
  - 左、右肋软骨处局部压痛，无红肿表现→肋软骨炎
  - 胸骨后方、心前区或剑突下，疼痛向左肩和左臂内侧放射→心绞痛、心肌梗死
  - 胸背部，疼痛向下放射至下腹、腰部、腹股沟及下肢→夹层动脉瘤
  - 胸侧部→胸膜炎
  - 胸骨后→食管及纵隔疾病
  - 右下胸→肝胆及膈下脓肿
  - 肩部、腋下，疼痛向上肢内侧放射→肺尖部肺癌
- e. 程度性质
  - 刀割样或灼热样剧痛→带状疱疹
  - 阵发性灼痛或刺痛→肋间神经痛
  - 压榨性疼痛并有重压窒息感→心绞痛、肺栓塞
  - 压榨性疼痛更剧烈，伴有恐惧、濒死感→心肌梗死
  - 撕裂样疼痛→气胸、夹层动脉瘤
  - 隐痛、钝痛和刺痛→胸膜炎
- f 持续时间
  - 阵发性→血管痉挛或狭窄，如心绞痛
  - 持续，不易缓解→心肌梗死、夹层动脉瘤、带状疱疹、肋间神经痛、胸膜炎

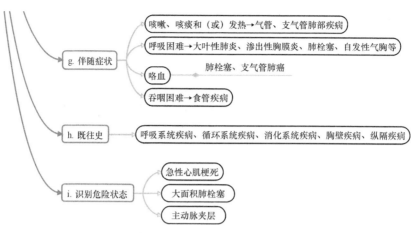

图 1-2-1　胸痛问诊要点

2. 评分细则

项目			赋分内容	建议得分系数
自我介绍			检查者自我介绍	1
			介绍本次问诊的目的	1
问诊内容	基本情况		患者姓名、性别（略）、年龄、民族、职业、婚姻、籍贯、出生地、现住址、工作单位	5
	现病史	主要症状特点	主要症状	5
			起病时间（病程）	5
			起病急缓	2
			胸痛的原因与诱因	2
			胸痛的部位，是否向其他部位放射	2
			胸痛的性质	2
			胸痛的程度	2
			胸痛的持续时间	2
			胸痛与呼吸、体位、饮食、活动的关系	3
			胸痛缓解及加剧的因素	3
		病情的发展及演变	是否为持续疼痛，程度的变化，病情是逐渐加重还是逐渐缓解，有无新的症状	5
		伴随症状	发热、畏寒、寒战	2
			咳嗽、咳痰	2
			反酸、烧心、嗳气	2

项目			赋分内容	建议得分系数
问诊内容	现病史	伴随症状	呼吸困难	2
			咯血	2
			吞咽困难	2
			心悸	2
			黑矇、晕厥	2
		诊治经过	是否曾去医院就诊，做过哪些检查，结果怎么样，诊断是什么？给予的处理，包括用药、剂量、给药途径、用药时间及疗效如何，有无不良反应	5
		一般情况	如食欲、进食、精神、睡眠及二便情况，体重变化	5
	既往史		有无高血压、糖尿病及心血管疾病史；有无神经精神疾病史；有无消化道疾病、呼吸系统疾病史；育龄期女性有无停经史；有无用药史；吸烟史和酗酒史	2
			传染病史：有无肝炎、结核病等	2
			预防接种史、外伤史及手术史	2
			过敏史、输血史：有无药物、食物过敏及输血史	2
	个人史		社会经历，有无疫区、疫水接触史和冶游史，烟酒嗜好情况	2
	月经史与婚育史		女性患者询问初潮年龄、月经周期、行经天数、末次月经时间，有无痛经等 婚育情况，配偶、子女身体情况	2
	家族史		有无类似病史及遗传病史	2
总结	简单总结，给出患者主诉			3
	初步诊断			5
	患者进一步的检查及治疗方案			2
职业素养	问诊熟练，有职业的责任心和医师的基本素质，有礼貌地称呼患者，态度平和			3
	避免诱导性提问/命令式提问/连续性提问，不轻易打断患者的讲话，无尴尬性停顿			3
	鼓励患者、恰当地引导患者提供信息，避免医学术语			2
	核实问诊中出现的重点内容，并进行恰当的总结			2
合计				100

（二）心悸

1. 问诊要点（图 1-2-2）

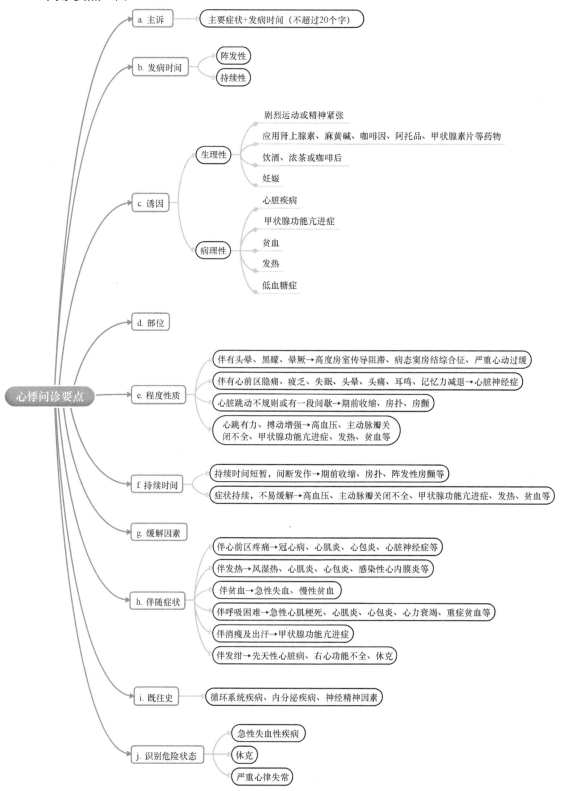

图 1-2-2　心悸问诊要点

2. 评分细则

项目			赋分内容	建议得分系数
自我介绍			检查者自我介绍	1
			介绍本次问诊的目的	1
问诊内容	基本情况		患者姓名、性别（略）、年龄、民族、职业、婚姻、籍贯、出生地、现住址、工作单位	5
	现病史	主要症状特点	主要症状	5
			起病时间（病程）	5
			起病急缓	2
			心悸的原因与诱因	4
			心悸的性质	2
			心悸的程度	2
			心悸的持续时间	2
			心悸与情绪、休息、体位、活动等的关系	3
			心悸缓解及加剧的因素	3
		病情的发展及演变	心悸发作的频次，程度的变化，病情是逐渐加重还是逐渐缓解，有无新的症状	5
		伴随症状	头晕、黑矇、晕厥	3
			胸闷、胸痛、呼吸困难	3
			发绀	2
			发热	2
			疲乏、失眠、耳鸣、记忆力减退	2
			贫血	2
			消瘦、出汗	2
		诊治经过	是否曾去医院就诊，做过哪些检查，结果怎么样，诊断是什么？给予的处理，包括用药、剂量、给药途径、用药时间及疗效如何，有无不良反应	5
		一般情况	如食欲、进食、精神、睡眠及二便情况，体重变化	5
	既往史		有无高血压、糖尿病及心脑血管疾病史；有无消化道疾病、呼吸系统疾病及内分泌系统疾病史；育龄期女性有无停经史；有无用药史；吸烟史和酗酒史	2
			传染病史：有无肝炎、结核病等	2
			预防接种史、外伤史及手术史	2
			过敏史、输血史：有无药物、食物过敏史及输血史	2
	个人史		社会经历，有无疫区、疫水接触史和冶游史，烟酒嗜好情况	2

续表

项目		赋分内容	建议得分系数
问诊内容	月经史与婚育史	女性患者询问初潮年龄、月经周期、行经天数、末次月经时间，有无痛经等 婚育情况，配偶、子女身体情况	2
	家族史	有无类似病史及遗传病史	2
总结	简单总结，给出患者主诉		3
	初步诊断		5
	患者进一步的检查及治疗方案		2
职业素养	问诊熟练，有职业的责任心和医师的基本素质，有礼貌地称呼患者，态度平和		3
	避免诱导性提问/命令式提问/连续性提问，不轻易打断患者的讲话，无尴尬性停顿		3
	鼓励患者、恰当地引导患者提供信息，避免医学术语		2
	核实问诊中出现的重点内容，并进行恰当的总结		2
合计			100

（三）晕厥

1. 问诊要点（图 1-2-3）

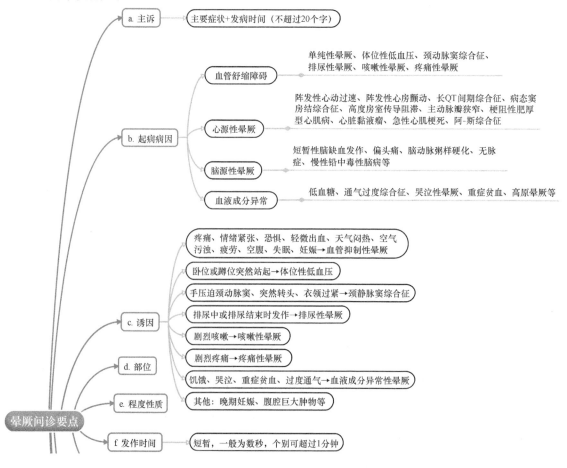

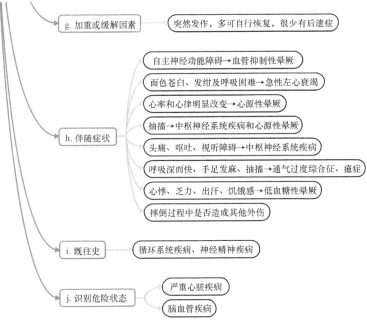

图 1-2-3 晕厥问诊要点

2. 评分细则

项目			赋分内容	建议得分系数
自我介绍			检查者自我介绍	1
			介绍本次问诊的目的	1
问诊内容	基本情况		患者姓名、性别（略）、年龄、民族、职业、婚姻、籍贯、出生地、现住址、工作单位	5
	现病史	主要症状特点	主要症状	5
			起病时间（病程）	5
			发病次数	2
			晕厥的原因与诱因	4
			晕厥的表现	4
			晕厥的持续时间	2
			晕厥与情绪、体位、动作、咳嗽、排尿、疼痛的关系	3
			晕厥恢复的因素	3
		病情的发展及演变	晕厥发作的频次，有无伴随跌倒后的外伤	5
		伴随症状	面色苍白、发绀、呼吸困难	3

续表

项目			赋分内容	建议得分系数
问诊内容	现病史	伴随症状	头痛、呕吐、视听障碍	3
			手足发麻、抽搐	2
			心悸、心跳加速、心率减慢	2
			胸闷	2
			腹痛、头痛	2
			乏力、出汗、饥饿感	2
		诊治经过	是否曾去医院就诊，做过哪些检查，结果怎么样，诊断是什么？给予的处理，包括用药、剂量、给药途径、用药时间及疗效如何，有无不良反应	5
		一般情况	如食欲、进食、精神、睡眠及二便情况，体重变化	5
	既往史		有无高血压、糖尿病及心血管疾病史；有无神经精神疾病史；有无消化道疾病、呼吸系统疾病史；育龄期女性有无停经史；有无用药史；吸烟史和酗酒史	2
			传染病史：有无肝炎、结核病等	2
			预防接种史、外伤史及手术史	2
			过敏史、输血史：有无药物、食物过敏史及输血史	2
	个人史		社会经历，有无疫区、疫水接触史和冶游史，烟酒嗜好情况	2
	月经史与婚育史		女性患者询问初潮年龄、月经周期、行经天数、末次月经时间，有无痛经等	2
			婚育情况，配偶、子女身体情况	
	家族史		有无类似病史及遗传病史	2
总结	简单总结，给出患者主诉			3
	初步诊断			5
	患者进一步的检查及治疗方案			2
职业素养	问诊熟练，有职业的责任心和医生的基本素质，有礼貌地称呼患者，态度平和			3
	避免诱导性提问/命令式提问/连续性提问，不轻易打断患者的讲话，无尴尬性停顿			3
	鼓励患者、恰当地引导患者提供信息，避免医学术语			2
	核实问诊中出现的重点内容，并进行恰当的总结			2
合计				100

（四）水肿

1. 问诊要点（图 1-2-4）

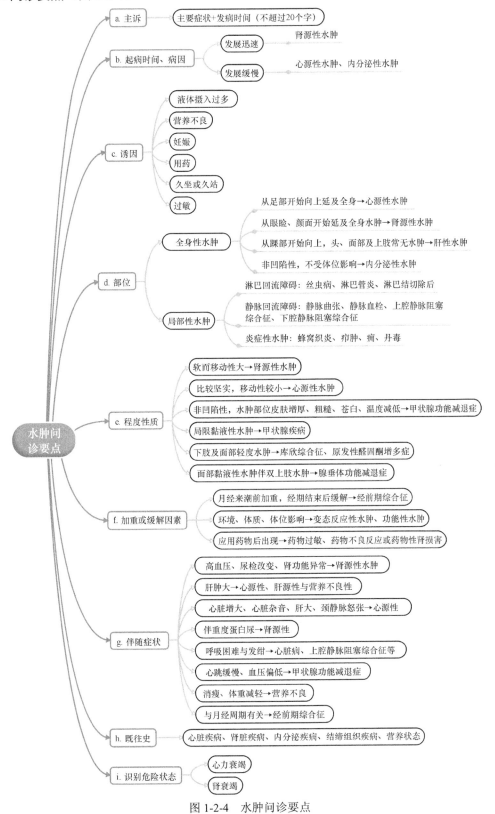

图 1-2-4 水肿问诊要点

2. 评分细则

项目			赋分内容	建议得分系数
自我介绍			检查者自我介绍	1
			介绍本次问诊的目的	1
问诊内容	基本情况		患者姓名、性别（略）、年龄、民族、职业、婚姻、籍贯、出生地、现住址、工作单位	5
	现病史	主要症状特点	主要症状	5
			起病时间（病程）	5
			起病急缓	2
			水肿的原因与诱因	2
			水肿的部位	2
			水肿的性质	2
			水肿的程度	2
			水肿的持续时间	2
			水肿与环境、体质、体位、药物的关系	2
			水肿缓解及加剧的因素	2
			女性水肿患者与月经周期的关系	2
		病情的发展及演变	是否为持续水肿，程度的变化，病情是逐渐加重还是逐渐缓解，有无新的症状	5
		伴随症状	高血压、低血压	2
			排尿改变	2
			胸闷、气短、呼吸困难	3
			厌食、恶心、呕吐	3
			消瘦	2
			关节肿痛	2
			发热	2
		诊治经过	是否曾去医院就诊，做过哪些检查，结果怎么样，诊断是什么？给予的处理，包括用药、剂量、给药途径、用药时间及疗效如何，有无不良反应	5
		一般情况	如食欲、进食、精神、睡眠及二便情况，体重变化	5
	既往史		有无高血压、糖尿病及心血管疾病史；有无呼吸系统疾病史；有无肾脏疾病史；有无内分泌疾病史；有无结缔组织疾病史；育龄期女性有无停经史；有无用药史和酗酒史	2
			传染病史：有无肝炎、结核病等	2
			预防接种史、外伤史及手术史	2
			过敏史、输血史：有无药物、食物过敏史及输血史	2

续表

项目		赋分内容	建议得分系数
问诊内容	个人史	社会经历,有无疫区、疫水接触史和冶游史,烟酒嗜好情况	2
	月经史与婚育史	女性患者询问初潮年龄、月经周期、行经天数、末次月经时间,有无痛经等 婚育情况,配偶、子女身体情况	2
	家族史	有无类似病史及遗传病史	2
总结	简单总结,给出患者主诉		3
	初步诊断		5
	患者进一步的检查及治疗方案		2
职业素养	问诊熟练,有职业的责任心和医生的基本素质,有礼貌地称呼患者,态度平和		3
	避免诱导性提问/命令式提问/连续性提问,不轻易打断患者的讲话,无尴尬性停顿		2
	鼓励患者、恰当地引导患者提供信息,避免医学术语		3
	核实问诊中出现的重点内容,并进行恰当的总结		2
合计			100

(五)呼吸困难

1. 问诊要点(图 1-2-5)

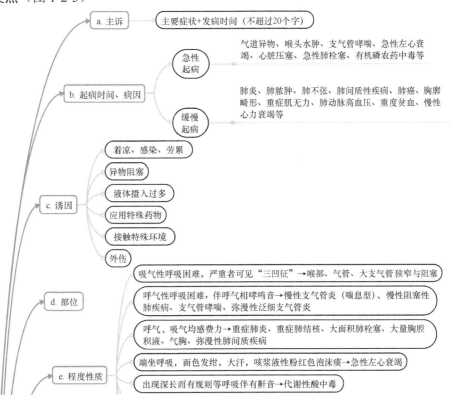

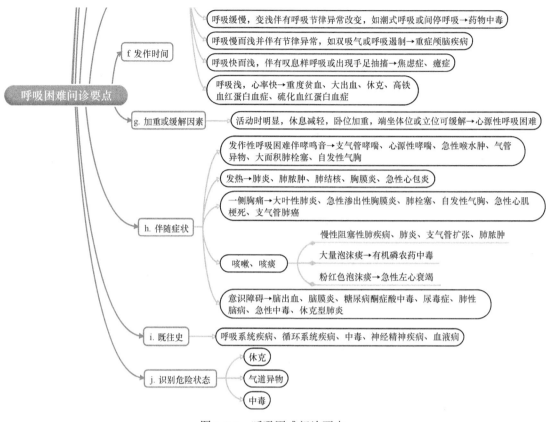

图 1-2-5　呼吸困难问诊要点

2. 评分细则

项目	赋分内容			建议得分系数
自我介绍	检查者自我介绍			1
	介绍本次问诊的目的			1
问诊内容	基本情况	患者姓名、性别（略）、年龄、民族、职业、婚姻、籍贯、出生地、现住址、工作单位		5
	现病史	主要症状特点	主要症状	5
			起病时间（病程）	5
			起病急缓	2
			呼吸困难的原因与诱因	2
			呼吸困难的部位	2
			呼吸困难的性质	2
			呼吸困难的程度	2
			呼吸困难的持续时间	2
			呼吸困难与呼吸、体位、活动、接触环境的关系	3
			呼吸困难缓解及加剧的因素	3

续表

项目			赋分内容	建议得分系数
问诊内容	现病史	病情的发展及演变	是否为持续呼吸困难，程度的变化，病情是逐渐加重还是逐渐缓解，有无新的症状	5
		伴随症状	发热、畏寒、寒战	2
			咳嗽、咳痰	2
			胸痛	3
			咯血	2
			意识障碍	3
			心悸	2
			黑矇、晕厥	2
		诊治经过	有无去医院就诊，做过哪些检查，结果怎么样，诊断是什么？给予的处理，包括用药、剂量、给药途径、用药时间及疗效如何，有无不良反应等	5
		一般情况	如食欲、进食、精神、睡眠及二便情况，体重变化	5
	既往史		有无高血压、糖尿病及心脑血管疾病史；有无消化道疾病、呼吸系统疾病史；育龄期女性有无停经史；有用药史；吸烟史和酗酒史	2
			传染病史：有无肝炎、结核病等	2
			预防接种史、外伤史及手术史	2
			过敏史、输血史：有无药物、食物过敏史及输血史	2
	个人史		社会经历，有无疫区、疫水接触史和冶游史，烟酒嗜好情况	2
	月经史与婚育史		女性患者询问初潮年龄、月经周期、行经天数、末次月经时间，有无痛经等；婚育情况，配偶、子女身体情况	2
	家族史		有无类似病史及遗传病史	2
总结			简单总结，给出患者主诉	3
			初步诊断	5
			患者进一步的检查及治疗方案	2
职业素养			问诊熟练，有职业的责任心和医生的基本素质，有礼貌地称呼患者，态度平和	3
			避免诱导性提问/命令式提问/连续性提问，不轻易打断患者的讲话，无尴尬性停顿	3
			鼓励患者、恰当地引导患者提供信息，避免医学术语	2
			核实问诊中出现的重点内容，并进行恰当的总结	2
合计				100

二、呼吸系统

（一）咳嗽、咳痰

1. 问诊要点（图 1-2-6）

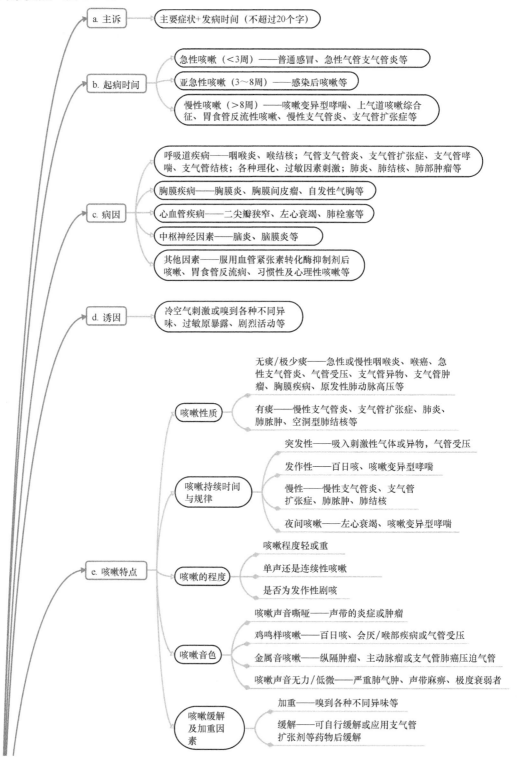

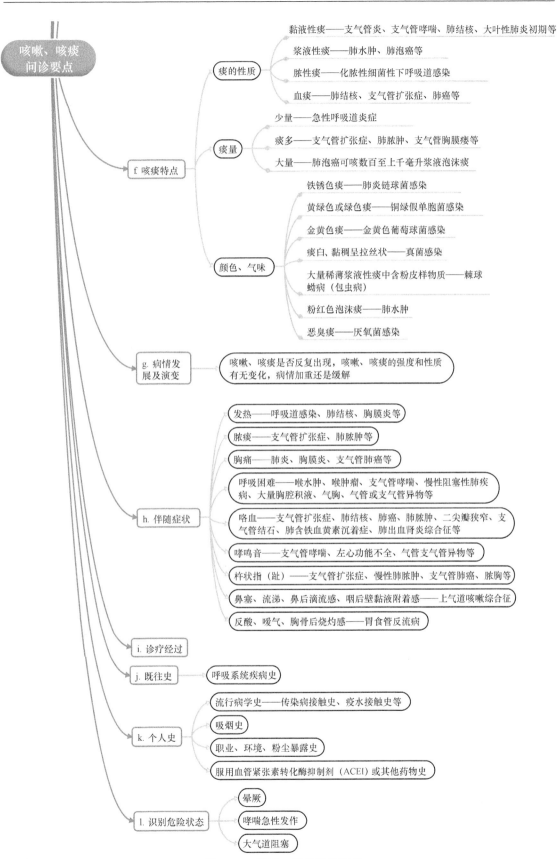

图 1-2-6 咳嗽、咳痰问诊要点

2. 评分细则

项目				赋分内容	建议得分系数
自我介绍				检查者自我介绍	1
				介绍本次问诊的目的	1
问诊内容		基本情况		患者姓名、性别（略）、年龄、民族、职业、婚姻状况、籍贯、出生地、现住址、工作单位	5
	现病史	主要症状特点		主要症状	5
				起病时间（病程）	5
				起病急缓	2
				咳嗽的原因与诱因（原因1分，诱因2分，其中着凉、特殊气味/物质各1分）	3
				咳嗽的性质：干/湿性咳嗽	2
				咳嗽持续时间与规律（突发性？发作性？慢性？日间重/夜间重？季节相关？）（每项1分）	5
				咳嗽音色：是否有声音嘶哑、高调鸡鸣、金属音等	3
				咳嗽缓解及加重的因素	3
				痰的颜色、气味	4
				痰量	2
				有无咯血？咯血量和颜色	2
		病情的发展及演变		咳嗽是逐渐加重还是缓解，加重/缓解的因素；症状是反复出现还是长期持续；咳嗽、咳痰的强度和性质有无变化	5
		伴随症状		发热、脓痰	2
				胸痛、咯血	2
				喘息、呼吸困难	2
				鼻塞、鼻腔分泌物增加、频繁清嗓、鼻后滴流感	2
				反酸、胸骨后烧灼感、嗳气	2
		诊治经过		有无到医院就诊、做过哪些检查、结果怎么样、诊断是什么？给予的处理，包括用药、剂量、给药途径、用药时间，疗效如何，有无不良反应等	5
		一般情况		精神状态、食欲、睡眠、大小便、体重变化情况	3
	既往史			有无呼吸系统疾病史；有无高血压、糖尿病及心脑血管疾病等病史	2
				传染病史：有无肝炎、结核病等	2
				预防接种史、外伤史及手术史	2
				过敏史（药物、食物）、输血史	2
	个人史			社会经历、职业与环境暴露情况、流行病学史，有无冶游史，烟酒嗜好情况	2

续表

项目		赋分内容	建议得分系数
问诊内容	月经史与婚育史	女性患者询问初潮年龄、月经周期、行经天数、末次月经时间，有无痛经等 婚育情况，配偶、子女身体情况	2
	家族史	有无类似病史及遗传病史	2
总结	简单总结，给出患者主诉		3
	初步诊断		5
	患者进一步的检查及治疗方案		2
职业素养	问诊熟练，有职业的责任心和医生的基本素质，有礼貌地称呼患者，态度平和		2
	避免诱导性提问/命令式提问/连续性提问，不轻易打断患者的讲话，无尴尬性停顿		2
	鼓励患者、恰当地引导患者提供信息，避免医学术语		2
	核实问诊中出现的重点内容，并进行恰当的总结		2
	问诊结束后，谢谢患者的配合		2
	合计		100

（二）发热

1. 问诊要点（图 1-2-7）

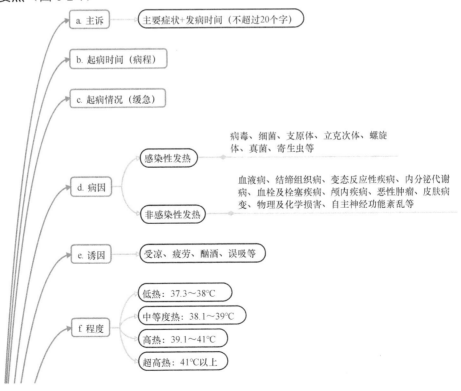

g. 发热时间和频度
- 午后或傍晚、日间或夜间
- 间歇性或持续性

h. 体温上升特点
- 骤升型——疟疾、大叶性肺炎、败血症、流行性感冒、急性肾盂肾炎、输液或某些药物反应等
- 缓升型——伤寒、结核病、布鲁氏菌病等

i. 体温下降特点
- 骤降型——疟疾、急性肾盂肾炎、大叶性肺炎、输液反应等
- 渐降型——伤寒、风湿热等

发热问诊要点

j. 热型
- 稽留热：体温持续39～40℃，24小时体温波动不超过1℃ —— 大叶性肺炎、斑疹伤寒、伤寒高热期等
- 弛张热：体温常39℃以上，24小时体温波动超过2℃，但都在正常水平以上 —— 败血症、风湿热、重症肺结核、化脓性炎症等
- 间歇热：体温骤升达高峰后持续数小时，又迅速降至正常，高热期与无热期反复交替出现 —— 疟疾、急性肾盂肾炎等
- 波状热：体温逐渐上升达39℃，数天后又逐渐下降至正常水平，持续数天后又逐渐升高，反复多次 —— 布鲁氏菌病
- 回归热：体温急剧上升至39℃或以上，持续数天后又骤然下降至正常水平。高热期与无热期各持续若干天后规律性交替一次 —— 回归热、霍奇金淋巴瘤等
- 不规则热：发热的体温曲线无一定规律 —— 结核病、风湿热、支气管肺炎、渗出性胸膜炎等

k. 加重或缓解因素
- 能否自行退热或应用药物退热

l. 伴随症状
- 寒战：大叶性肺炎、败血症、急性胆囊炎、急性肾盂肾炎、流行性脑脊髓膜炎、疟疾、钩端螺旋体病、药物热、急性溶血、输血反应等
- 结膜充血：麻疹、流行性出血热、斑疹伤寒、钩端螺旋体病等
- 单纯疱疹：口唇单纯疱疹见于大叶性肺炎、流行性脑脊髓膜炎、间日疟、流行性感冒等
- 淋巴结肿大：传染性单核细胞增多症、风疹、淋巴结结核、局灶性化脓性感染、丝虫病、白血病、淋巴瘤、转移癌等
- 肝脾肿大：传染性单核细胞增多症、病毒性肝炎、肝及胆道感染、布鲁氏菌病、疟疾、结缔组织病、白血病、淋巴瘤、黑热病、急性血吸虫病等
- 关节肿痛：败血症、猩红热、布鲁氏菌病、风湿热、结缔组织病、痛风等
- 皮疹：麻疹、猩红热、风疹、水痘、斑疹伤寒、风湿热、结缔组织病、药物热等

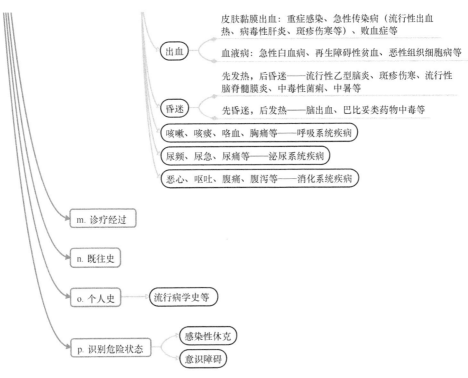

图 1-2-7 发热问诊要点

2. 评分细则

项目			赋分内容	建议得分系数
自我介绍			检查者自我介绍	1
			介绍本次问诊的目的	1
问诊内容	基本情况		患者姓名、性别（略）、年龄、民族、职业、婚姻状况、籍贯、出生地、现住址、工作单位	5
	现病史	主要症状特点	主要症状	5
			起病时间（病程）	2
			起病缓急	2
			发热的诱因：受凉、劳累等	2
			发热的时间规律	2
			发热程度：最高体温、体温波动范围	2
			热型：间歇性/持续性	2
			体温变化特点：骤升/缓升、骤降/缓降，能否自行退热	4
		病情的发展及演变	体温高低、持续时间、发热频率等变化	4
		伴随症状	寒战、畏寒、肌痛、大汗	2
			盗汗、乏力	2

续表

项目			赋分内容	建议得分系数
问诊内容	现病史	伴随症状	结膜充血、皮肤黏膜出血	2
			单纯疱疹、皮疹	2
			淋巴结肿大、肝脾大	2
			关节肿痛	2
			昏迷	2
			咳嗽、咳痰、气促、咽痛、流涕等	2
			腹痛、腹泻、恶心、呕吐等	2
			尿频、尿急、尿痛等	2
		诊治经过	有无到医院就诊，做过哪些检查、结果怎么样、诊断是什么？给予的处理，包括用药、剂量、给药途径、用药时间，疗效如何，有无不良反应等	5
		一般情况	精神状态、食欲、睡眠、大小便、体重变化情况	5
	既往史		有无发热病史，有无血液病、结缔组织疾病、内分泌代谢疾病、肿瘤等病史	4
			有无高血压、糖尿病及心脑血管疾病等病史	2
			有无传染病史（肝炎、结核病等）	2
			预防接种史、外伤史及手术史	2
			有无药物、食物过敏史及输血史	2
	个人史		社会经历，职业及环境暴露情况，流行病学史，有无冶游史，烟酒嗜好情况	2
	月经史与婚育史		女性患者询问初潮年龄、月经周期、行经天数、末次月经时间，有无痛经等 婚育情况，配偶、子女身体情况	2
	家族史		有无类似病史及遗传病史	2
总结			简单总结，给出患者主诉	3
			初步诊断	5
			患者进一步的检查及治疗方案	2
职业素养			问诊熟练，有职业的责任心和医生的基本素质，有礼貌地称呼患者，态度平和	2
			避免诱导性提问/命令式提问/连续性提问，不轻易打断患者的讲话，无尴尬性停顿	2
			鼓励患者、恰当地引导患者提供信息，避免医学术语	2
			核实问诊中出现的重点内容，并进行恰当的总结	2
			问诊结束后，谢谢患者的配合	2
合计				100

（三）咯血

1. 问诊要点（图 1-2-8）

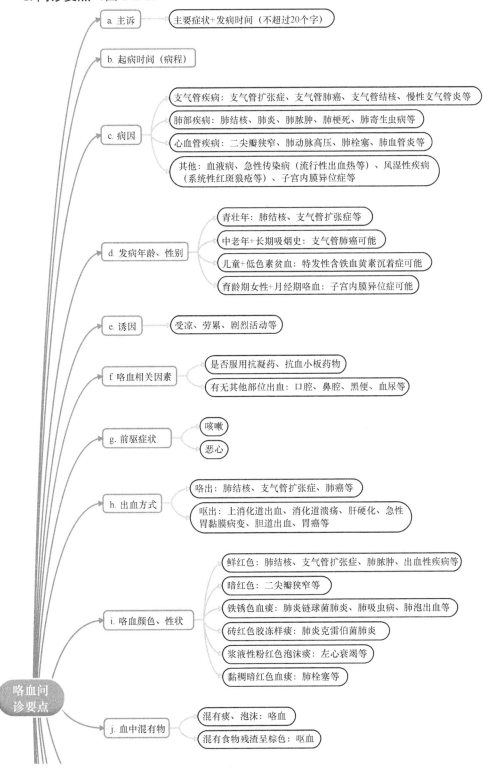

a. 主诉 —— 主要症状+发病时间（不超过20个字）

b. 起病时间（病程）

c. 病因
- 支气管疾病：支气管扩张症、支气管肺癌、支气管结核、慢性支气管炎等
- 肺部疾病：肺结核、肺炎、肺脓肿、肺梗死、肺寄生虫病等
- 心血管疾病：二尖瓣狭窄、肺动脉高压、肺栓塞、肺血管炎等
- 其他：血液病、急性传染病（流行性出血热等）、风湿性疾病（系统性红斑狼疮等）、子宫内膜异位症等

d. 发病年龄、性别
- 青壮年：肺结核、支气管扩张症等
- 中老年+长期吸烟史：支气管肺癌可能
- 儿童+低色素贫血：特发性含铁血黄素沉着症可能
- 育龄期女性+月经期咯血：子宫内膜异位症可能

e. 诱因 —— 受凉、劳累、剧烈活动等

f. 咯血相关因素
- 是否服用抗凝药、抗血小板药物
- 有无其他部位出血：口腔、鼻腔、黑便、血尿等

g. 前驱症状
- 咳嗽
- 恶心

h. 出血方式
- 咯出：肺结核、支气管扩张症、肺癌等
- 呕出：上消化道出血、消化道溃疡、肝硬化、急性胃黏膜病变、胆道出血、胃癌等

i. 咯血颜色、性状
- 鲜红色：肺结核、支气管扩张症、肺脓肿、出血性疾病等
- 暗红色：二尖瓣狭窄等
- 铁锈色血痰：肺炎链球菌肺炎、肺吸虫病、肺泡出血等
- 砖红色胶冻样痰：肺炎克雷伯菌肺炎
- 浆液性粉红色泡沫痰：左心衰竭等
- 黏稠暗红色血痰：肺栓塞等

j. 血中混有物
- 混有痰、泡沫：咯血
- 混有食物残渣呈棕色：呕血

咯血问诊要点

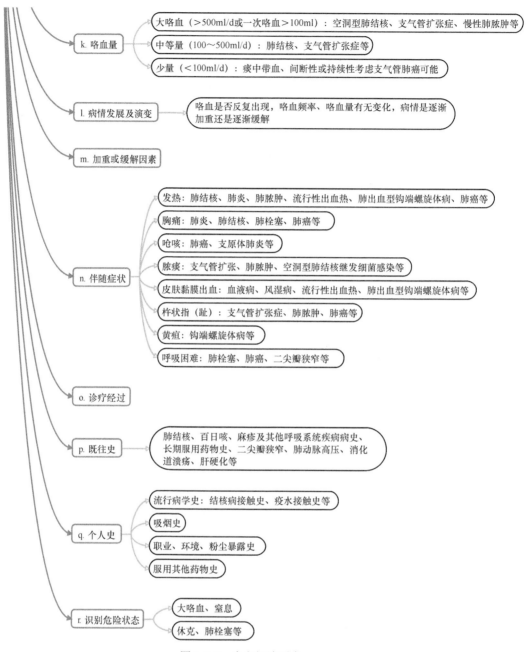

图 1-2-8　咯血问诊要点

2. 评分细则

项目		赋分内容	建议得分系数
自我介绍		检查者自我介绍	1
		介绍本次问诊的目的	1
问诊内容	基本情况	患者姓名、性别（略）、年龄、民族、职业、婚姻状况、籍贯、出生地、现住址、工作单位	5

续表

项目			赋分内容	建议得分系数
问诊内容	现病史	主要症状特点	主要症状	5
			起病时间（病程）	4
			起病急缓	2
			咯血的原因与诱因	3
			咯血相关因素（是否应用抗凝血药/抗血小板药物）	2
			出血前症状	2
			出血方式（咯出还是呕出）	2
			咯血量	2
			咯血颜色、性状、混合物	3
			咯血缓解及加剧的因素	4
		病情的发展及演变	咯血是否反复出现？咯血频率、咯血量有无变化，病情是逐渐加重还是逐渐缓解	4
		伴随症状	发热	2
			胸痛	2
			呼吸困难	2
			呛咳，脓痰	2
			皮肤黏膜出血	2
			若为女性患者，咯血与月经是否相关	2
			黄疸，杵状指	2
		诊治经过	有无到医院就诊，做过哪些检查，结果如何？诊断是什么？是否接受治疗？包括具体用药及剂量、给药途径、用药时间，疗效如何，有无不良反应等	5
		一般情况	精神状态、食欲、睡眠、大小便、体重变化情况	5
	既往史		有无呼吸系统慢性病史，高血压、糖尿病及心脑血管疾病等病史	4
			有无肝炎、结核病等传染病史	2
			预防接种史、外伤史及手术史	2
			过敏史（食物、药物）、输血史	2
	个人史		社会经历，流行病学史，有无血吸虫疫水接触史，有无冶游史，烟酒嗜好情况	2
	月经史与婚育史		女性患者询问初潮年龄、月经周期、行经天数、末次月经时间，有无痛经等 婚育情况，配偶、子女身体情况	2
	家族史		有无类似病史及遗传病史	2
总结			简单总结，给出患者主诉	3

续表

项目	赋分内容	建议得分系数
总结	初步诊断	5
	患者进一步的检查及治疗方案	2
职业素养	问诊熟练，有职业的责任心和医生的基本素质，有礼貌地称呼患者，态度平和	2
	避免诱导性提问/命令式提问/连续性提问，不轻易打断患者的讲话，无尴尬性停顿	2
	鼓励患者、恰当地引导患者提供信息，避免医学术语	2
	核实问诊中出现的重点内容，并进行恰当的总结	2
	问诊结束后，谢谢患者的配合	2
合计		100

（四）发绀

1. 问诊要点（图 1-2-9）

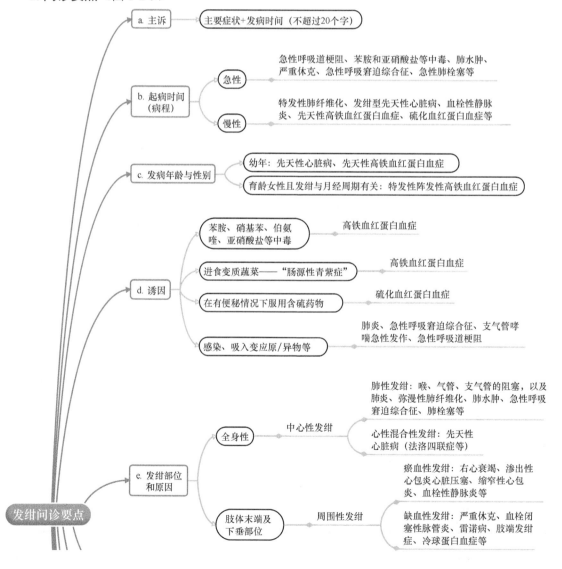

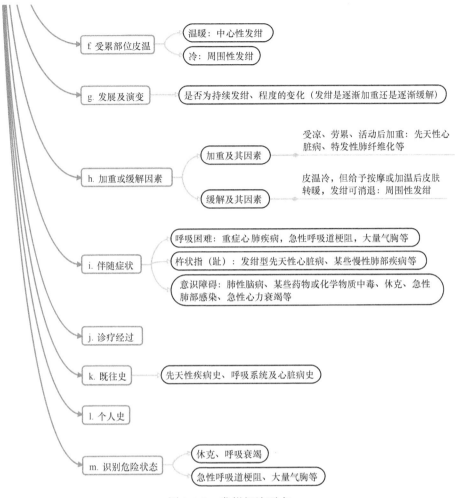

图 1-2-9　发绀问诊要点

2. 评分细则

项目			赋分内容	建议得分系数
自我介绍			检查者自我介绍	1
			介绍本次问诊的目的	1
问诊内容	基本情况		患者姓名、性别（略）、年龄、民族、职业、婚姻状况、籍贯、出生地、现住址、工作单位	5
	现病史	主要症状特点	主要症状	5
			起病时间（病程）	5
			起病急缓	2
			发病年龄	4
			诱因：是否接触苯胺等化学物质或应用含硫药物；是否进食变质蔬菜；感染等（每项 2 分）	6
			发绀的部位	3

续表

项目			赋分内容	建议得分系数
问诊内容	现病史	主要症状特点	皮肤温度	3
			发绀缓解及加剧的因素	3
		病情的发展及演变	是否为持续发绀，程度的变化，病情是逐渐加重还是逐渐缓解	5
		伴随症状	呼吸困难	3
			意识障碍	3
			杵状指（趾）	3
			咳嗽、胸痛等	2
		诊治经过	有无到医院就诊，做过哪些检查？结果如何？诊断是什么？给予的处理，包括用药、剂量、给药途径、用药时间，疗效如何，有无不良反应等	5
		一般情况	精神状态、食欲、睡眠、大小便、体重变化情况	5
	既往史		有无呼吸系统疾病，有无高血压、糖尿病及心脏病（先天性心脏病）等病史	4
			有无肝炎、结核病等传染病史	2
			预防接种史、外伤史及手术史	2
			有无过敏史（药物、食物）、输血史	2
	个人史		社会经历，职业，流行病学史，有无冶游史，烟酒嗜好情况	2
	月经史与婚育史		女性患者询问初潮年龄、月经周期、行经天数、末次月经时间，有无痛经等 婚育情况，配偶、子女身体情况	2
	家族史		有无类似病史及遗传病史	2
总结			简单总结，给出患者主诉	3
			初步诊断	5
			患者进一步的检查及治疗方案	2
职业素养			问诊熟练，有职业的责任心和医生的基本素质，有礼貌地称呼患者，态度平和	2
			避免诱导性提问/命令式提问/连续性提问，不轻易打断患者的讲话，无尴尬性停顿	2
			鼓励患者、恰当地引导患者提供信息，避免医学术语	2
			核实问诊中出现的重点内容，并进行恰当的总结	2
			问诊结束后，谢谢患者的配合	2
合计				100

三、消化系统

（一）腹痛

1. 问诊要点（图 1-2-10）

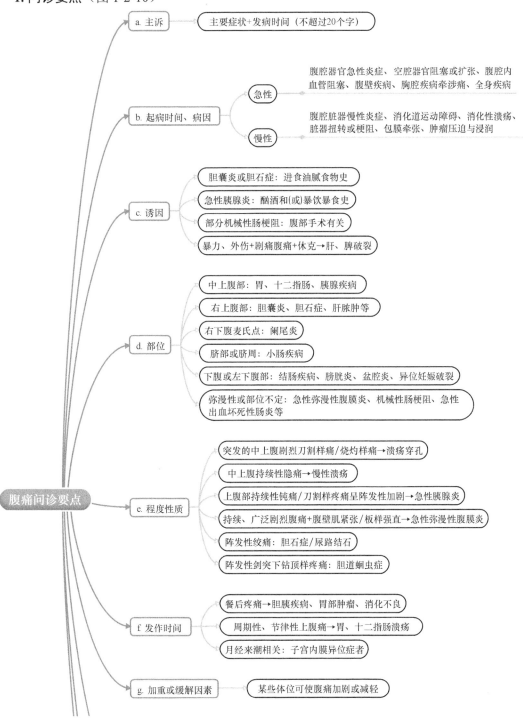

- a. 主诉 —— 主要症状+发病时间（不超过20个字）

- b. 起病时间、病因
  - 急性 —— 腹腔器官急性炎症、空腔器官阻塞或扩张、腹腔内血管阻塞、腹壁疾病、胸腔疾病牵涉痛、全身疾病
  - 慢性 —— 腹腔脏器慢性炎症、消化道运动障碍、消化性溃疡、脏器扭转或梗阻、包膜牵张、肿瘤压迫与浸润

- c. 诱因
  - 胆囊炎或胆石症：进食油腻食物史
  - 急性胰腺炎：酗酒和(或)暴饮暴食史
  - 部分机械性肠梗阻：腹部手术有关
  - 暴力、外伤+剧痛腹痛+休克→肝、脾破裂

- d. 部位
  - 中上腹部：胃、十二指肠、胰腺疾病
  - 右上腹部：胆囊炎、胆石症、肝脓肿等
  - 右下腹麦氏点：阑尾炎
  - 脐部或脐周：小肠疾病
  - 下腹或左下腹部：结肠疾病、膀胱炎、盆腔炎、异位妊娠破裂
  - 弥漫性或部位不定：急性弥漫性腹膜炎、机械性肠梗阻、急性出血坏死性肠炎等

- e. 程度性质
  - 突发的中上腹剧烈刀割样痛/烧灼样痛→溃疡穿孔
  - 中上腹持续性隐痛→慢性溃疡
  - 上腹部持续性钝痛/刀割样疼痛呈阵发性加剧→急性胰腺炎
  - 持续、广泛剧烈腹痛+腹壁肌紧张/板样强直→急性弥漫性腹膜炎
  - 阵发性绞痛：胆石症/尿路结石
  - 阵发性剑突下钻顶样疼痛：胆道蛔虫症

- f. 发作时间
  - 餐后疼痛→胆胰疾病、胃部肿瘤、消化不良
  - 周期性、节律性上腹痛→胃、十二指肠溃疡
  - 月经来潮相关：子宫内膜异位症者

- g. 加重或缓解因素 —— 某些体位可使腹痛加剧或减轻

腹痛问诊要点

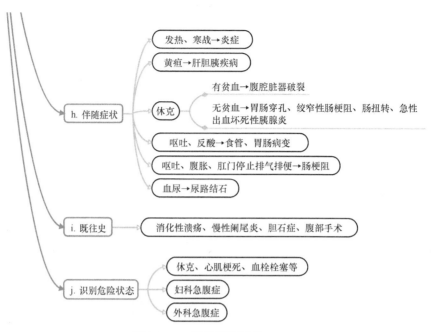

图 1-2-10　腹痛问诊要点

2. 评分细则

项目			赋分内容	建议得分系数
自我介绍			检查者自我介绍	1
			介绍本次问诊的目的	1
问诊内容	基本情况		患者姓名、性别（略）、年龄、民族、职业、婚姻、籍贯、出生地、现住址、工作单位	5
	现病史	主要症状特点	主要症状	5
			起病时间（病程）	5
			起病急缓	2
			腹痛的原因与诱因	2
			腹痛的部位，是否向其他部位放射	2
			腹痛的性质	2
			腹痛的程度	2
			腹痛的持续时间	2
			腹痛与饮食、体位的关系	2
			腹痛缓解及加剧的因素	2
			腹痛与年龄、性别及职业的关系	2
		病情的发展及演变	是否为持续疼痛，程度的变化，病情是逐渐加重还是逐渐缓解，有无新的症状	4
		伴随症状	发热、畏寒、寒战	2

续表

项目			赋分内容	建议得分系数
问诊内容	现病史	伴随症状	恶心、呕吐	2
			腹胀、反酸、烧心、嗳气	2
			便秘、腹泻	2
			呕血、便血	2
			黄疸	2
			休克	2
			血尿、尿频、尿急、尿痛	2
		诊治经过	有无到医院就诊，做过哪些检查、结果怎么样、诊断是什么？给予的处理，包括用药、剂量、给药途径、用药时间，疗效如何，有无不良反应等	4
		一般情况	如食欲进食、精神、睡眠及二便情况，体重变化	4
	既往史		有无消化道疾病、腹部手术史、泌尿生殖系统疾病史；有无高血压、糖尿病及心脑血管疾病等病史；育龄期女性有无停经史；有无用药史和酗酒史	2
			传染病史：有无肝炎、结核病等	2
			预防接种史、外伤史及手术史	2
			过敏史、输血史：有无药物、食物过敏史及输血史	2
	个人史		社会经历，有无疫区、疫水接触史和冶游史，烟酒嗜好情况	2
	月经史与婚育史		女性患者询问初潮年龄、月经周期、行经天数、末次月经时间，有无痛经等	2
			婚育情况，配偶、子女身体情况	
	家族史		有无类似病史及遗传病史	2
总结	简单总结，给出患者主诉			3
	初步诊断			5
	患者进一步的检查及治疗方案			5
职业素养	问诊熟练，有职业的责任心和医生的基本素质，有礼貌地称呼患者，态度平和			2
	避免诱导性提问/命令式提问/连续性提问，不轻易打断患者的讲话，无尴尬性停顿			2
	鼓励患者、恰当地引导患者提供信息，避免医学术语			2
	核实问诊中出现的重点内容，并进行恰当的总结			2
	问诊结束后，谢谢患者的配合			2
合计				100

（二）腹泻

1.问诊要点（图 1-2-11）

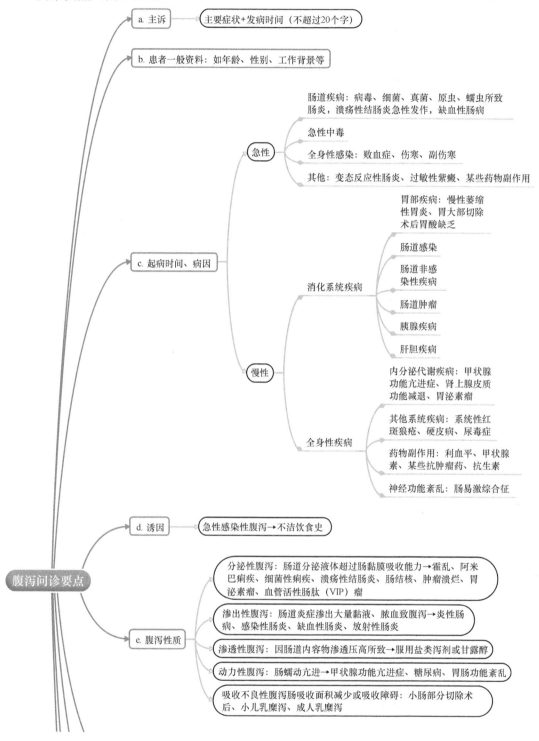

a. 主诉 —— 主要症状+发病时间（不超过20个字）

b. 患者一般资料：如年龄、性别、工作背景等

c. 起病时间、病因

急性
- 肠道疾病：病毒、细菌、真菌、原虫、蠕虫所致肠炎，溃疡性结肠炎急性发作，缺血性肠病
- 急性中毒
- 全身性感染：败血症、伤寒、副伤寒
- 其他：变态反应性肠炎、过敏性紫癜、某些药物副作用

慢性

消化系统疾病
- 胃部疾病：慢性萎缩性胃炎、胃大部切除术后胃酸缺乏
- 肠道感染
- 肠道非感染性疾病
- 肠道肿瘤
- 胰腺疾病
- 肝胆疾病

全身性疾病
- 内分泌代谢疾病：甲状腺功能亢进症、肾上腺皮质功能减退、胃泌素瘤
- 其他系统疾病：系统性红斑狼疮、硬皮病、尿毒症
- 药物副作用：利血平、甲状腺素、某些抗肿瘤药、抗生素
- 神经功能紊乱：肠易激综合征

d. 诱因 —— 急性感染性腹泻→不洁饮食史

腹泻问诊要点

e. 腹泻性质
- 分泌性腹泻：肠道分泌液体超过肠黏膜吸收能力→霍乱、阿米巴痢疾、细菌性痢疾、溃疡性结肠炎、肠结核、肿瘤溃烂、胃泌素瘤、血管活性肠肽（VIP）瘤
- 渗出性腹泻：肠道炎症渗出大量黏液、脓血致腹泻→炎性肠病、感染性肠炎、缺血性肠炎、放射性肠炎
- 渗透性腹泻：因肠道内容物渗透压高所致→服用盐类泻剂或甘露醇
- 动力性腹泻：肠蠕动亢进→甲状腺功能亢进症、糖尿病、胃肠功能紊乱
- 吸收不良性腹泻肠吸收面积减少或吸收障碍：小肠部分切除术后、小儿乳糜泻、成人乳糜泻

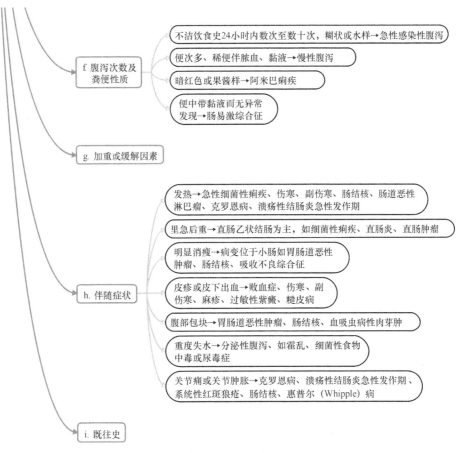

图 1-2-11　腹泻问诊要点

2. 评分细则

项目			赋分内容	建议得分系数
自我介绍			检查者自我介绍	1
			介绍本次问诊的目的	1
问诊内容	现病史	基本情况	患者姓名、性别（略）、年龄、民族、职业、婚姻、籍贯、出生地、现住址、工作单位	5
		主要症状特点	主要症状	5
			起病时间（病程）	5
			起病急缓	2
			腹泻的诱因	2
			排便的次数	3
			粪便的性状	3
			排便量	3
			腹泻与腹痛、禁食的关系	3

续表

项目			赋分内容	建议得分系数
问诊内容	现病史	主要症状特点	影响腹泻缓解及加剧的因素：如有无饮用牛奶或小麦、大麦后加重、停止进食后缓解	3
		病情的发展及演变	病情是逐渐加重还是逐渐缓解，发作间隔时间的变化，有无新的症状	5
		伴随症状	发热	2
			里急后重	2
			恶心和呕吐	2
			明显消瘦	2
			伴皮疹或皮下出血	2
			腹部包块	2
			重度失水	2
			关节痛或关节肿胀	2
		诊治经过	有无到医院就诊，做过哪些检查、结果怎么样、诊断是什么？给予的处理，包括用药、剂量、给药途径、用药时间，疗效如何，有无不良反应等	5
		一般情况	如食欲、进食、精神、睡眠及二便情况，体重变化	5
	既往史		有无食物过敏史、外出旅游史，有无集体用餐史，有无胃肠道手术、放射性治疗病史，有无使用抗生素、滥用药物史，有无甲状腺功能亢进症、糖尿病、风湿病或肿瘤等病史；有无高血压、心脑血管病史，有无饲养动物史，有无酗酒史	2
			传染病史：有无肝炎、结核病、寄生虫感染等疾病	2
			预防接种史、外伤史及手术史	2
			过敏史、输血史：有无药物、食物过敏史及输血史	2
	个人史		社会经历，有无疫区、疫水接触史和冶游史，烟酒嗜好情况	3
	月经史与婚育史		女性患者询问初潮年龄、月经周期、行经天数、末次月经时间，有无痛经等婚育情况，配偶、子女身体情况	2
	家族史		有无类似病史及遗传病史	2
总结	简单总结，给出患者主诉			3
	初步诊断			5
	患者进一步的检查及治疗方案			2
职业素养	问诊熟练，有职业的责任心和医生的基本素质，有礼貌地称呼患者，态度平和			2
	避免诱导性提问/命令式提问/连续性提问，不轻易打断患者的讲话，无尴尬性停顿			2
	鼓励患者、恰当地引导患者提供信息，避免医学术语			2
	核实问诊中出现的重点内容，并进行恰当的总结			2
合计				100

（三）恶心和呕吐

1. 问诊要点（图 1-2-12）

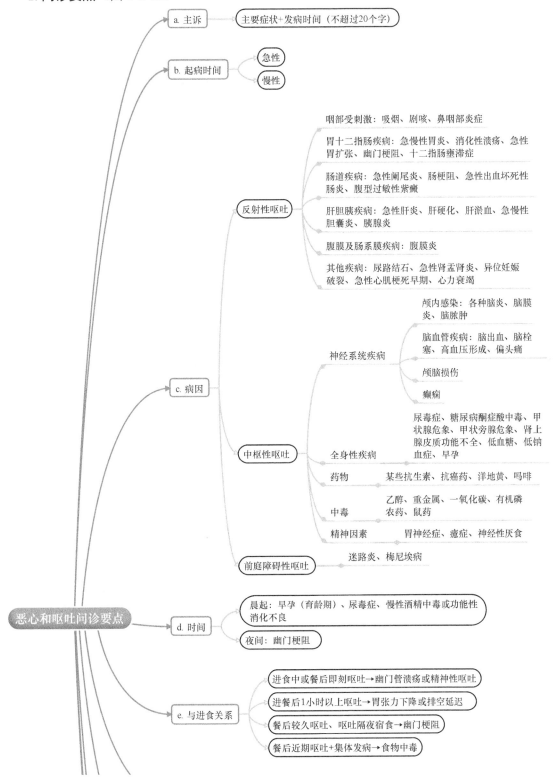

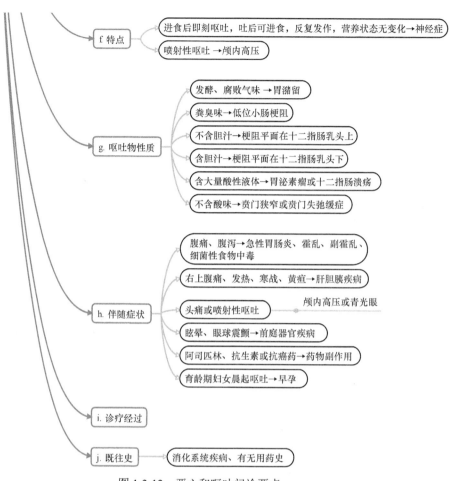

图 1-2-12　恶心和呕吐问诊要点

2. 评分细则

项目			赋分内容	建议得分系数
自我介绍			检查者自我介绍	1
			介绍本次问诊的目的	1
问诊内容	基本情况		患者姓名、性别（略）、年龄、民族、职业、婚姻、籍贯、出生地、现住址、工作单位	5
	现病史	主要症状特点	主要症状	5
			起病时间（病程）	5
			发病急缓	3
			恶心和呕吐的诱因	3
			呕吐的时间	3
			呕吐与饮食的关系	3
			呕吐的性质，是否为喷射性	3
			呕吐物情况：有无发酵的食物或腐败的食物、胆汁、血液等	3
			呕吐的频次和呕吐物的量	2

续表

项目			赋分内容	建议得分系数
问诊内容	现病史	病情的发展及演变	是否加重或减轻，影响因素，呕吐频次及量的变化	4
		伴随症状	有无腹痛、腹泻	2
			有无右上腹痛、发热、寒战、黄疸	2
			腹胀、反酸、烧心、嗳气	2
			头痛、喷射性呕吐	2
			眩晕、眼球震颤	2
			应用阿司匹林、抗生素、抗肿瘤药物	2
			已婚育龄妇女是否早晨呕吐	2
		诊治经过	有无到医院就诊，做过哪些检查、结果怎么样、诊断是什么？给予的处理，包括用药、剂量、给药途径、用药时间，疗效如何，有无不良反应等	5
		一般情况	如食欲、进食、精神、睡眠及二便情况，体重变化	5
	既往史		有无消化道疾病、有无高血压、糖尿病及心脑血管疾病等病史：育龄期女性，询问末次月经日期；近期用药史如抗生素、抗肿瘤药物	5
			传染病史：有无肝炎、结核病等	2
			预防接种史、外伤史及手术史	2
			过敏史、输血史：有无药物、食物过敏史及输血史	2
	个人史		社会经历，有无疫区、疫水接触史和冶游史，烟酒嗜好情况	2
	月经史与婚育史		女性患者询问初潮年龄、月经周期、行经天数、末次月经时间，有无痛经等；婚育情况，配偶、子女身体情况	2
	家族史		有无类似病史及遗传病史	2
总结			简单总结，给出患者主诉	3
			初步诊断	5
			患者进一步的检查及治疗方案	2
职业素养			问诊熟练，有职业的责任心和医生的基本素质，有礼貌地称呼患者，态度平和	2
			避免诱导性提问/命令式提问/连续性提问，不轻易打断患者的讲话，无尴尬性停顿	2
			鼓励患者、恰当地引导患者提供信息，避免医学术语	2
			核实问诊中出现的重点内容，并进行恰当的总结	2
合计				100

（四）黄疸

1. 问诊要点（图 1-2-13）

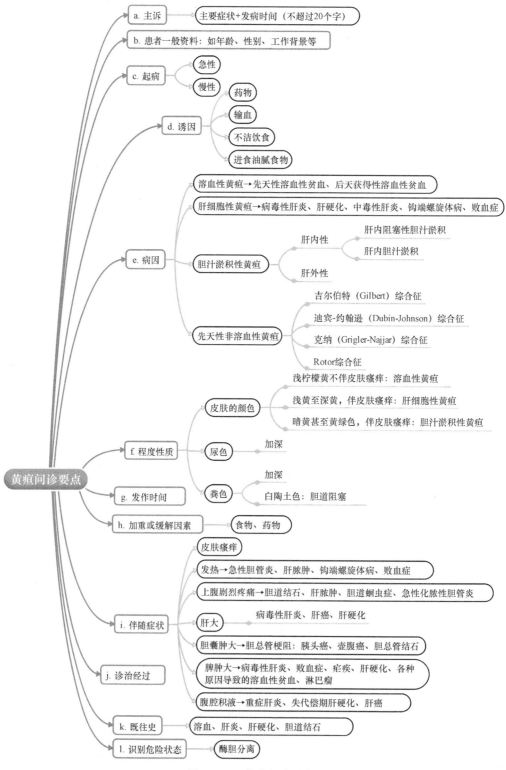

图 1-2-13　黄疸问诊要点

2. 评分细则

项目			赋分内容	建议得分系数
自我介绍	检查者自我介绍			1
	介绍本次问诊的目的			1
问诊内容	基本情况		患者姓名、性别（略）、年龄、民族、职业、婚姻、籍贯、出生地、现住址、工作单位	5
	现病史	主要症状特点	主要症状	5
			发病时间（病程）	5
			起病急缓	2
			黄疸的诱因：有无输血、使用药物、进食油腻食物、有无群体发病	2
			黄疸的程度：尿的颜色、皮肤颜色	3
			大便的颜色变化	3
			黄疸进行性或波动性	3
		病情的发展及演变	黄疸是逐渐加重还是逐渐缓解，影响因素	5
		伴随症状	发热	2
			上腹痛	2
			肝大	2
			皮肤瘙痒	2
			胆囊肿大	2
			脾大	2
			恶心、呕吐	2
			反酸、烧心	2
			腹泻、便秘	2
			腹水	2
			食欲缺乏、消瘦、乏力	2
		诊治经过	有无到医院就诊，做过哪些检查、结果怎么样、诊断是什么？给予的处理，包括用药、剂量、给药途径、用药时间，疗效如何，有无不良反应等	5
		一般情况	如食欲、进食、精神、睡眠及二便情况，体重变化	5
	既往史		有无肝胆系统疾病史如胆石症、肝硬化，先天性疾病、血液系统疾病史，有无高血压、糖尿病、心脑血管病史，有无用药史，有无酗酒史	2
			传染病史：有无肝炎、结核病、寄生虫感染等	2
			预防接种史、外伤史及手术史	2
			过敏史、输血史：有无药物、食物过敏史及输血史	2

续表

项目		赋分内容	建议得分系数
问诊内容	个人史	社会经历，有无疫区、疫水接触史和冶游史，烟酒嗜好情况	3
	月经史与婚育史	女性患者询问初潮年龄、月经周期、行经天数、末次月经时间，有无痛经等	2
		婚育情况，配偶、子女身体情况	
	家族史	有无类似病史及遗传病史	2
总结	简单总结，给出患者主诉		3
	初步诊断		5
	患者进一步的检查及治疗方案		2
职业素养	问诊熟练，有职业的责任心和医生的基本素质，有礼貌地称呼患者，态度平和		2
	避免诱导性提问/命令式提问/连续性提问，不轻易打断患者的讲话，无尴尬性停顿		2
	鼓励患者、恰当地引导患者提供信息，避免医学术语		2
	核实问诊中出现的重点内容，并进行恰当的总结		2
	合计		100

（五）呕血

1. 问诊要点（图 1-2-14）

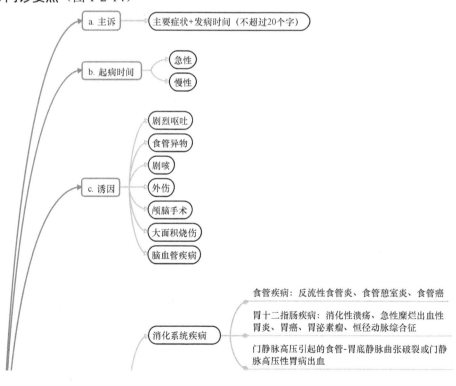

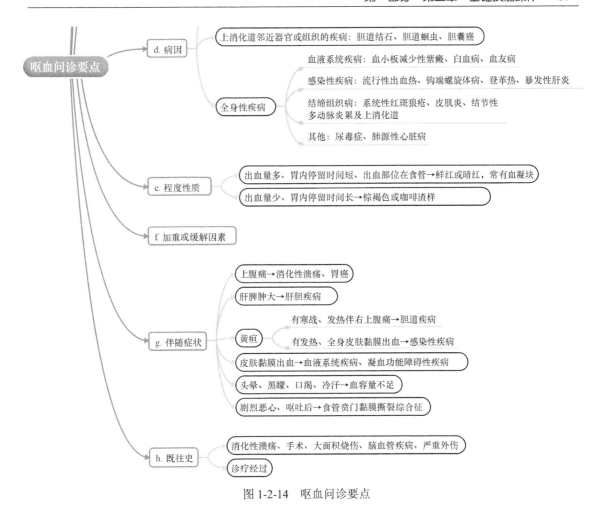

图 1-2-14 呕血问诊要点

2. 评分细则

项目	赋分内容			建议得分系数
自我介绍	检查者自我介绍			1
	介绍本次问诊的目的			1
问诊内容	基本情况	患者姓名、性别（略）、年龄、民族、职业、婚姻、籍贯、出生地、现住址、工作单位		5
	现病史	主要症状特点	主要症状	5
			起病时间（病程）	5
			起病急缓	2
			呕血的诱因	2
			呕血的颜色	3
			呕血的次数、量	3
			呕吐血液中是否混有食物，有无痰液，有无血凝块	3
			呕血前先兆：有无恶心，有无咳嗽、咳痰等	3
			有无便血，便血的颜色及量	2

项目			赋分内容	建议得分系数
问诊内容	现病史	病情的发展及演变	是否为继续呕血，频次的变化，病情是否进行性，有无新的症状	5
		伴随症状	上腹痛	3
			肝脾大	3
			黄疸	3
			皮肤黏膜出血	3
			伴头晕、黑矇、口渴、冷汗	3
			剧烈呕吐	2
		诊治经过	有无到医院就诊，做过哪些检查、结果怎么样、诊断是什么？给予的处理，包括用药、剂量、给药途径、用药时间，疗效如何，有无不良反应等	5
		一般情况	如食欲、进食、精神、睡眠及二便情况，体重变化	5
	既往史		有无消化道疾病（消化性溃疡、肝硬化等），有无高血压、糖尿病、心脑血管病史，近期有无服用非甾体抗炎药病史，有无大量饮酒或急性应激（大面积烧伤、颅脑手术、严重外伤）等病史	2
			传染病史：有无肝炎、结核病、寄生虫感染等	2
			预防接种史、外伤史及手术史（胃肠道手术史）	2
			过敏史、输血史：有无药物、食物过敏史及输血史	2
	个人史		社会经历，有无疫区、疫水接触史和冶游史，烟酒嗜好情况	3
	月经史与婚育史		女性患者询问初潮年龄、月经周期、行经天数、末次月经时间，有无痛经等	2
			婚育情况，配偶、子女身体情况	
	家族史		有无类似病史及遗传病史	2
总结	简单总结，给出患者主诉			3
	初步诊断			5
	患者进一步的检查及治疗方案			2
职业素养	问诊熟练，有职业的责任心和医生的基本素质，有礼貌地称呼患者，态度平和			2
	避免诱导性提问/命令式提问/连续性提问，不轻易打断患者的讲话，无尴尬性停顿			2
	鼓励患者、恰当地引导患者提供信息，避免医学术语			2
	核实问诊中出现的重点内容，并进行恰当的总结			2
合计				100

（六）便血

1. 问诊要点（图 1-2-15）

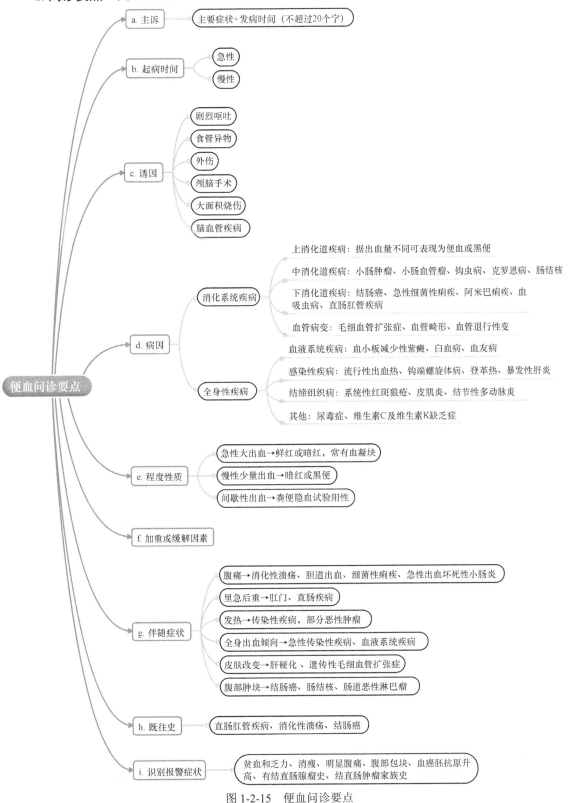

图 1-2-15 便血问诊要点

2. 评分细则

项目			赋分内容	建议得分系数
自我介绍			检查者自我介绍	1
			介绍本次问诊的目的	1
问诊内容		基本情况	患者姓名、性别（略）、年龄、民族、职业、婚姻、籍贯、出生地、现住址、工作单位	5
	现病史	主要症状特点	主要症状	5
			起病时间（病程）	5
			起病急缓	3
			便血的诱因	3
			便血的颜色	3
			便血的次数、量	3
			便血的性状	3
		病情的发展及演变	是否继续便血，频次的变化，病情是否进行性，有无新的症状	5
		伴随症状	腹痛	3
			里急后重	3
			发热	3
			全身出血倾向	3
			伴皮肤改变	3
			腹部肿块	3
		诊治经过	有无到医院就诊，做过哪些检查、结果怎么样、诊断是什么？给予的处理，包括用药、剂量、给药途径、用药时间，疗效如何，有无不良反应等	5
		一般情况	如食欲、进食、精神、睡眠及二便情况，体重变化	5
	既往史		有无消化道疾病（消化性溃疡、肝硬化等），有无高血压、糖尿病、心脑血管病史，近期有无服用非甾体抗炎药史，有无大量饮酒或急性应激（大面积烧伤、颅脑手术、严重外伤）等病史	2
			传染病史：有无肝炎、结核病、寄生虫感染等	2
			预防接种史、外伤史及手术史（胃肠道手术史）	2
			过敏史、输血史：有无药物、食物过敏史及输血史	2
	个人史		社会经历，有无疫区、疫水接触史和冶游史，烟酒嗜好情况	3
	月经史与婚育史		女性患者询问初潮年龄、月经周期、行经天数、末次月经时间，有无痛经等 婚育情况，配偶、子女身体情况	2
	家族史		有无类似病史及遗传病史	2

续表

项目	赋分内容	建议得分系数
总结	简单总结，给出患者主诉	3
	初步诊断	5
	患者进一步的检查及治疗方案	2
职业素养	问诊熟练，有职业的责任心和医生的基本素质，有礼貌地称呼患者，态度平和	2
	避免诱导性提问/命令式提问/连续性提问，不轻易打断患者的讲话，无尴尬性停顿	4
	鼓励患者、恰当地引导患者提供信息，避免医学术语	2
	核实问诊中出现的重点内容，并进行恰当的总结	2
合计		100

（七）便秘

1. 问诊要点（图 1-2-16）

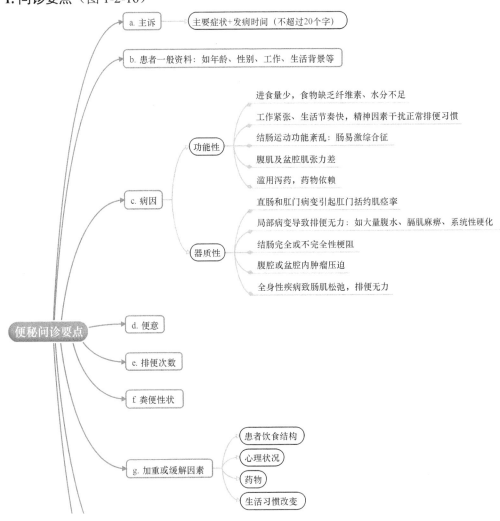

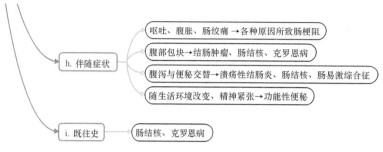

图 1-2-16　便秘问诊要点

2. 评分细则

项目			赋分内容	建议得分系数
自我介绍	检查者自我介绍			1
	介绍本次问诊的目的			1
问诊内容	基本情况		患者姓名、性别（略）、年龄、民族、职业、婚姻、籍贯、出生地、现住址、工作单位	5
	现病史	主要症状特点	主要症状	5
			起病时间（病程）	5
			起病急缓	2
			患病的时间	2
			便秘的诱因	3
			粪便的性状	3
			排便的频次	3
			排便是否费力	3
		病情的发展及演变	病情是逐渐加重还是逐渐缓解及影响因素，症状有无新的变化	5
		伴随症状	腹胀、腹痛（部位、性质、程度等）	3
			恶心和呕吐	3
			腹部包块	3
			情绪紧张、焦虑等	3
			有无便秘与腹泻交替	3
		诊治经过	有无到医院就诊，做过哪些检查、结果怎么样、诊断是什么？给予的处理，包括用药、剂量、给药途径、用药时间，疗效如何，有无不良反应等	5
		一般情况	如食欲、进食、精神、睡眠及排尿情况，体重变化	5
	既往史		有无消化道疾病、腹部手术史，有无代谢性疾病、内分泌性疾病如甲状腺功能减退症及糖尿病等，有无风湿病或肿瘤等病史；有无高血压、心脑血管病史，有无饲养动物史，有无酗酒史	3

续表

项目		赋分内容	建议得分系数
问诊内容	既往史	有无长期服用泻药（具体药物、用法及服用时间），有无服用可引起便秘的药物	3
		传染病史：有无肝炎、结核病、寄生虫感染等	2
		预防接种史、外伤史及手术史	2
		过敏史、输血史：有无药物、食物过敏史及输血史	2
	个人史	社会经历，有无疫区、疫水接触史和冶游史，烟酒嗜好情况，有无饮食偏好（如蔬菜摄入少）或久坐不动等；有无长期接触铅	3
	月经史与婚育史	女性患者询问初潮年龄、月经周期、行经天数、末次月经时间，有无痛经等	2
		婚育情况，配偶、子女身体情况	
	家族史	有无类似病史及遗传病史	2
总结	简单总结，给出患者主诉		3
	初步诊断		5
	患者进一步的检查及治疗方案		2
职业素养	问诊熟练，有职业的责任心和医生的基本素质，有礼貌地称呼患者，态度平和		2
	避免诱导性提问/命令式提问/连续性提问，不轻易打断患者的讲话，无尴尬性停顿		2
	鼓励患者、恰当地引导患者提供信息，避免医学术语		2
	核实问诊中出现的重点内容，并进行恰当的总结		2
合计			100

（八）吞咽困难

1. 问诊要点（图 1-2-17）

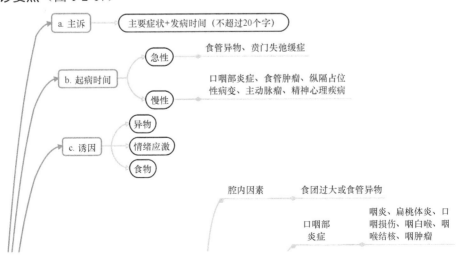

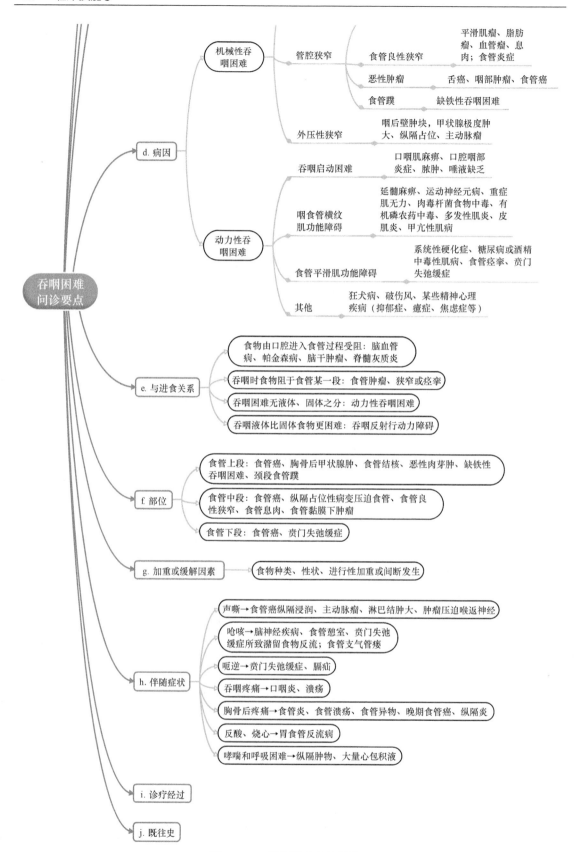

图 1-2-17　吞咽困难问诊要点

2. 评分细则

项目			赋分内容	建议得分系数
自我介绍			检查者自我介绍	1
			介绍本次问诊的目的	1
问诊内容	基本情况		患者姓名、性别（略）、年龄、民族、职业、婚姻、籍贯、出生地、现住址、工作单位	5
	现病史	主要症状特点	主要症状	5
			起病时间（病程）	5
			起病急缓	3
			吞咽困难的诱因	3
			吞咽困难的部位	3
			吞咽困难与进食食物种类关系	3
			性状	3
		病情的发展及演变	病情加重或减轻，是否为进行性变化，影响因素，有无新的症状	5
		伴随症状	声嘶	3
			呛咳	3
			呃逆	3
			吞咽疼痛	3
			伴胸骨后疼痛	3
			反酸、烧心	3
			哮喘和呼吸困难	3
		诊治经过	有无到医院就诊，做过哪些检查、结果怎么样、诊断是什么？给予的处理，包括用药、剂量、给药途径、用药时间，疗效如何，有无不良反应等	4
		一般情况	如食欲、进食、精神、睡眠及二便情况，体重变化	4
	既往史		有无咽部、消化道疾病（食管癌、食管炎、贲门失弛缓症等）史，有无脑血管疾病，有无高血压、糖尿病、心脑血管疾病等病史	2
			传染病史：有无肝炎、结核病、寄生虫感染等	2
			预防接种史、外伤史及手术史（胃肠道手术史）	2
			过敏史、输血史：有无药物、食物过敏史及输血史	2
	个人史		社会经历，有无疫区、疫水接触史和冶游史，烟酒嗜好情况	2
	月经史与婚育史		女性患者询问初潮年龄、月经周期、行经天数、末次月经时间，有无痛经等	2
			婚育情况，配偶、子女身体情况	
	家族史		有无类似病史及遗传病史	2

续表

项目	赋分内容	建议得分系数
总结	简单总结，给出患者主诉	3
	初步诊断	5
	患者进一步的检查及治疗方案	2
职业素养	问诊熟练，有职业的责任心和医生的基本素质，有礼貌地称呼患者，态度平和	2
	避免诱导性提问/命令式提问/连续性提问，不轻易打断患者的讲话，无尴尬性停顿	4
	鼓励患者、恰当地引导患者提供信息，避免医学术语	2
	核实问诊中出现的重点内容，并进行恰当的总结	2
合计		100

（九）肥胖

1. 问诊要点（图 1-2-18）

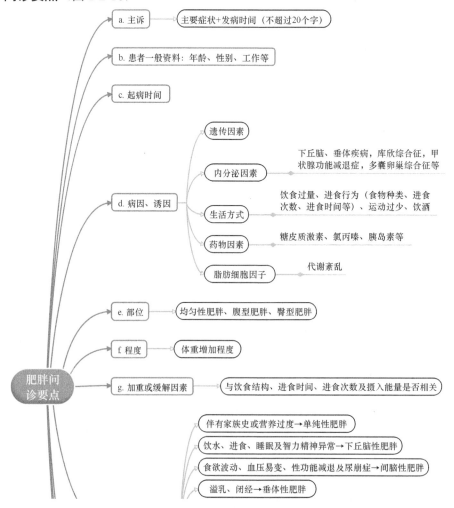

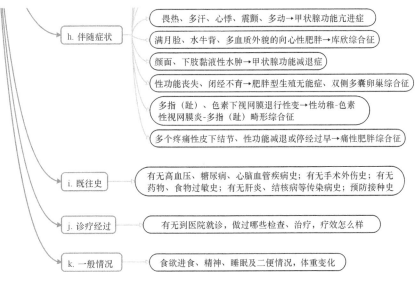

图 1-2-18 肥胖问诊要点

2. 评分细则

项目			赋分内容	建议得分系数
自我介绍			检查者自我介绍	1
			介绍本次问诊的目的	1
问诊内容	基本情况		患者姓名、性别（略）、年龄、民族、职业、婚姻、籍贯、出生地、现住址、工作单位	5
	现病史	主要症状特点	主要症状	5
			起病时间（病程）	5
			起病急缓	2
			肥胖的原因与诱因	2
			肥胖程度	2
			肥胖与饮食结构的关系	2
			肥胖与摄入能量的关系	2
			肥胖与年龄、性别及职业的关系	2
		病情的发展及演变	每天体重增加情况是否逐渐加重或减轻	5
		伴随症状	饮水、进食、睡眠及智力精神异常	2
			食欲波动、血压易变、性功能减退及尿崩症	2
			溢乳、闭经	2
			满月脸、水牛背、多血质外貌的向心性肥胖	2
			颜面、下肢黏液性水肿	2
			性功能丧失、闭经不育	2

续表

项目			赋分内容	建议得分系数
问诊内容	现病史	诊治经过	有无到医院就诊，做过哪些检查、结果怎么样、诊断是什么？给予的处理，包括用药、剂量、给药途径、用药时间，疗效如何，有无不良反应等	5
		一般情况	如食欲进食、精神、睡眠及二便情况，体重变化	5
	既往史		有无高血压、糖尿病及心脑血管疾病等病史	3
			有无肝炎、结核病等传染性疾病	3
			预防接种史、外伤史及手术史	3
			有无药物、食物过敏史及输血史	3
	个人史		社会经历，有无疫区、疫水接触史和冶游史，烟酒嗜好情况	2
	月经史与婚育史		女性患者询问初潮年龄、月经周期、行经天数、末次月经时间，有无痛经等	3
			婚育情况，配偶、子女身体情况	
	家族史		有无类似病史及遗传病史	2
总结			简单总结，给出患者主诉	4
			初步诊断	5
			患者进一步的检查及治疗方案	4
职业素养			问诊熟练，有职业的责任心和医生的基本素质，有礼貌地称呼患者，态度平和	2
			避免诱导性提问/命令式提问/连续性提问，不轻易打断患者的讲话，无尴尬性停顿	4
			鼓励患者、恰当地引导患者提供信息，避免医学术语	2
			核实问诊中出现的重点内容，并进行恰当的总结	2
			问诊结束后，谢谢患者的配合	2
合计				100

（十）消瘦

1. 问诊要点（图 1-2-19）

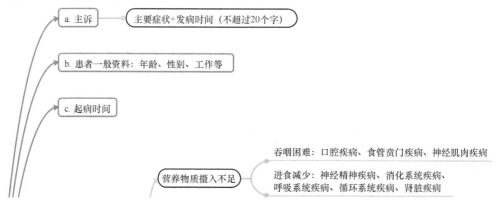

a. 主诉 —— 主要症状+发病时间（不超过20个字）

b. 患者一般资料：年龄、性别、工作等

c. 起病时间

营养物质摄入不足
- 吞咽困难：口腔疾病、食管贲门疾病、神经肌肉疾病
- 进食减少：神经精神疾病、消化系统疾病、呼吸系统疾病、循环系统疾病、肾脏疾病

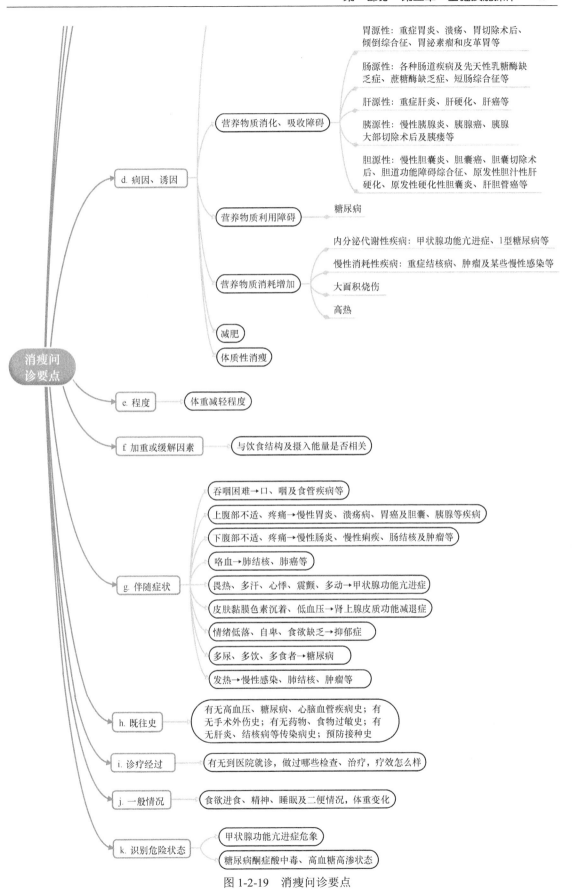

图 1-2-19　消瘦问诊要点

2. 评分细则

项目			赋分内容	建议得分系数
自我介绍			检查者自我介绍	1
			介绍本次问诊的目的	1
问诊内容	现病史	基本情况	患者姓名、性别（略）、年龄、民族、职业、婚姻、籍贯、出生地、现住址、工作单位	5
		主要症状特点	主要症状	5
			起病时间（病程）	5
			起病急缓	2
			消瘦的原因与诱因	2
			消瘦程度	2
			消瘦与饮食结构的关系	2
			消瘦与摄入能量的关系	2
			消瘦与年龄、性别及职业的关系	2
		病情的发展及演变	每天消瘦情况是否逐渐加重或减轻	5
		伴随症状	吞咽困难	2
			腹部不适、疼痛	2
			上腹痛、呕血	2
			黄疸	2
			排便习惯改变	2
			便血	2
			咯血	2
			发热	2
			多尿、多饮、多食	2
			畏热、多汗、心悸、震颤多动	2
			皮肤黏膜色素沉着、低血压	2
			情绪低落、自卑、食欲缺乏	2
		诊治经过	有无到医院就诊，做过哪些检查、结果怎么样、诊断是什么？给予的处理，包括用药、剂量、给药途径、用药时间，疗效如何，有无不良反应等	4
		一般情况	如食欲进食、精神、睡眠及二便情况，体重变化	4
	既往史		有无消化道疾病、腹部手术史及泌尿生殖系统疾病史；有无高血压、糖尿病及心脑血管疾病等病史；育龄期女性有无停经史；有无用药史和酗酒史	2
			传染病史：有无肝炎、结核病等	2

续表

项目		赋分内容	建议得分系数
问诊内容	既往史	预防接种史、外伤史及手术史	2
		过敏史、输血史：有无药物、食物过敏史及输血史	2
	个人史	社会经历，有无疫区、疫水接触史和冶游史，烟酒嗜好情况	2
	月经史与婚育史	女性患者询问初潮年龄、月经周期、行经天数、末次月经时间，有无痛经等	2
		婚育情况，配偶、子女身体情况	
	家族史	有无类似病史及遗传病史	2
总结		简单总结，给出患者主诉	3
		初步诊断	5
		患者进一步的检查及治疗方案	2
职业素养		问诊熟练，有职业的责任心和医生的基本素质，有礼貌地称呼患者，态度平和	2
		避免诱导性提问/命令式提问/连续性提问，不轻易打断患者的讲话，无尴尬性停顿	2
		鼓励患者、恰当地引导患者提供信息，避免医学术语	2
		核实问诊中出现的重点内容，并进行恰当的总结	2
		问诊结束后，谢谢患者的配合	2
合计			100

四、泌尿系统

（一）少尿、无尿

1. 问诊要点（图 1-2-20）

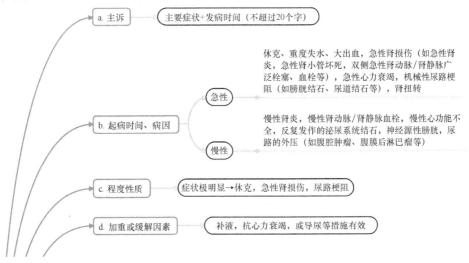

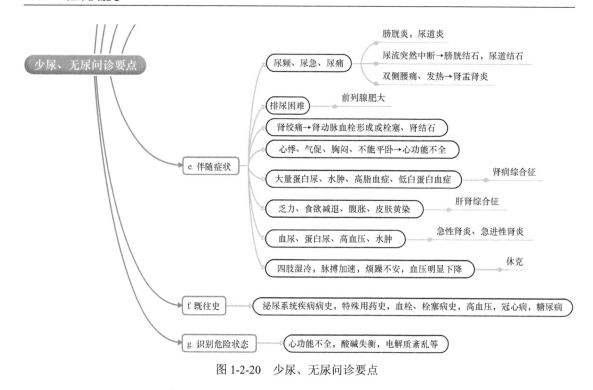

图 1-2-20　少尿、无尿问诊要点

2. 评分细则

项目			赋分内容	建议得分系数
自我介绍			检查者自我介绍	1
			介绍本次问诊的目的	2
问诊内容	基本情况		患者姓名、性别（略）、年龄、民族、职业、婚姻、籍贯、出生地、现住址、工作单位	5
	现病史	主要症状特点	主要症状	5
			起病时间（病程）	5
			起病急缓	5
			少尿、无尿的原因与诱因	5
			少尿、无尿的程度性质：尿量、排尿次数等	5
			少尿、无尿的缓解及加重的因素	5
		病情的发展及演变	病情是逐渐加重还是逐渐缓解，有无新的症状	5
		伴随症状	肾绞痛	2
			心悸、气促、胸闷、不能平卧	2
			大量蛋白尿、水肿	2

续表

项目			赋分内容	建议得分系数
问诊内容	现病史	伴随症状	乏力、食欲减退、腹水、皮肤黄染	2
			血尿、蛋白尿、高血压、水肿	2
			发热、腰痛、尿频、尿急、尿痛	2
			四肢湿冷，脉搏加速，烦躁不安，血压明显下降	2
			排尿困难	2
		诊治经过	有无到医院就诊，做过哪些检查、结果怎么样、诊断是什么？给予的处理，包括用药、剂量、给药途径、用药时间，疗效如何，有无不良反应等	3
		一般情况	如食欲进食、精神、睡眠及大便情况，体重变化	3
	既往史		有泌尿系统疾病、血栓栓塞病史；有无高血压、糖尿病及心脑血管疾病等病史	3
			传染病史：有无肝炎、结核病等	2
			预防接种史、外伤史及手术史	2
			过敏史、输血史：有无药物、食物过敏史及输血史	2
	个人史		社会经历，有无疫区、疫水接触史和冶游史，烟酒嗜好情况	2
	月经史与婚育史		女性患者询问初潮年龄、月经周期、行经天数、末次月经时间，有无痛经等 婚育情况，配偶、子女身体情况	2
	家族史		父母、家族近亲有无类似病史及遗传病史	2
总结	简单总结，给出患者主诉			3
	初步诊断			5
	患者进一步的检查及治疗方案			2
职业素养	问诊熟练，有职业的责任心和医生的基本素质，有礼貌地称呼患者，态度平和			2
	避免诱导性提问/命令式提问/连续性提问，不轻易打断患者的讲话，无尴尬性停顿			2
	鼓励患者、恰当地引导患者提供信息，避免医学术语			2
	核实问诊中出现的重点内容，并进行恰当的总结			2
	问诊结束后，谢谢患者的配合			2
合计				100

（二）多尿

1. 问诊要点（图 1-2-21）

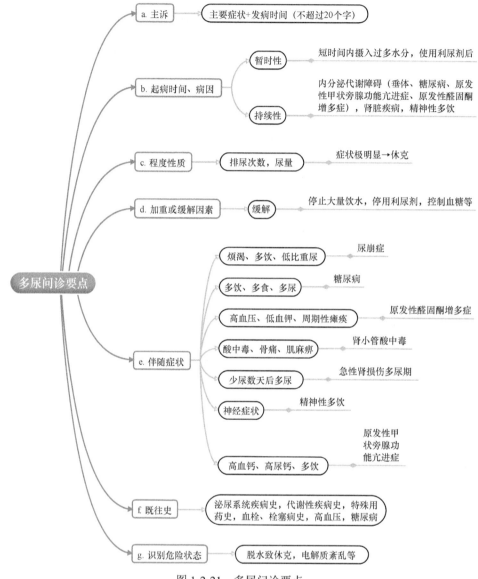

图 1-2-21　多尿问诊要点

2. 评分细则

项目			赋分内容	建议得分系数
自我介绍	检查者自我介绍			1
	介绍本次问诊的目的			1
问诊内容	基本情况	患者姓名、性别（略）、年龄、民族、职业、婚姻、籍贯、出生地、现住址、工作单位		5
	现病史	主要症状特点	主要症状	5
			起病时间（病程）	5

续表

项目			赋分内容	建议得分系数
问诊内容	现病史	主要症状特点	起病急缓	5
			多尿的原因与诱因	5
			多尿的程度与性质	5
			多尿的缓解及加重的因素	5
		病情的发展及演变	病情是逐渐加重还是逐渐缓解，有无新的症状	5
		伴随症状	烦渴、多饮、多尿	2
			多饮、多食、消瘦	2
			高血压、低血钾、弛缓性瘫痪	2
			酸中毒、骨痛、肌麻痹	2
			少尿数天后多尿	2
			精神症状	2
		诊治经过	有无到医院就诊，做过哪些检查、结果怎么样、诊断是什么？给予的处理，包括用药、剂量、给药途径、用药时间，疗效如何，有无不良反应等	5
		一般情况	如食欲进食、精神、睡眠及大便情况，体重变化	5
	既往史		有泌尿系统疾病、低血钾病史；有无高血压、糖尿病及心脑血管疾病等病史	4
			传染病史：有无肝炎、结核病等	2
			预防接种史、外伤史及手术史	2
			过敏史、输血史：有无药物、食物过敏史及输血史	2
	个人史		社会经历，有无疫区、疫水接触史和冶游史，烟酒嗜好情况	2
	月经史与婚育史		女性患者询问初潮年龄、月经周期、行经天数、末次月经时间，有无痛经等 婚育情况，配偶、子女身体情况	2
	家族史		父母、家族近亲有无类似病史及遗传病史	2
总结	简单总结，给出患者主诉			3
	初步诊断			5
	患者进一步的检查及治疗方案			2
职业素养	问诊熟练，有职业的责任心和医生的基本素质，有礼貌地称呼患者，态度平和			2
	避免诱导性提问/命令式提问/连续性提问，不轻易打断患者的讲话，无尴尬性停顿			2
	鼓励患者、恰当地引导患者提供信息，避免医学术语			2
	核实问诊中出现的重点内容，并进行恰当的总结			2
	问诊结束后，谢谢患者的配合			2
合计				100

（三）血尿

1. 问诊要点（图 1-2-22）

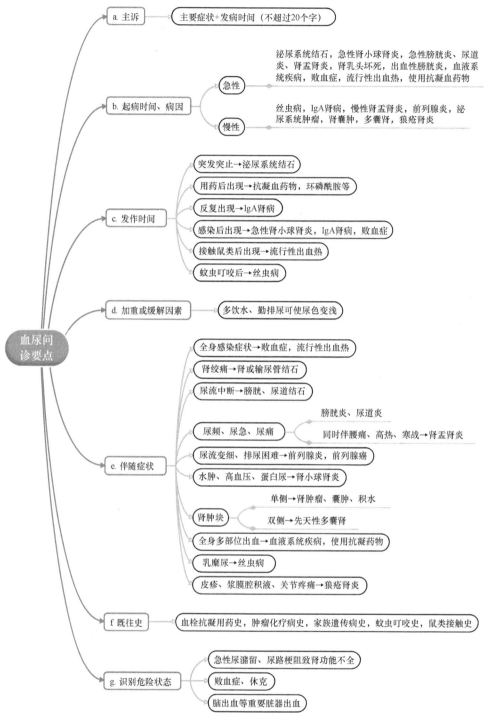

图 1-2-22　血尿问诊要点

2. 评分细则

项目	赋分内容			建议得分系数
自我介绍	检查者自我介绍			1
	介绍本次问诊的目的			1
问诊内容	基本情况	患者姓名、性别（略）、年龄、民族、职业、婚姻、籍贯、出生地、现住址、工作单位		5
	现病史	主要症状特点	主要症状	5
			起病时间（病程）	5
			起病急缓	5
			血尿的原因与诱因	4
			血尿的程度性质	4
			血尿的缓解及加重的因素	4
		病情的发展及演变	病情是逐渐加重还是逐渐缓解，有无新的症状	3
		伴随症状	肾绞痛	2
			尿流中断	2
			尿流变细、排尿困难	2
			尿频、尿急、尿痛	2
			水肿、高血压、蛋白尿	2
			腰部、腹部包块	2
			发热等全身感染症状	2
			乳糜尿	2
			皮疹、口腔溃疡、关节疼痛、光敏	2
			其他部位出血	2
		诊治经过	有无到医院就诊，做过哪些检查、结果怎么样、诊断是什么？给予的处理，包括用药、剂量、给药途径、用药时间，疗效如何，有无不良反应等	4
		一般情况	如食欲进食、精神、睡眠及大便情况，体重变化	3
	既往史	有无泌尿系统疾病、血液病史；有无高血压、糖尿病、心脑血管疾病等病史		4
		传染病史：有无肝炎、结核病、丝虫病等		2
		预防接种史、外伤史及手术史		2
		过敏史、输血史：有无药物、食物过敏史及输血史		2
	个人史	社会经历，有无疫区、疫水接触史和冶游史，烟酒嗜好情况		2
	月经史与婚育史	女性患者询问初潮年龄、月经周期、行经天数、末次月经时间，有无痛经等		2
		婚育情况，配偶、子女身体情况		
	家族史	父母、家族近亲有无类似病史及遗传病史		2

续表

项目	赋分内容	建议得分系数
总结	简单总结，给出患者主诉	3
	初步诊断	5
	患者进一步的检查及治疗方案	2
职业素养	问诊熟练，有职业的责任心和医生的基本素质，有礼貌地称呼患者，态度平和	2
	避免诱导性提问/命令式提问/连续性提问，不轻易打断患者的讲话，无尴尬性停顿	2
	鼓励患者、恰当地引导患者提供信息，避免医学术语	2
	核实问诊中出现的重点内容，并进行恰当的总结	2
	问诊结束后，谢谢患者的配合	2
合计		100

（四）尿频、尿急

1. 问诊要点（图 1-2-23）

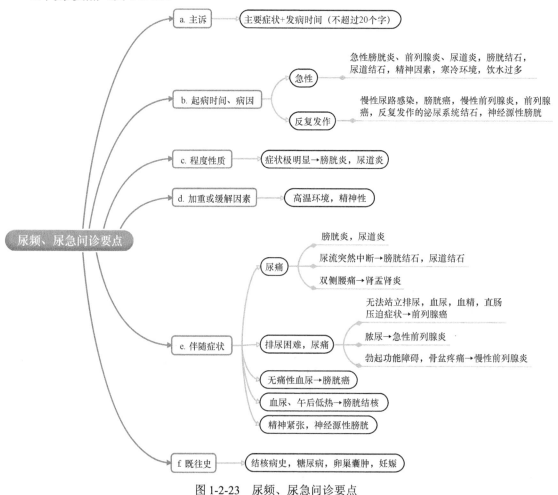

图 1-2-23 尿频、尿急问诊要点

2. 评分细则

项目		赋分内容	建议得分系数
自我介绍	检查者自我介绍		1
	介绍本次问诊的目的		1
问诊内容	基本情况	患者姓名、性别（略）、年龄、民族、职业、婚姻、籍贯、出生地、现住址、工作单位	5
	现病史	主要症状特点 — 主要症状	5
		主要症状特点 — 起病时间（病程）	5
		主要症状特点 — 起病急缓	5
		主要症状特点 — 尿频的原因与诱因	5
		主要症状特点 — 尿频的程度性质	5
		主要症状特点 — 尿频的缓解及加重的因素	5
		病情的发展及演变 — 病情是逐渐加重还是逐渐缓解，有无新的症状	5
		伴随症状 — 尿痛，有或无腰痛	2
		伴随症状 — 尿流突然中断	2
		伴随症状 — 排尿困难、脓尿	2
		伴随症状 — 排尿困难、无法站立排尿、血精	2
		伴随症状 — 无痛性血尿	2
		伴随症状 — 血尿、午后低热	2
		伴随症状 — 勃起功能障碍、骨盆疼痛	2
		伴随症状 — 紧张感、紧迫感	2
		诊治经过 — 有无到医院就诊，做过哪些检查、结果怎么样、诊断是什么？给予的处理，包括用药、剂量、给药途径、用药时间，疗效如何，有无不良反应等	3
		一般情况 — 如食欲进食、精神、睡眠及大便情况，体重变化	3
	既往史	有无肿瘤、泌尿系统疾病；有无高血压、糖尿病及心脑血管疾病等病史	4
		传染病史：有无肝炎、结核病等	2
		预防接种史、外伤史及手术史	2
		过敏史、输血史：有无药物、食物过敏史及输血史	2
	个人史	社会经历，有无疫区、疫水接触史和冶游史，烟酒嗜好情况	2
	月经史与婚育史	女性患者询问初潮年龄、月经周期、行经天数、末次月经时间，有无痛经等；婚育情况，配偶、子女身体情况	2
	家族史	父母、家族近亲有无类似病史及遗传病史	2

续表

项目	赋分内容	建议得分系数
总结	简单总结，给出患者主诉	3
	初步诊断	5
	患者进一步的检查及治疗方案	2
职业素养	问诊熟练，有职业的责任心和医生的基本素质，有礼貌地称呼患者，态度平和	2
	避免诱导性提问/命令式提问/连续性提问，不轻易打断患者的讲话，无尴尬性停顿	2
	鼓励患者、恰当地引导患者提供信息，避免医学术语	2
	核实问诊中出现的重点内容，并进行恰当的总结	2
	问诊结束后，谢谢患者的配合	2
合计		100

（五）尿痛

1. 问诊要点（图 1-2-24）

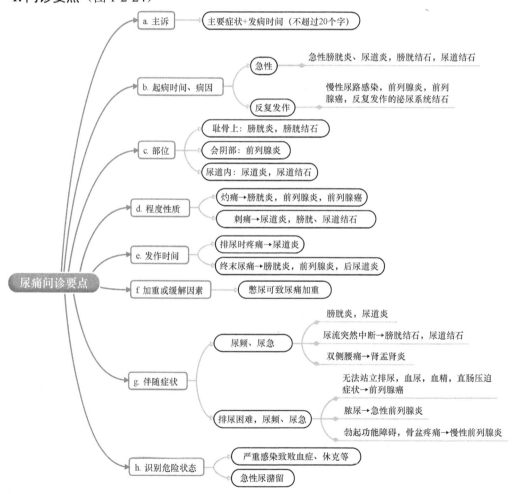

图 1-2-24　尿痛问诊要点

2. 评分细则

项目			赋分内容	建议得分系数
自我介绍			检查者自我介绍	1
			介绍本次问诊的目的	1
问诊内容	基本情况		患者姓名、性别（略）、年龄、民族、职业、婚姻、籍贯、出生地、现住址、工作单位	5
	现病史	主要症状特点	主要症状	5
			起病时间（病程）	5
			起病急缓	5
			尿痛的原因与诱因	5
			尿痛的程度性质	5
			尿痛的缓解及加重的因素	5
		病情的发展及演变	病情是逐渐加重还是逐渐缓解，有无新的症状	5
		伴随症状	尿急、尿频	2
			尿急、尿频、双侧腰痛	2
			尿急、尿频、尿流突然中断	2
			排尿困难、尿急、尿频、脓尿	2
			尿急、排尿困难、无法站立排尿、血精	2
			勃起功能障碍、骨盆疼痛	2
		诊治经过	有无到医院就诊，做过哪些检查、结果怎么样、诊断是什么？给予的处理，包括用药、剂量、给药途径、用药时间，疗效如何，有无不良反应等	5
		一般情况	如食欲进食、精神、睡眠及大便情况，体重变化	5
	既往史		有无肿瘤、泌尿系统疾病；有无高血压、糖尿病及心脑血管疾病等病史	4
			传染病史：有无肝炎、结核病等	2
			预防接种史、外伤史及手术史	2
			过敏史、输血史：有无药物、食物过敏史及输血史	2
	个人史		社会经历，有无疫区、疫水接触史和冶游史，烟酒嗜好情况	2
	月经史与婚育史		女性患者询问初潮年龄、月经周期、行经天数、末次月经时间，有无痛经等 婚育情况，配偶、子女身体情况	2
	家族史		父母、家族近亲有无类似病史及遗传病史	2
总结			简单总结，给出患者主诉	3
			初步诊断	5
			患者进一步的检查及治疗方案	2

续表

项目	赋分内容	建议得分系数
职业素养	问诊熟练，有职业的责任心和医生的基本素质，有礼貌地称呼患者，态度平和	2
	避免诱导性提问/命令式提问/连续性提问，不轻易打断患者的讲话，无尴尬性停顿	2
	鼓励患者、恰当地引导患者提供信息，避免医学术语	2
	核实问诊中出现的重点内容，并进行恰当的总结	2
	问诊结束后，谢谢患者的配合	2
合计		100

（六）排尿困难

1. 问诊要点（图 1-2-25）

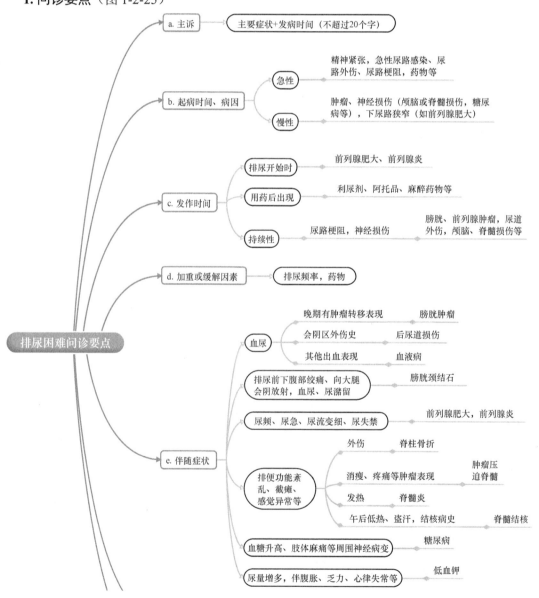

图 1-2-25　排尿困难问诊要点

2. 评分细则

项目			赋分内容	建议得分系数
自我介绍	检查者自我介绍			1
	介绍本次问诊的目的			1
问诊内容	基本情况		患者姓名、性别（略）、年龄、民族、职业、婚姻、籍贯、出生地、现住址、工作单位	5
	现病史	主要症状特点	主要症状	5
			起病时间（病程）	5
			起病急缓	5
			排尿困难的原因与诱因	5
			排尿困难的程度性质	5
			排尿困难的缓解及加重的因素	5
		病情的发展及演变	病情是逐渐加重还是逐渐缓解，有无新的症状	5
		伴随症状	尿频、尿急、排尿无力、尿流变细、排尿间断	2
			下腹部绞痛，并向大腿、会阴方向放射	2
			血尿	2
			血精、无法站立排尿、直肠压迫症状	2
			运动、感觉障碍，截瘫，尿潴留	2
			多饮、多尿、消瘦、尿失禁	2
		诊治经过	有无到医院就诊，做过哪些检查、结果怎么样、诊断是什么？给予的处理，包括用药、剂量、给药途径、用药时间，疗效如何，有无不良反应等	5
		一般情况	如食欲进食、精神、睡眠及大便情况，体重变化	5
	既往史		有泌尿系统疾病、神经系统疾病、血液病等病史；有无高血压、糖尿病、心脑血管疾病等病史	4
			传染病史：有无肝炎、结核病等	2
			预防接种史、外伤史及手术史	2
			过敏史、输血史：有无药物、食物过敏史及输血史	2
	个人史		社会经历，有无疫区、疫水接触史和冶游史，烟酒嗜好情况	2

续表

项目		赋分内容	建议得分系数
问诊内容	月经史与婚育史	女性患者询问初潮年龄、月经周期、行经天数、末次月经时间，有无痛经等	2
		婚育情况，配偶、子女身体情况	
	家族史	父母、家族近亲有无类似病史及遗传病史	2
总结	简单总结，给出患者主诉		3
	初步诊断		5
	患者进一步的检查及治疗方案		2
职业素养	问诊熟练，有职业的责任心和医生的基本素质，有礼貌地称呼患者，态度平和		2
	避免诱导性提问/命令式提问/连续性提问，不轻易打断患者的讲话，无尴尬性停顿		2
	鼓励患者、恰当地引导患者提供信息，避免医学术语		2
	核实问诊中出现的重点内容，并进行恰当的总结		2
	问诊结束后，谢谢患者的配合		2
合计			100

（七）尿失禁

1. 问诊要点（图 1-2-26）

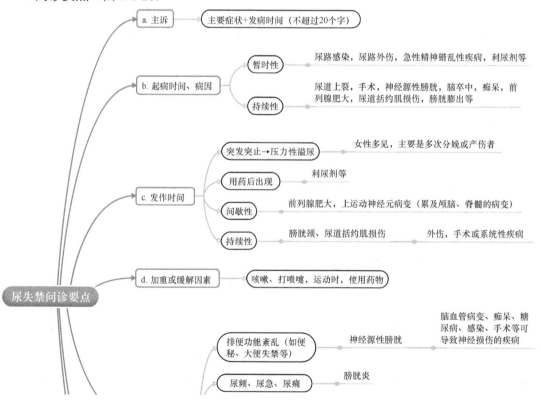

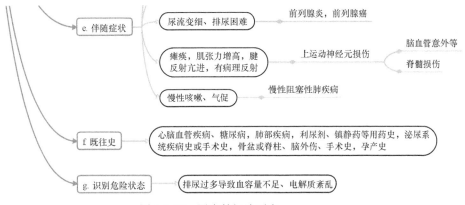

图 1-2-26　尿失禁问诊要点

2. 评分细则

项目			赋分内容	建议得分系数
自我介绍			检查者自我介绍	1
			介绍本次问诊的目的	1
问诊内容	基本情况		患者姓名、性别（略）、年龄、民族、职业、婚姻、籍贯、出生地、现住址、工作单位	5
	现病史	主要症状特点	主要症状	5
			起病时间（病程）	5
			起病急缓	5
			尿失禁的原因与诱因	5
			尿失禁的程度性质	5
			尿失禁的缓解及加重的因素	5
		病情的发展及演变	病情是逐渐加重还是逐渐缓解，有无新的症状	5
		伴随症状	尿频、尿急、尿痛、脓尿	2
			排便困难紊乱，如便秘、大便失禁等	2
			50 岁以上男性，伴进行性排尿困难	2
			肢体瘫痪	2
			慢性咳嗽、气促	2
			多饮、多尿、消瘦	2
		诊治经过	有无到医院就诊、做过哪些检查、结果怎么样、诊断是什么？给予的处理，包括用药、剂量、给药途径、用药时间，疗效如何，有无不良反应等	5
		一般情况	如食欲进食、精神、睡眠及大便情况，体重变化	5
	既往史		有泌尿系统疾病、神经系统疾病等病史；有无高血压、糖尿病、心脑血管疾病、呼吸系统疾病等病史	4

续表

项目		赋分内容	建议得分系数
问诊内容	既往史	传染病史：有无肝炎、结核病等	2
		预防接种史、外伤史及手术史	2
		过敏史、输血史：有无药物、食物过敏史及输血史	2
	个人史	社会经历，有无疫区、疫水接触史和冶游史，烟酒嗜好情况	2
	月经史与婚育史	女性患者询问初潮年龄、月经周期、行经天数、末次月经时间，有无痛经等	2
		婚育情况，配偶、子女身体情况	
	家族史	父母、家族近亲有无类似病史及遗传病史	2
总结	简单总结，给出患者主诉		3
	初步诊断		5
	患者进一步的检查及治疗方案		2
职业素养	问诊熟练，有职业的责任心和医生的基本素质，有礼貌地称呼患者，态度平和		2
	避免诱导性提问/命令式提问/连续性提问，不轻易打断患者的讲话，无尴尬性停顿		2
	鼓励患者、恰当地引导患者提供信息，避免医学术语		2
	核实问诊中出现的重点内容，并进行恰当的总结		2
	问诊结束后，谢谢患者的配合		2
合计			100

五、神 经 系 统

（一）头痛

1. 问诊要点（图 1-2-27）

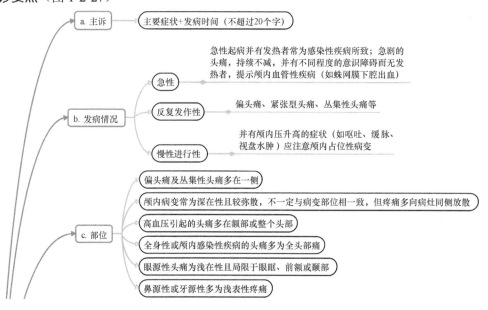

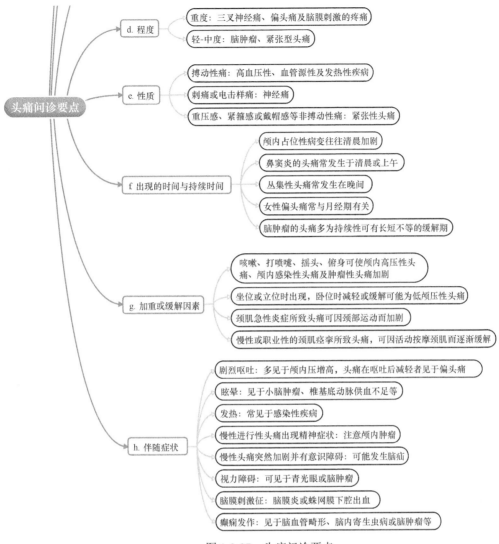

图 1-2-27 头痛问诊要点

2. 评分细则

项目			赋分内容		建议得分系数
自我介绍	检查者自我介绍				2
	介绍本次问诊的目的，求得患者配合				2
问诊内容	基本情况	患者姓名、性别（略）、年龄、民族、职业、婚姻、籍贯、出生地、现住址、工作单位			5
	现病史	主要症状特点	主要症状		5
			发病时间（病程）		5
			起病急、缓；发作性、持续性		2
			头痛的病因与诱因		2
			头痛的部位：单侧、双侧、前额或枕部、局部或弥散等		2

续表

项目			赋分内容	建议得分系数
问诊内容	现病史	主要症状特点	头痛的性质：搏动性、刺痛或电击样痛、爆裂样或雷击样、钝痛、胀痛、重压感、紧箍感或戴帽感等	2
			头痛的程度：轻、中、重	2
			头痛的持续时间	2
			头痛加重及缓解的因素	2
		病情的发展及演变	是否为持续疼痛，程度、频率的变化，病情是逐渐加重还是逐渐缓解，有无新的症状	5
		伴随症状	恶心、呕吐（是否为喷射状）	2
			畏光、畏声	2
			头晕或眩晕	2
			发热	2
			精神症状	2
			意识障碍	2
			视力障碍	2
			脑膜刺激征	2
			癫痫发作	2
			其他有意义的阴性症状	2
		诊治经过	有无到医院就诊，做过哪些检查，结果怎么样，诊断是什么？给予的处理，包括用药、剂量、给药途径、用药时间、疗效如何、有无不良反应等	5
		一般情况	精神、饮食、睡眠及二便情况，体重变化	5
	既往史		一般健康状况、疾病史	2
			传染病史：有无肝炎、结核病等	2
			预防接种史、外伤手术史、输血史	2
			食物、药物过敏史	2
	个人史		出生地及长期居留地，生活习惯及有无烟酒嗜好，常用药物，职业与工作条件及有无工业毒物、粉尘、放射性物质接触史，有无疫区、疫水接触史，有无冶游史	2
	月经史与婚育史		月经史：女性患者询问初潮年龄、月经周期、行经天数、末次月经时间，有无痛经等 婚育情况：有无结婚，配偶、子女情况	2
	家族史		父母、兄弟姐妹的健康情况、有无类似病史，有无遗传病史	2
总结			简单总结，给出患者主诉	3
			初步诊断	5
			患者进一步的检查及治疗方案	2

续表

项目	赋分内容	建议得分系数
职业素养	问诊熟练，有职业的责任心和医生的基本素质，有礼貌地称呼患者，态度平和	2
	避免诱导性提问/命令式提问/连续性提问，不轻易打断患者的讲话，无尴尬性停顿	2
	鼓励患者、恰当地引导患者提供信息，避免医学术语	2
	核实问诊中出现的重点内容，并进行恰当的总结	2
	合计	100

（二）眩晕

1. 问诊要点（图 1-2-28）

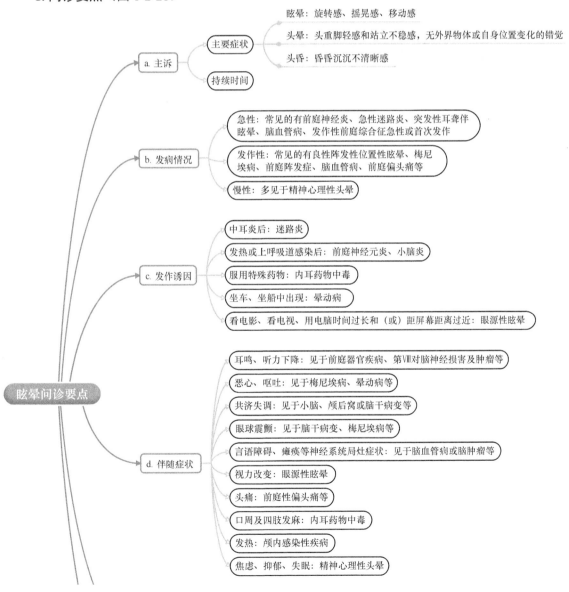

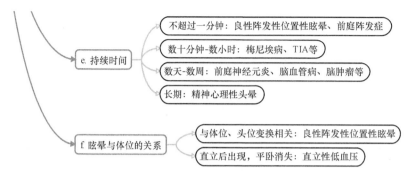

图 1-2-28　眩晕问诊要点

2. 评分细则

项目				赋分内容	建议得分系数
自我介绍				检查者自我介绍	2
				介绍本次问诊的目的，求得患者配合	2
问诊内容	现病史	基本情况		患者姓名、性别（略）、年龄、民族、职业、婚姻、籍贯、出生地、现住址、工作单位	5
		主要症状特点	主要症状：区分是眩晕、头晕还是头昏		5
			持续时间		5
			起病急、缓；发作性、持续性		2
			眩晕发作诱因		2
			发作持续时间		2
			发作频率		2
			眩晕与体位的关系		4
		病情的发展及演变	病情是逐渐加重还是逐渐缓解及其因素，频次的增多或减少，眩晕形式有无变化		5
		伴随症状	恶心、呕吐		2
			耳鸣、听力减退		2
			共济失调		2
			眼球震颤		2
			言语障碍、瘫痪等神经系统局灶体征		2
			视力改变		2
			头痛		2
			口周及四肢发麻		2
			发热		2
			焦虑、抑郁、失眠		2
			其他有意义的阴性症状		2

续表

项目			赋分内容	建议得分系数
问诊内容	现病史	诊治经过	有无到医院就诊，做过哪些检查，结果怎么样，诊断是什么？给予的处理，包括用药、剂量、给药途径、用药时间、疗效如何、有无不良反应等	5
		一般情况	精神、饮食、睡眠及二便情况，体重变化	5
	既往史		一般健康状况、疾病史：有无高血压、糖尿病、心脏疾病史等	2
			传染病史：有无肝炎、结核病等	2
			预防接种史、外伤手术史、输血史	2
			食物、药物过敏史	2
	个人史		出生地及长期居留地，生活习惯及有无烟、酒嗜好，常用药物，职业与工作条件及有无工业毒物、粉尘、放射性物质接触史，有无疫区、疫水接触史，有无冶游史	2
	月经史与婚育史		月经史：女性患者询问初潮年龄、月经周期、行经天数、末次月经时间，有无痛经等	2
			婚育情况：有无结婚，配偶、子女情况	
	家族史		父母、兄弟姐妹的健康情况、有无类似病史，有无遗传病史	2
总结	简单总结，给出患者主诉			3
	初步诊断			5
	患者进一步的检查及治疗方案			2
职业素养	问诊熟练，有职业的责任心和医生的基本素质，有礼貌地称呼患者，态度平和			2
	避免诱导性提问/命令式提问/连续性提问，不轻易打断患者的讲话，无尴尬性停顿			2
	鼓励患者、恰当地引导患者提供信息，避免医学术语			2
	核实问诊中出现的重点内容，并进行恰当的总结			2
合计				100

（三）意识障碍

1. 问诊要点（图 1-2-29）

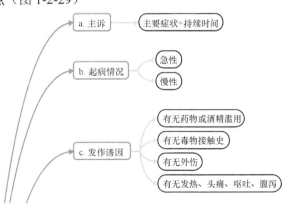

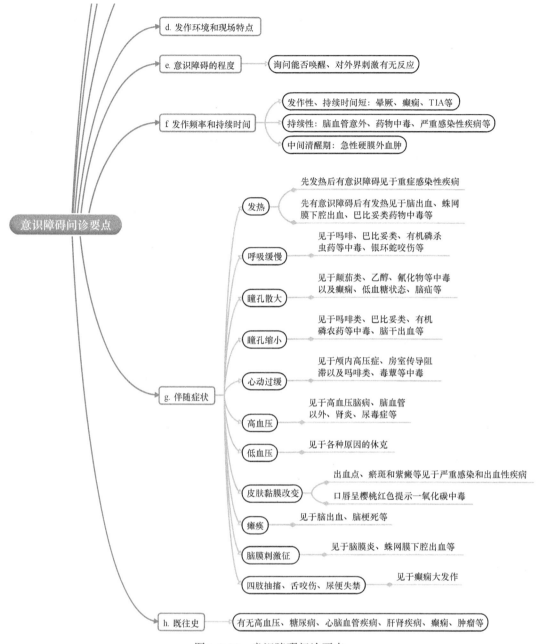

图 1-2-29　意识障碍问诊要点

2. 评分细则

项目		赋分内容	建议得分系数
自我介绍		检查者自我介绍	2
		介绍本次问诊的目的，求得患者配合	2
问诊内容	基本情况	患者姓名、性别（略）、年龄、民族、职业、婚姻、籍贯、出生地、现住址、工作单位	5

续表

项目			赋分内容	建议得分系数
问诊内容	现病史	主要症状特点	主要症状	5
			持续时间（病程）	5
			起病情况：急、慢	2
			意识障碍的诱发因素：有无药物、毒物接触史，有无颅脑外伤史，病前有无发热、头痛、呕吐、腹泻等	6
			发作时环境和现场特点	2
			意识障碍的程度：能否唤醒，对外界刺激有无反应	2
			发作性、持续性，有无中间清醒期	2
			持续时间	2
		病情的发展及演变	病情是逐渐加重还是缓解及其因素；频次的增多或减少	5
		伴随症状	发热，发热与意识障碍前后关系	4
			瞳孔改变	2
			呼吸改变	2
			血压改变	2
			皮肤黏膜改变	2
			瘫痪	2
			脑膜刺激征	2
			四肢抽搐、舌咬伤、尿便失禁	2
		诊治经过	有无到医院就诊，做过哪些检查，结果怎么样，诊断是什么？给予的处理，包括用药、剂量、给药途径、用药时间、疗效如何、有无不良反应等	5
		一般情况	精神、饮食、睡眠及二便情况，体重变化	5
	既往史		一般健康状况、疾病史：有无高血压、糖尿病、心脑血管疾病、肝肾疾病、癫痫、脑外伤、颅内感染等病史	2
			传染病史：有无肝炎、结核病等	2
			预防接种史、外伤手术史、输血史	2
			食物、药物过敏史	2
	个人史		出生地及长期居留地，生活习惯及有无烟、酒嗜好，常用药物，职业与工作条件及有无工业毒物、粉尘、放射性物质接触史，有无疫区、疫水接触史，有无冶游史	2
	月经史与婚育史		月经史：女性患者询问初潮年龄、月经周期、行经天数、末次月经时间，有无痛经等 婚育情况：有无结婚，配偶、子女情况	2
	家族史		父母、兄弟姐妹的健康情况、有无类似病史，有无遗传病史	2

续表

项目	赋分内容	建议得分系数
总结	简单总结，给出患者主诉	3
	初步诊断	5
	患者进一步的检查及治疗方案	2
职业素养	问诊熟练，有职业的责任心和医生的基本素质，有礼貌地称呼患者，态度平和	2
	避免诱导性提问/命令式提问/连续性提问，不轻易打断患者的讲话，无尴尬性停顿	2
	鼓励患者、恰当地引导患者提供信息，避免医学术语	2
	核实问诊中出现的重点内容，并进行恰当的总结	2
合计		100

（四）抽搐

1. 问诊要点（图 1-2-30）

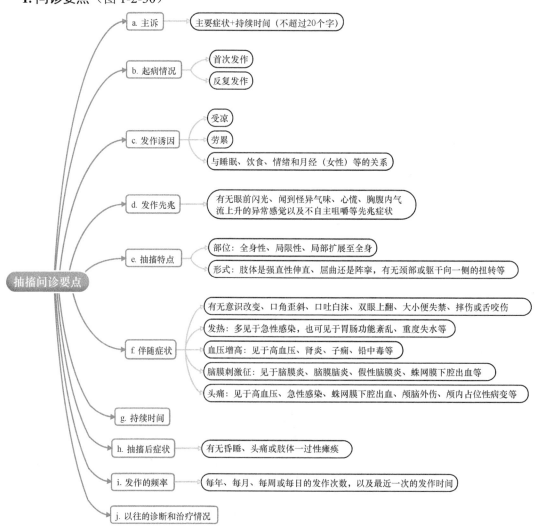

图 1-2-30　抽搐问诊要点

2. 评分细则

项目			赋分内容	建议得分系数
自我介绍			检查者自我介绍	1
			介绍本次问诊的目的，求得患者配合	1
问诊内容	基本情况		患者姓名、性别（略）、年龄、民族、职业、婚姻、籍贯、出生地、现住址、工作单位	5
	现病史	主要症状特点	主要症状	4
			持续时间（病程）	4
			起病情况：首次、反复发作	2
			抽搐的诱发因素	2
			有无发作先兆	2
			抽搐的部位	2
			抽搐的形式	2
			持续时间	2
			抽搐后症状	2
			发作的频率	2
		病情的发展及演变	病情是逐渐加重还是缓解及其因素；频次的增多或减少；抽搐方式有无变化	5
		伴随症状	意识改变	2
			口角歪斜	2
			口吐白沫	2
			双眼上翻	2
			二便失禁	2
			摔伤或舌咬伤	2
			发热	2
			血压增高	2
			脑膜刺激征	2
			头痛	2
			其他有意义的阴性症状	2
		诊治经过	有无到医院就诊，做过哪些检查，结果怎么样，诊断是什么？给予的处理，包括用药、剂量、给药途径、用药时间、疗效如何、有无不良反应等	5
		一般情况	精神、饮食、睡眠及二便情况，体重变化	5
	既往史		一般健康状况、疾病史：有无脑外伤、颅内感染等病史	2
			传染病史：有无肝炎、结核病等	2

续表

项目		赋分内容	建议得分系数
问诊内容	既往史	预防接种史、外伤手术史、输血史	2
		食物、药物过敏史	2
	个人史	出生地及长期居留地，生活习惯及有无烟、酒嗜好，常用药物，职业与工作条件及有无工业毒物、粉尘、放射性物质接触史，有无疫区、疫水接触史，有无冶游史	2
	月经史与婚育史	月经史：女性患者询问初潮年龄、月经周期、行经天数、末次月经时间，有无痛经等	2
		婚育情况：有无结婚，配偶、子女情况	
	家族史	父母、兄弟姐妹的健康情况、有无类似病史，有无遗传病史	2
总结		简单总结，给出患者主诉	3
		初步诊断	5
		患者进一步的检查及治疗方案	2
职业素养		问诊熟练，有职业的责任心和医生的基本素质，有礼貌地称呼患者，态度平和	2
		避免诱导性提问/命令式提问/连续性提问，不轻易打断患者的讲话，无尴尬性停顿	2
		鼓励患者、恰当地引导患者提供信息，避免医学术语	2
		核实问诊中出现的重点内容，并进行恰当的总结	2
合计			100

六、四肢骨骼系统

（一）腰背痛

1. 问诊要点（图 1-2-31）

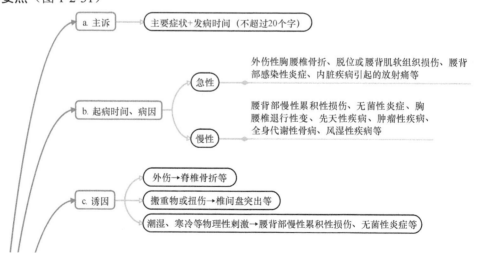

腰背痛问诊要点

d. 部位
- 脊椎→脊椎骨折、椎间盘突出、增生性脊柱炎、结核性脊椎炎、化脓性脊柱炎、脊椎肿瘤、先天性畸形等
- 脊柱旁组织→腰肌劳损、腰肌纤维炎、风湿性多肌炎等
- 脊神经根→脊髓压迫症、急性脊髓炎、腰骶神经根炎等
- 内脏疾病引起的腰背痛

e. 程度性质
- 压痛和叩痛→脊椎骨折等
- 腰痛和坐骨神经痛→椎间盘突出等
- 疼痛不剧烈，叩击腰部有舒适感→增生性脊柱炎等
- 疼痛局限于病变部位，呈隐痛、钝痛或酸痛，晚期可有脊柱畸形、冷脓肿及脊髓压迫症状→结核性脊椎炎等
- 剧烈腰背痛，有明显压痛及叩痛→化脓性脊椎炎等
- 顽固性腰背痛，剧烈而持续，休息和药物均难缓解，并有放射性神经根痛→脊椎肿瘤等
- 腰骶酸痛、钝痛→腰肌劳损等
- 腰背部弥漫性疼痛，以腰椎两旁肌肉及髂嵴上方为主→腰肌纤维炎等
- 神经根激惹征，疼痛沿一根或多根脊神经后根分布区放射，疼痛剧烈，呈烧灼样或绞窄样痛，有一定定位性疼痛，并可有感觉障碍→脊髓压迫症等
- 下背部和腰骶部疼痛，并有僵直感，疼痛向臀部及下肢放射，腰骶部有明显压痛，严重时有节段性感觉障碍，下肢无力，肌萎缩，腱反射减退→腰骶神经根炎等

f. 发作时间
- 晨起和傍晚时症状明显→增生性脊柱炎等
- 夜间症状明显→结核性脊椎炎等
- 晨起时症状明显→腰肌纤维炎等

g. 加重或缓解因素
- 脊柱活动、咳嗽、喷嚏时疼痛加重，卧床休息时缓解→椎间盘突出、脊髓压迫症等
- 晨起时感腰痛、酸胀、僵直而活动不便，活动腰部后疼痛好转，但过多活动后腰痛又加重→增生性脊柱炎、腰肌纤维炎等
- 劳累后加重，休息时缓解，特别是弯腰工作时疼痛明显，而伸腰或叩击腰部时疼痛可缓解→腰肌劳损等

h. 伴随症状
- 脊柱畸形
  - 外伤后畸形→脊柱骨折、脱位等
  - 自幼畸形→隐性脊柱裂、腰椎骶化或骶椎腰化、漂浮棘突、发育性椎管狭窄和椎体畸形等
  - 缓慢起病→脊柱结核、强直性脊柱炎等
- 活动受限→脊柱外伤、强直性脊柱炎、腰背部软组织急性扭挫伤等
- 发热
  - 长期低热→脊柱结核、类风湿关节炎等
  - 高热→化脓性脊柱炎、椎旁脓肿等
- 尿频、尿急、排尿不尽→尿路感染、前列腺炎或前列腺肥大等
- 血尿→肾或输尿管结石等
- 嗳气、反酸和上腹胀痛→胃、十二指肠溃疡或胰腺病变等
- 腹泻或便秘→溃疡性结肠炎或克罗恩病等
- 月经异常、痛经、白带过多→宫颈炎、盆腔炎、卵巢及附件炎症或肿瘤等

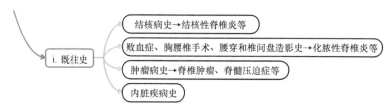

图 1-2-31　腰背痛问诊要点

2. 评分细则

项目			赋分内容	建议得分系数
自我介绍			检查者自我介绍	1
			介绍本次问诊的目的	1
问诊内容	现病史	基本情况	患者姓名、性别（略）、年龄、民族、职业、婚姻、籍贯、出生地、现住址、工作单位	5
		主要症状特点	主要症状	5
			起病时间（病程）	5
			起病急缓	2
			腰背痛的原因与诱因	2
			腰背痛的部位，是否向其他部位放射	2
			腰背痛的性质	2
			腰背痛的程度	2
			腰背痛的持续时间	2
			腰背痛与活动、体位的关系	2
			腰背痛缓解及加剧的因素	2
			腰背痛与年龄、性别及职业的关系	2
		病情的发展及演变	是否为持续疼痛，程度的变化，病情是逐渐加重还是逐渐缓解，有无新的症状	5
		伴随症状	脊柱畸形	2
			活动受限	2
			发热	2
			尿频、尿急、排尿不尽	2
			血尿	2
			嗳气、反酸和上腹胀痛	2
			腹泻或便秘	2
			月经异常、痛经、白带过多	2
		诊治经过	有无到医院就诊，做过哪些检查、结果怎么样、诊断是什么？给予的处理，包括用药、剂量、给药途径、用药时间，疗效如何，有无不良反应等	5

续表

项目			赋分内容	建议得分系数
问诊内容	现病史	一般情况	如食欲、精神、睡眠及二便情况，体重变化	5
	既往史		有无腰背部外伤史、腰背部有创操作史、肿瘤病史、相关内脏疾病史；有无高血压病、糖尿病及心脑血管疾病等病史；育龄期女性有无停经史；有无用药史和酗酒史	2
			传染病史：有无肝炎、结核病等	2
			预防接种史、外伤史及手术史	2
			过敏史、输血史：有无药物、食物过敏史及输血史	2
	个人史		社会经历，有无疫区、疫水接触史和冶游史，烟酒嗜好情况	2
	月经史与婚育史		女性患者询问初潮年龄、月经周期、行经天数、末次月经时间，有无痛经等	2
			婚育情况，配偶、子女身体情况	
	家族史		有无类似病史及遗传病史	2
总结	简单总结，给出患者主诉			3
	初步诊断			5
	患者进一步的检查及治疗方案			2
职业素养	问诊熟练，有职业的责任心和医生的基本素质，有礼貌地称呼患者，态度平和			2
	避免诱导性提问/命令式提问/连续性提问，不轻易打断患者的讲话，无尴尬性停顿			2
	鼓励患者、恰当地引导患者提供信息，避免医学术语			2
	核实问诊中出现的重点内容，并进行恰当的总结			2
	问诊结束后，谢谢患者的配合			2
合计				100

（二）关节痛

1. 问诊要点（图 1-2-32）

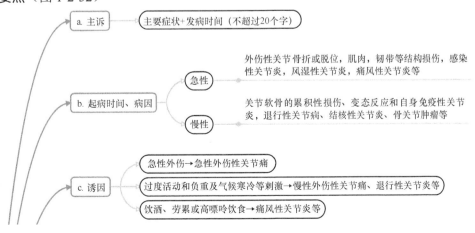

关节痛问诊要点

d. 部位
- 脊柱最常见，其次为髋关节和膝关节→结核性关节炎等
- 以膝、踝、肩和髋关节多见，呈游走性→腰肌劳损、腰肌纤维炎、风湿性多肌炎等
- 多由一个关节起病，以手中指指间关节首发疼痛，继而出现其他指间关节和腕关节的肿胀疼痛，也可累及踝、膝和髋关节，常对称→类风湿关节炎等
- 以第1跖趾关节、拇指关节多见，踝、手、膝、腕和肘关节也可受累→痛风性关节炎等
- 长骨干骺端→骨关节肿瘤等

e. 程度性质
- 外伤后立即出现受损关节疼痛、肿胀和功能障碍→急性外伤性关节痛等
- 外伤后反复出现关节痛，常于过度活动和负重及气候寒冷等刺激时诱发→慢性外伤性关节痛等
- 起病急，病变关节红、肿、热、痛，位置较深的肩关节和髋关节红肿不明显，关节持续疼痛，功能严重障碍，各个方向的被动活动均引起剧烈疼痛→化脓性关节炎等
- 早期症状和体征不明显，病变关节肿胀疼痛较轻，晚期有关节畸形和功能障碍，如关节旁有窦道形成，常可见有干酪样物质流出→结核性关节炎等
- 病变关节出现红、肿、热、痛，呈游走性，肿胀时间短，消失快，不留下关节僵直和畸形改变→风湿性关节炎等
- 病变关节肿胀疼痛，活动受限，晨僵，常呈对称性，晚期出现畸形→类风湿性关节炎等
- 病变关节疼痛、僵硬肿胀，常伴有关节腔积液，晚期关节疼痛加重，持续并向他处放射，关节有摩擦感，活动时有响声，关节周围肌肉挛缩常呈屈曲畸形→退行性关节炎等
- 急起关节剧痛，局部皮肤红肿灼热，常于夜间痛醒，病变呈自限性，但经常复发，晚期可出现关节畸形，皮肤破溃，经久不愈，常有白色乳酪状分泌物流出→痛风性关节炎等

f. 发作时间
- 夜间症状明显→结核性关节炎、痛风性关节炎等
- 晨僵→类风湿关节炎、退行性关节炎等

g. 加重或缓解因素
- 活动后加重，休息后缓解→外伤性关节痛、化脓性关节炎、结核性关节炎、退行性关节炎等

h. 伴随症状
- 发热
  - 高热、畏寒、局部红肿灼热→化脓性关节炎等
  - 低热、乏力、盗汗、消瘦、食欲下降→结核性关节炎等
- 全身小关节对称性疼痛伴晨僵和关节畸形→类风湿性关节炎等
- 游走性关节疼痛伴心肌炎、舞蹈病→风湿性关节炎等
- 血尿酸升高、局部红肿灼热→痛风性关节炎等
- 皮肤红斑、光过敏、低热和多器官损害→系统性红斑狼疮关节炎等
- 皮肤紫癜、腹痛、腹泻→关节受累型过敏性紫癜等
- 关节扭伤处理不当、骨折愈合不良或畸形愈合病史→关节慢性损伤等
- 开放性外伤史、败血症、关节邻近骨髓炎、软组织炎症、脓肿、关节穿刺史→化脓性关节炎等
- 结核病史→结核性关节炎等

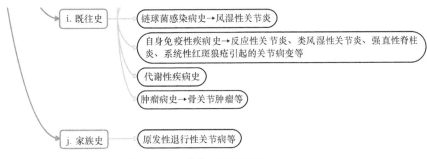

图 1-2-32 关节痛问诊要点

2. 评分细则

项目			赋分内容	建议得分系数
自我介绍			检查者自我介绍	1
			介绍本次问诊的目的	1
问诊内容	基本情况		患者姓名、性别（略）、年龄、民族、职业、婚姻、籍贯、出生地、现住址、工作单位	5
	现病史	主要症状特点	主要症状	5
			起病时间（病程）	5
			起病急缓	2
			关节痛的原因与诱因	2
			关节痛的部位，是否向其他部位放射	2
			关节痛的性质	2
			关节痛的程度	2
			关节痛的持续时间	2
			关节痛与活动、体位的关系	2
			关节痛缓解及加剧的因素	2
			关节痛与年龄、性别及职业的关系	2
		病情的发展及演变	是否为持续疼痛，程度的变化，病情是逐渐加重还是逐渐缓解，有无新的症状	7
		伴随症状	发热	2
			全身小关节对称性疼痛伴晨僵和关节畸形	2
			游走性关节疼痛伴心肌炎、舞蹈病	2
			血尿酸升高、局部红肿灼热	2
			皮肤红斑、光过敏、低热和多器官损害	2
			皮肤紫癜、腹痛、腹泻	2
		诊治经过	有无到医院就诊，做过哪些检查、结果怎么样、诊断是什么？给予的处理，包括用药、剂量、给药途径、用药时间，疗效如何，有无不良反应等	7

续表

项目			赋分内容	建议得分系数
问诊内容	现病史	一般情况	如食欲、精神、睡眠及二便情况，体重变化	5
	既往史		有无关节外伤史、关节有创操作史、自身免疫性疾病史、代谢性疾病史、肿瘤病史；有无高血压、糖尿病及心脑血管疾病等病史；育龄期女性有无停经史；有无用药史和酗酒史	2
			传染病史：有无肝炎、结核病等	2
			预防接种史、外伤史及手术史	2
			过敏史、输血史：有无药物、食物过敏史及输血史	2
	个人史		社会经历，有无疫区、疫水接触史和冶游史，烟酒嗜好情况	2
	月经史与婚育史		女性患者询问初潮年龄、月经周期、行经天数、末次月经时间，有无痛经等	2
			婚育情况，配偶、子女身体情况	
	家族史		有无类似病史及遗传病史	2
总结	简单总结，给出患者主诉			3
	初步诊断			5
	患者进一步的检查及治疗方案			2
职业素养	问诊熟练，有职业的责任心和医生的基本素质，有礼貌地称呼患者，态度平和			2
	避免诱导性提问/命令式提问/连续性提问，不轻易打断患者的讲话，无尴尬性停顿			2
	鼓励患者、恰当地引导患者提供信息，避免医学术语			2
	核实问诊中出现的重点内容，并进行恰当的总结			2
	问诊结束后，谢谢患者的配合			2
合计				100

七、其　他

皮肤瘀点、瘀斑

1. 问诊要点（图 1-2-33）

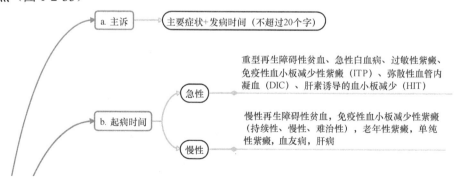

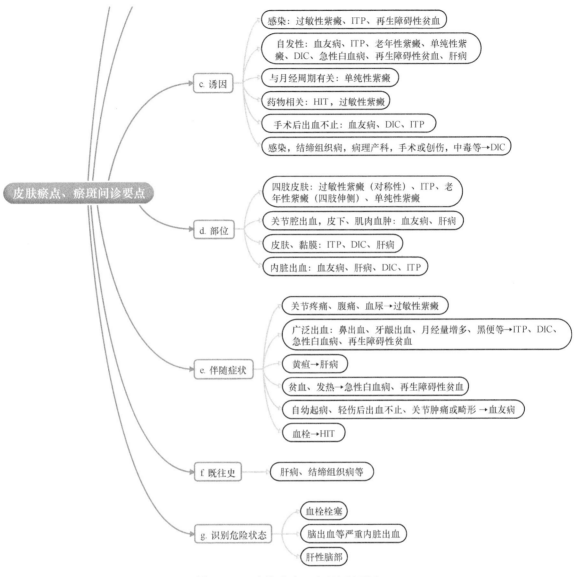

图 1-2-33　皮肤瘀点、瘀斑问诊要点

2. 评分细则

项目			赋分内容	建议得分系数
自我介绍			检查者自我介绍	1
			介绍本次问诊的目的	1
问诊内容	基本情况		患者姓名、性别（略）、年龄、民族、职业、婚姻、籍贯、出生地、现住址、工作单位	5
	现病史	主要症状特点	主要症状	5
			起病时间（病程）	5
			起病急缓	5
			皮肤瘀点、瘀斑的原因与诱因	5

续表

项目			赋分内容	建议得分系数
问诊内容	现病史	主要症状特点	皮肤瘀点、瘀斑的部位	5
			皮肤瘀点、瘀斑缓解及加重的因素	5
		病情的发展及演变	病情是逐渐加重还是逐渐缓解，有无新的症状	4
		伴随症状	关节疼痛、腹痛、血尿	2
			广泛出血：鼻出血，牙龈出血，月经量增多，黑便	2
			黄疸	2
			贫血、发热	2
			关节肿痛或畸形，轻伤后出血不止，自幼起病	2
			血栓	2
		诊治经过	有无到医院就诊，做过哪些检查、结果怎么样、诊断是什么？给予的处理，包括用药、剂量、给药途径、用药时间，疗效如何，有无不良反应等	5
		一般情况	如食欲进食、精神、睡眠及二便情况，体重变化	5
	既往史		有无肝病、结缔组织病；有无高血压、糖尿病及心脑血管疾病等病史	4
			传染病史：有无肝炎、结核病等	2
			预防接种史、外伤史及手术史	2
			过敏史、输血史：有无药物、食物过敏史及输血史	2
	个人史		社会经历，有无疫区、疫水接触史和冶游史，烟酒嗜好情况	2
	月经史与婚育史		女性患者询问初潮年龄、月经周期、行经天数、末次月经时间，有无痛经等 婚育情况，配偶、子女身体情况	3
	家族史		父母、家族近亲有无类似病史及遗传病史	2
总结			简单总结，给出患者主诉	3
			初步诊断	5
			患者进一步的检查及治疗方案	2
职业素养			问诊熟练，有职业的责任心和医生的基本素质，有礼貌地称呼患者，态度平和	2
			避免诱导性提问/命令式提问/连续性提问，不轻易打断患者的讲话，无尴尬性停顿	2
			鼓励患者、恰当地引导患者提供信息，避免医学术语	2
			核实问诊中出现的重点内容，并进行恰当的总结	2
			问诊结束后，谢谢患者的配合	2
合计				100

第二节 体格检查

一、心脏查体

操作视频

评分细则

项目		技术操作要求	注意事项	建议得分系数
操作前准备		环境准备：室内光线充足、柔和，温暖适宜，不低于18℃，避免受凉引起不适		2
		患者准备：核对患者姓名等信息，向患者及其家属解释操作的目的，取得配合，嘱患者采取正确的体位：平卧位或坐位		3
		医师准备：洗手和（或）卫生手消毒，站于患者右侧	心脏查体顺序为视、触、叩、听	3
		物品准备：听诊器、测量尺、标记笔		2
视诊	胸廓外形	是否对称，有无胸廓畸形（鸡胸、漏斗胸）、脊柱畸形		2
		有无心前区隆起		2
	心尖冲动	观察心尖冲动的位置、强度、范围	注意：心尖冲动的视诊，要求视线要与胸壁平行	3
		有无负性心尖冲动		1
	心前区搏动	有无心前区其他搏动（胸骨左缘第3～4肋间、剑突下、心底部）		2
触诊	心尖冲动及心前区搏动	确认心尖冲动的位置（2分）、强度（2分）、范围（2分），有无抬举性搏动（2分）	注意：触诊心尖冲动时要求三步法，即先是全手掌置于心前区，然后手掌尺侧小鱼际肌部位，最后示指、中指及环指指腹部位触诊	8
	震颤	心前区有无震颤：心尖部（1分）、胸骨左缘第1～2肋（1分）、主动脉瓣一区（1分）、胸骨左缘第3～4肋（1分）、三尖瓣区（1分）	注意：触诊时用手掌尺侧小鱼际肌部位或示指、中指及环指指腹并拢进行触诊	5
	心包摩擦感	位置：心前区或胸骨左缘第3～4肋间（2分）要求：患者深呼气屏住（2分）	注意：触诊心包摩擦感时要求患者深呼气屏住，一方面排出胸腔气体使心包更加贴近胸壁，另一方面避免呼吸对触诊的干扰	4

续表

项目		技术操作要求	注意事项	建议得分系数
叩诊	心脏左侧相对浊音界	由心尖冲动外 1～2cm 处由外向内进行叩诊（2分），由清音变浊音处进行反手标记（2分），沿上一肋间继续由外向内进行叩诊，由清音变浊音处，反手标记，依次向上直至第 2 肋间（6分）		10
	心脏右侧相对浊音界	沿右锁骨中线自上向下进行叩诊（2分），由清音变浊音为肝上界（2分），沿其上一肋间由外向内进行叩诊，由清音变浊音处，反手标记（2分），依次向上直至第 2 肋间（4分）		10
	心脏相对浊音界的测量	测量各标记点距前正中线的距离（2分），测量锁骨中线距前正中线距离（2分）		4
听诊	瓣膜区听诊	各瓣膜区听诊位置正确：二尖瓣区（心尖区）（1分）、肺动脉瓣区（胸骨左缘第2肋间）（1分）、主动脉瓣区（胸骨右缘第2肋间）（1分）、主动脉瓣第二听诊区（胸骨左缘第3肋间）（1分）、三尖瓣区（胸骨下端左缘）（1分）	注意人文关怀，捂热听诊器体件。注意瓣膜区听诊顺序：二尖瓣区→肺动脉瓣区→主动脉瓣区→主动脉瓣第二听诊区→三尖瓣区	5
	心率、心律	听诊 1 分钟，计数心跳速率，关注心脏跳动节律，并口述结果		5
	心音、额外心音、心脏杂音	心尖部听诊第一心音、心底部听诊第二心音（A2，P2），是否可闻及额外心音及心脏杂音，并口述结果		5
	心包摩擦音	位置：心前区或胸骨左缘第3～4肋间（2分）要求：患者深呼气屏住（2分）	注意：听诊心包摩擦音时要求患者深呼气屏住，一方面排出胸腔气体使心包更加贴近胸壁，另一方面避免呼吸对触诊的干扰	4
职业素养		体格检查时手法熟练，动作轻柔、流畅		5
		着装整洁，仪表端庄，举止大方		5
		人文关怀贯彻始终，注意保护患者隐私，减少因查体对患者的刺激，适当与患者交流、沟通		10
合计				100

二、肺部查体

评分细则

操作视频

项目		技术操作要求	注意事项	建议得分系数
操作前准备		环境准备：室内光线充足、柔和，温度适宜		2
		患者准备：核对患者信息，坐位或仰卧位，充分暴露胸部	遮挡屏风，保护患者隐私；注意保暖	4
		检查者准备：洗手和（或）卫生手消毒，站在患者右侧	胸部查体顺序为视、触、叩、听，前胸部→侧胸部→背部	4
		物品准备：听诊器、直尺、笔		2
视诊	胸壁及皮肤	皮肤有无黄染、皮疹、蜘蛛痣；肋间隙有无狭窄或饱满；有无静脉曲张	上腔静脉阻塞时，静脉血流方向自上而下；下腔静脉阻塞时，血流方向自下而上	4
	胸廓	是否对称，前后径与左右径比例，有无胸廓畸形	正常胸廓两侧对称，呈椭圆形；成年人前后径与左右径比例为2：3	3
	呼吸运动	胸式呼吸还是腹式呼吸为主，双侧呼吸运动是否对称一致	正常男性、儿童腹式呼吸为主；女性以胸式呼吸为主	1
	呼吸频率、深度	呼吸频率，呼吸深度	正常呼吸频率12～20次/分，幅度正常 计数呼吸频率时视线与胸廓平齐，最少30秒	2
	呼吸节律	观察呼吸节律是否规整	潮式呼吸：是一种由浅慢逐渐变为深快，然后再由深快转为浅慢，随之出现一段呼吸暂停后，又开始如上变化的周期性呼吸 间停呼吸：表现为有规律呼吸几次后，突然停止一段时间，又开始呼吸 抑制性呼吸 叹气样呼吸	2

项目		技术操作要求	注意事项	建议得分系数
触诊	胸壁触诊	胸壁有无压痛、皮下捻发感	皮下气肿有皮下捻发感	2
	胸廓扩张度	前胸廓扩张度：检查者两手置于胸廓下面的前侧部，左、右拇指分别沿两侧肋缘指向剑突，拇指指尖在前正中线两侧对称部位，而手掌和伸展的手指置于前侧胸壁 后胸廓扩张度：将两手平放于背部，约平第10肋骨水平，拇指与中线平行，并将两侧皮肤向中线轻推 嘱被检查者作深呼吸	观察胸廓扩张度是否对称，有无一侧或双侧呼吸动度增强或减弱位置、手法、观察内容各2分	6
	语音震颤	检查者将左、右手掌的尺侧缘或掌面轻放于两侧胸壁的对称部位，然后嘱被检查者用同等的强度重复发"yi"长音，分别于前、后胸部自上至下、从内到外、左右对比感触两侧对称部位语音震颤的异同	两侧交叉，比较两侧对称部位语音震颤的强度是否一致，有无增强及减弱	4
	胸膜摩擦感	将手掌轻轻平贴于胸廓的下前侧部，嘱被检者做深呼吸，感触胸膜摩擦感	急性胸膜炎时，可由检查者的手感觉到皮革相互摩擦的感觉	2
叩诊	体位	取坐位或卧位	坐位时，胸部稍前挺；检查侧胸壁时，将该侧手臂举起置于头上；检查背部时，两肩应下垂，身体稍前倾，头略低，必要时取两手交叉抱肩或抱肘位	2
	方法、顺序	自上向下逐个肋间进行叩诊，左右、上下、内外进行对比叩诊 前胸：由锁骨上窝开始，自第1肋间从上至下逐一肋间进行叩诊 侧胸：嘱被检查者举起上臂置于头部，自腋窝开始向下逐一肋间叩诊至肋缘 后胸：嘱被检查者向前稍低头，双手交叉抱肘，自肺尖开始叩诊	间接叩诊法：以左手中指的第二指节作为叩诊扳指，紧贴于叩诊部位，右手中指指端叩击扳指，叩诊时以腕关节和掌指关节活动为主	2
	肺部叩诊音	正常肺部叩诊音为清音	前胸上部较下部叩诊音相对稍浊；背部的叩诊音较前胸部稍浊；右侧腋下部因受肝脏的影响叩诊音稍浊；左侧腋前线下方有胃泡的存在，故叩诊呈鼓音	2

续表

项目		技术操作要求	注意事项	建议得分系数
叩诊	肺上界	自斜方肌前缘中央部开始叩诊为清音，逐渐叩向外侧，当由清音变为浊音时，即为肺上界的外侧终点。然后再由上述中央部叩向内侧，清音变为浊音时，即为肺上界的内侧终点。该清音带的宽度即为肺尖的宽度	肺上界即肺尖的宽度，正常为4～6cm	4
	肺下界	被检查者平静呼吸，沿体表锁骨中线、腋中线及肩胛线自上而下进行叩诊，当叩诊音变为浊音时，即表示已到肺下界在该垂直线上的位置	两侧肺下界大致相同。平静呼吸时肺下界位于锁骨中线第6肋间隙上；腋中线第8肋间隙上，肩胛线第10肋间隙上 矮胖者肺下界上升1肋间隙；瘦长者肺下界下降1肋间隙	7
	肺下界移动度	在平静呼吸时，于肩胛线上叩出肺下界的位置，嘱受检者做深吸气后屏住呼吸，沿该线继续向下叩诊，当由清音变为浊音时，即为肩胛线上肺下界的最低点，做标记 再嘱做深呼气并屏住呼吸，然后沿肩胛线肺下界的位置向上叩诊，直至浊音变为清音，标记为肺下界的最高点。测量最高至最低两点间的距离	正常人肺下界的移动范围为6～8cm	10
听诊	体位	体位：被检查者宜取坐位或卧位		1
	方法	由肺尖开始，自上而下，由前胸到侧胸及背部。上下、左右对称部位对比听诊	注意捂热听诊器体件。部位：锁骨中线-腋前线-腋中线-腋后线-肩胛间区-肩胛下区	3
	呼吸音、啰音	正常呼吸音，有无异常呼吸音、啰音	呼吸音的强度、音调、时限和性质	3
	语音共振	听诊器放于两侧胸壁的对称部位，嘱被检查者用等强度声音重复发"yi"音，分别于前、后胸部自上至下、从内到外比较两侧对称部位语音共振的异同，有无增强或减弱	两侧交叉，比较两侧对称部位语音共振的异同、增强、减弱	4
	胸膜摩擦音	将听诊器放置于胸廓的下前侧部，嘱被检者做深呼吸，听诊有无胸膜摩擦音	胸膜由于炎症、纤维蛋白渗出而出现胸膜摩擦音	4

续表

项目	技术操作要求	注意事项	建议得分系数
职业素养	体格检查时手法熟练，动作轻柔、流畅		5
	着装整洁，仪表端庄，举止大方		5
	人文关怀贯彻始终，注意保护患者隐私，减少因查体对患者的刺激，适当与患者交流、沟通		10
合计			100

三、腹部查体

操作视频

评分细则

项目		技术操作要求	注意事项	建议得分系数
操作前准备		环境准备：室内光线充足、柔和，温暖适宜，温度不低于18℃，避免腹部受凉引起不适		1
		患者准备：核对患者姓名等信息，嘱其排空膀胱，平躺于操作床上，取低枕仰卧位，两手自然置于身体两侧，充分暴露全腹，其他部分适当遮盖，注意保暖	一定要排空膀胱	2
		医师准备：洗手和（或）卫生手消毒，站于患者右侧，必要时视线降至腹平面	腹部查体顺序为视、听、叩、触，但记录时仍按照视、触、叩、听的顺序	2
		物品准备：听诊器		1
视诊	腹部外形	是否对称，平坦、膨隆、凹陷、舟状腹		2
	呼吸运动	腹式呼吸或胸式呼吸		2
	腹壁静脉	腹壁静脉有无曲张		1
		腹壁静脉曲张时检查血流方向：选择一段没有分支的腹壁静脉，检查者将一只手的示指和中指并拢压在静脉上，然后一只手指紧压静脉向外滑动挤出该段静脉内血液，至一定距离后放松该手指，另一手指紧压不动，如静脉迅速充盈，则血流方向时从放松的一端流向紧压手指的一端，同法放松另一手指		1
	胃肠型及蠕动波	有无胃肠型及蠕动波		2

续表

项目		技术操作要求	注意事项	建议得分系数
视诊	腹壁皮肤	是否有皮疹、腹纹、瘢痕、疝、色素沉着等		2
听诊	肠鸣音	右下腹为听诊点（1分），听诊时间至少1分钟（1分），口述听诊结果（正常4～5次/分）（2分）	注意捂热听诊器体件	4
	血管杂音	腹主动脉杂音：腹中部 肾动脉杂音：上腹部两侧 髂动脉杂音：下腹部两侧 股动脉杂音：双侧腹股沟 口述结果（每处1分）		4
	腹部摩擦音	包括肝周、脾周及腹壁	炎症累及腹膜时可听到	2
叩诊	腹部叩诊音	间接叩诊法：从左下腹部开始逆时针叩诊至右下腹，脐部大部分区域为鼓音		2
	肝脏	肝上界叩诊包括肝相对浊音界、肝绝对浊音界，肝下界叩诊，肝脏叩击痛	在右锁骨中线上，肝上界在第5肋间，肝下界位于右季肋下缘，肝上下径为9～11cm 在右腋中线上，肝上界为第7肋间，肝下界相当于第10肋间水平 在右肩胛线上，肝上界为第10肋间	4
	脾脏	脾脏浊音区的叩诊采用轻叩法，在左腋中线上自上而下进行叩诊	在左腋中线第9～11肋间，其长度为4～7cm，前方不超过腋前线	2
	移动性浊音	自腹中部脐水平线开始向患者左侧叩诊，鼓音变浊音时，扳指保持不动，嘱患者右侧卧位，再叩诊，如呈鼓音，表明浊音移动。同样方法向右侧叩诊，以核实浊音是否移动	游离腹水超过1000ml可查出	4
	水坑征	让患者取肘膝位，使脐部处于最低部位。由侧腹部向脐部叩诊，如由鼓音转为浊音，则提示有120ml以上腹水的可能	腹水量少时可用	1
	肋脊角叩击痛	患者坐位或侧卧位，医师左手掌平放在肋脊角处，右手握拳用轻到中等力量叩击左手背，检查有无叩击痛，检查两侧		2
	膀胱	从耻骨联合上方，由上向下，由鼓音变成浊音		2

续表

项目		技术操作要求	注意事项	建议得分系数
触诊	体位	患者取仰卧位，双腿屈曲并稍分开	触诊全过程应注意全程双腿屈曲并稍分开	2
	腹部浅部触诊	自左下腹起逆时针顺序逐步触至右下腹，再至脐，触诊时腹壁压陷约1cm，主要触诊腹壁的紧张度、表浅压痛、肿物、搏动等	腹部触诊原则是先触诊健康部位，逐渐移向病变区域	2
	腹部深部触诊	顺序同浅部触诊，触诊时腹壁压陷至少2cm以上，主要查压痛、反跳痛及腹腔内肿物		2
	肝脏	单手触诊：在右侧锁骨中线上，右手四指并拢掌指关节伸直与肋缘大致平行，自髂前上棘水平逐渐向上触诊，呼气时右手压向腹部深处、吸气时右手缓慢抬起以迎接下移的肝缘，如此反复，直到肋缘或触到肝缘。同法在前正中线上触诊肝缘 双手触诊：左手放在患者右后腰部稍用力向上推，右手进行触诊，手法同单手触诊法 勾指触诊法：适于儿童或腹壁薄者，站于患者右肩旁，面向其足部，右手第2～5指弯曲呈钩状，置于右前胸下部，嘱患者深呼吸，随着深吸气屈曲指关节，以触及肝下缘	配合呼吸，用示指前端的桡侧触诊。如遇腹水患者，深部触诊法不能触及肝脏时，可应用浮沉触诊法	5
		肝脏触诊内容：大小、质地、边缘及表面状态、压痛、搏动、肝区摩擦感（口述）		2
	脾脏	单手或双手触诊 仰卧位触诊法：患者仰卧位，双下肢屈曲，医生左手绕过患者腹部从第7～10肋处向前托起，右手平放于腹部与肋弓方向垂直，从脐水平开始，与呼吸配合，逐渐触诊至左肋弓 右侧卧位触诊法：患者取右侧卧位，右下肢伸直，左下肢屈曲，医生站在患者右侧，触诊方法同前	轻度脾大时取右侧卧位更容易触及脾脏 脾大，记录方法：Ⅰ线（甲乙线）测量、左锁骨中线与肋缘交点至脾下缘的距离（轻度肿大时）；Ⅱ线（甲丙线）测量：左锁骨中线与肋缘交点至脾脏最远点的距离（应大于第Ⅰ线测量）；Ⅲ线（丁戊线）测量：脾右缘与前正中线的距离（超过以+表示，未超过以－表示） 脾大分3度：轻度脾大，脾缘不超过肋下2cm；重度脾大，脾缘超过脐水平线或前正中线；中度脾大，脾缘介于轻度与重度之间	5

续表

项目		技术操作要求	注意事项	建议得分系数
触诊	脾脏	脾脏触诊内容：大小、质地，边缘、表面情况、压痛及摩擦感		2
	胆囊	单手滑行触诊 勾指触诊 墨菲征检查：左手掌平放于患者右胸下部，以拇指指腹勾压于右肋下胆囊点处，然后嘱患者缓慢深吸气，在吸气过程中发炎的胆囊下移时碰到用力按压的拇指，即可引起疼痛，此为胆囊触痛，如因剧烈疼痛而致吸气中止称为墨菲征阳性		2
	肾脏	双手触诊法：卧位或立位。以触右肾为例：患者两腿屈曲深呼吸，医生站于患者右侧，左手掌托右腰部，右手掌平放于右上腹，平行于右肋缘，嘱患者深吸气时双手适当用力触诊肾脏		1
		肾脏和尿路压痛点检查包括季肋点、上输尿管点、中输尿管点、肋脊点、肋腰点 季肋点：第10肋骨前端，右侧位置稍低，相当于肾盂位置 上输尿管点：在脐水平线腹直肌外缘 中输尿管点：在髂前上棘水平腹直肌外缘，相当于输尿管第二狭窄处 肋脊点：背部第12肋骨与脊柱的交角顶点 肋腰点：第12肋骨与腰肌外缘的交角顶点		3
	膀胱	单手滑行触诊：在耻骨联合上方，尿潴留时可触及膀胱		1
	腹部包块	正常腹部可触及的组织结构：腹直肌肌腹及腱划、腰椎椎体及骶骨岬、粪块、横结肠、盲肠		2
		如有异常包块，应重点检查部位、大小、质地、形态、压痛、搏动、移动度		2
	液波震颤	腹腔大量积液时，医生一手贴于患者一侧腹壁，另一手四指并拢屈曲，用指端叩击对侧腹壁，有大量积液时有波动感，为防止腹壁振动的传导，可嘱患者将一手掌置于脐部腹部正中线上	需要有3000~4000ml腹水才能查出	3

续表

项目		技术操作要求	注意事项	建议得分系数
触诊	振水音	患者仰卧，医师一耳贴近上腹部，以冲击触诊法振动胃部，可听到气液撞击音，也可将听诊器模部置于左上腹进行听诊	胃内有大量液体及气体存留时可出现	3
职业素养		体格检查时手法熟练，动作轻柔、流畅		5
		着装整洁，仪表端庄，举止大方		5
		人文关怀贯彻始终，注意保护患者隐私，减少因查体对患者的刺激，适当与患者交流、沟通		10
合计				100

四、神经系统查体

（一）颅神经查体

评分细则

项目		技术操作要求	注意事项	建议得分系数
操作前准备		穿白大衣，戴口罩，帽子		1
		准备和清点器械：叩诊锤、棉签、大头针、试管、电筒、检眼镜、压舌板以及嗅觉、味觉测试用具等		1
		核对患者信息，检查者做自我介绍，站于患者右侧，向被检查者介绍体格检查的目的及注意事项，并且取得被检查者的知情同意		2
		当受检者在场时洗手，屏风遮挡		1
操作过程	嗅神经	检查鼻腔是否通畅；嘱患者闭目，依次检查双侧嗅觉。先压住一侧鼻孔，用患者熟悉的、无刺激性气味的物品如杏仁、松节油、肉桂油、香皂、牙膏和香烟等置于另一鼻孔下，让患者辨别嗅到的各种气味。然后换另一侧鼻孔进行测试，双侧比较	注意不能使用可直接刺激三叉神经末梢的挥发性液体，如乙醇、氨水和甲醛溶液等	3
	视神经	视力：采用国际标准视力表进行，检查有无远视、近视		2

续表

项目		技术操作要求	注意事项	建议得分系数
操作过程	视神经	视野：患者与检查者相距约 1m 对面而坐，两眼分别检查。如检查右眼，则嘱其用手遮住左眼，右眼注视检查者的左眼，此时，检查者亦应将自己的右眼遮盖；然后，检查者将其手指置于自己与患者中间等距离处，分别自上、下、左、右等不同的方位从外周逐渐向眼的中央部移动，嘱患者在发现手指时，立即示意	如患者能在各个方向与检查者同时看到手指，则大致属于正常视野。若对比检查法结果异常或疑有视野缺失，可利用视野计做精确的视野测定	5
		眼底：患者背光而坐，眼球正视前方。检查右眼时，检查者站在患者右侧，右手持检眼镜用右眼观察眼底；左眼相仿。从离开患者 50cm 处开始寻找并逐渐窥入瞳孔	观察时检眼镜要紧贴患者面部，一般不需散瞳，患者不戴眼镜	3
	动眼、滑车、展神经	外观：观察眼裂是否对称，是否有眼睑下垂。观察眼球有无前凸或内陷、斜视和同向偏斜、眼震等自发运动		2
		眼球运动：让患者头部不动，检查者将示指置于患者眼前 30cm 处向左、右、上、下、右上、右下、左上、左下 8 个方向移动，嘱患者两眼注视检查者的手指并随之向各个方向转动。观察有无眼球运动受限及受限方向或程度，有无复视和眼球震颤		5
		瞳孔及其反射：观察瞳孔大小、形状、位置及是否对称。对光反射：检查时嘱患者注视远处，用电筒光从侧方分别照射瞳孔，观察收缩反射是否灵敏和对称（直接和间接）。调节反射：嘱患者注视 1m 以外的目标（通常是检查者的示指），然后将目标逐渐移进眼球（距眼球 5~10cm），正常人此时可见双眼内聚、瞳孔缩小		5
	三叉神经	感觉：嘱患者闭眼，以针刺检查痛觉、棉絮检查触觉和盛有冷水或热水的玻璃试管检查温度觉。两侧及内外对比，观察患者的感觉反应，同时确定感觉障碍区域	注意区分周围性与核性感觉障碍，前者为患侧患支（眼支、上颌支、下颌支）分布区各种感觉缺失，后者呈葱皮样感觉障碍	5

项目		技术操作要求	注意事项	建议得分系数
操作过程	三叉神经	运动：双手触按患者颞肌、咀嚼肌，嘱患者做咀嚼动作，比较双侧肌力强弱；再嘱患者做张口运动或露齿，以上、下门齿中缝为标准，观察张口时下颌有无偏斜		5
		角膜反射：嘱患者睁眼向内侧注视，以捻成细束的棉絮从患者视野外接近并触外侧角膜，正常反应为被刺激侧迅速闭眼和对侧也出现眼睑闭合反应，分别称为直接和间接角膜反射	注意勿触及睫毛、巩膜和瞳孔前面	5
	面神经	运动：首先观察双侧额纹、眼裂、鼻唇沟和口角是否对称；然后，嘱患者做皱额、闭眼、露齿、鼓腮或吹哨动作	注意区分周围性和中枢性面瘫	5
		舌前 2/3 味觉：嘱患者伸舌，将少量不同味感的物质（食糖、食盐、醋或奎宁溶液）以棉签涂于一侧舌面测试味觉，患者不能讲话、缩舌和吞咽，用手指指出事先写在纸上的甜、咸、酸、苦四个字之一。先试可疑侧，再试另侧。每种味觉试验完成后，用水漱口，再测试下一种味觉		5
	听神经	听力检查：在静室内嘱被检查者闭目坐于椅子上，并用手指堵塞一侧耳道，检查者持手表或以拇指与示指互相摩擦，自 1m 以外逐渐移近被检查者耳部，直到被检查者听到声音为止，测量距离；同样方法检查另一耳。比较两耳的测试结果并与检查者（正常人）的听力进行对照		3
		前庭功能检查：询问患者有无眩晕、平衡失调，检查有无自发性眼球震颤。通过外耳道注冷水、热水试验或旋转试验，观察有无前庭功能障碍所致的眼球震颤反应减弱或消失		2
	舌咽神经	运动：检查时注意患者有无发音嘶哑、带鼻音或完全失音，有无呛咳、吞咽困难。观察患者张口发"啊"音时悬雍垂是否居中，两侧软腭上抬是否一致		5

续表

项目		技术操作要求	注意事项	建议得分系数
操作过程	舌咽神经	感觉：用棉签轻触两侧软腭和咽后壁，观察感觉。另外，舌后 1/3 的味觉减退为舌咽神经损害，检查方法同面神经		5
		咽反射：嘱患者张口，用压舌板分别轻触两侧咽后壁，正常者出现咽部肌肉收缩和舌后缩，并有恶心反应		5
	副神经	注意胸锁乳突肌及斜方肌有无萎缩，嘱患者做耸肩及转头运动时，检查者给予一定的阻力，比较两侧肌力		5
	舌下神经	嘱患者伸舌，注意观察有无伸舌偏斜、舌肌萎缩和肌束颤动		5
职业素养		操作熟练、动作流畅		5
		着装整洁，言语得体，举止大方		5
		人文关怀：操作中关爱患者、注重其感受		5
合计				100

（二）运动、感觉、反射查体

评分细则

操作视频

项目		技术操作要求	注意事项	建议得分系数
操作前准备		穿白大衣，戴口罩、帽子		1
		准备和清点器械：叩诊锤、棉签、大头针、音叉、双规仪、试管等		1
		核对患者信息，检查者做自我介绍，站于患者右侧，向被检查者介绍体格检查的目的及注意事项，并且取得被检查者的知情同意		2
		当受检者在场时洗手，屏风遮挡		1
操作过程	肌容积	观察和比较双侧对称部位肌肉体积，有无肌萎缩或假性肥大	可肉眼观察或用软尺测量肢体周径	1
	肌张力	嘱患者肌肉放松，触摸感受肌肉的硬度，被动伸屈肢体感知阻力		2
	肌力	嘱患者做肢体伸屈动作，检查者从相反方向给予阻力，测试患者对阻力的克服力量，判断肌力（0～5 级）	注意两侧比较	5

项目		技术操作要求	注意事项	建议得分系数
操作过程	不自主运动	观察患者有无不能随意控制的震颤、舞蹈样动作、手足徐动等不自主运动		1
	共济运动	指鼻试验：嘱患者先以示指接触距其及前方0.5m检查者的示指，再以示指触自己的鼻尖，由慢到快，先睁眼、后闭眼，重复进行	注意两侧比较	3
		快速轮替动作：嘱患者伸直手掌并以前臂作快速旋前旋后动作，或一手用手掌、手背连续交替拍打对侧手掌		3
		跟-膝-胫试验：嘱患者仰卧，上抬一侧下肢，将足跟置于另一下肢膝盖下端，再沿胫骨前缘向下移动，先睁眼，后闭眼重复进行		3
	浅感觉	痛觉：用大头针的针尖均匀地轻刺患者皮肤，询问是否疼痛	为避免患者将触觉与痛觉混淆，应交替使用别针的针尖和针帽进行检查比较。注意两侧对称比较，同时记录痛感障碍类型（正常、过敏、减退或消失）与范围	2
		触觉：检查时可让患者闭目，用棉签捻成细条轻触皮肤，询问触碰部位或让患者随着检查者的触碰数说出"1、2、3…"	注意两侧对称比较	2
		温度觉：用盛有热水（40～50℃）或冷水（5～10℃）的玻璃试管交替接触患者皮肤，嘱患者辨别冷、热感	注意两侧对称比较	2
	深感觉	运动觉：检查者轻轻夹住患者的手指或足趾两侧，上或下移动，令患者根据感觉说出"向上"或"向下"	上下移动5°左右	2
		位置觉：检查者将患者的肢体摆成某一姿势，请患者描述该姿势或用对侧肢体模仿		2
		震动觉：用震动着的音叉（128Hz）柄置于骨突起处（如内、外踝，手指，桡尺骨茎突，胫骨，膝盖等），询问有无震动感觉	注意左右对比，判断两侧有无差别	2
	复合感觉	皮肤定位觉：检查者以手指或棉签轻触患者皮肤某处，让患者指出被触部位		2
		两点辨别觉：以钝角分规轻轻刺激皮肤上的两点，检测患者辨别两点的能力，再逐渐缩小双脚间距，直到患者感觉为一点时，测其实际间距	小心不要造成疼痛；检查时应注意个体差异，必须两侧对照	2

项目		技术操作要求	注意事项	建议得分系数
操作过程	复合感觉	实体觉：嘱患者用单手触摸熟悉的物体，如钢笔、钥匙、硬币等，并说出物体的名称	先测功能差的一侧，再测另一手	2
		图形觉：在患者的皮肤上画图形（方、圆、三角形等）或写简单的字（一、二、十等），观察其能否识别	双侧对照	2
	浅反射	腹壁反射：患者仰卧，下肢稍屈曲，使腹壁放松，检查者用钝头竹签分别沿肋缘下、脐平及腹股沟上的方向，由外向内轻划两侧腹壁皮肤，分别称为上、中、下腹壁反射	正常反应是上、中、下部局部腹肌收缩。反射消失分别见于上述不同平面的胸髓病损。注意两侧对比	3
	深反射	肱二头肌反射：被检查者坐位或卧位，肘部屈曲成直角，检查者左拇指（坐位）或左中指（卧位）置于患者肘部肱二头肌腱上，用右手持叩诊锤叩击左手指，反射为肱二头肌收缩，引起屈肘	检查时患者要合作，肢体肌肉应放松。检查者叩击力量要均等，两侧对比	3
		肱三头肌反射：被检查者坐位或卧位，上臂外展，肘部半屈，检查者托住其上臂，用叩诊锤直接叩击鹰嘴上方肱三头肌腱，反射为肱二头肌收缩，引起前臂伸展		3
		桡骨膜反射：被检查者坐位或卧位，前臂半屈半悬前位，检查时叩击桡骨下端，反射为肱桡肌收缩，引起肘部屈曲、前臂旋前		3
		膝反射：被检查者取坐位时膝关节屈曲90°，小腿自然下垂，与大腿成直角；仰卧位时检查者用左手从双膝后托起关节呈120°屈曲，右手用叩诊锤叩击髌骨下股四头肌腱，反射为小腿伸展		3
		踝反射：被检查者取仰卧位，屈膝90°，呈外展位，检查者用左手使足背屈成直角，叩击跟腱，反射为足跖屈；或俯卧位，屈膝90°，检查者用左手按足跖，再叩击跟腱；或被检查者跪于床边，足悬于床外，叩击跟腱，反射为腓肠肌收缩，足向跖面屈曲		3
	阵挛	髌阵挛：患者仰卧，下肢伸直，检查者以拇指与示指控住其髌骨上缘，用力向远端快速连续推动数次后维持推力，阳性反射为股四头肌发生节律性收缩使髌骨上下移动	阳性系腱反射极度亢进	3
		踝阵挛：患者仰卧，髋与膝关节稍屈，检查者一手持患者小腿，另一手持患者足掌前端，突然用力使踝关节背屈并维持，阳性表现为腓肠肌与比目鱼肌发生连续性节律性收缩，而致足部呈现交替性屈伸动作		3

续表

项目		技术操作要求	注意事项	建议得分系数
操作过程	病理反射	巴宾斯基（Babinski）征：用竹签轻划足底外侧，自足跟向前至小趾跟部足掌时转向内侧	阳性反应为足踇指背屈，余足趾呈扇形展开，提示锥体束受损	3
		Babinski 等位征 查多克（Chaddock）征：由外踝下方向前划至足背外侧 奥本海姆（Oppenheim）征：检查者弯曲示指及中指，沿患者胫骨前缘用力由上向下滑压 戈登（Gordon）征：用手以一定力量捏压腓肠肌 Scheffer 征：用手挤压跟腱 贡达（Gonda）征：用力下压第 4、5 足趾，数分钟后突然放松 普谢普（Pussep）征：轻划足背外侧缘	阳性反应同 Babinski 征	3
		霍夫曼（Hoffmann）征：检查者左手持患者腕部，然后以右手中指与示指夹住患者中指并稍向上提，使腕部处于轻度过伸位，以拇指迅速弹刮患者的中指指甲，引起其余四指掌屈反应则为阳性	通常认为是病理反射，但也有认为时深反射亢进的表现	3
	脑膜刺激征	颈强直（屈颈试验）：患者仰卧，检查者左手托其枕部，右手置于胸前做屈颈动作，如这一被动屈颈检查时感觉到抵抗力增强，即为颈部阻力增高或颈强直	在除外颈椎或颈部肌肉局部病变后即可认为有脑膜刺激征	3
		克尼格（Kernig）征：患者仰卧，一侧髋、膝关节屈曲为直角，检查者将患者小腿抬高伸膝，如伸膝受阻且伴疼痛，大、小腿间夹角<135°，为 Kernig 征阳性		3
		布鲁津斯基（Brudzinski）征：患者仰卧，下肢伸直，检查者左手托起患者枕部，右手按于其胸前，作头部前屈动作。若出现双髋与膝关节同时屈曲则为阳性		3
职业素养		操作熟练、动作流畅		5
		着装整洁，言语得体，举止大方		5
		人文关怀：操作中关爱患者、注重其感受		5
		合计		100

五、四肢脊柱查体

（一）脊柱查体

评分细则

操作视频

项目		技术操作要求	注意事项	建议得分系数
操作前准备		环境准备：关闭门窗，室内光线充足、柔和，温暖适宜，温度不低于18℃，避免受凉引起不适，遮挡屏风	四肢骨骼系统查体顺序为视、触、叩、动、量、特殊试验，先检查健侧，再检查患侧。异性患者须有异性工作人员陪同	2
		患者准备：核对患者姓名等信息，嘱其脱去上衣，坐在操作床上		2
		医师准备：洗手和（或）卫生手消毒		2
		物品准备：铅锤、叩诊锤、卷尺		2
视诊	皮肤	有无瘀斑、肿胀、窦道		3
	外形	患者站立，是否两侧对称，姿势、步态是否正常，冠状面脊柱有无侧凸畸形（铅锤上端置于第7颈椎棘突，垂线应经臀沟、两膝后侧正中，直至两足跟之间），矢状面脊柱生理弯曲（颈段稍向前凸，胸段稍向后凸，腰椎明显向前凸，骶椎则明显向后凸）是否正常		5
触诊	软组织结构	由上向下检查有无发热、肿物、压痛（棘突上压痛点、棘间韧带压痛点、椎旁肌肉压痛点、腰椎横突压痛点）、痉挛、萎缩	如有异常肿物，应重点检查部位、大小、质地、形态、压痛、搏动、移动度等	5
	骨性结构	棘突、腰椎横突是否正常		3
叩诊	叩击痛	直接叩击法：用中指或叩诊锤由上向下垂直叩击各椎体的棘突 间接叩击法：嘱患者取坐位，医生将左手掌置于其头部，右手半握拳以小鱼际肌部位叩击左手背	直接叩击法用于检查胸椎与腰椎，间接叩击法用于检查颈椎	5
动诊	中立位	身体直立，目视前方		1
	颈椎前屈	前屈颈椎，正常活动范围：35°～45°		1
	颈椎后伸	后伸颈椎，正常活动范围：35°～45°	固定肩部，避免附近关节连带活动	1
	颈椎左侧屈	左侧屈颈椎，正常活动范围：45°		1
	颈椎右侧屈	右侧屈颈椎，正常活动范围：45°		1
	颈椎左旋	左旋颈椎，正常活动范围：60°～80°		1
	颈椎右旋	右旋颈椎，正常活动范围：60°～80°		1

项目		技术操作要求	注意事项	建议得分系数
动诊	腰椎前屈	前屈腰椎，正常活动范围：75°～90°	固定骨盆，避免附近关节连带活动	1
	腰椎后伸	后伸腰椎，正常活动范围：20°～30°		1
	腰椎左侧屈	左侧屈腰椎，正常活动范围：20°～35°		1
	腰椎右侧屈	右侧屈腰椎，正常活动范围：20°～35		1
	腰椎左旋	左旋腰椎，正常活动范围：30°		1
	腰椎右旋	右旋腰椎，正常活动范围：30°		1
量诊	瑞-舒测试法（Wright-Schober test）	测定脊柱前弯时的伸长率。受试者做立正姿势，以髂嵴为中心，在其上 10cm 及下 5cm 处各做一标志，测量两点间距离；受试者尽量弯腰至最大限度，再以软尺测量两点间距离。正常人弯腰时的两点距离较直立时增加 4～8cm。该检查法可对幼年强直性脊柱炎患者进行动态观察		3
特殊检查	上臂牵拉试验（Eaton sign）	患者坐位，检查者将一手患者头部推向健侧，另一手握住患者腕部向外下牵引，如出现患肢疼痛、麻木感为阳性。见于颈椎病		3
	压头试验（Spurling's sign）	患者端坐，头后仰并偏向患侧，术者用手掌在其头顶加压，出现颈痛并向患手放射为阳性，根性颈椎病时，可出现此征		3
	前屈旋颈试验（Fenz sign）	患者头颈部前屈，并左右旋转，如果颈椎处感觉疼痛，则属阳性，多提示颈椎小关节的退行改变		3
	颈静脉加压试验（Naffziger sign）	患者仰卧，检查者以双手指按压患者两侧颈静脉，如其颈部及上肢疼痛加重，为根性颈椎病，此乃因脑脊液回流不畅致蛛网膜下腔压力增高所致。此试验也常用于下肢坐骨神经痛患者的检查，颈部加压时若下肢症状加重，则提示其下肢的疼痛症状源于腰椎管内病变，即根性坐骨神经痛		3
	旋颈试验	患者取坐位，头略后仰，并自动向左、右做旋颈动作。如患者出现头昏、头痛、视物模糊症状，提示椎动脉型颈椎病。因转动头部时椎动脉受到扭曲，加重了椎基底动脉供血不足，头部停止转动，症状亦随即消失		3

续表

项目		技术操作要求	注意事项	建议得分系数
特殊检查	拾物试验	将一物品放在地上，嘱患者拾起。腰椎正常者可两膝伸直，腰部自然弯曲，俯身将物品抬起。如患者先以一手扶膝蹲下腰部挺直地用于接近物品，此即为拾物试验阳性。多见于腰椎病变如腰椎间盘脱出，腰肌外伤及炎症		3
	直腿抬高试验（Lasegue sign）	患者仰卧，双下肢平伸，检查者一手握患者踝部，另一手置于大腿伸侧，分别做双侧直腿抬高动作，腰与大腿正常可达80°～90°。若抬高不足70°，且伴有下肢后侧的放射性疼痛，则为阳性。见于腰椎间盘突出症，也可见于单纯性坐骨神经痛		3
	直腿抬高加强试验（Bragard sign）	在直腿抬高试验阳性时，缓慢放低患肢高度，待放射痛消失后，再将踝关节被动背屈，如再度出现放射痛，则为阳性。为腰椎间盘突出症的主要诊断依据	在直腿抬高试验为阳性的前提下，才做此检查	3
	屈颈试验（Linder sign）	患者仰卧，也可取端坐或直立位，检查者一手置于患者胸前，另一手置于枕后，缓慢、用力地上抬其头部，使颈前屈，若出现下肢放射痛，则为阳性。见于腰椎间盘突出症的"根肩型"患者。其机制是屈颈时，硬脊膜上移，脊神经根被动牵扯，加重了突出的椎间盘对神经根的压迫，因而出现下肢的放射痛		3
	股神经牵拉试验（Femoral nerve stretching test）	患者俯卧，髋、膝关节完全伸直。检查者将一侧下肢抬起，使髋关节过伸，如大腿前方出现放射痛为阳性。可见于高位腰椎间盘突出症（腰2～3或腰3～4）患者。其机制是上述动作加剧了股神经本身及组成股神经的腰2～4神经根的紧张度，加重了对受累神经根的压迫，因而出现上述症状		3
病理征	Babinski 征	患者仰卧，下肢伸直，检查者手持患者踝部，用竹签沿患者足底外侧缘，由后向前至小趾近跟部并转向内侧，阳性反应为足第一趾背伸，余趾呈扇形展开	1.5 岁以内的婴幼儿由于神经系统发育未完善，也可出现这种表现，不属于病理性	1
	Oppenheim 征	检查者弯曲示指及中指，沿患者胫骨前缘用力由上向下滑压，阳性表现为足第一趾背伸，余趾呈扇形展开		1

续表

项目		技术操作要求	注意事项	建议得分系数
病理征	Gordon 征	检查时用手以一定力量捏压腓肠肌，阳性表现为足第一趾背伸，余趾呈扇形展开	1.5 岁以内的婴幼儿由于神经系统发育未完善，也可出现这种表现，不属于病理性	1
	Chaddock 征	检查时用竹签沿足背外下缘由后向前轻划，阳性表现为足第一趾背伸，余趾呈扇形展开		1
	Hoffmann 征	检查者左手持患者腕部，然后以右手中指与示指夹住患者中指并稍向上提，使腕部处于轻度过伸位。以拇指迅速弹刮患者的中指指甲，引起其余四指掌屈反应则为阳性		1
职业素养		体格检查时手法熟练，动作轻柔、流畅		5
		着装整洁，仪表端庄，举止大方		5
		人文关怀贯彻始终，注意保护患者隐私，减少因查体对患者的刺激，适当与患者交流、沟通		10
合计				100

（二）肩关节查体

操作视频

评分细则

项目		技术操作要求	注意事项	建议得分系数
操作前准备		环境准备：关闭门窗，室内光线充足、柔和，温暖适宜，温度不低于 18℃，避免受凉引起不适，遮挡屏风	四肢骨骼系统查体顺序为视、触、叩、动、量、特殊试验，先检查健侧，再检查患侧。异性患者须有异性工作人员陪同	2
		患者准备：核对患者姓名等信息，嘱其脱去上衣，坐在操作床上		2
		医师准备：洗手和（或）卫生手消毒		2
		物品准备：卷尺		2
视诊	皮肤	有无瘀斑、肿胀、窦道		5
	外形	是否呈圆弧形、两侧对称，有无方肩、垂肩、翼状肩畸形		5
触诊	软组织结构	由中心向四周检查有无发热、肿物、压痛（肱骨结节间压痛点、肱骨大结节压痛点、肩峰下内方压痛点）、痉挛、萎缩，关节囊有无积液、空虚感	如有异常肿物，应重点检查部位、大小、质地、形态、压痛、搏动、移动度等	5
	骨性结构	锁骨、胸锁关节、肩锁关节、肩三角（喙突尖、肩峰和肱骨大结节形成的等边三角形）是否正常		5

续表

项目		技术操作要求	注意事项	建议得分系数
叩诊	上肢纵向叩击痛	患者上肢伸直，手背屈，握拳叩击患者掌根		5
动诊	中立位	上臂下垂屈肘 90°，前臂指向前	固定肩胛下角，避免附近关节连带活动	2
	外展	外展肩关节，正常活动范围：80°～90°		3
	内收	内收肩关节，正常活动范围：20°～40°		3
	前屈	前屈肩关节，正常活动范围：70°～90°		3
	后伸	后伸肩关节，正常活动范围：35°～40°		3
	内旋	内旋肩关节（上臂与地面平行，下臂与地面垂直，固定肘关节，观察前臂偏斜角度），正常活动范围：45°～70°		4
	外旋	外旋肩关节（上臂与地面平行，下臂与地面垂直，固定肘关节，观察前臂偏斜角度），正常活动范围：45°～60°		4
量诊	上肢长度	测量肩峰至中指指尖的距离，双侧是否等长		5
特殊检查	搭肩试验（Dugas sign）	正常人将手搭在对侧肩上，肘部能贴近胸壁。肩关节前脱位时肘部内收受限，伤侧的手搭在对侧肩上，肘部则不能贴在胸壁，或肘部贴近胸部时，则手搭不到对侧肩，此为阳性，提示可能有肩关节脱位	两种检查方式选择其一即可	10
	疼痛弧（Pain arc）	冈上肌腱有病损时，在肩外展 60°～120° 范围内有疼痛，因为在此范围内肌腱与肩峰下面摩擦、撞击，此范围以外则无疼痛。常用于肩峰增生和冈上肌腱病损引起撞击的检查判定		5
	肩峰撞击诱发试验（Neer test）	检查者立于患者背后，一手固定肩胛骨，另一手保持肩关节内旋位，使患者拇指指尖向下，然后使患肩前屈过顶，如果诱发疼痛，即为阳性，机制是人为的使肱骨大结节与肩峰前下缘发生撞击，从而诱发疼痛		5
职业素养		体格检查时手法熟练，动作轻柔、流畅		5
		着装整洁，仪表端庄，举止大方		5
		人文关怀贯彻始终，注意保护患者隐私，减少因查体对患者的刺激，适当与患者交流、沟通		10
合计				100

操作视频

（三）肘关节查体

评分细则

项目		技术操作要求	注意事项	建议得分系数
操作前准备		环境准备：关闭门窗，室内光线充足、柔和、温暖适宜，温度不低于18℃，避免受凉引起不适，遮挡屏风	四肢骨骼系统查体顺序为视、触、叩、动、量、特殊试验，先检查健侧，再检查患侧。异性患者须有异性工作人员陪同	2
		患者准备：核对患者姓名等信息，嘱其脱去上衣，坐在操作床上		2
		医师准备：洗手和（或）卫生手消毒		2
		物品准备：卷尺		2
视诊	皮肤	有无瘀斑、肿胀、窦道		5
	外形	是否两侧对称，肘关节伸直，有无内翻（提携角＜0°）或外翻（提携角＞15°）畸形		5
触诊	软组织结构	由中心向四周检查有无发热、肿物、压痛（肱骨外上髁压痛点）、痉挛、萎缩，关节囊有无积液、空虚感	如有异常肿物，应重点检查部位、大小、质地、形态、压痛、搏动、移动度等	5
	骨性结构	Huter 线（上肢伸直，肱骨内、外上髁和尺骨鹰嘴在一直线上）及 Huter 三角（上肢完全屈曲，肱骨内、外上髁和尺骨鹰嘴形成等腰三角形）是否正常，肱桡关节部位（上肢伸直，尺骨鹰嘴的桡侧有一小凹陷）是否正常		5
叩诊	上肢纵向叩击痛	患者上肢伸直，手背屈，握拳叩击患者掌根		5
动诊	中立位	上肢完全伸直		4
	屈曲	屈曲肘关节，正常活动范围：135°～150°		4
	过伸	过伸肘关节，正常活动范围：0°～10°		4
	旋前	旋前肘关节（上臂下垂屈肘90°，拇指在上方，手背向上方向转动肘关节），正常活动范围：80°～90°	固定肩关节和腕关节，避免影响观察角度	5
	旋后	旋后肘关节（上臂下垂屈肘90°，拇指在上方，手背向下方向转动肘关节），正常活动范围：80°～90°		5
量诊	上肢长度	测量肩峰至中指指尖的距离，双侧是否等长		5
特殊检查	米尔征（Mill sign）	患者肘部伸直，腕部屈曲，前臂抗阻力外旋及伸腕时，肱骨外上髁处疼痛为阳性，常见于肱骨外上髁炎		20

续表

项目	技术操作要求	注意事项	建议得分系数
职业素养	体格检查时手法熟练，动作轻柔、流畅		5
	着装整洁，仪表端庄，举止大方		5
	人文关怀贯彻始终，注意保护患者隐私，减少因查体对患者的刺激，适当与患者交流、沟通		10
合计			100

（四）髋关节查体

评分细则

操作视频

项目		技术操作要求	注意事项	建议得分系数
操作前准备		环境准备：关闭门窗，室内光线充足、柔和，温暖适宜，温度不低于18℃，避免受凉引起不适，遮挡屏风	四肢骨骼系统查体顺序为视、触、叩、动、量、特殊试验，先检查健侧，再检查患侧。异性患者须有异性工作人员陪同	2
		患者准备：核对患者姓名等信息，嘱其脱去外裤，只穿内裤，坐在操作床上		2
		医师准备：洗手和（或）卫生手消毒		2
		物品准备：卷尺		2
视诊	皮肤	有无瘀斑、肿胀、窦道		4
	外形	患者站立，是否两侧对称，姿势、步态是否正常；患者平卧，有无屈伸、内收、外展、旋转畸形		5
触诊	软组织结构	由中心向四周检查有无发热、肿物、压痛（髋关节前间隙压痛点）、痉挛、萎缩，关节囊有无积液、空虚感	如有异常肿物，应重点检查部位、大小、质地、形态、压痛、搏动、移动度等	5
	骨性结构	髂前上棘、大转子外侧是否正常		3
叩诊	下肢纵向叩击痛	患者下肢伸直，足背屈，握拳叩击患者足跟		5
动诊	中立位	平卧位，髋膝伸直，髌骨向上	固定骨盆，避免附近关节连带活动	2
	屈曲	屈曲髋关节（一手按压髂嵴，另一手将屈曲膝关节推向前胸），正常活动范围：130°～140°		3
	后伸	后伸髋关节（患者俯卧，一手按压臀部，另一手握小腿下端，屈膝90°后上提），正常活动范围：0°～15°		3

续表

项目		技术操作要求	注意事项	建议得分系数
动诊	内收	内收髋关节，正常活动范围：20°～30°	固定骨盆，避免附近关节连带活动	3
	外展	外展髋关节，正常活动范围：30°～45°		3
	内旋	内旋髋关节（下肢伸直，髌骨及足尖向上，双手放于患者大腿下部和膝部旋转大腿，也可让患者屈髋屈膝90°，一手扶患者臀部，另一手握踝部，向相反方向运动，小腿做外展动作时，髋关节则为内旋），正常活动范围：40°～50°		3
	外旋	外旋髋关节（下肢伸直，髌骨及足尖向上，双手放于患者大腿下部和膝部旋转大腿，也可让患者屈髋屈膝90°，一手扶患者臀部，另一手握踝部，向相反方向运动，小腿做内收动作时，髋关节则为外旋），正常活动范围：30°～40°		3
量诊	下肢长度	测量髂前上棘至内踝尖的距离，双侧是否等长		5
特殊检查	滚动试验（Rolling test）	患者仰卧位，检查者将一手掌放患者大腿上，轻轻使其反复滚动，急性关节炎时可引起疼痛或滚动受限		5
	"4"字试验（Patrick sign）	患者仰卧位，健侧伸直，患侧髋与膝屈曲，大腿外展、外旋将小腿置于健侧大腿上，形成一个"4"字，一手固定骨盆，另一手下压患肢，出现疼痛为阳性。见于骶髂关节及髋关节内有病变或内收肌有痉挛的患者		5
	托马斯征（Thomas sign）	患者仰卧位，充分屈曲健侧髋膝，并使腰部贴于床面，若患肢自动抬高离开床面或迫使患肢与床面接触出现代偿性腰部前凸时，为阳性。见于髋部病变的髋关节屈曲畸形或屈髋肌挛缩或痉挛	两种检查方式选择其一即可	5
	骨盆挤压分离试验（Pelvic compression and separation test）	患者仰卧位，从双侧髂前上棘处对向挤压或向后外分离骨盆，引起骨盆疼痛为阳性。见于骨盆骨折	手法要轻柔，以免加重骨折端出血	5

续表

项目		技术操作要求	注意事项	建议得分系数
特殊检查	膝高低征（Allis' sign）	患者仰卧位，屈髋、屈膝，两足平行放于床面，足跟对齐，观察双膝的高度，如一侧膝比另一侧高时，即为阳性。见于髋关节脱位、股骨或胫骨短缩		5
职业素养		体格检查时手法熟练，动作轻柔、流畅		5
		着装整洁，仪表端庄，举止大方		5
		人文关怀贯彻始终，注意保护患者隐私，减少因查体对患者的刺激，适当与患者交流、沟通		10
合计				100

（五）膝关节查体

评分细则

操作视频

项目		技术操作要求	注意事项	建议得分系数
操作前准备		环境准备：关闭门窗，室内光线充足、柔和，温暖适宜，温度不低于18℃，避免受凉引起不适，遮挡屏风	四肢骨骼系统查体顺序为视、触、叩、动、量、特殊试验，先检查健侧，再检查患侧。异性患者须有异性工作人员陪同	2
		患者准备：核对患者姓名等信息，嘱其脱去外裤，只穿内裤，坐在操作床上		2
		医师准备：洗手和（或）卫生手消毒		2
		物品准备：卷尺		2
视诊	皮肤	有无瘀斑、肿胀、窦道		3
	外形	患者站立，是否两侧对称，姿势、步态是否正常，髌韧带两侧凹陷是否存在，有无内翻（O形腿）或外翻（X形腿）畸形		5
触诊	软组织结构	由中心向四周检查有无发热、肿物、压痛（膝关节间隙压痛点、股骨内髁结节压痛点、腓骨小头上方压痛点）、痉挛、萎缩，关节囊有无积液、空虚感	膝关节后方腘窝也要检查。如有异常包块，应重点检查部位、大小、质地、形态、压痛、搏动、移动度等	5
	骨性结构	髌骨有无脱位		3
叩诊	下肢纵向叩击痛	患者下肢伸直，足背屈，握拳叩击患者足跟		4

续表

项目		技术操作要求	注意事项	建议得分系数
动诊	中立位	平卧位，髋膝伸直，髌骨向上		3
	屈曲	屈曲膝关节，正常活动范围：120°～150°		3
	过伸	过伸膝关节，正常活动范围：0°～10°		3
	内旋	内旋膝关节（屈髋屈膝90°，一手扶患者大腿下部，另一手握小腿下端，观察足掌偏斜角度），正常活动范围：0°～10°	固定髋关节和踝关节，避免影响观察角度	3
	外旋	外旋膝关节（屈髋屈膝90°，一手扶患者大腿下部，另一手握小腿下端，观察足掌偏斜角度），正常活动范围：0°～20°		3
量诊	下肢长度	测量髂前上棘至内踝尖的距离，双侧是否等长		3
	周径	分别测量髌骨正中处、髌骨上缘近端10cm处、髌骨下缘远端10cm处的周径，双侧是否等长		4
特殊检查	侧方加压试验	患者仰卧位，将膝关节置于完全伸直位，分别做膝关节的被动外翻和内翻检查，与健侧对比。若超出正常外翻和内翻范围，则为阳性。说明有内侧或外侧副韧带损伤		5
	抽屉试验（Drawer test）	患者仰卧屈膝90°，助手固定骨盆，检查者轻坐在患侧足背上（固定），双手握住小腿上段，向后退，再向前拉。前交叉韧带断裂时，可向前拉0.5cm以上；后交叉韧带断裂者可向后退0.5cm以上		5
	麦氏征（McMurray test）	患者仰卧位，检查者一手按住患膝，另一手握住踝部，将膝完全屈曲，足跟抵住臀部，然后将小腿极度外展外旋，或内收内旋，在保持这种应力的情况下，逐渐伸直，在伸直过程中若能听到响声，或感到弹拨感，并出现疼痛为阳性。说明半月板有损伤		5
	浮髌试验（Floating patella test）	患者仰卧位，伸膝，放松股四头肌，检查者的一手放在髌骨近侧，将髌上囊的液体挤向关节腔，同时另一手示指、中指急速下压。若感到髌骨碰击股骨髁部时，为浮髌试验阳性。一般中等量积液时（50ml），浮髌试验才呈阳性		5
	髌骨研磨试验（Patella grind test）	患者仰卧位，检查者双手拇指和示指分别在髌骨上缘和下缘位置固定髌骨，向上、下、左、右推压髌骨，检查髌骨关节软骨面是否光滑，有无摩擦音和疼痛。当髌骨关节退行性变时，可触及粗糙捻米或捻沙样摩擦音，并伴有疼痛		5

续表

项目	技术操作要求	注意事项	建议得分系数
职业素养	体格检查时手法熟练，动作轻柔、流畅		5
	着装整洁，仪表端庄，举止大方		5
	人文关怀贯彻始终，注意保护患者隐私，减少因查体对患者的刺激，适当与患者交流、沟通		10
合计			100

六、颈部、乳腺查体

（一）颈部查体

操作视频

评分细则

项目	技术操作要求	注意事项	建议得分系数
操作前准备	医师准备：洗手和（或）卫生手消毒		1
	介绍自己将要进行的检查、取得患者同意		2
	物品准备：钟形听诊器		1
操作过程	颈部标志及运动：口述颈前三角及颈后三角		2
	是否颈部运动受限、颈强直		2
	颈部皮肤与包块：颈部皮肤：有无蜘蛛痣、瘢痕、感染		3
	颈部是否有包块；描述包块的部位、数目、大小、质地、活动性及其与周围器官的关系		3
	颈部血管检查：颈静脉充盈情况，是否怒张、搏动		4
	颈静脉正常：立位或坐位不显露，平卧位在锁骨上缘至下颌角连线的下 2/3 以内		4
	颈静脉怒张：坐位或半坐位时静脉充盈度超过正常		4
	颈动脉正常：安静时无颈动脉搏动		2
	血管杂音：坐位，钟形听诊器听诊。杂音的部位出现时间、性质、强度、音调、传播方向，体位和呼吸的影响	听诊器用钟形听筒，注意捂热听诊器体件	3

续表

项目		技术操作要求	注意事项	建议得分系数
操作过程	甲状腺视诊	甲状腺大小	甲状腺肿大： Ⅰ度：不能看到，但能触及 Ⅱ度：既能看到也能触及，但在胸锁乳突肌以内者 Ⅲ度：超过胸锁乳突肌外缘者	2
		甲状腺对称性		2
		嘱患者吞咽，可见甲状腺随吞咽向上移动		3
		若不易辨认，嘱患者双手至于枕后，头向后仰再观察		3
	甲状腺触诊	峡部触诊：站于患者前面时用拇指或站于患者后面时用示指		2
		从胸骨上切迹向上触摸		2
		嘱患者吞咽		2
		判断有无肿大		2
		前面触诊法：一手拇指施压于一侧甲状软骨，将气管轻轻推向对侧（后面触诊法：一手示指、中指施压于一侧甲状软骨，将气管轻轻推向对侧）		3
		另一手示指、中指在对侧胸锁乳突肌后缘向前推挤甲状腺侧叶（另一手拇指在对侧胸锁乳突肌后缘向前推挤甲状腺侧叶）		2
		拇指在胸锁乳突肌前缘触诊 （示指、中指在胸锁乳突肌前缘触诊）		2
		配合吞咽动作，重复检查（配合吞咽动作，重复检查）		3
		同样方法检查另一侧甲状腺（同样方法检查另一侧甲状腺）		5
		甲状腺触诊结果判断：轮廓、大小（分度）、表面情况（每项3分）		9
	甲状腺听诊	用钟形听诊器放于肿大的甲状腺上，辨别是否听到连续性静脉"嗡鸣"声或收缩期动脉杂音		6

续表

项目		技术操作要求	注意事项	建议得分系数
操作过程	气管	气管：坐位或仰卧位		2
		示指及环指分别位于胸锁关节上		3
		中指至于气管上		2
		观察中指是否位于示指及环指中间		3
职业素养		整个检查过程手法熟练，动作流畅		4
		着装整洁，仪表端庄，举止大方		3
		在检查过程中关注患者的感受，体现出一定的人文关怀，告知患者检查结果及进一步处理		4
		合计		100

（二）乳腺查体

操作视频

1. 适应证

（1）以"乳房肿物"为主诉的就诊者的首要诊疗方法。

（2）以乳房的其他症状或体征为主诉的就诊者的重要诊疗方法。

（3）乳腺发育后的女性常规体检及自查项目。

2. 禁忌证　月经正常的妇女，尽量避免在月经来潮前进行查体，避免雌激素对乳腺腺体的影响。

3. 评分细则

项目	技术操作要求	注意事项	建议得分系数
操作前准备	洗手和（或）卫生手消毒，戴帽子、口罩，核对患者的信息	洗手要规范 住院患者核对信息保证"三查七对"，门诊患者核对患者的姓名及门诊号	5
	选择温暖、光线充足的检查环境，注意保护患者隐私，遮挡屏风		3
	向患者解释检查目的，并取得患者配合	月经正常的妇女应尽量避开月经期，最好选择月经来潮后第9～11天	2
操作过程（注意人文关怀）	选择合适体位：选择坐位或卧位 坐位时双手自然下垂或置于膝上 仰卧位时肩背部垫一枕头使胸部适当抬起	仰卧位对于肥大且下垂的乳房更为适合，尤其是肿块较小且位于乳房深部的	5
	将患者衣服脱下，完整暴露双侧乳房，便于下一步视诊	请注意，若检查医师为男性，需要匹配一名女性医务人员协助查体	3

项目	技术操作要求	注意事项	建议得分系数
操作过程（注意人文关怀）	视诊：内容包括乳房发育情况、双乳房对称性、大小、形态、有无局限性隆起、局部凹陷及单侧乳房的上移。乳房表面的皮肤情况：红肿、破溃、橘皮样变、酒窝征、湿疹样变及静脉显露等。乳头是否同一水平、乳头凹陷、糜烂、脱屑及肉眼可见的乳头溢液等。乳晕是否有糜烂、脱屑等	乳房大小不对称时，应明确发育异常或其他原因 局限性隆起或凹陷可能是肿瘤的临床表现之一 单侧乳房的上移可能是乳房上半部肿瘤的体征之一 乳房的皮肤问题是较为特异性的乳房恶性肿瘤体征 乳头乳晕的问题也要引起查体医师的重视	15
	触诊：先健侧后患侧 触诊顺序：外上象限（含尾叶）、外下象限、内下象限、内上象限、中央象限。检查完乳腺，再检查乳头乳晕 触诊手法：用指腹将乳腺组织轻按于胸壁上，按象限全面扪诊	触诊前注意询问乳房内是否有植入物（假体、注射物或起搏器等） 触诊时注意手法轻柔、避免暴力操作、全面广泛，避免遗漏	15
	乳房阳性体征的描述方法 乳房肿物：位置、大小、质地、数量、边界、活动度、有无压痛，并通过掐腰的动作检查肿物与胸肌是否有粘连 乳头溢液：扪及位置，溢液性质描述，包括单管或多管、量、颜色、性质（浆液性、血清性、乳汁样、血性或暗褐色）	若肿物出现胸肌粘连，可能意味着肿瘤为恶性，且已属晚期 乳头溢液时，应该进行乳管镜检查及乳头溢液涂片的细胞学检查，必要时可在乳管镜直视下进行活检采取	15
	腋窝触诊：检查右侧腋窝时，应使用左手，并将患者的对应上肢扶于查体者肩膀处，使胸大肌松弛，同法检查另一侧。检查要全面，勿遗漏。检查顺序为尖群、中央群、胸肌群、肩胛下群及外侧群	腋窝触诊发现阳性体征时与乳房肿物同法描述	5
	锁骨上窝及下窝触诊：必要时可站在患者背侧，从锁骨头开始向外仔细检查		2
操作结束处理	对患者的阳性体征如实记录，并完成相关病志的书写	可在查体同时同步进行简单记录，避免遗漏	10
	协助患者整理衣物，恢复舒适体位		5
	向患者解释交代病情，并告知进一步诊疗方案	若考虑肿瘤为恶性，注意向患者表述时避免直述	5
职业素养	注重人文关怀		10
合计			100

4. 重点难点

（1）乳房组织触诊的类型

1）柔软型乳腺：乳腺腺体、小叶腺泡、结缔组织及脂肪均发育良好，分布均匀，乳房外形饱满挺拔，柔软而富有弹性，常见于年轻女性或未婚、未哺乳者。此类乳房如有病变，极易扪及，不易漏诊。

2）颗粒型乳腺：与柔软型乳腺相比，乳腺腺泡发育欠佳，亦常见于年轻女性。

3）软带型乳腺：乳腺多为乳腺小叶、腺泡退化萎缩，脂肪组织填充不佳，常见于哺乳后的中年女性，尤其是体型瘦弱者。

4）脂肪型乳腺：乳腺组织退化，被脂肪组织取代，触诊时柔软度较差，韧性较强，乳腺的质感容易与囊肿、结节混淆，应格外仔细，这种腺体常见于绝经后老年女性。

（2）触诊时各种乳房肿物的特征

1）良性肿瘤，如纤维瘤，常表现为膨胀性生长，与周围乳腺组织未粘连，因而边界清晰，活动度好。乳腺囊肿则与周围乳腺组织又融合，因此活动度稍差。但肿物质地与囊内张力相关。

2）恶性肿瘤则表现为蟹足样伸入周围的乳腺组织，触诊时活动度较差。

3）乳房良性肿瘤和早期恶性肿瘤难以分辨时，可用手轻轻抬起整个乳房，增加皮肤张力，观察轻微的皮肤牵拉症状。

4）注意乳房查体要全面、广泛，尾叶和中央部要避免遗漏。若肿物位于尾叶，应注意与副乳相鉴别。且副乳也存在癌变风险，单一的腋窝肿物在排除肺部肿瘤及腋窝淋巴结问题后，考虑可能存在副乳癌的可能。

（3）重视乳头乳晕查体：乳头查体时注意乳头活动度及肿物情况，双侧对比。如果有近期出现的乳头内陷要警惕乳晕后方的恶性肿瘤可能。

5. 人文关怀

（1）核对患者信息，注意保护患者隐私。

（2）环境安全，温度适宜处进行查体，男性医师应携带女性医务工作人员陪同查体。

（3）注意动作轻。

（4）加强与患者沟通。

（5）整个操作过程技术熟练、表现出良好的职业素养。

七、血压测量

操作视频

1. 适应证

（1）高血压的疾病诊断及治疗效果监测。

（2）了解患者的生命体征，评估患者状态。

（3）监测血压变化，间接了解循环系统的功能状况。

2. 禁忌证　无特殊禁忌证。注意血液透析的患者不用造瘘一侧的上肢测血压。

3. 评分细则

项目	技术操作要求	注意事项	建议得分系数
操作前准备	操作者准备：仪表端庄，服装整洁，修剪指甲、洗手，戴口罩		2

续表

项目	技术操作要求	注意事项	建议得分系数
操作前准备	物品准备：血压计、听诊器、记录本、笔		2
	场所要求：安静、适宜的房间		2
	患者准备：被检查者半小时内禁烟、禁咖啡、排空膀胱，安静环境下在有靠背的椅子安静休息至少5分钟		4
操作过程（注意人文关怀）	检查血压计的玻璃管有无裂损，水银有无漏出，加压气球、橡皮管、袖带有无老化、漏气，听诊器是否完好		5
	携用物至患者床旁，核对患者床号、姓名，向患者说明检查的目的、方法、注意事项。评估患者情绪及病情，嘱其安静	注意人文关怀：×床××，您好，现在需要给您测量血压，请您放松	5
	患者取坐位或仰卧位，协助患者脱去测量侧衣袖（避免向上过度卷起，以免影响血压测量结果），手臂伸直，手掌向上并轻度外展		10
	打开血压计，保持血压计"零"点，患者手臂位置（肱动脉）与心脏在同一水平（坐位时平第4肋，卧位时平腋中线）	注意手臂位置要与心脏在同一水平	10
	放平血压计，打开汞槽开关，排空袖带内空气。嘱患者手臂放平，平整地将袖带缠于患者上臂，使其下缘在肘窝以上2~3cm，松紧以能放入一指为宜。将听诊器体件置于肘窝肱动脉搏动最明显处，用一手固定，另一手握加压球，关闭气门，快速平稳充气至肱动脉搏动消失，压力再升高30mmHg左右，以恒定速率（2~6mmHg/s）缓慢放气，至听到肱动脉搏动的第一音，汞柱所指刻度为收缩压，当搏动声音消失，汞柱所指刻度为舒张压	（1）注意选择大小合适的袖带，保持袖带缠绕的松紧度 （2）疑似主动脉夹层的患者应测量双上臂血压，条件允许时需测量双下肢血压	30
操作结束处理	测量完毕，取下袖带，排尽袖带内余气，关闭气门		2
	整理袖带卷好后放回血压计盒内，血压计盒盖右倾45°，使水银全部流入槽内，关闭汞槽开关及血压计盒，平稳放置		4
	整理用物，协助患者恢复舒适体位，必要时协助穿衣，规范洗手，记录并告知血压测量值	注意人文关怀，向患者告知本次血压测量的结果	4
职业素养	操作方法正确、熟练		10
	操作过程中关心患者，保护患者隐私，患者舒适，患者/家属知晓检查者告知的事项，对操作满意		8
	动作轻巧、稳重、准确		2
合计			100

4.重点难点

（1）血压可随季节、昼夜、环境、情绪等因素影响而波动较大，而非固定不变。

（2）对于 12 岁以下儿童、妊娠妇女、严重贫血、甲状腺功能亢进症、主动脉瓣关闭不全等患者舒张压数值以动脉波动声音突然变调汞柱所指刻度为舒张压。

（3）正常情况下双上肢血压并不一致，一般推荐测量右上臂血压，正常双上肢血压差别达 5～10mmHg，若超过此范围属异常，见于多发性大动脉炎或先天性动脉畸形等。正常下肢腘动脉血压高于上肢血压达 20～40mmHg，如下肢血压低于上肢血压应考虑主动脉缩窄或胸腹主动脉型大动脉炎等。

（4）正常成人血压参考值：根据 2010 年《中国高血压防治指南》建议，正常血压为收缩压＜120mmHg，舒张压＜80mmHg；正常血压的高值是收缩压 120～139mmHg，舒张压 80～89mmHg。收缩压≥140mmHg，舒张压≥90mmHg 则为高血压。

（5）可以使用符合国际标准 [英国高血压协会（BHS）、美国医疗仪器促进协会（AAMI）和欧盟高血压协会（ESH）] 的上臂式全自动或半自动血压计。

八、生命体征测量

操作视频

评分细则

项目	技术操作要求	注意事项	建议得分系数
操作前准备	操作者准备：仪表端庄，服装整洁，修剪指甲，洗手，戴口罩		2
	物品准备：治疗盘、体温计、血压计、听诊器、有秒针的表、盛有消毒液的容器、清洁纱布、记录本、笔		5
	场所要求：安静、适宜的房间		2
	患者准备：被检查者半小时内禁烟、禁咖啡、排空膀胱，安静环境下在有靠背的椅子安静休息至少 5 分钟；危重患者无上述要求。协助患者采取坐位或卧位		3
体温测量	取出治疗盘内消毒后的体温计，将体温计刻度线甩至 35℃以下		3
	选择合适的测量方法，一般选择测量腋温 （1）腋测法：用清洁纱布或纸巾擦干腋窝的汗液，将体温计水银端放于腋窝深处并紧贴皮肤，屈臂过胸 10 分钟，必要时托扶患者手臂 （2）口测法：将消毒后的体温计头端放于患者舌下（舌系带两侧），紧闭口唇，5 分钟，用鼻呼吸，勿用牙咬 （3）肛测法：患者采取侧卧位，露出臀部，将肛门体温计头端涂润滑剂，徐徐插入肛门内，深度达肛门体温计的一半，一般为 3～4cm，测量 5 分钟	注意过程中的人文关怀，腋测法要擦干腋下汗液，屈臂过胸，贴紧皮肤。口测法患者在测量前 10 分钟内禁饮热水和冰水。测量肛温需注意体位、涂润滑剂，并注意插入深度	8

续表

项目	技术操作要求	注意事项	建议得分系数
体温测量	正确读数：一手捏住体温计的尾部，将体温计放置与视线平行，在明亮的地方缓慢转动，看到红色或银色的水银柱顶端对应的刻度位置		4
	将体温计放回至盛有消毒液的容器内		2
	记录患者的体温情况		2
测量脉搏	协助患者采取舒适的姿势，手臂轻松置于床上或桌面		3
	以示指、中指、环指的指端部位按压桡动脉，力度适中，以能感觉到脉搏搏动为宜，观察有秒针的表，计数患者的脉搏情况。一般患者可以测量 30 秒，脉搏异常的患者，测量 1 分钟		8
	观察患者的脉率、脉律、脉搏的紧张度、脉搏的强弱及脉波情况		5
	记录患者的脉搏情况		2
测量呼吸	测量脉搏后自然将目光转向患者的胸腹部，不要向患者告知，以免干扰患者的呼吸频率	注意不能向患者告知检查呼吸情况	3
	观察患者的胸腹部起伏情况，一起一伏为一次呼吸，测量 30 秒。危重患者呼吸不易观察时，用少许棉絮置于患者鼻孔前，观察棉花吹动情况，计数 1 分钟	注意观察呼吸情况时应要求检查者视线与胸壁或腹壁平行	6
	观察并记录患者的呼吸频率、呼吸深度、呼吸节律情况		3
血压测量	检查血压计的玻璃管有无裂损，水银有无漏出，加压气球、橡皮管、袖带有无老化、漏气，听诊器是否完好		3
	患者取坐位或仰卧位，协助患者脱去测量侧衣袖（避免向上过度卷起，以免影响血压测量结果），手臂伸直，手掌向上并轻度外展		3
	打开血压计，保持血压计"零"点，患者手臂位置（肱动脉）与心脏在同一水平（坐位时平第 4 肋，卧位时平腋中线）	注意手臂位置要与心脏在同一水平	3
	放平血压计，打开汞槽开关，排空袖带内空气。嘱患者手臂放平，平整地将袖带缠于患者上臂，使其下缘在肘窝以上 2～3cm，松紧以能放入 1 指为宜。将听诊器体件置于肘窝肱动脉搏动最明显处，用一手固定，另一手握加压球，关闭气门，快速平稳充气至肱动脉搏动消失，压力再升高 30mmHg 左右，以恒定速率（2～6mmHg/s）缓慢放气，至听到肱动脉搏动的第一音，汞柱所指刻度为收缩压，当搏动声音消失，汞柱所指刻度为舒张压	(1) 注意选择大小合适的袖带，保持袖带缠绕的松紧度 (2) 疑似主动脉夹层的患者应测量双上臂血压，条件允许时需测量双下肢血压	10

项目	技术操作要求	注意事项	建议得分系数
血压测量	测量完毕，取下袖带，排尽袖带内余气，关闭气门		3
	整理袖带卷好后放回血压计盒内，血压计盒盖右倾45°，使水银全部流入槽内，关闭汞槽开关及血压计盒，平稳放置		3
	整理用物，协助患者恢复舒适体位，必要时协助穿衣，规范洗手，记录并告知血压测量值		3
职业素养	操作方法正确、熟练		3
	操作过程中关心患者，保护患者隐私，患者舒适，患者/家属知晓检查者告知的事项，对操作满意	注意人文关怀，向患者告知本次测量的结果	5
	动作轻巧、稳重、准确		3
合计			100

第三节　基础技能操作规范

一、内科基本技能操作

（一）胸腔穿刺术

1. 适应证

（1）诊断性穿刺，明确积液的性质，寻找引起积液的病因。

（2）大量胸腔积液产生呼吸困难等压迫症状，抽出液体促进肺复张，缓解症状。脓胸时，冲洗脓腔，抽取脓液，治疗脓胸。

（3）胸膜腔内给药。

操作视频

2. 禁忌证

（1）胸膜粘连致胸膜腔消失者。

（2）未纠正的凝血功能异常、严重出血倾向患者、血小板计数$<50×10^9$L者。

（3）不能配合或耐受操作者：包括剧烈咳嗽、躁动不能配合操作者；体质衰弱、病情危重难以耐受操作者等。

（4）穿刺部位皮肤有感染。

（5）麻醉药品过敏者。

（6）疑为胸腔棘球蚴病患者，穿刺可引起感染扩散，不宜穿刺。

3. 评分细则

项目	技术操作要求	注意事项	建议得分系数
操作前准备	仪表端庄、服装整洁、洗手，戴口罩、帽子		2
	自我介绍，核对患者信息	姓名、性别、床号	2

项目	技术操作要求	注意事项	建议得分系数
操作前准备	确认患者存在胸腔穿刺适应证，无禁忌证，向患者及其家属交代胸穿的目的及风险，签署知情同意书	查看患者胸部影像学资料，血常规，血凝常规结果，询问有无麻醉药物过敏	5
	测量患者生命体征。告知患者注意事项	叮嘱患者操作过程中避免剧烈咳嗽、变换体位。有任何不适时及时告知	5
	准备物品 （1）治疗车上层：胸腔穿刺包（内附一次性胸腔穿刺针 12#、16#，无菌洞巾，无菌敷料，50ml 注射器 1 个，5ml 注射器 1 个，无菌试管）、聚维酮碘、消毒棉签 1 包、局麻药（2% 利多卡因 5ml）、甲紫 1 瓶、无菌止血钳 1 个、500ml 标本容器 1 个、胶布、无菌橡胶医用手套 2 副、听诊器、血压计 （2）治疗车下层：生活垃圾桶、医疗垃圾桶、锐器盒	止血钳用于固定胸腔穿刺针 注意物品有效期	3
操作过程	选择合适体位：患者骑跨在椅子上，双手臂伏于椅背上，前额伏于前臂上，充分暴露肋间隙	卧床患者，可以采取高坡卧位，患侧略向健侧转，患者前臂上举抱于枕部，便于显露穿刺部位	4
	术前行胸部查体，确认胸腔积液部位	结合胸部影像，进行胸部查体，通过视诊、叩诊、听诊，确认胸腔积液部位。检查穿刺部位皮肤有无感染、皮损等	4
	穿刺点选择：叩诊实音最明显部位为穿刺点，棉签蘸甲紫在皮肤上标记穿刺点	穿刺点 （1）选择肩胛线或腋后线第 7、8 肋间隙；腋中线第 6、7 肋间隙；腋前线第 5 肋间隙 （2）积液量少或为包裹性积液：超声定位穿刺 （3）抽气时穿刺部位一般选取锁骨中线第 2 肋间或腋中线第 4、5 肋间 常用穿刺点为肩胛线第 7、8 肋间 穿刺点在下一肋骨上缘，应避开局部皮肤感染灶	5
	消毒：以穿刺点为中心，同心圆消毒，由中心向外，消毒范围直径 15cm，聚维酮碘消毒 2 次，第 2 次消毒范围小于第 1 次	消毒范围要足够，不回消，不留白，过程中注意消毒棉签不可倒置 如为碘酊消毒，碘酊消毒 1 次，需乙醇脱碘 2 次	4
	打开穿刺包，戴无菌手套，检查穿刺针及麻醉针通畅性、密闭性	提前检查包内物品，尤其是穿刺针通畅性、密闭性，针尖是否锐利、有无倒钩	5

续表

项目	技术操作要求	注意事项	建议得分系数
操作过程	铺盖无菌洞巾	固定好洞巾，确保不移位	2
	用5ml注射器抽取2%利多卡因3～5ml，排气。双人核对麻醉药（名称，浓度，有效期）		2
	用2%利多卡因在下一肋骨上缘的穿刺点垂直进针，自皮肤至壁层胸膜逐层麻醉（先进针→回吸→无血→注射麻醉药物→进针），回抽出胸腔积液说明进入胸膜腔	如果患者胸壁或胸膜很厚，5ml注射器配套的针头长度不够，回抽不出液体，需更换较长的注射针头 如果抽出鲜血且体外凝集，则提示损伤血管，应拔针并压迫穿刺点，待平稳后，更换穿刺部位或调整方向再进针	5
	拔出麻醉针，立即纱布按压穿刺点片刻	右手示指扶住针尾与注射器乳头接头处，以防注射器和针头脱离	2
	记录麻醉的进针深度，选择合适的穿刺针，将穿刺针与麻醉针比量长度，夹闭穿刺针橡胶管	通过比针确认穿刺针进针深度	6
	操作者左手拇指与示指固定穿刺部位皮肤，右手持穿刺针沿下一肋骨上缘麻醉处垂直进针，缓缓刺入，当针锋抵抗感突然消失时表示已穿过胸膜壁层达胸膜腔	胸穿针一定要沿着下一肋骨上缘垂直于皮肤缓慢刺入	8
	助手戴无菌手套，用无菌止血钳协助固定胸穿针。操作者将胶管连接注射器，松开夹闭装置，缓慢抽取胸腔积液	一次穿刺不成功应将穿刺针退至皮下，调整穿刺方向后重新进针。两次穿刺不成功应完全退出穿刺针，再次检查穿刺针通畅性后更换位点，直到有胸腔积液抽出为止 助手用止血钳紧贴患者皮肤固定穿刺针	6
	留取胸腔积液送检（生化、常规、细菌培养、涂片或脱落细胞学、病理检查）	诊断性穿刺，一般抽取50～100ml胸腔积液即可（如怀疑恶性胸腔积液需送检胸腔积液脱落细胞学检查，则可抽取100～250ml积液送检） 为缓解症状需要，首次抽取积液不超过600ml，以后每日抽液量一般不应超过1000ml。注意缓慢抽取胸腔积液 如为脓胸，每次尽量抽尽 注射器抽取的第一管积液，不用于胸腔积液常规检查	5
	穿刺完毕，夹闭胶管，拔出穿刺针稍用力按压片刻	注意每次断开注射器前需夹闭穿刺针橡胶管，以防空气进入胸腔 避免出血和胸腔积液由穿刺孔外漏	3

续表

项目	技术操作要求	注意事项	建议得分系数
操作过程	消毒穿刺点，覆盖无菌纱布，胶布固定。协助患者整理衣服，恢复体位	注意粘贴胶布与身体纵轴垂直，超出敷料宽度一半	3
操作结束处理	整理物品，医疗垃圾分类处置	胸水消毒保留30分钟后倒入医疗污物渠道。穿刺针、注射器针头等锐器弃于锐器桶	5
	术后测量患者生命体征。书写操作记录		4
	术后患者宣教	卧床休息半小时 保持穿刺位点清洁干燥，24小时之内不要沾水。检验结果回报会第一时间告知沟通 观察术后反应，注意并发症，观察患者有无头晕、心悸、胸闷或胸部压迫感、咳嗽、气促、咳大量泡沫痰等症状并及时处理	5
总体印象	注重人文关怀，在操作前、中、后均与患者适当沟通，不重复穿刺；遵循无菌原则		5
合计			100

4. 重点难点

（1）穿刺点选择：叩诊实音最明显部位为穿刺点，避开皮肤感染处。进针部位沿下一肋骨上缘以免损伤肋间血管、神经。积液量少或为包裹性积液，超声定位穿刺。

（2）在操作过程中助手用止血钳协助固定穿刺针，防止针头退出或过深损伤肺组织。

（3）放液、抽气多少视病情而定，应缓慢为宜，不宜过快。术中应注意胸膜腔不能与外界直接相通，以免空气进入，始终保持胸腔负压。

（4）麻醉意外处理

1）术前应详细询问患者的药物过敏史。使用普鲁卡因麻醉时，术前应予以皮试，并备好肾上腺素等抢救药品。

2）一旦出现药物过敏，立即停止操作，平卧，予以吸氧、心电监护，建立静脉通道，必要时皮下注射肾上腺素。

（5）胸膜反应：穿刺过程中患者如出现头晕、心悸、出冷汗、面色苍白、胸闷或胸部压迫感、血压下降，甚至昏厥时应考虑胸膜反应，多见于精神紧张患者。处理措施：应立即停止操作，拔出穿刺针，嘱患者平卧，给予吸氧、心电监护，必要时皮下注射0.1%肾上腺素0.3～0.5ml，密切观察病情。

（6）气胸：少量气胸，患者无明显症状时观察即可，摄片随访；大量气胸时需要放置胸腔闭式引流管。患者若有机械通气，气胸可能会继续发展，甚至成为张力性气胸，应注意观察，必要时放置胸腔闭式引流管。

（7）复张性肺水肿：过快、过多抽液或引流使胸腔压力骤降、肺组织快速复张，可引起肺水肿。患者出现不同程度的缺氧和低血压。临床上表现为剧烈咳嗽、呼吸困难、呼吸急促、烦躁、发绀、心动过速、发热、恶心、呕吐，可咳大量白色或粉红色泡沫痰，甚至出现休克及昏迷。处理措施：停止引流，吸氧，坐位，双腿下垂，可使用吗啡，酌情应用糖皮质激素及利尿药，控制液体入量，严密监测病情，必要时给予无创机械通气，甚至气管内插管行有创机械通气。

（8）腹腔脏器损伤：穿刺部位过低可引起膈肌损伤以及肝脏等腹腔脏器损伤。应尽量避免在肩胛线第9肋间和腋后线第8肋间以下进行穿刺。

（9）出血：少量出血多见于胸壁皮下出血，一般无须处理。如损伤肋间动脉可引起较大量出血，血胸，需立即止血，抽出胸腔内积血，监测血压、心率、血红蛋白。如怀疑血胸，术后应严密监测血压、心率，严重者按大量失血处理（建立静脉通道，补液，输血）及外科手术止血等。

（10）胸腔内感染：主要见于操作者无菌观念不强，操作过程中引起胸膜腔感染所致。一旦发生应全身使用抗菌药物，并进行胸腔内局部处理。形成脓胸者应行胸腔闭式引流术，必要时外科处理。

（11）其他并发症：包括咳嗽、疼痛、局部皮肤感染等，给予对症处理即可。

5. 人文关怀

（1）核对患者信息，充分告知胸腔穿刺术风险及获益，签署知情同意书。

（2）胸腔穿刺术应在环境安全、温度适宜处进行，并且保护患者隐私。

（3）遵循无菌原则。

（4）加强与患者沟通。

（5）整个操作过程技术熟练、表现出良好的职业素养。

（二）腹腔穿刺术

操作视频

1. 适应证

（1）明确腹水性质，寻找病因，协助诊断。

（2）缓解大量腹水引起的严重腹胀、胸闷、气促、少尿等症状。

（3）腹腔内注入药物。

（4）腹水回输治疗。

（5）形成人工气腹，行腹腔镜检查。

2. 禁忌证

（1）躁动不能合作。

（2）肝性脑病前期（相对禁忌证）及肝性脑病。

（3）电解质严重紊乱。

（4）腹腔内广泛粘连。

（5）包虫病。

（6）巨大卵巢囊肿等非腹水患者。

（7）明显出血倾向（相对禁忌证）。

（8）妊娠中后期。

（9）肠麻痹、腹部胀气明显。

3. 评分细则

项目	技术操作要求	注意事项	建议得分系数
操作前准备	仪表端庄、服装整洁、洗手、戴口罩、帽子		2
	物品准备 (1) 治疗车上层：腹腔穿刺包，常规消毒治疗盘 1 套、碘酊、乙醇（或聚维酮碘）、消毒棉签，局麻药（2% 利多卡因 5ml），无菌手套 2 副，皮尺，血压计，多头腹带，培养瓶，引流袋等 (2) 治疗车下层：生活垃圾桶，医用垃圾桶，锐器盒	注意物品有效期	3
	自我介绍，核对患者信息，签署知情同意书		5
	嘱患者排空膀胱	穿刺过程中未排空膀胱易造成膀胱损伤，尿潴留患者应行留置导尿管后完成腹腔穿刺	5
	测量腹围、测脉搏、血压		5
操作过程（注意人文关怀）	选择合适体位：如坐位、平卧位、半卧位或左侧卧位	常用为平卧位 大量腹水患者背部准备腹带	2
	术前行腹部查体，叩诊移动性浊音，确认有腹水	查体的目的 (1) 核实腹水情况 (2) 检查有无病变、瘢痕、皮损、包块	3
	选择穿刺点 (1) 脐与左髂前上棘连线中外 1/3 交点处 (2) 脐与耻骨联合连线中点上 1cm，偏左或偏右 1.5cm 处 (3) 侧卧位脐水平线与腋前线或腋中线的交点 (4) 少量或包裹性积液，须在超声引导下定位穿刺	常用穿刺位点为：脐与左髂前上棘连线中外 1/3 交点处 注意穿刺位点为一处区域，并非只有一个点	10
	以穿刺点为中心，同心圆消毒，由中心往外，消毒范围直径 15cm，聚维酮碘消毒 2 次，第 2 次消毒范围小于第 1 次	如用碘酊和乙醇消毒，碘酊消毒 1 次，乙醇脱碘 2 次 消毒范围要足够，不回消、不留白，过程中注意消毒棉签不可倒置	6
	打开穿刺包，戴无菌手套，检查穿刺针及麻醉针是否通畅、密闭。铺无菌洞巾	提前检查包内物品，尤其是穿刺针通畅性，如先进行麻醉，将导致麻醉后无法进行比针	5
	用 5ml 无菌注射器抽取 2% 利多卡因 3ml 以上，双人核对		2

续表

项目	技术操作要求	注意事项	建议得分系数
操作过程（注意人文关怀）	自皮肤至腹膜以 2% 利多卡因逐层麻醉（先进针→回吸→无血→注射麻醉药物→进针），回抽出腹水说明进入腹腔	注意不要麻醉回吸同时向内进针	6
	拔出麻醉针后立即用左手纱布按压止血	右手示指扶住针尾与注射器乳头接头处，以防注射器和针头脱离	2
	比针：将穿刺针与麻醉针比量长度	通过比针确认穿刺针进针深度	4
	术者左手示指及中指固定穿刺部位皮肤，右手持穿刺针经麻醉处逐步刺入腹壁，待感到针尖抵抗突然消失时，表示针尖已穿过腹膜壁层，即可抽取腹水	大量腹水患者应移行（"Z"字形）进针 一次穿刺不成功应将穿刺针退至皮下，调整穿刺方向后重新进针。两次穿刺不成功应完全退出穿刺针，再次检查穿刺针通畅性后更换位点。三次穿刺不成功应请求上级医师帮助或超声引导下穿刺	15
	助手戴手套协助固定穿刺针，连接注射器，松开夹闭装置，缓慢抽取腹水，第一管弃去，留取腹水送检（生化、常规、细菌培养、涂片或脱落细胞学检查）	腹腔放液不宜过多过快，首次放液量不超过 1000ml 血性腹水仅留取标本送检，不宜大量放液 注意断开注射器前需夹闭穿刺针橡胶管	5
	穿刺完毕，夹闭胶管，拔出穿刺针按压数分钟止血，消毒穿刺位点，覆盖无菌纱布，胶布固定。为患者恢复衣物，恢复体位	注意粘贴胶布与身体纵轴垂直，超出敷料宽度一半 大量腹水患者需用多头腹带加压包扎	3
操作结束处理	垃圾分类放置 整理物品	腹水消毒保留 30 分钟后倒入医疗污物渠道，穿刺针、注射器针头等锐器弃于锐器桶，其余物品弃于医用垃圾桶中	5
	术后测量患者血压、脉搏、腹围；书写有创操作记录		2
	术后患者宣教	保持穿刺位点清洁干燥，24 小时之内不要沾水；尽量保持穿刺点朝上体位；检验结果回报会第一时间告知沟通	5
职业素养	注重人文关怀，在操作前、操作中、操作后均与患者适当沟通，不重复穿刺；注意无菌原则		5
合计			100

4. 重点难点

（1）穿刺位点选择：尽量避开腹部手术瘢痕、曲张的腹壁静脉及肠祥明显处。以下情况尽量采用 B 超定位后进行穿刺。

1）巨脾。

2）包裹性腹水有分隔或少量腹水。

3）妊娠期妇女。

4）腹部有包块者，特别是腹腔内巨大肿瘤，尤其腹主动脉瘤者，不可选择脐与耻骨联合连线中点上 1cm 偏左或偏右 1.5cm 处。

（2）麻醉意外处理

1）术前应详细询问患者的药物过敏史。使用普鲁卡因麻醉时，术前应予以皮试。并备好肾上腺素等抢救药品。

2）一旦出现药物过敏，立即停止操作，平卧，予以吸氧、心电监护，建立静脉通道，皮下注射肾上腺素。

（3）腹膜反应

1）主要表现：头晕、恶心、心悸、气促、脉快、面色苍白，由于腹膜反应或腹压骤然降低，内脏血管扩张而发生血压下降甚至休克等现象所致。

2）处理：应立即停止操作，拔出穿刺针，让患者平卧，必要时皮下注射 0.1% 肾上腺素 0.3～0.5ml，密切观察病情，注意血压变化，防止休克。

（4）大量放液应补充白蛋白：一般每放 1000ml 腹水，补充 6～8g 白蛋白。大量放液时如出现肝性脑病或休克，立即停止操作。

5. 人文关怀

（1）核对患者信息，充分告知腹腔穿刺术风险及获益，签署知情同意书。

（2）腹腔穿刺术应在环境安全，温度适宜处进行，并且保护患者隐私。

（3）注意无菌原则。

（4）加强与患者沟通。

（5）整个操作过程技术熟练、表现出良好的职业素养。

操作视频

（三）腰椎穿刺术

1. 适应证

（1）在下列情况下需进行脑脊液分析以协助诊断：各种病因所致的脑与脊髓的炎症性疾病，吉兰-巴雷综合征、脱髓鞘疾病等神经系统免疫性疾病，蛛网膜下腔出血、脑出血等脑与脊髓的脑血管病变，淋巴瘤、脑膜转移性肿瘤等肿瘤性病变及其他情况。

（2）脑脊液压力及脑脊液动力学检查。

（3）注射造影剂及药物：脊髓造影时注射造影剂；注射抗肿瘤药、镇痛药及抗生素。

2. 禁忌证

（1）局灶性颅内压增高，有脑疝形成的征兆。

（2）穿刺点附近皮肤或皮下组织感染。

（3）凝血功能障碍。

（4）休克、衰竭或濒危状态。

（5）颅后窝或高位颈段脊髓有占位性病变。

3. 评分细则

项目	技术操作要求	注意事项	建议得分系数
操作前准备	仪表端庄，服装整洁，洗手，戴口罩，帽子		1
	物品准备 （1）治疗车上层：一次性腰椎穿刺包，常规消毒治疗盘1套，碘酊、乙醇（或0.5%聚维酮碘）、消毒棉签，局麻药（2%利多卡因5ml），胶布，血压计，检眼镜等 （2）治疗车下层：生活垃圾桶，医用垃圾桶，锐器盒	注意物品有效期	1
	核对患者信息，自我介绍，说明操作目的		3
	检查眼底查看有无视盘水肿	如有明显视盘水肿或脑疝先兆者禁忌穿刺，先快速静脉滴注20%甘露醇	2
	核对血常规、血凝常规、影像学（CT或MRI）检查，明确有无禁忌证		1
	测量生命体征		1
	询问有无利多卡因过敏史		1
	签署知情同意书		1
	嘱患者排空膀胱		1
	遮挡屏风		1
操作过程（注意人文关怀）	选择合适体位：患者侧卧，背部靠近床沿，背部与床面垂直，头向前胸部屈曲，双下肢屈曲贴近腹部，双手抱膝，使躯干尽可能呈弓形	或由助手在操作者对面用一手抱住患者头部，另一手挽住双下肢腘窝处并用力抱紧，使脊柱尽量后突以增宽椎间隙，便于进针	5
	确定穿刺点：一般以双侧髂嵴最高点连线与后正中线交汇处为穿刺点，相当于L3～L4椎间隙；标记穿刺点	有时也可在上一个或下一个腰椎间隙进行	5
	消毒：以穿刺点为中心，由内向外，消毒范围直径＞15cm，0.5%聚维酮碘消毒2次，第2次消毒范围小于第1次	如用碘酊、乙醇消毒，碘酊消毒1次，乙醇脱碘2次；消毒范围要足够，覆盖上、下两个椎间隙；不回消、不留白，过程中注意消毒棉签不可倒置	5
	查看腰穿包的包装是否完整，是否在有效期内；打开腰穿包，戴无菌手套；清点包内物品，检查穿刺针是否通畅		5
	铺无菌洞巾，助手协助固定		4

续表

项目		技术操作要求	注意事项	建议得分系数
操作过程（注意人文关怀）	局麻	双人核对麻醉药		2
		用 5ml 无菌注射器抽取 2% 利多卡因 3ml，排气		2
		先打皮丘		2
		而后垂直进针，回抽，无血，注药，采取逐层浸润麻醉		2
		拔针后用纱布按压止血		2
	穿刺	再次确认穿刺位点	针尖可略向头侧倾斜，进针时注意针尖斜面朝上，当穿刺成功后，将针尖斜面转向头侧；成人进针深度 4~6cm	2
		术者左手固定穿刺点皮肤，右手持针		2
		针尖斜面朝上		2
		以垂直背部方向缓慢刺入		2
		当针头穿过韧带与硬脊膜时，有阻力消失落空感，此时缓慢拔出针芯，见液体流出为穿刺成功。当穿刺成功后，将针尖斜面转向头侧		8
		测脑脊液压力：嘱患者放松，请助手协助缓慢将双腿伸直；缓慢拔出针芯，连接测压管，脑脊液在管内上升到一定水平出现液面随呼吸有轻微波动，此时的读数值为患者的脑脊液压力数值。必要时做压腹、压颈试验	读数时视线与管内脑脊液水平面同高	10
		无菌留取脑脊液标本送检	缓慢留取脑脊液送检顺序：第一管进行病原学检查；第二管进行生化和免疫学检查；第三管进行细胞计数及分类；第四管根据患者情况进行特异性化验：如怀疑肿瘤性病变可送脱落细胞学检查	5
		穿刺完毕，拔出穿刺针，再次消毒穿刺部位，无菌纱布覆盖固定		2
操作结束处理		为患者恢复衣被，恢复体位；交代术后注意事项，嘱其去枕平卧 4~6 小时，多饮水	保持穿刺位点清洁干燥，24 小时之内不要沾水；检验结果回报会第一时间告知沟通	4
		术后测量生命体征；再次洗手；书写操作记录		3
		物品处理得当，垃圾分类放置	穿刺针、注射器针头等锐器弃于锐器桶，其余医疗垃圾弃于医用垃圾桶中，各类包装袋弃于生活垃圾桶中	3

项目	技术操作要求	注意事项	建议得分系数
职业素养	无菌操作：严重违反无菌原则，每处扣 10 分，最多扣 30 分 （1）穿刺前未消毒 （2）穿刺前未戴手套 （3）穿刺前未铺巾 （4）操作中手套等无菌物品污染后未更换继续操作		
	操作熟练、动作流畅；人文关怀贯穿始终；分工明确、配合默契		10
	合计		100

4. 重点难点

（1）操作注意事项

1）严格掌握禁忌证，凡怀疑有颅内压升高者必须先做眼底检查，如有明显视盘水肿或有脑疝先兆者，禁忌穿刺。

2）穿刺时患者如出现呼吸、脉搏、面色异常等情况时，立即停止操作，并做相应处理。

3）鞘内给药时，先放出与鞘注药物等量的脑脊液，然后再等量置换药液注入。

（2）穿刺位点选择：一般以双侧髂嵴最高点连线与后正中线交汇处为穿刺点，相当于 L3～L4 椎间隙，有时也可在上一或下一腰椎间隙穿刺。

（3）并发症及处理

1）腰椎穿刺后头痛：是最常见的腰椎穿刺并发症，见于穿刺后 24 小时。患者卧位时头痛消失，坐位时头痛加剧。多为枕部跳痛，可持续 1 周。病因可能是穿刺点渗出或脑组织牵拉、移位。腰椎穿刺后嘱患者去枕平卧 6 小时、多饮水，尽量使用细的腰椎穿刺针，穿刺针的针尖斜面与患者身体长轴平行有助于预防腰椎穿刺后头痛。

2）马尾及脊髓圆锥损伤：少见。腰椎穿刺过程中如果突然出现感觉异常，如下肢麻木或疼痛，应立即停止穿刺。

3）小脑或延髓下疝：腰椎穿刺过程中或穿刺后发生脑疝非常少见，多见于高颅内压患者，及早发现则可以治疗。

4）脑膜炎：少见。加强无菌操作可减少发生。

5）蛛网膜下腔或硬膜下腔出血：见于正在接受抗凝治疗或存在凝血功能障碍的患者，可导致瘫痪。

（4）压腹和压颈试验

1）压腹试验：腰椎穿刺时，检查者以拳头用力压迫患者腹部，持续 20 秒。脑脊液在测压管中迅速上升；解除压迫后，脑脊液在测压管中迅速下降至原水平，说明腰椎穿刺针在穿刺处的蛛网膜下腔。如果压腹试验脑脊液在测压管中液平不上升或上升十分缓慢，说明腰椎穿刺针不在蛛网膜下腔。

2）压颈试验：腰椎穿刺成功后，将血压计气囊缠于患者颈部，接上血压表。先做压腹试验，证明腰椎穿刺针在脊髓蛛网膜下腔内。由助手将血压计气囊内压力升至 20mmHg 并维持。

术者从加压起每 5 秒报脑脊液水柱高度数 1 次，由助手记录，共报 30 秒。然后由助手将气囊气体放掉，在放气时，仍每 5 秒报水柱高度数 1 次并记录。按同样方法，分别将气囊压力升至 40mmHg 及 60mmHg，重复上述步骤取得三组压力变化读数。压力分析：椎管通畅时，每次压颈后脑脊液迅速上升，去除颈部压力后脑脊液迅速下降至原来水平的水柱高度；椎管部分阻塞时，压颈后脑脊液上升缓慢，水柱高度较低，放压后脑脊液下降缓慢，并不能回到原水平的高度数；椎管完全阻塞时，压颈后脑脊液不上升，但压腹后脑脊液水平仍能上升和下降到原水平。

5. 人文关怀

（1）核对患者信息，充分告知腰椎穿刺术的目的及风险，签署知情同意书。

（2）腰椎穿刺术应在环境安全，温度适宜处进行，并且保护患者隐私。

（3）注意无菌原则。

（4）加强与患者沟通。

（5）整个操作过程技术熟练、表现出良好的职业素养。

（四）骨髓穿刺术

1. 适应证

（1）各类血液病的诊断和全身肿瘤性疾病是否有骨髓侵犯和转移。

（2）原因不明的肝、脾、淋巴结肿大及某些发热原因未明者。

（3）某些传染病或寄生虫病需骨髓细菌培养或涂片寻找病原体，如伤寒沙门菌的骨髓培养和骨髓涂片寻找疟原虫和利-杜小体、组织胞浆菌。

（4）诊断某些代谢性疾病，如戈谢（Gaucher）病，只有骨髓找到戈谢细胞才能确诊。

（5）观察恶性血液病如白血病等的治疗反应；通过检测骨髓预后基因帮助判断预后。

2. 禁忌证

（1）血友病及有严重凝血功能障碍者，当骨髓检查并非唯一确诊手段时，不宜进行此种检查，以免引起局部严重迟发性出血。

（2）骨髓穿刺局部皮肤有感染。

3. 评分细则

操作视频

项目	技术操作要求	注意事项	建议得分系数
操作前准备	仪表端庄、服装整洁、洗手、戴口罩、帽子		2
	物品准备 （1）治疗车上层：骨髓穿刺包，常规消毒治疗盘 1 套，碘酊、乙醇（或聚维酮碘）、消毒棉签，局麻药（2% 利多卡因 5ml），无菌手套 2 副，干净载玻片 12 张，推片 2 张，耳血针、EDTA 抗凝管、肝素抗凝管等 （2）治疗车下层：生活垃圾桶，医用垃圾桶，锐器盒	注意物品有效期	3
	自我介绍，核对患者信息，签署知情同意书		5

续表

项目	技术操作要求	注意事项	建议得分系数
操作前准备	若血小板低，或血凝常规有异常，应强调出血风险		2
	操作者洗手，测脉搏、血压		2
操作过程（注意人文关怀）	选择合适体位：如仰卧位、俯卧位、侧卧位或坐位	（1）髂后上棘常用俯卧位，腹部大包块、肝脾大患者应仰卧位或侧卧位，髂前上棘和胸骨穿刺用仰卧位 （2）腰椎棘突用坐位或侧卧位	2
	选择穿刺点 （1）髂后上棘穿刺点：腰5和骶1水平旁开约3cm一圆钝突起处 （2）髂前上棘穿刺点：髂前上棘后1～2cm较平的骨面 （3）胸骨穿刺点：胸骨柄或胸骨体相当于第1、2肋间隙中线部位 （4）腰椎棘突穿刺点：位于腰椎棘突突出处；穿刺难度大，不常用	（1）注意穿刺位点为一处区域，并非只有一个点 （2）常用位点为髂后上棘，此处穿刺较易成功，且安全，当其他部位骨穿无法确诊疾病时，需做胸骨穿刺	10
	操作者洗手；以穿刺点为中心，同心圆消毒，由中心往外，消毒范围直径15cm，聚维酮碘消毒2次，第2次消毒范围小于第1次	如用碘酊、乙醇消毒，碘酊消毒1次，乙醇脱碘2次；消毒范围要足够，不回消、不留白，过程中注意消毒棉签不可倒置	6
	检查穿刺包有效期和密闭性；打开穿刺包，戴无菌手套，检查穿刺针及麻醉针是否通畅、密闭铺无菌洞巾	（1）提前检查包内物品。尤其是穿刺针通畅性，如先进行麻醉，将导致麻醉后无法进行比针 （2）患者坐位或侧卧位时，助手应胶布固定洞巾，注意无菌原则	5
	用5ml无菌注射器抽取2%利多卡因3ml以上，双人核对		2
	自皮肤至骨膜以2%利多卡因逐层麻醉（先进针→回吸→无血→注射麻醉药物→进针），注射器针头至骨膜后记住进针深度，同时以穿刺点为中心，行多点麻醉	逐层麻醉时，注射器保持与骨面垂直，注意不要麻醉回吸同时向内进针，骨面坚硬、粗糙，麻醉注射器针头无法继续进针	7
	拔出麻醉针后立即用左手纱布按压止血	右手示指扶住针尾与注射器乳头接头处，以防注射器和针头脱离	2
	比针：将骨穿针与麻醉针比量长度，调节穿刺针螺旋，使穿刺针固定器固定于比麻醉用注射器针头的进针长度长0.5～1cm处	（1）通过比针确认穿刺针进针深度 （2）胸骨、腰椎棘突穿刺时，一般固定在距针尖1cm处，髂前上棘、髂后上棘穿刺时，一般固定在据针尖约1.5cm处	5

项目	技术操作要求	注意事项	建议得分系数
操作过程（注意人文关怀）	穿刺：术者左手拇指与示指固定穿刺部位皮肤 （1）髂前上棘和髂后上棘穿刺时：右手持穿刺针垂直于骨面经麻醉刺入，当突然感到穿刺阻力消失，且穿刺针固定在骨质内时，表示穿刺针已进入骨髓腔 （2）胸骨穿刺时：右手持穿刺针，针头斜面朝向骨髓腔，针尖指向患者头部，穿刺针与骨面呈 70°～80°，进针，刺入深度 0.5～1cm，穿刺针固定在骨质内即可 （3）腰椎棘突穿刺时：右手持穿刺针，与骨面垂直方向刺入，进针深度 0.5～1cm，穿刺针固定在骨质内即可	（1）穿刺前，确保穿刺针与针芯吻合良好，无错位，避免组织堵塞穿刺针 （2）当穿刺针的针尖接触骨面时，沿穿刺针的针体长轴左右旋转穿刺针，并向前推进，缓缓刺入骨质 （3）髂前上棘、髂后上棘穿刺成功时可有突破感；胸骨、腰椎棘突穿刺成功时，一般无突破感 （4）两次穿刺不成功应请求上级医师帮助	15
	抽吸：拔出穿刺针针芯，放于无菌盘内，接 20ml 无菌注射器，负压抽吸，当注射器内见到骨髓液时，表示穿刺成功 若未抽出骨髓液，原因有： （1）穿刺深度不够，或穿刺方向不对 （2）穿刺针被皮肤、骨质等组织堵塞 （3）干抽：操作者技术不佳，或骨髓液过于黏稠（如骨髓纤维化、白血病等）	（1）接无菌注射器时，应旋紧注射器与穿刺针连接处，形成负压环境，利于抽吸 （2）未抽出骨髓液时：如为穿刺深度不够、穿刺方向不对、穿刺针被皮肤、骨质等组织堵塞，重新插上针芯，稍旋转或进针少许，再接上无菌注射器抽吸 （3）如为干抽，更换为技术熟练的操作者，或换部位骨穿	5
	抽取骨髓液 （1）留取骨髓细胞学涂片：适当力量快速抽取骨髓液 0.1～0.2ml，即注射器针栓部分见到骨髓液即可 （2）留取其他骨髓检查：留取骨髓液涂片标本后，再抽取骨髓液，留取免疫分型、基因、骨髓培养等标本	（1）标本留取顺序：骨髓涂片，骨髓培养，免疫分型，染色体，基因检测等 （2）不能一次性抽取大量骨髓液留取骨髓涂片，会导致混血，细胞学检查出现误差	3
	制片：抽取 0.1～0.2ml 骨髓液后，迅速取下注射器，送回针芯，将骨髓液滴在载玻片上，由助手用推片蘸取少许骨髓液涂片 6～8 张	（1）制片时载玻片、推片都应干净，未接触过其他标本 （2）提前于载玻片上标记患者姓名和标本类型（"M"表示骨髓）	4
	穿刺完毕，拔出有针芯的穿刺针，按压数分钟止血，消毒穿刺位点，覆盖无菌纱布，胶布固定，协助患者恢复衣物、体位	（1）胶布与身体纵轴垂直，超出敷料宽度一半 （2）若患者血小板较低，或存在血凝异常，可适当延长按压时间	3
操作结束处理	垃圾分类放置，整理物品	穿刺针、注射器针头等锐器弃于锐器桶，其余物品弃于医用垃圾桶中	5

项目	技术操作要求	注意事项	建议得分系数
操作结束处理	术后测量患者血压、脉搏；书写有创操作记录		2
	术后患者宣教	保持穿刺位点清洁干燥，24 小时之内不要沾水；检验结果回报会第一时间告知、沟通	5
职业素养	注重人文关怀，在操作前、操作中、操作后均与患者适当沟通，不重复穿刺；注意无菌原则		5
	合计		100

4. 重点难点

（1）穿刺位点选择

1）感染部位不穿刺。

2）胸骨较薄，其后为心脏、大血管，穿透胸骨会发生严重意外；穿刺胸骨时，穿刺针长度固定在 1cm 左右，与胸骨呈 70°～80° 角，进针务必缓慢，穿刺阻力消失且穿刺针固定在骨质内即停止进针。

3）髂后上棘穿刺部位骨髓腔大，骨髓液含量丰富，操作安全，为骨髓移植抽取大量骨髓时首选部位。

（2）麻醉意外处理

1）术前应详细询问患者的药物过敏史。使用普鲁卡因麻醉时，术前应予以皮试。并备好肾上腺素等抢救药品。

2）一旦出现药物过敏，立即停止操作，平卧，予以吸氧、心电监护，建立静脉通道，皮下注射肾上腺素。

（3）穿刺成功标志

1）穿刺针固定于骨质中，不需手扶。

2）抽取骨髓时，患者有短暂、轻微痛感。

3）抽出的骨髓中可见骨髓小粒（白色、形态不规则、大小不一）和脂肪滴。

（4）制片注意事项

1）骨髓液过多时，应将载玻片倾斜放置，让多余血液下流，避免稀释。

2）合格的骨髓片要有头、体、尾三部分，推片速度适宜、力度适中，过快、过于用力无法形成三部分，过慢则骨髓液会凝固。

3）涂片厚度要适宜，预估骨髓增生旺盛时应薄涂，预估骨髓增生低下时应厚涂。

（5）穿刺针折断在骨内

1）请骨科协助处理。

2）原因：骨质过硬，或穿刺针摆动幅度过大。

3）骨质过硬时，不要强行进针；穿刺时沿穿刺针长轴左右旋转、向骨内缓慢进针。

5. 人文关怀

（1）核对患者信息，充分告知骨髓穿刺术风险及获益，签署知情同意书。

（2）骨髓穿刺术应在环境安全，温度适宜处进行，并且保护患者隐私。

（3）注意无菌原则。

（4）加强与患者沟通。

（5）整个操作过程技术熟练、表现出良好的职业素养。

（五）三腔二囊管置管术

操作视频

1. 适应证　一般止血措施难以控制的门静脉高压合并食管-胃底静脉曲张破裂出血。

（1）经输血、补液、药物治疗难以控制的出血。

（2）手术后，内镜下注射硬化剂或套扎术后再出血，一般止血治疗无效。

（3）内镜下紧急止血操作失败，或无紧急手术、内镜下行硬化剂注射或套扎术的条件。

2. 禁忌证

（1）病情垂危或躁动不合作。

（2）咽喉、食管肿瘤病变或曾经手术。

（3）胸腹主动脉瘤。

（4）严重冠心病、高血压、心功能不全者。

3. 评分细则

项目	技术操作要求	注意事项	建议得分系数
操作前准备	仪表端庄、服装整洁、洗手、戴口罩、帽子		2
	物品准备 （1）治疗车上层：三腔二囊管、治疗巾、治疗碗2个、50ml注射器2个、止血钳3把、镊子2个、无菌包（内备弯盘1个、无菌纱布2块）、液体石蜡、0.5kg重物（沙袋或者盐水瓶）、胶布、凉开水、胃肠减压器、滑轮、绳（或绷带）、手套、棉签、辅助用品（血压计、听诊器、手电筒、压舌板） （2）治疗车下层：生活垃圾桶，医用垃圾桶，锐器盒	注意物品有效期	3
	核对患者信息，测量生命体征（血压、呼吸、脉搏），评价意识状态		3
	告知操作目的、过程，可能的风险、需要配合事项。签署知情同意书		3
	询问有无鼻腔手术史，检查两侧鼻腔有无鼻中隔偏曲及黏膜破损		2
三腔二囊管准备	检查三腔二囊管胶皮是否老化		1
	检查三腔二囊管通畅性	测压后抽空胃囊和食管囊内气体，止血钳夹闭	2
	注气（胃囊腔注气250ml、食管囊腔注气100ml）—检查有无漏气、测压—抽气		2

续表

项目	技术操作要求	注意事项	建议得分系数
三腔二囊管准备	标记三个腔及置管深度（长度约为前额发际至胸骨剑突）	（深度约 65cm 或自二囊衔接处标记 55cm）	2
操作过程（注意人文关怀）	选择合适体位：取平卧位、头偏向一侧（或取半卧位，也可取左侧卧位）		2
	铺治疗巾，润滑鼻孔		3
	润滑：用液体石蜡充分润滑三腔二囊管	充分润滑有利于提高插管成功率	5
	置管：持三腔二囊管沿一侧鼻腔进入，到咽喉部（约 15cm）助手检查口腔内有无盘曲，嘱患者做吞咽动作，顺势插入。插管至 65cm 或胃管内抽出胃内容物时，表示三腔二囊管头端已至胃内	判断三腔二囊管置入胃内 3 种方法 （1）胃管内抽出胃内容物 （2）向胃内注气能听到胃内气过水音可证明三腔二囊管插入胃内 （3）如胃管内有气泡逸出，可能误入气管	20
	胃囊注气：先用注射器向胃囊内注气 200～300ml（囊内压 40mmHg），并用钳子钳住胃气囊开口端以免气体外漏		5
	牵引：将三腔二囊管向外牵引，使已膨胀的胃气囊压在胃底部，牵引时感到有中等阻力感为止。用宽胶布将三腔二囊管固定于患者的面部或用 0.5kg 的盐水瓶或沙袋拉于床前的牵引架上（最好用滑轮）		5
	抽胃内容物及护理 （1）用注射器经胃管吸出全部胃内容物后，将胃管连接于胃肠减压器上 （2）也可以每隔 15～30 分钟用注射器抽一次胃液，每次抽净，以了解出血是否停止，如减压器内引流液或抽出胃液无血迹、色淡黄，表示压迫止血有效 （3）每隔 12～24 小时放气 15～30 分钟，避免压迫过久引起黏膜糜烂	可自减压器中了解止血是否有效	10
	食管囊注气 （1）食管气囊内注入 100～150ml 空气，气囊压迫食管下段 1/3 部位 （2）测气囊压力保持在 35～45mmHg 为宜，具体囊内压力大小可根据实际需要来调整，管口用止血钳夹住 （3）食管囊压迫 8～12 小时为宜，每隔 8～12 小时放气 30～60 分钟，避免压迫过久引起黏膜糜烂	一般情况下仅用胃囊即可达到止血目的，若效果欠佳，可向食管囊注气	5

续表

项目	技术操作要求	注意事项	建议得分系数
操作过程（注意人文关怀）	拔管 （1）拔管前服液体石蜡 20ml，10 分钟后先放松食管囊，然后放松牵引，将管向内略送（气囊、胃底黏膜分离）去止血钳，气囊自行放气，抽取胃液观察是否有活动出血 （2）一旦发现活动出血，立即再行充气压迫 （3）如无出血，观察 24 小时，可予拔管。拔管前先 20ml 液体石蜡口服，气囊内气体抽尽，缓慢拔出	（1）出血停止后 24 小时，先放出食管囊气体，然后放松牵引，再放出胃囊气体，继续观察有无出血。观察 24 小时仍无出血者，即可考虑拔出三腔二囊管 （2）拔管后观察囊壁上的血迹，以了解出血的大概部位	10
操作结束处理	垃圾分类放置。整理物品		3
	术后测量患者血压、脉搏、腹围；书写有创操作记录		2
	术后患者宣教		5
职业素养	注重人文关怀，操作是否熟练、稳重、有条不紊；物品处理是否得当。在操作前、操作中、操作后均与患者适当沟通，不暴力插管，注意无菌原则		5
合计			100

4. 重点难点

（1）注意事项：做好插管前患者的心理指导能提高插管的成功率。

1）取左侧卧位插管优于平卧位插管，取左侧位头稍向前，喉头位置向左移位，左侧的会厌襞呈水平位，掩盖左侧梨状窝，右侧梨状窝变平坦，易使管道顺右侧梨状窝进入食管内。

2）充分利用液体石蜡的润滑作用，可提高插管成功率，减少黏膜损伤。

3）插管过咽喉部后嘱患者继续做吞咽动作可减少呕吐，提高成功率。

4）三腔二囊管可使 80% 食管-胃底静脉曲张出血得到控制，但拔管后约 50% 患者会再发出血，且易并发食管溃疡、呼吸道感染等。故目前仅限于药物和内镜治疗不能控制的情况。

（2）并发症及处理

1）鼻咽部及食管黏膜损伤、狭窄乃至梗阻：由于大出血时患者躁动不配合，食管处于痉挛状态，操作者强行插管易损伤食管黏膜甚至肌层组织，导致瘢痕狭窄。为防止上述并发症，应充分润滑后再行插管，动作轻柔。

2）心动过缓：膨胀的气囊压迫胃底，导致迷走张力突然提高所致。应立即抽出胃囊内气体并吸氧，症状可消失。

3）呼吸困难：插管时胃囊未完全过贲门，充气后嵌顿于贲门口或食管下段，或气囊漏气后脱入喉部。如为胃囊充气不足引起，应放尽囊内气体，将管送至胃内，重新注气。

4）食管穿孔：①避免暴力操作；②压迫时间不宜过长；③操作者操作动作应轻柔、敏捷，避免过度刺激。

5. 人文关怀

（1）核对患者信息，充分告知三腔二囊管置管术风险及获益，签署知情同意书。

（2）插管前做好患者的心理指导，缓解其紧张、恐惧心理，讲解置管对于治疗该病的重要性。让患者冷静面对并遵从操作者的嘱咐主动配合插管过程。

（3）教会患者如何配合操作，告知患者摆好体位，以利于吸尽咽喉部分泌物，防止吸入性肺炎。

（六）心电图操作

1. 适应证

操作视频

（1）胸痛、胸闷、上腹不适等可疑急性心肌梗死、急性肺栓塞者。

（2）心律不齐可疑期前收缩（早搏）、心动过速、传导阻滞者。

（3）黑矇、晕厥、头晕可疑窦房结功能降低或病态窦房结综合征者。

（4）了解某些药物对心脏的影响，如洋地黄、奎尼丁等抗心律失常药物。

（5）了解某些电解质异常对心脏的影响，如血钾、血钙等。

（6）了解心肌梗死的演变与定位。

（7）心脏手术或大型手术的术前、术后检查及术中监测。

（8）心脏起搏器植入前、植入后及随访。

（9）各种心血管疾病的临床监测、随访。

（10）高血压、先天性心脏病、风湿性心脏病、肺源性心脏病。

（11）心血管以外其他系统危重患者的临床监测。

（12）对心脏可能产生影响的疾病，如急性传染病、呼吸、血液、神经、内分泌及肾脏疾病等的评估。

（13）运动医学及航天医学。

（14）正常人群体检。

（15）心血管疾病的科研与教学。

2. 禁忌证　无特殊禁忌证，以下患者慎行心电图检查：大面积皮肤感染、烧伤患者；某些全身性皮肤疾病，如全身性重症银屑病、中毒性表皮坏死松解症、恶性大疱性红斑等。

3. 评分细则

项目	技术操作要求	注意事项	建议得分系数
操作前准备	物品准备：心电图机，电源线，心电图描记纸、笔、导电糊或导电膏，棉签，垃圾桶	注意物品有效期	5
	场所要求：安静，光线充足，温度适宜的房间	注意保护患者隐私	5
	患者准备：向被检查者解释心电图检查的目的、方法、注意事项及配合要点，嘱被检查者充分放松，取出身上的手机、手表及金属饰品	条件允许时应嘱患者休息5～10分钟后再进行心电图检查，紧急状况下可直接行心电图检查	5
	操作者准备：衣帽整齐，规范洗手，戴口罩		5

项目	技术操作要求	注意事项	建议得分系数
操作过程（注意人文关怀）	核对姓名、性别、年龄、临床诊断		4
	注意隐私保护及环境温度适中，检查应准备的物品、检查电源线连接、检查安装记录纸，开机预热，确认心电图机的电压及走纸速度设定	注意心电图机的标准设置为：走纸速度 25mm/s，电压 1mV=10mm	5
	协助被检查者摆好体位，常规取仰卧位（不能仰卧位者，取半卧位或坐位），协助被检查者解开上衣，露出胸前皮肤及两上肢腕关节和两下肢踝关节上 5cm 的皮肤，保持平稳呼吸，放松肢体		5
	确认各导联电极位置，应用导电糊（或导电膏）涂于放置电极处的皮肤上，以减少皮肤阻抗	注意导电糊（或导电膏）应涂于放置电极处的皮肤上	5
	正确连接好各导联： 右上肢导联线（红） 左上肢导联线（黄） 右下肢导联线（黑） 左下肢导联线（绿） V_1 导联线（第 4 肋间胸骨右缘） V_2 导联线（第 4 肋间胸骨左缘） V_4 导联线（左侧第 5 肋间锁骨中线上） V_3 导联线（$V_2 \sim V_4$ 连线中点） V_5 导联线（V_4 水平左腋前线） V_6 导联线（V_4 水平左腋中线） 行 18 导联心电图时需加做： V_7 导联线（V_4 水平左腋后线） V_8 导联线（V_4 水平左肩胛线） V_9 导联线（V_4 水平左脊柱旁线） $V_3R \sim V_5R$ 置于右胸部 $V_3 \sim V_5$ 对称处	注意确定各电极位置放置准确，要求 V_3 导联应在 V_2、V_4 导联位置固定后再放置	24
	描记平稳无干扰的心电图		5
	在心电图上标明患者姓名、性别、年龄、检查日期和时间以及做心电图时的状态		5
操作结束处理	关闭心电图机，拔掉电源。整理好导联线、电源线，为下次使用做好准备		5
	整理用物，协助患者恢复舒适体位，必要时协助穿衣，规范洗手，向患者告知检查结束	注意人文关怀，向患者告知检查结果稍后回报	5
职业素养	操作方法正确、熟练		5
	操作过程中关心患者，保护患者隐私，患者舒适，患者/家属知晓检查者告知的事项，对操作满意		5
	动作轻巧、稳重、准确		5
合计			100

4. 重点难点

（1）疑有或已有急性心肌梗死患者首次心电图检查必须加做 V_7、V_8、V_9、V_3R、V_4R、V_5R，并将胸前各导联放置部位做标记，以便进行动态比较。

（2）对于右位心的患者，需常规描记正常安放电极位置的心电图，之后行标准右位心的心电图检查。正确做法为：交换双上肢电极位置，即 LA——右上肢（黄色），RA——左上肢（红色），双下肢电极不变，将 $V_1 \sim V_6$ 的导联位置镜像安放，即 C_1（V_1）——胸骨左缘第 4 肋间、C_2（V_2）——胸骨右缘第 4 肋间、C_3（V_3）——V_2 与 V_4 连线中点、C_4（V_4）——右锁骨中线第 5 肋间、C_5（V_5）——右腋前线与 V_4 同一水平处、C_6（V_6）——右腋中线与 V_4 同一水平处，描记结束后在心电图上做好标记。

5. 人文关怀

（1）核对患者信息，充分告知行心电图检查的目的，并取得其配合。

（2）心电图操作条件允许时，应嘱被检查者半小时内禁烟、禁咖啡，排空膀胱，安静休息 5～10 分钟，再进行操作，避免对检查结果的影响。

（3）检查应在环境安全，温度适宜处进行，并且保护患者隐私。

（4）加强与患者沟通。

（5）整个操作过程技术熟练、表现出良好的职业素养。

操作视频

（七）无创呼吸机

1. 适应证　主要适用于轻至中度呼吸衰竭的患者：慢性阻塞性肺疾病的急性加重期，急性心源性肺水肿，免疫功能受损合并呼吸衰竭等；有创-无创通气序贯治疗，辅助撤机；阻塞性睡眠呼吸暂停综合征；家庭呼吸康复等。

2. 禁忌证

（1）心跳或呼吸停止。

（2）自主呼吸微弱、昏迷。

（3）误吸危险性高、不能清除口咽及上呼吸道分泌物、呼吸道保护能力差。

（4）合并其他器官功能衰竭（血流动力学指标不稳定，不稳定心律失常、消化道穿孔/大出血、严重脑部疾病等）。

（5）未引流的气胸。

（6）颈部和面部创伤、烧伤及畸形。

（7）近期面部、颈部、口腔、咽腔、食管及胃部手术。

（8）上呼吸道梗阻。

（9）明显不合作或极度紧张。

（10）严重低氧血症（$PaO_2 < 45mmHg$）、严重酸中毒（$pH \leqslant 7.2$）。

（11）严重感染。

（12）气道分泌物多或排痰障碍。

主要禁忌证：心跳或呼吸停止；意识障碍；误吸危险性高；呼吸道保护能力差；气道分泌物清除障碍，多器官功能衰竭。

3. 评分细则

项目	技术操作要求	注意事项	建议得分系数
操作前准备	仪表端庄、服装整洁、洗手、戴口罩		2
	自我介绍，核对患者信息	核对患者姓名、性别、床号	4
	治疗前评估：解读动脉血气结果，评估者有无适应证和禁忌证	测量生命体征、连接心电监护（脉搏、呼吸频率、血压） 评估意识，检查上气道是否通畅，口鼻有无分泌物。进行肺部查体，包括视诊、触诊、叩诊、听诊	6
	向患者及其家属交代操作的目的和风险，签署知情同意书	目的：改善症状和纠正呼吸衰竭等 风险：呼吸机相关肺损伤、血流动力学影响、痰黏咳不出、颌面部皮肤损伤等	6
	准备物品：吸氧管，无创呼吸机及湿化器，呼吸机管路，面罩，四点式头带，灭菌注射用水	面罩选择：根据患者病情和面部尺寸，选择合适的面罩。急性呼吸衰竭患者多选择口鼻面罩	6
	检测呼吸机性能	检测呼吸机运行是否正常	4
	宣教：询问患者进餐时间，了解排痰情况，必要时协助排痰 告知患者和家属注意事项，取得配合 指导面罩使用：在紧急情况下（如咳痰或呕吐时）患者能迅速解开一侧的快速摘除扣	宣教：除非紧急情况，建议餐后30分钟～1小时进行呼吸机治疗 告知治疗过程中可能出现的不适。患者出现不适及时通知医务人员	8
操作过程	调整合适体位：取半卧位	30°～45° 半卧位	2
	连接面罩和氧源：佩戴面罩，四点式头带固定，松紧适宜。将吸氧管路与面罩连接，根据病情，调节氧流量保证脉搏血氧饱和度>90%	要求头带下可插入1根或2根手指 根据病情，调节氧流量，保证脉搏血氧饱和度>90%	6
	连接管路并开机：湿化器加灭菌注射用水，连接呼吸机管路。连接呼吸机电源并开机，调节湿化器温度	湿化器内水不超过上限，不低于下限 呼吸机管路连接正确，无漏气现象	6
	参数设定：选择呼吸机模式和设定初始参数，启动待机模式	S/T 模式；EPAP 4cmH$_2$O；IPAP 8cmH$_2$O；呼吸频率：15 次/分，吸气时间 1 秒。压力上升时间 0.1～0.2 秒（依据患者呼吸频率设置） CPAP 模式；CPAP 4～5cmH$_2$O	10
	呼吸机治疗：将呼吸机通过管路和面罩与患者相连，迅速启动呼吸机开始治疗 指导患者配合呼吸机	避免在呼吸机送气过程中给患者戴面罩	8

项目	技术操作要求	注意事项	建议得分系数
操作过程	观察调整：逐步调整呼吸机参数至理想水平 慢性阻塞性肺疾病：IPAP 10～20cmH₂O；EPAP 4～6cmH₂O 心源性肺水肿：CPAP 6～10cmH₂O	30分钟内观察症状、体征：呼吸困难有无缓解、有无不适、意识、生命体征、肺部听诊、脉搏血氧饱和度、血气 IPAP 每3～5分钟上调2～3cmH₂O，5～20分钟调至理想水平，一般小于25cmH₂O EPAP：起始4cmH₂O，每次调节增加1cmH₂O CPAP模式：每5～10分钟上调2cmH₂O，CPAP一般6～10cmH₂O	8
	治疗中监测：监测患者各项呼吸指标和呼吸机参数	监测：意识、气促程度、生命体征、呼吸频率、脉搏血氧饱和度、潮气量、每分通气量、IPAP、EPAP、漏气量 评估：人机同步情况、有无并发症、治疗反应。1～2小时后复查血气	8
	及时处理呼吸机报警		4
	记录数据，书写病程记录	根据病情决定治疗时间和疗程	6
职业素养	操作熟练，注重人文关怀，在操作过程中与患者适当沟通	协助患者卧位舒适，冬天注意保暖	6
	合计		100

4. 重点难点

（1）常见呼吸机报警原因及处理

1）首先应该按消除报警键，检查患者情况：有无呼吸困难，测量生命体征、脉搏血氧饱和度，进行肺部查体。检查面罩或管路是否脱落或漏气，调节面罩松紧度。检查患者有无痰液，必要时帮助患者排痰。

2）酌情停止机械通气改用鼻导管或面罩吸氧。

3）检查呼吸机性能：连接模拟肺观察呼吸机运行是否正常。

4）低氧血症改善不明显：调整氧流量；检查有无漏气；调整呼吸机参数；及时吸痰等。

（2）如何判定无创通气治疗有效？

1）临床表现：气促改善、辅助呼吸肌运动减轻和反常呼吸消失、呼吸频率减慢、血氧饱和度增加及心率改善等。

2）血气标准：PaCO₂、pH 和 PaO₂ 改善。

（3）何时转为有创通气？

1）意识恶化或烦躁不安。

2）不能清除分泌物。

3）无法耐受连接方法。

4）血流动力学指标不稳定。

5）氧合功能恶化。

6）CO_2 潴留加重。

7）治疗 1~4 小时后如无改善［$PaCO_2$ 无改善或加重，出现严重的呼吸性酸中毒（pH＜7.2）或严重的低氧血症（FiO_2≥0.5，PaO_2≤60mmHg 或氧合指数＜120mmHg）］。

（4）并发症：呼吸机相关肺损伤；血流动力学影响；痰液黏稠不易咳出；颌面部皮肤损伤等。

5. 人文关怀

（1）核对患者信息，充分告知使用无创呼吸机的目的，签署知情同意书。

（2）在操作过程中良好沟通，消除患者紧张情绪。

（3）整个操作过程技术熟练、表现出良好的职业素养。

二、外科基本技能操作

（一）消毒铺单

1. 适应证　手术部位的皮肤、黏膜等有大量细菌，是引起伤口感染的主要原因。因此，凡是准备接受手术者均需要进行手术区域的消毒。

2. 禁忌证　对某种消毒剂过敏者应更换其他消毒剂进行消毒。

3. 评分细则

操作视频

项目	技术操作要求	注意事项	建议得分系数
操作前准备	手术者穿戴口罩、手术帽、洗手衣进入手术室，手术帽应包裹全部头发	口罩为一次性医用外科口罩	3
	三方核对患者信息，包括患者姓名、诊断、手术部位及术式、过敏史	三方分别为手术医生、巡回护士及麻醉医生	4
	选择并协助摆放患者正确体位，确保患者术区皮肤经过正确准备，选择正确手术切口，适当长度，并用标记笔画出手术标识。操作前需正确洗手和（或）卫生手消毒	以上腹正中切口为例，切口长约10cm，可根据情况选择多种其他部位切口	7
	物品准备：器械包、敷料包、手术衣包、钳筒、消毒纱布/棉球、消毒液、外科无菌手套等 消毒液包括：0.5% 聚维酮碘、2.5% 碘酊加用75% 乙醇、0.5% 碘尔康溶液或 1∶1000 苯扎溴铵溶液（新洁尔灭）等	根据手术切口选择适当消毒液	2
操作过程（注意人文关怀）	巡回护士摆放器械包、敷料包及手术衣包于正确位置并打开外层敷料，器械护士外科手臂消毒（可口述）后徒手打开内层敷料，正确穿手术衣戴无菌外科手套后打开手术台最内侧敷料并整理台面	打开敷料应遵循无菌原则仅接触敷料外层折角打开，外科手臂消毒后手禁止低于手术台面	6
	消毒：由一助完成，站在患者右侧。消毒者经外科手臂消毒（可口述）后，从器械护士手中接过盛有浸蘸消毒液的消毒碗与无菌卵圆钳	术者自身消毒也是无菌屏障的重要组成部分 消毒液不能浸蘸过多，以纱球充分浸润消毒液但不滴下为宜 一助与器械护士不能接触	3

续表

项目	技术操作要求	注意事项	建议得分系数
操作过程（注意人文关怀）	正确消毒范围。以上腹正中切口为例：上至胸骨角，下至耻骨联合，两侧至腋中线	消毒范围要求超过切口、可能延长的切口及预计引流管位置的15cm	6
	正确选择消毒液，如0.5%聚维酮碘		2
	消毒方式：平行或叠瓦式消毒，清洁切口皮肤应从术野中心部位开始向周围涂擦	小切口可选择回形消毒，大切口推荐沿切口平行或叠瓦式消毒	2
	消毒动作：①方向由内向外，适当用力。②消毒不能露白，及时补救亦可。③始终保持肘高于手，手高于卵圆钳头。④脐部处理（消毒起始时需往脐部滴入适量消毒液，消毒最后一块纱布需要反挑脐部蘸干）。⑤卵圆钳尖端始终向下。⑥丢弃纱布于黄色垃圾桶中。⑦放置消毒小碗于合适位置（不能放置于清洁区）。⑧放置卵圆钳夹于扇形台外侧敷料，放置时手不能低于台面，不能污染台面。⑨消毒待第一遍消毒液晾干后，更换卵圆钳夹取无菌纱布/棉球以同样的方式再次消毒，至少两遍。如第三遍消毒不更换新卵圆钳，第二遍消毒范围不应超过前一次消毒范围以免污染	确定消毒区域时，应对可能的手术范围有预先判断，宁大勿小，尽量避免术中二次消毒 总体原则为清洁切口先消毒相对洁净区域，再消毒相对污染区域；污染切口或肛周、会阴部及造瘘口切口消毒反之 如应用碘酊消毒，则乙醇脱碘要彻底	12
	铺单：由器械护士将手术巾传递给一助，手术巾在距皮肤10cm以上高度放下。顺序为：第1块覆盖切口足侧，第2块覆盖切口的对侧，第3块覆盖切口的头侧，第4块覆盖铺巾者的贴身侧。暴露范围恰当	术野四周及无菌托盘上的无菌单至少4层，术野以外至少2层 无菌手术巾近切口侧向下反折1/4，传递手术巾时双方无接触，暴露范围以距切口3~5cm为宜，不能向内挪动治疗巾，无菌单污染应立即更换	8
	夹巾钳：用巾钳夹住无菌巾之交叉处固定，或用无菌薄膜手术巾覆盖切口。动作须正确，含、提、夹。左上侧巾钳正拿反夹	切记不能夹到皮肤	3
	铺中单：器械护士协助一助铺中单，在无菌区上方打开中单，打开方式正确，避免污染中单，先铺切口足侧，再铺切口头侧，展开时远离切口侧无菌中单应包手防止污染。铺中单前巡回护士应将托盘脚架放置到正确位置，并于其上正确放置无菌敷料	铺巾时一助与洗手护士不能接触，两者的手均不应高于肩，不应低于腰或手术台	9
	穿手术衣、戴无菌手套：动作正确、无污染		4

项目	技术操作要求	注意事项	建议得分系数
操作过程（注意人文关怀）	铺大单：铺巾者穿好手术衣和戴无菌手套后，与器械护士共同铺大单。铺大单洞口对准手术区，指示标记应位于切口上方。两侧铺开后，先向头侧展开，盖住头架，再向足侧展开，盖住手术托盘及床尾	大单应遮盖除术野外患者身体所有部位（麻醉所需气道管理除外），两侧和足端部应垂下超过手术台边缘30cm	5
	器械处理：器械摆放合理		4
职业素养	综合评价：动作熟练、快速，姿势优美，团队配合合理 严重违反无菌原则，每次扣10分	此项操作核心既是考核无菌术，故如多次严重违反无菌原则，则扣分无上限	20
合计			100

现有科学水平下不存在绝对无菌，无菌的概念是相对的，各种刷洗、消毒手段仅仅是把相对有菌变成相对无菌的过程，无菌术就是要通过各种方法提高无菌等级至满意的程度，减少手术感染的概率。手术室情景中无菌等级由低到高依次为巡台护士、麻醉医生、未消毒的患者、器械敷料的外层包被→外科洗手消毒后的助手→穿好手术衣戴好无菌手套的器械护士及医生的手及前臂、消毒铺巾完毕的患者的术区、灭菌有效的器械。同一无菌等级的物品可以相互接触，不同等级的物品接触就是违反无菌原则，需要进行相应的消毒措施恢复无菌等级。

4. 普外常见疾病切口选择及消毒范围

疾病	切口	体位	消毒范围	备注
甲状腺及颈部	颈正中锁骨上窝一横指弧形切口，6cm	仰卧位，头过伸位	头侧至下唇 足侧至乳头 两侧颈部至斜方肌前缘 两侧躯干过肩至腋前线	铺小巾顺序：①先在颈部两侧塞无菌小巾球；②小巾一折二铺前胸；③一助器械护士于巡台护士合作铺甲单；④对侧小巾；⑤己侧小巾
乳腺（良性）	乳晕区：乳晕弧形切口 余：放射状切口	仰卧位，患侧上肢外展	头侧过锁骨及肩头 足侧至脐水平 对侧至健侧锁中线 己侧至患侧腋后线	消毒范围超过切口15cm即可
乳腺（恶性）	以肿瘤为中心，两侧5cm梭形切口（横，斜，纵）	仰卧位，患侧上肢外展	头侧过锁骨至患侧腕 足侧至脐水平 对侧对侧腋前线 己侧腋后线	包手：2个中单、1个小巾铺于患侧腋下，2个小巾铺于患者手臂下方，使用小巾包住患侧手和前臂，在患侧乳房尾侧、头侧和对侧铺小巾，夹巾钳后剖被，铺剖被时需要把患上肢从剖被的洞中拿出来

续表

疾病	切口	体位	消毒范围	备注
上腹部手术	上腹正中切口	仰卧位	头侧至乳头及锁骨中点水平 足侧至耻骨联合 双侧腋中线	
腹腔镜胃手术	上腹及脐 5 戳卡孔	大字位	头侧至乳头及锁骨中点水平 足侧至耻骨联合 双侧腋后线	铺巾暴露区域为剑突、脐、腋前线
下腹部手术	下腹正中切口	仰卧位	头侧至剑突 足侧至大腿上 1/3 两侧至腋中线 碘伏消毒会阴区 2 遍	
腹腔镜直肠手术	下腹及脐 5 戳卡孔	截石位	头侧至剑突 足侧至大腿上 1/3 两侧至腋后线 碘伏消毒会阴区 2 遍	铺巾暴露区域为脐、耻骨联合、腋前线
急腹症	右经腹直肌切口，上下可延长	仰卧位	头侧至乳头 足侧至双大腿上 1/3 两侧至腋中线	术中根据探查结果可上下延长切口
肝胆疾病	右肋缘下切口（肋缘下 2 横指）	仰卧位	头侧至乳头及锁骨中点水平 足侧至耻骨联合 右侧腋后线 左侧腋中线	消毒后 2 个中单一折二塞入右腋下，足端，头侧，对侧，己侧小巾，平行肋缘斜行区域，巾钳
阑尾炎	右麦氏切口	仰卧位	头侧超过肋缘水平 足侧至大腿上 1/3 对侧腋前线 己侧腋后线 会阴区碘伏消毒 2 遍	以切口走行铺小巾，四周留 3cm
疝	患侧腹股沟切口	仰卧位	头侧超过肋缘水平 足侧至大腿上 1/3 对侧腋前线 己侧腋后线 会阴区碘伏消毒 2 遍	无菌小巾球塞于阴囊下，铺巾区域要求露出耻骨联合及患侧髂前上棘
脾手术	左侧肋缘下切口，左侧"L"形切口	仰卧位	头侧至乳头及锁骨中点水平 足侧至耻骨联合 右侧腋中线 左侧腋后线	

续表

疾病	切口	体位	消毒范围	备注
直肠肛管疾病		截石位	头侧至耻骨联合 足侧至臀，大腿上 1/3 及内侧 会阴区由碘伏由外周向内侧消毒 2 遍	2 个中单一折二铺于臀下，2 个中单一折二覆盖左右腿，耻骨联合铺一条小巾，头侧，对侧，己侧小巾，巾钳
大隐静脉曲张		仰卧位	头侧至脐水平 足侧至患侧足尖 对侧腋前线 己侧腋后线 会阴区碘伏消毒 2 遍	2 个中单一折二铺于健侧下肢，包脚，对侧，头侧，己侧小巾，巾钳，剖被，把患侧下肢拿出来

（二）脓肿切开引流术

1. 适应证

（1）体表组织的化脓性感染伴脓肿形成。判断方法：①查体可见病灶有明显波动感；②穿刺抽吸出脓性液体；③超声或 CT 等影像学检查明确提示脓肿形成。

（2）需要行细菌药敏实验以指导抗感染治疗。

2. 禁忌证

（1）化脓性炎症早期，脓肿尚未形成。

（2）抗生素治疗有效，使得炎症有吸收消散趋势。

（3）全身出血性疾病，出血倾向难以纠正。

3. 评分细则

项目	技术操作要求	注意事项	建议得分系数
	仪表端庄、服装整洁、洗手、戴口罩和帽子		5
操作前准备	患者准备 （1）出凝血检查：正常 （2）测量生命体征：平稳（或可由于局部炎症反应及发热等症状导致体温升高、心率增快等） （3）皮肤准备：备皮，以确保皮肤清洁。必要时可剪去毛发、油脂类药物可用松节油擦拭	注意核对患者信息	10
	操作者准备 （1）告知患者目前病情及脓肿切开的必要性 （2）告知手术风险，签署手术知情同意书 （3）告知患者手术中注意事项		6

操作视频

续表

项目	技术操作要求	注意事项	建议得分系数
操作前准备	物品准备：脓肿切开引流包（内含尖刀柄1把、止血钳2把、镊子2把、组织剪1把、线剪1把、洞巾1块、弯盘1个、消毒指示条1个），凡士林纱布若干，11号尖刀1个，10ml注射器2~3个，2%利多卡因注射液，纱布若干块，消毒棉球若干个，无菌手套，标本培养瓶，医用垃圾桶及生活垃圾桶各1个	若为肛周脓肿，则需额外准备检查手套及润滑油，进行肛门指诊	4
	洗手和（或）卫生手消毒		2
操作过程（注意人文关怀）	选择合适体位，以充分暴露脓肿所在部位	确保患者体位舒适，并注意保护患者隐私	3
	术前行脓肿所在部位查体：确定脓肿的部位、性质（大小、表面皮肤性质及疼痛感）及波动感	注意查体手法轻柔，避免为患者增加额外痛苦	5
	再次确认手术部位及手术侧别		5
	开包：再次洗手和（或）卫生手消毒后检查手术包有效期及是否有潮湿霉变等情况，开包后检查消毒合格，检查包内物品齐全。向手术包内打入一次性使用物品	向包内打入物品时注意无菌原则	2
	消毒：以脓肿所在部位中点为中心，消毒范围距离脓肿边缘15cm	注意不要回消、不要留白。消毒棉球触碰患者时，注意人文关怀，以消除患者紧张情绪	5
	铺洞巾	注意保护双手	3
	麻醉：双人核对2%利多卡因注射液，使用10ml注射器抽取适量麻醉药，并根据麻醉药用量适当稀释	注意抽取麻醉药前检查注射器 注射药物前及注射药物过程中注意人文关怀，并观察患者反应，避免出现麻醉药物过敏情况 注射过程中注意回抽注射器，避免药物误入血管	5
	切开：测试麻醉生效后，可用注射器于脓肿波动最明显处垂直刺入，回抽脓汁。之后，取尖刀于脓肿波动最明显处反挑式切开皮肤，注射器深入脓腔内抽吸脓汁，送检脓汁进行细菌培养	若触摸有明显波动感或超声检测明确脓肿已形成，可不进行试抽 脓肿切开的方向应该沿皮纹方向	10
	扩大切口至脓腔边缘处，必要时做十字花切开	注意避免切到正常皮肤	5
	清理分隔、拭净脓汁。若有分隔难以清理，可使用组织剪将分隔剪除。脓腔内脓汁难以彻底清理时，可使用生理盐水及过氧化氢溶液反复冲洗，至创面干洁	注意动作轻柔，避免因暴力动作使感染突破基底层，导致医源性播散	5

项目	技术操作要求	注意事项	建议得分系数
操作过程（注意人文关怀）	置入引流物：擦干创面后可使用消毒棉球再次消毒，并置入油纱	注意记录引流纱布数量 填入时注意内紧外松，底紧口松	5
	包扎：覆盖多层纱布，加压包扎	注意粘贴胶布与身体纵轴垂直，超出敷料宽度一半 特殊部位可结合绷带等进行固定	5
操作结束处理	垃圾分类放置。整理物品		2
	术后测量患者生命体征，协助患者恢复体位，告知患者注意事项：①创面每日换药，如果敷料渗出随时换药；②细菌培养及药敏试验结果将用于指导临床用药；③伤口周围保持清洁干燥；④病情变化及时沟通		5
	书写有创操作记录		3
职业素养	注重人文关怀，在操作前、操作中、操作后均与患者适当沟通，不重复穿刺；注意无菌原则		5
合计			100

4. 重点难点

（1）切口选择

1）在波动最明显处做切口。

2）切口在脓肿最低位，长度足够，以利于引流。

3）切口方向选择与大血管、神经干及皮纹方向平行。

4）避免跨越关节，以免瘢痕挛缩影响关节功能。

5）切口不得穿过对侧脓腔壁达到正常组织，以免感染扩散。

（2）特殊部位脓肿切开的切口选择

1）乳腺脓肿：①一般选择放射状切口。②乳晕周围脓肿选择沿乳晕的弧形切口。③乳腺深部脓肿或乳房后脓肿，沿乳房下缘做弧形切口。④较大脓肿可进行对口引流。

2）肛周脓肿：①一般选择放射状切口。②坐骨肛管间隙脓肿，要做平行于肛缘的弧形切口。③切开距离肛缘3～5cm，以免损伤括约肌，影响排便功能。④肛周脓肿一般都有内口，争取一期手术可避免肛瘘的发生。

3）脓性指头炎：①患指侧面做纵行切口。②切口尽量长，但不要超过末节和中节交界，以免损伤腱鞘。③脓肿较大时可做对口引流。④避免做鱼口状切口，以免瘢痕影响患指感觉。

（3）操作场景：操作应在常规手术室内进行，若操作环境无法满足手术室要求，可在环境相对清洁的处置室内进行。

5. 人文关怀

（1）核对患者信息，充分告知手术风险及获益，签署知情同意书。

（2）手术应在环境安全，温度适宜处进行，并且保护患者隐私。

（3）注意无菌原则。

（4）加强与患者沟通。

（5）整个操作过程技术熟练、表现出良好的职业素养。

（三）换药、拆线

1. 适应证

（1）换药

1）观察伤口情况和变化。

2）针对各种伤口的清洁或污染程度，通过规范的换药操作，创造有利条件，促进伤口愈合。

3）保护伤口，避免再损伤。

4）预防及控制伤口继发性感染。

5）引流物需要拔除者。

（2）拆线

1）正常切口，已到拆线时间，切口愈合良好，局部及全身无异常表现者。

2）头面颈部手术 4～5 天；下腹部、会阴部手术后 6～7 天；胸部、上腹部、背部、臀部手术后 7～9 天；四肢手术后 10～12 天；近关节处手术和减张缝合需 14 天。

3）伤口术后有红、肿、热、痛等明显感染或脂肪液化者，应提前拆线。

2. 延迟拆线指征

（1）严重贫血、消瘦，轻度恶病质者。

（2）严重失水或水、电解质紊乱尚未纠正者。

（3）老年体弱及婴幼儿患者伤口愈合不良者。

（4）伴有呼吸道感染，咳嗽没有控制的胸腹部切口。

（5）切口局部水肿明显且持续时间较长者。

（6）有糖尿病史者。

（7）服用糖皮质激素者。

（8）腹内压增高，大量腹水等。

操作视频

3. 评分细则

（1）清洁伤口换药拆线

项目	技术操作要求	注意事项	建议得分系数
操作前准备	仪表端庄、服装整洁、洗手、戴口罩和帽子		2
	核对患者信息，嘱患者取舒适体位		3
	评估环境，注意保暖，保护患者隐私		2
	探查切口（切口愈合情况，有无红肿、渗出、压痛，挤压后需再次探查切口），再次洗手	观察切口愈合情况以判断需行何种操作 探查切口后需再次洗手	5
	告知患者切口愈合良好，符合拆线指征，需要进行切口拆线	须告知患者将进行何种操作，保持良好沟通以取得配合	2

续表

项目	技术操作要求	注意事项	建议得分系数
操作前准备	物品准备 1）治疗车上层：换药或拆线包（治疗盘或碗2个，有齿镊、无齿镊各1把或血管钳2把，拆线剪1把），无菌钳桶，消毒用品（聚维酮碘、乙醇、生理盐水等），棉球，纱布，胶布，手套等 2）治疗车下层：生活垃圾桶，医用垃圾桶，锐器桶	注意物品有效期 必要时需要网帽、腹带、胸带或绷带等 将治疗车置于患者头侧	5
	选择拆线包，检查外包装消毒合格；用手打开拆线包外层包布，用持物钳打开拆线包内层包布	内层用手打开此项为0分	4
	正确打开钳筒，使用持物钳方法正确		2
	正确摆放包内器械。检查包内3M指示卡是否有效	将1个治疗盘放于患者身侧作为污物盘 持物镊与操作镊分开摆放	2
	正确夹取适量的纱布、聚维酮碘棉球放入治疗盘内 提前整理好覆盖用的纱布层数（8~10层）	顺序为先干后湿，先无色后有色，先无刺激后有刺激（顺序错误此项为0分）	4
操作过程（注意人文关怀）	用手揭开外层敷料（沿切口长轴，水平揭去），将污敷料内面向上放在污物盘内；用操作镊轻轻揭开内层敷料	如内层敷料有干结粘着，可用生理盐水润湿后揭下	4
	消毒顺序为从内向外，聚维酮碘棉球消毒，消毒范围为距切口边缘5cm以上，大于敷料覆盖范围	清洁切口从内向外消毒，消毒创面为蘸拭，创口周围擦拭	5
	消毒3次，每一次消毒范围小于前一次	消毒过程中注意询问患者感受	5
	2把镊子分工明确，尖端始终朝下	如在操作过程中镊子的尖端朝上，此项操作为0分	2
	2把镊子在操作过程中无接触，执镊手法正确，传递镊始终高于操作镊	如有任何一处违反，此项为0分	2
	如需拆线，则消毒两次后拆线，根据切口愈合情况选择全拆线或间断拆线	如需拆线，缝线部位用聚维酮碘棉球反复轻轻擦拭，使线结松动	5
	用持物镊轻提起缝合线打结处上方的线结，使埋于皮肤下的缝线露出1~2mm，将剪尖插进线结下空隙，紧贴针眼，在由皮内拉出的部分剪断缝线	注意与患者交流，安抚患者 避免皮肤外的缝线经过皮下组织，会增加感染风险	5
	将皮外缝线向剪断侧拉出，动作需轻柔，拆线过程中观察患者反应及切口愈合情况	如向对侧硬拉可能因张力原因使切口裂开，且造成患者疼痛感	5

续表

项目	技术操作要求	注意事项	建议得分系数
操作过程（注意人文关怀）	乙醇或聚维酮碘棉球再擦拭消毒一次		4
	覆盖无菌纱布 8～10 层	光面接触伤口	4
	胶布固定，粘贴胶布与身体纵轴垂直，超出敷料宽度一半	胶布距离敷料边缘约 0.5cm	4
	协助患者整理衣物，床单位	根据不同切口位置，选择是否应用腹带、绷带等	4
操作结束处理	垃圾分类放置整理物品	各类包装袋入生活垃圾桶，医疗垃圾入医用垃圾桶	5
	交代操作后注意事项	保持切口干燥清洁，拆线后 24 小时内避免沾湿；短期（6～8 周）之内避免剧烈活动；咳嗽时注意保护切口；如有不适及时反馈沟通	5
	洗手，书写操作记录		5
职业素养	注重人文关怀，在操作前、操作中、操作后均与患者适当沟通；注意无菌原则		5
严重违反无菌原则	物品掉落未更换扣 50%；每违反 1 次无菌原则扣 5 分；如开包第二层未用镊子，夹取物品放置无菌区以外，镊子尖端朝上等	如严重违反无菌原则，扣 50% 分值（请标记选中"是"）	是
合计			100

（2）感染伤口换药拆线

操作视频

项目	技术操作要求	注意事项	建议得分系数
操作前准备	仪表端庄、服装整洁、洗手、戴口罩和帽子		2
	核对患者信息，嘱患者取舒适体位		3
	评估环境，注意保暖，保护患者隐私		2
	戴手套探查切口（切口愈合情况，有无红肿、渗出、压痛，挤压后需再次探查切口），再次洗手	观察切口愈合情况以判断需行何种操作有渗出切口需戴手套探查探查切口后需再次洗手	5
	告知患者切口存在感染，须拆除几针缝线，敞开换药	须告知患者将进行何种操作，保持良好沟通以取得配合	2

续表

项目	技术操作要求	注意事项	建议得分系数
操作前准备	物品准备 1）治疗车上层：换药或拆线包（治疗盘或碗2个，有齿镊、无齿镊各1把或血管钳2把，拆线剪1把），无菌钳桶，消毒用品（聚维酮碘、乙醇、生理盐水等），棉球，纱布，胶布，手套等 2）治疗车下层：生活垃圾桶，医用垃圾桶，锐器桶	注意物品有效期 必要时需要网帽、腹带、胸带或绷带等 将治疗车置于患者头侧	5
	选择拆线包，检查外包装消毒合格；用手打开拆线包外层包布，用持物钳打开拆线包内层包布	内层用手打开此项为0分	4
	正确打开钳筒，使用持物钳方法正确		2
	正确摆放包内器械。检查包内3M指示卡是否有效	将1个治疗盘放于患者身侧作为污物盘 持物镊与操作镊分开摆放	2
	正确夹取适量的纱布、聚维酮碘棉球放入治疗盘内 提前整理好覆盖用的纱布层数（大于8~10层） 提前制作干纱条/盐水纱条/聚维酮碘纱条等，或打入油纱作为引流物	顺序为先干后湿，先无色后有色，先无刺激后有刺激（顺序错误此项为0分） 普通切口覆盖8~10层纱布，有渗出切口根据换药情况，适当增加纱布层数 如未提前准备好引流纱条，此项为0分	4
操作过程（注意人文关怀）	用手揭开外层敷料（沿切口长轴，水平揭去），将污敷料内面向下放在污物盘内；用操作镊轻轻揭开内层敷料	敷料相对污染的面朝下放于污物盘中	4
	消毒顺序为从外向内，聚维酮碘棉球消毒，消毒范围距切口边缘5cm以上，大于敷料覆盖范围	感染切口从外向内消毒，消毒创面为蘸拭，创口周围擦拭 消毒创口时最后消毒感染处，避免将感染处渗带至清洁处，存在扩大感染的风险	5
	消毒3次，每一次消毒范围小于前一次	消毒过程中注意询问患者感受	5
	2把镊子分工明确，尖端始终朝下	如在操作过程中镊子的尖端朝上，此项操作为0分	2
	2把镊子在操作过程中无接触，执镊手法正确，传递镊始终高于操作镊	如有任何一处违反，此项为0分	2
	用操作镊于渗出最明显处拆除该处缝线	此处拆除的缝线为感染处，应用相对污染的操作镊拆线	5
	使用干纱条/盐水纱条探查脓腔深度及范围，确认拆线范围是否足够。如需扩大切口，则继续拆除感染处缝线至脓腔边缘	注意与患者交流，告知可能出现疼痛等不适，安抚患者 注意此时伸入切口的为相对污染的操作镊（如用错镊子此处扣3分）	5

项目	技术操作要求	注意事项	建议得分系数
操作过程（注意人文关怀）	干纱条/盐水纱条彻底清理脓腔；将纱条留取标本送检细菌培养及药敏试验	注意此时伸入切口的为相对污染的操作镊（如用错镊子此处扣3分）	5
	用镊子夹取引流纱条放入脓腔深处，然后轻轻向外拔除少许，保持内部松弛以达到引流效果。记录填塞引流物的数量	注意此时伸入切口的为相对污染的操作镊（如用错镊子此处扣3分）根据现场提供的物品，选择合适的引流物引流	4
	覆盖无菌纱布大于8～10层胶布固定，粘贴胶布与身体纵轴垂直，超出敷料宽度一半	光面接触伤口胶布距离敷料边缘约0.5cm	4
	将引流条放置培养瓶中，标记患者信息送检	如将培养引流条随垃圾丢掉，此项目为0分	4
	协助患者整理衣物，床单位	根据不同切口位置，选择是否应用腹带、绷带等	4
操作结束处理	垃圾分类放置整理物品	各类包装袋入生活垃圾筒，医疗垃圾入医用垃圾桶	5
	交代操作后注意事项	保持切口干燥清洁，前期需每日换药，如有敷料渗透需立即换药；应用抗生素抗感染，根据药敏结果调整抗生素种类；不要剧烈活动，咳嗽时注意保护切口；如有不适及时沟通	5
	洗手，书写操作记录		5
职业素养	注重人文关怀，在操作前、操作中、操作后均与患者适当沟通；注意无菌原则		5
严重违反无菌原则	物品掉落未更换扣50%；每违反1次无菌原则扣5分；如开包第二层未用镊子，夹取物品放置无菌区以外，镊子尖端朝上等	如严重违反无菌原则，扣50%分值（请标记选中"是"）	是
合计			100

4. 重点难点

（1）换药顺序：多个换药操作的先后原则如下。①先无菌，后感染；②先缝合，后开放；③先感染轻，后感染重；④先一般，后特殊。对特异性感染切口，如气性坏疽、破伤风等，应在最后换药或指定专人负责。

（2）间断拆线：对于切口长、局部张力高、患者营养情况较差及存在其他不利于伤口愈合的患者，到了常规拆线的时间，可采用先间断拆去一半的缝线，余下的在1～2天后拆除。可减轻延迟拆线造成的皮肤针眼缝线反应，也确保了切口的安全愈合。

（3）蝶形胶布的使用：拆线后如发现切口裂开或愈合不良，可用蝶形胶布在酒精灯火焰上消毒或聚维酮碘棉球消毒后，将切口两侧拉合固定包扎。

（4）特殊感染伤口的换药：如气性坏疽、破伤风、铜绿假单胞菌、多重耐药菌等感染的伤口，换药时必须严格执行隔离技术，除必要物品外，不带其他物品，用过的器械要专门处理，敷料要焚毁或深埋。

（5）换药时伤口分泌物识别

1）血液：血性、淡血性、鲜红血性、陈旧血性。

2）血浆：淡黄色清亮液体。

3）脓液：颜色气味、黏稠度等根据细菌种类而不同。

4）空腔脏器漏出液：胆汁、胰液、胃肠道液体和尿液等。

（6）感染或污染伤口：原则是引流排脓，必要时拆开缝线，扩大伤口，彻底引流。对化脓切口换药时，一定要仔细擦掉伤口处的脓苔，且不能因为患者的疼痛而不碰伤口，脓苔除去后要有轻微的血丝渗出，这样才有助于伤口愈合。

（7）T管拔管时间：术后2周左右。拔管指征：若T管引流出的胆汁色泽正常，且引流量逐渐减少；可在术后10～12天，试行夹管24～48小时，患者无腹痛、腹胀、无寒战、发热，无黄疸等不适；并常规行T管造影检查，证实胆总管通畅后再拔管。

5. 人文关怀

（1）核对患者信息，探查切口后告知患者将进行的操作，充分告知换药拆线可能带来的不适感，取得患者配合。

（2）换药拆线应在环境安全，温度适宜处进行，并且保护患者隐私；如在床旁进行应遮挡屏风，请出无关人员。

（3）注意无菌原则。

（4）加强与患者沟通。

（5）整个操作过程技术熟练、表现出良好的职业素养。

操作视频

（四）体表肿物切除术

1. 适应证　全身各部位的体表肿物，如皮脂腺囊肿、表皮样囊肿、皮样囊肿、腱鞘囊肿等，以及一些体表的良性肿瘤，如纤维瘤、脂肪瘤、表浅血管瘤等。

2. 禁忌证

（1）全身出血性疾病，出血倾向难以纠正。

（2）肿物合并周围皮肤感染情况。

3. 评分细则

项目	技术操作要求	注意事项	建议得分系数
操作前准备	仪表端庄、服装整洁、洗手、戴口罩和帽子		5
	患者准备 （1）出凝血检查：正常 （2）测量生命体征：平稳（或可由于局部炎症反应及发热等症状导致体温升高、心率增快等） （3）皮肤准备：备皮，以确保皮肤清洁。必要时可剪去毛发、油脂类药物可用松节油擦拭	注意核对患者信息	5

续表

项目	技术操作要求	注意事项	建议得分系数
操作前准备	操作者准备 （1）告知患者目前病情及脓肿切开肿物切除的必要性 （2）告知手术风险，签署手术知情同意书 （3）告知患者手术中注意事项		6
	物品准备：肿物切除包（内含刀柄1把、止血钳4把、镊子2把、组织剪1把、线剪1把、洞巾1块、弯盘1个、消毒指示条1个），10号小圆刀1个，10ml注射器1~2个，2%利多卡因注射液（根据患者体重及肿物大小慎重使用），纱布若干块，消毒棉球若干个，无菌手套，标本留取袋，医用垃圾桶及生活垃圾桶各1个		4
	洗手和（或）卫生手消毒		2
操作过程（注意人文关怀）	选择合适体位，以充分暴露肿物所在部位	确保患者体位舒适，并注意保护患者隐私	3
	术前行肿物所在部位查体：肿物的部位、表面皮肤的情况、肿物性质（大小、活动度、边界、质地、触痛等）	注意查体手法轻柔，避免为患者增加额外痛苦	5
	再次确认手术部位及手术侧别	若有辅助检查结果，需要核对患者信息是否与患者相符	2
	开包：再次洗手和（或）卫生手消毒后检查手术包有效期及是否有潮湿霉变等情况，开包后检查消毒合格，检查包内物品齐全。向手术包内打入一次性使用物品	向包内打入物品时注意无菌原则	3
	消毒：可戴手套后进行消毒，以肿物所在部位中点为中心，消毒范围距离切口边缘15cm	注意不要回消、不要留白。消毒棉球触碰患者时，注意人文关怀，以消除患者紧张情绪。若在手术室内进行操作，需完成手部消毒后进行术区消毒，后穿手术衣后进行下面操作	5
	铺洞巾	注意保护双手	5
	麻醉：双人核对2%利多卡因注射液，使用10ml注射器抽取适量麻醉药，并根据麻醉药用量适当稀释。切开皮肤线处可加用皮内麻醉	注意抽取麻醉药前检查注射器注射药物前及注射药物过程中注意人文关怀，并观察患者反应，避免出现麻醉药物过敏情况 注射过程中注意回抽注射器，避免药物误入血管	5

续表

项目	技术操作要求	注意事项	建议得分系数
操作过程（注意人文关怀）	切除 （1）测试麻醉生效后，根据肿物大小及是否在皮肤表面存在开口选择梭形或直线型切口 （2）切开皮肤后，用组织钳将一侧皮缘提起，用剪刀沿肿物或囊肿包膜向外做锐性或钝性分离 （3）同样方法进行另一侧及基底部剥离 （4）缝合切口	（1）切口应平行于皮纹，注意避开关节、血管等部位 （2）分离囊肿包膜时，注意避免包膜破裂，若不慎使其破裂，则应用纱布擦去其内容物，然后继续将囊肿完整切除 （3）若为腱鞘囊肿，则应将肿物连同其茎部的病变组织以及周围部分正常腱鞘和韧带一同切除，避免复发	15
	缝合：缝合前一般不放置引流，并根据换药、拆线原则进行术后处理。缝合后注意对皮，若为二类切口，需消毒皮缘，并用乙醇纱布覆盖切口	缝合时多选择间断缝合，若切口位于面部或患者有求美诉求，可选择皮内缝合方法	10
	包扎：6～10层纱布覆盖切口，并进行固定	若肿物较大或内容物切除后腔隙不能完全闭合，需加压包扎	5
	标本处理：记录肿物的位置、外形、大小、硬度、性质及与周围组织的毗邻关系；若为囊肿，还需描述囊壁及囊内容物情况。并将标本置于甲醛溶液标本瓶里，进行病理检查	注意甲醛的溶液体积不小于肿物体积的5倍	5
操作结束处理	垃圾分类放置。整理物品		3
	术后测量患者生命体征，协助患者恢复体位，告知患者注意事项 （1）创面每3天换药1次，并根据切口部位、切口愈合情况以及患者的身体状况择期拆线 （2）关注病理标本结果回报 （3）伤口周围保持清洁干燥 （4）病情变化及时沟通		4
	书写有创操作记录		3
职业素养	注重人文关怀，在操作前、操作中、操作后均与患者适当沟通，不重复穿刺；注意无菌原则		5
合计			

4. 重点难点

（1）并发症及处理

1）出血：出血少时可局部加压包扎；出血多时，应寻找出血血管，结扎止血或进行缝扎。

2）感染：局部热敷，及时更换敷料，必要时切口引流、分泌物细菌培养及药敏试验并使用抗生素治疗。

　　3）复发：了解肿物病变性质后，根据情况安排二次手术。

　　（2）相关知识

　　1）若病变为恶性，则需要再次手术扩大切除范围，或行后期相关治疗，如放疗、化疗及靶向治疗等。

　　2）合并感染的体表肿物，术后易发生切口感染，可待炎症控制后再行手术，若需立即手术，应考虑术中引流并对创面进行过氧化氢溶液及生理盐水的反复冲洗（注意避免炎症扩散）。

　　3）若皮脂腺囊肿术中破裂，极易复发，应确保将包膜完整切除。

　　（3）操作场景：操作应在常规手术室内进行，若操作环境无法满足手术室要求，可在环境经过紫外线消毒的处置室内进行。

5. 人文关怀

　　（1）核对患者信息，充分告知手术风险及获益，签署知情同意书。

　　（2）手术应在环境安全，温度适宜处进行，并且保护患者隐私。

　　（3）注意无菌原则。

　　（4）加强与患者沟通。

　　（5）整个操作过程技术熟练、表现出良好的职业素养。

（五）开关腹

操作视频

1. 适应证

　　（1）腹部开放手术：如腹部脏器肿瘤、阑尾炎、胆囊炎、肠梗阻等腹部手术。

　　（2）腹部损伤需剖腹探查：通过辅助检查手段未能排除腹内脏器损伤或在观察期间出现以下情况时。

　　1）全身情况有恶化趋势，出现口渴、烦躁、脉率增快，或体温及白细胞计数上升，或红细胞计数进行性下降。

　　2）腹痛和腹膜刺激征进行性加重或范围扩大。

　　3）肠鸣音逐渐减弱、消失或腹部逐渐膨隆。

　　4）膈下有游离气体，肝浊音界缩小或消失，或出现移动性浊音。

　　5）积极抗休克后病情未见好转或继续恶化。

　　6）消化道出血。

　　7）腹腔穿刺抽出气体、不凝血、胆汁、胃内容物等。

　　8）直肠指诊有明显触痛。

2. 腹部手术常见切口（图 1-2-34）

　　（1）腹部正中切口：沿腹前壁正中线的纵行切口。

　　1）切口层次：（浅-深）皮肤、浅筋膜、腹白线、腹横筋膜、腹膜外组织、壁腹膜。

　　2）特点：损伤神经、血管及肌肉较少，可上下绕脐延长切口，操作简便。

　　3）适合手术：腹部探查术、上腹部器官手术、下腹部盆腔脏器手术。

　　（2）旁正中切口：沿腹前正中线旁开 1～2cm 的纵行切口。

　　1）切口层次：（浅-深）皮肤、浅筋膜、腹直肌前鞘、腹直肌后鞘、腹横筋膜、腹膜外组织、壁腹膜。

　　2）特点：对神经、血管损伤很少，愈合牢固，不如正中切口操作方便。

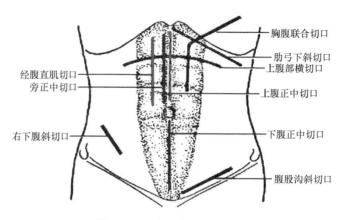

图 1-2-34 腹部常见手术切口

3）适合手术：剖腹探查术。

（3）经腹直肌切口：经由腹直肌的纵行切口。

1）切口层次：（浅-深）皮肤、浅筋膜、腹直肌前鞘、腹直肌、腹直肌后鞘、腹横筋膜、腹膜外组织、壁腹膜。

2）优缺点：因需分离腹直肌，故损伤血管神经及肌肉，但手术视野好，临床亦常用。

3）适合手术：剖腹探查术、十二指肠手术。

（4）斜切口：位于上、下腹的一侧，其方向从外上斜向内下或从内上斜向外下。

1）切口层次：（肋弓下）皮肤、浅筋膜、腹直肌前鞘、腹直肌、腹直肌后鞘、腹横筋膜、腹膜外组织、壁腹膜。（右下腹）皮肤、浅筋膜、腹外斜肌腱膜、腹内斜肌、腹横肌、腹横筋膜、腹膜外组织、壁腹膜。

2）适合手术：（肋弓下）对肝胆脾手术暴露较好；（右下腹）一般在阑尾手术中常用。

（5）横切口：经腹直肌鞘的浅层和腹直肌的切口。

特点：切口方向与神经走向相一致，损伤神经少，切口疼痛小，但需切断腹壁肌肉且不易上下延长切口。

3. 评分细则（经腹直肌切口）

项目	技术操作要求	注意事项	建议得分系数
操作前准备	穿洗手衣、裤，戴口罩和帽子，洗手		2
	物品准备：纱布、生理盐水、乙醇棉球、圆刀片（22#）、圆针、角针、1 号线、4 号线、7 号线	注意物品有效期	5
	完成手术切口标记、麻醉及手术区域消毒铺单		2
	穿手术衣、戴无菌手套		5
	Time-out 手术前安全核查（手术医师、巡回护士、麻醉医生）	确认手术患者姓名性别、手术名称、手术部位	3
操作过程	切口周围皮肤再次使用乙醇棉球消毒		3
	切皮方法正确：术者与助手用左手掌或纱布垫相对应压迫并绷紧皮肤，右手执弓法持刀将刀片垂直刺入皮肤，后与皮肤呈 15° 角划开皮肤，再垂直上提出刀	用力均匀，切开皮肤及皮下组织，达腹直肌外鞘	5

续表

项目	技术操作要求	注意事项	建议得分系数
操作过程	使用组织剪剪开腹直肌前鞘、腹直肌及腹直肌后鞘	与皮肤、皮下切口大小一致	5
	切开腹膜前，术者与一助交替提起腹膜，确认无肠壁或其他腹腔内容物夹起		5
	切开腹膜后置入盐水湿纱布保护腹腔脏器	术者左手示指、中指深入腹腔撑开腹膜，隔开腹腔脏器，使用组织剪在两指之间剪开腹膜，腹膜层切开大小与切口一致	5
	关腹前清点纱布器械无误		3
	间断或连续关闭腹膜及后鞘（圆针，7号线），间距1.0cm、边距0.5cm		10
	生理盐水冲洗切口		2
	间断或连续关闭前鞘（圆针，4/7号线），间距1.0cm、边距0.5cm		10
	缝合皮肤前，乙醇消毒皮肤切口周围皮肤，消毒时保护好切口创面（角针，1号线），间距1.0cm、边距0.5cm		10
	剪线动作规范，线结长度适中	靠滑斜剪，线头长度0.5cm	5
	对合皮肤，再次使用乙醇棉球消毒，覆盖纱布敷料		5
操作结束处理	垃圾分类放置；整理物品	刀片、缝合针等锐器弃于锐器桶，其余物品弃于医用垃圾桶中	5
职业素养	分工明确，配合流畅；器械使用方法正确；注意无菌原则		10
	合计		100

4. 重点难点

（1）腹膜切开：术者与助手交替提夹腹膜，术者用拇指和示指检查提夹处，当确认无腹腔内容物时，在提夹处腹膜切一小口。

（2）清点器械：开腹前与关腹前均需要认真清点手术器械及纱布，两次数目必须保持一致。

（3）翻转结扎：关闭腹膜（和腹直肌后鞘）时，第一针和最后一针应将腹膜（和腹直肌后鞘）切口绕过血管钳进行翻转打结，以防残存漏洞。

5. 人文关怀

（1）手术前Time-out三方安全核查，确认患者信息。

（2）注意无菌原则，术中轻柔操作。

（3）术中分工明确，配合流畅；器械使用方法正确，表现出良好的职业素养。

（六）肠吻合

肠端端吻合

1. 适应证

（1）肠管两断端肠腔直径相近。

（2）断端血运良好。

2. 禁忌证 肠管断端直径相差较大或血运不佳者。

操作视频

3. 评分细则

项目	技术操作要求	注意事项	建议得分系数
操作前准备	穿洗手衣、裤，戴口罩和帽子，洗手		2
	物品准备：尖刀片（11#）、圆针、聚维酮碘棉球、1号线	注意物品有效期	3
	穿手术衣、戴无菌手套	已完成麻醉及手术区域消毒铺单	3
	站位正确	术者位于患者右侧；一助位于术者对面，器械护士位于患者右侧、术者右手侧	2
操作过程	肠系膜修剪方法正确	显露肠系膜侧肠壁5～10mm	5
	肠钳在距离切断线以外5cm夹闭肠腔，肠钳方向一致	肠钳夹一扣，最多不超过两扣	5
	修剪肠管：直血管钳在缺血线以外夹闭肠管，尖刃刀或组织剪沿直钳外侧切断肠管	直钳的方向与肠管的断端呈20°～30°，肠系膜对侧多切一点，肠系膜侧少切一点	5
	将切除肠管移至手术器械台相对污染区；聚维酮碘棉球消毒肠管断端，消毒顺序正确		5
	确认肠管系膜方向一致，选（小圆针，1号线）距断端（肠系膜侧及对侧）0.3～0.5cm分别缝合浆肌层作为支持线	肠管系膜置于同侧	5
	间断缝合后壁全层（小圆针，1号线），针距0.3～0.5cm，边距0.2～0.3cm		10
	间断缝合前壁全层（小圆针，1号线），要求内翻缝合，剪断前一针，后一针作为牵引线	针距0.3～0.5cm，边距0.2～0.3cm，线结长度0.2～0.3cm	10
	移除肠钳		4
	间断垂直褥式缝合（Lembert缝合法）前壁浆肌层（小圆针，1号线）	针距0.3～0.5cm，边距0.2～0.3cm，线结长度0.2～0.3cm；尽量与全层缝合错开，缝合后不露出全层缝合线结	10
	将支持线翻转，暴露后壁浆肌层，间断垂直褥式缝合（Lembert缝合法）后壁浆肌层（小圆针，1号线）		10

续表

项目	技术操作要求	注意事项	建议得分系数
操作过程	剪断牵引线，将肠管恢复原位，检查肠管通畅性	拇指与示指对合检查通畅性，示指可通过吻合口为宜	6
	垃圾分类放置；整理物品	刀片、缝合针等锐器弃于锐器桶，其余物品弃于医用垃圾桶中	5
职业素养	分工明确，配合流畅；器械使用方法正确；注意无菌原则		10
合计			100

4. 重点难点

（1）系膜修剪：断端系膜的修剪以 0.5～1.0cm 为宜。修剪过长易导致吻合口肠管血运障碍；修剪过短容易导致系膜在吻合时卷进吻合口，引起吻合口瘘。

（2）内翻缝合：内翻缝合不论是使用间断缝合还是连续缝合，既要保证将黏膜完全翻入肠腔内，又要防止吻合口内翻过度引起狭窄，边距 0.2～0.3cm 为佳。

（3）肠钳撤除的时机：为了防止钳夹时间过长造成肠壁机械性损伤和缺血，全层缝合结束后即刻撤除肠钳。

5. 人文关怀

（1）注意无菌原则，术中轻柔操作。

（2）术中分工明确，配合流畅；器械使用方法正确，表现出良好的职业素养。

肠侧侧吻合

操作视频

1. 适应证 肠管两断端肠腔直径相差较大者。

2. 评分细则

项目	技术操作要求	注意事项	建议得分系数
操作前准备	穿洗手衣、裤，戴口罩、帽子，洗手		2
	物品准备：尖刀片（11#）、圆针、聚维酮碘棉球、1号线	注意物品有效期	3
	穿手术衣、戴无菌手套	已完成麻醉及手术区域消毒铺单	3
	站位正确	术者位于患者右侧；一助位于术者对面，器械护士位于患者右侧、术者右手侧	2
操作过程	缝牵引线：缝合浆肌层作为牵引线（小圆针，1号线），在离该牵引线4～5cm处再缝一针牵引线	在离肠襻折角约3横指、两段肠襻的接触面离系膜约1cm处缝牵引线	5
	吻合口后壁浆肌层缝合：在两牵引线间，纵向浆肌层连续缝合（小圆针，1号线），长4～5cm，松紧适宜		10

续表

项目	技术操作要求	注意事项	建议得分系数
操作过程	夹肠钳：在待吻合肠段远、近端夹肠钳，肠钳方向一致，以阻止肠内容物从吻合口溢出	肠钳夹一扣，最多不超过两扣	6
	切开肠壁：于距连续浆肌层缝线约0.3cm处使用尖刃刀或组织剪切开肠管，切开长度勿超过浆肌层缝合；聚维酮碘棉球消毒肠管断端，消毒顺序正确		10
	吻合口后壁全层缝合：全层连续锁边缝合后壁全层（小圆针，1号线）	针距0.3～0.5cm，边距0.2～0.3cm	12
	吻合口前壁全层缝合：连续全层平行褥式内翻缝合（Connell）前壁全层（小圆针，1号线）	针距0.5cm，边距0.2～0.3cm	12
	移除肠钳		4
	吻合口前壁浆肌层缝合：连续垂直褥式缝合前壁浆肌层（小圆针，1号线）	针距0.3～0.5cm，边距0.2～0.3cm；尽量与全层缝合错开，缝合后不露出全层缝合线结	10
	剪断牵引线，检查肠管通畅性	拇指与示指对合检查通畅性	6
	垃圾分类放置；整理物品	刀片、缝合针等锐器弃于锐器桶，其余物品弃于医用垃圾桶中	5
职业素养	分工明确，配合流畅；器械使用方法正确；注意无菌原则		10
合计			100

3. 重点难点

（1）吻合口部位的选择：不宜靠近肠襻折角3横指以内，大小以4～5cm为佳。

（2）保证连续缝合线的张力：连续缝合线需要助手协助保持适宜张力，过紧切割组织；过松影响吻合口对合，造成吻合口出血或者瘘。

（3）肠钳撤除的时机：为了防止钳夹时间过长造成肠壁机械性损伤和缺血，侧侧吻合口前壁全层缝合一结束即刻开肠钳。

（4）Connell缝合的起始针与终止针的处理：Connell的起始针由连续锁边缝合过渡而来，为防止后续连续缝合操作过程中松线，可将锁边缝合最后一针自肠腔内缝出浆膜层外，至牵引线附近，与一根牵引线打结后再行Connell缝合；终止针由浆膜层缝入肠腔内，与锁边缝合的尾线打结。

（5）不确切缝合处的处理：可适当加全层和（或）浆肌层间断缝合。

4. 人文关怀

（1）注意无菌原则，术中轻柔操作。

（2）术中分工明确，配合流畅；器械使用方法正确，表现出良好的职业素养。

（七）胸腔闭式引流术及拔管术

胸腔闭式引流术

1. 适应证

操作视频

（1）中、大量自发性气胸，开放性气胸，张力性气胸，血气胸。

（2）经胸腔穿刺治疗后肺无法复张的气胸、胸引管拔除后气胸或血气胸复发。

（3）机械通气或人工通气治疗过程中的气胸、血气胸，或仍需行机械辅助呼吸的气胸、血气胸。

（4）气胸合并胸腔感染，急、慢性脓胸，胸腔仍有脓液未排出。

（5）早期脓胸、中等量以上血胸或血气胸、乳糜胸。

（6）大量胸腔积液或持续性胸腔积液需行彻底引流。

（7）伴有支气管胸膜瘘或食管胸膜瘘的脓胸、气胸或脓气胸。

（8）开胸手术或胸腔镜手术。

（9）需行胸膜腔内注药或胸膜固定术的患者。

2. 禁忌证

（1）凝血功能障碍或重症血小板减少有出血倾向者，正在接受抗凝治疗的患者。

（2）肝性胸腔积液，持续引流将导致大量蛋白质和电解质丢失，手术需慎重。

（3）结核性脓胸。

3. 评分细则

项目	技术操作要求	注意事项	建议得分系数
操作前准备	仪表端庄，服装整洁，洗手，戴口罩、帽子		2
	自我介绍，核对患者信息		2
	测生命体征，查体，阅片或报告，明确有无手术禁忌	了解患者病情，判断手术指征，确定左右侧	4
	向患者或家属交代胸腔闭式引流术的目的、操作过程、可能的风险，签署知情同意书		5
	选择合适体位：如坐位、平卧位、半卧位或左侧卧位	多为斜坡仰卧位或坐位，双手抱头	2
	选择切口并标记：气胸一般选择锁骨中线第2肋间；胸腔积液一般选择腋前线第4～5肋间或腋中线、腋后线第6～7肋间	包裹性胸腔积液或局限性气胸需根据患者病史、胸部查体及影像学资料选择合适体位及切口位置。引流位点原则：宁低勿高	5

项目	技术操作要求	注意事项	建议得分系数
操作前准备	物品准备 （1）治疗车上层：胸腔闭式引流包（包括弯盘、刀柄、弯止血钳 1～2 把，直止血钳 1～2 把，持针器、剪刀、镊子 2 把），胸腔闭式引流瓶 1 个，胸腔闭式引流管 1 根（气胸选择 24～28F 引流管、胸腔积液选择 28～32F 引流管、脓胸选择 32～36F 引流管），聚维酮碘棉球、乙醇棉球、2% 利多卡因 5ml，无菌生理盐水 1000ml，11 号刀片 1 个，1-0 无菌缝线，外科缝合角针，5ml 或 10ml 注射器 1 个，无菌纱布若干、无菌手套，医用胶带、垫枕、听诊器，血压计 （2）治疗车下层：生活垃圾桶，医用垃圾桶，锐器盒	注意物品有效期	5
	洗手，准备胸引瓶，胸引瓶注水量合适（引流管伸入液面下 1～2cm）	连接引流管保证接头无污染，向瓶内注入液体前冲洗瓶口	2
操作过程（注意人文关怀）	开胸腔闭式引流包，整理包内器械，夹取纱布、聚维酮碘棉球、乙醇棉球；准备注射器、刀片、缝合针、缝线、胸腔闭式引流管、无菌手套；准备麻醉药	检查消毒是否有效，注意夹取物品的顺序；注意刀片、缝针、缝线及引流管型号	3
	戴无菌手套，双人核对麻醉药，抽取麻醉药，排气		2
	术区消毒、铺单以定位点为中心，消毒半径 15cm，消毒至少 2 次，铺单	消毒范围要足够，不回消、不留白	6
	再次核对，确定左右侧	根据病史、查体、影像学资料，双人再次核对	3
	逐层浸润麻醉：先打一皮丘，然后沿着切口扩展麻醉，做长度超过 2cm 的局部皮肤麻醉区域，进一步逐层多点浸润麻醉；沿下一肋骨上缘突破胸膜，回抽有气体或液体，针尖回退少许，注药充分麻醉壁层胸膜；拔针按压止血	麻醉注药前要回抽，无鲜血吸出方可注药	5
	麻醉等待，安装刀片；观察胸引管侧孔位置；止血钳沿长轴夹闭引流管前端，尾端对折后持针器夹闭		2
	切开：确认麻醉生效，沿麻醉区域平行于肋间切开皮肤，切口长 1～2cm 切开手法正确，长度、深度合适	确认麻醉生效（可刀尖刺皮肤无痛感）；持刀方式正确，切开手法正确，长度及深度合适（深度深至皮下组织）	5

续表

项目	技术操作要求	注意事项	建议得分系数
操作过程（注意人文关怀）	分离：止血钳以十字交叉方式逐层钝性分离皮下组织及胸壁各层肌肉直至胸膜，止血钳于肋骨上缘突破胸膜刺入胸膜腔	分离路径斜向上；突破胸膜时要控制力量，防止止血钳刺入过深；动作轻柔，不能粗暴，避免损伤肋间神经及血管	5
	置管：一只手撑开刺入胸膜腔的止血钳作为引导，另一只手持夹闭引流管前端的止血钳，顺着拓宽的通道将引流管置入胸腔；撤出止血钳，判断胸引管是否进入胸腔；调整引流管深度（末端侧孔距皮缘至少5cm）	松开止血钳可见引流管出现雾气或者积液流出证明引流管已入胸腔；撤钳时注意保护引流管，防止带出	10
	连接胸引瓶，确定引流管是否通畅	引流瓶连接方式正确；注意无菌；水柱随呼吸上下波动，有气体或液体流出，说明引流通畅	3
	乙醇消毒皮缘，缝合切口，固定引流管，对皮，乙醇消毒皮缘		3
	置管处覆盖无菌纱布，撤洞巾	纱布剪成"Y"形口；若为一次性洞巾，可直接撕掉；若为环消洞巾，撤洞巾过程中需注意保持引流装置密闭性	3
操作结束处理	整理物品；垃圾分类放置；脱手套，洗手	穿刺针、注射器针头等锐器弃于锐器桶；各类包装袋入黑色垃圾桶；医疗垃圾入黄色垃圾桶	3
	术后测量患者生命体征，查体，患者宣教；书写有创操作记录	宣教：胸腔闭式引流瓶要低于膝盖；保持引流管不受牵拉，不受压打折；3天进行切口换药	3
	术后观察：有无胸痛、呼吸困难、咳泡沫痰、呼吸音等		2
职业素养	注意无菌原则：违反无菌原则每处扣10分，最多扣50分	用手直接碰触无菌物品；铺洞巾前未消毒；麻醉前未铺洞巾；操作过程中手套等无菌物品污染不更换继续操作	10
	操作流畅，技术熟练：不重复麻醉、切开，无反复置管等		2
	注重人文关怀，在操作前、操作中、操作后均与患者适当沟通		3
合计			100

4. 重点难点

（1）胸外科基本理论——胸膜腔（恢复并维持胸膜腔负压均衡稳定是胸外科基本技能操作的核心原则）。

1）胸膜腔：胸膜是覆盖于胸壁内侧面、横膈上面及肺表面的浆膜。紧贴于肺表面并深入肺裂内的胸膜称为脏胸膜，紧贴于胸廓内壁和横膈表面的胸膜称为壁胸膜。脏胸膜和壁胸膜在肺根处相互移行，形成的封闭腔隙称为胸膜腔。胸膜腔左右各一，互不相通。胸膜腔实际上是潜在腔隙，脏胸膜和壁胸膜彼此紧贴，中间少许薄层浆液。薄层浆液主要包括两个方面作用：一是在两侧胸膜之间起到润滑作用，减少呼吸运动中两层胸膜间的摩擦；二是浆液分子的内聚力使两层胸膜贴附在一起，不易分开。

2）胸膜腔内负压：平静呼吸过程中，胸膜腔内压始终低于大气压（即负压），随呼吸运动发生周期性波动。胸膜腔负压的形成与肺和胸廓的自然容积不同相关。在人体生长发育过程中，胸廓发育快于肺的发育，导致胸廓自然容积大于肺的自然容积。在胸膜腔密闭情况下，由于胸廓自然容积大于肺自然容积，而脏胸膜与壁胸膜紧贴在一起，使得肺总是处于一定程度的扩张状态。被扩张的肺产生的弹性回缩力使肺趋于缩小；而肺回缩所形成的内向牵引也使胸廓的容积小于其自然容积，导致胸廓形成向外扩展的弹性回缩力，使胸廓容积趋于扩大，以回到其自然容积位置。因此，肺在内向弹性回缩力和胸廓的外向弹性回缩力的作用下，胸膜腔容积存在扩大趋势，使得胸膜腔形成负压（图 1-2-35）。

受重力和体位影响，整个胸膜腔内的负压并不均匀。坐位或直立位时，胸膜腔内负压存在着自上而下的梯度，以及胸膜顶部负压大而底部负压小（图 1-2-36）。因传统过程中采用连接水柱而非水银柱的检压计测量胸膜腔压力，所以胸膜腔内压多以厘米水柱（cmH_2O）表示。

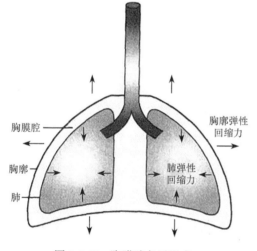

图 1-2-35 胸膜腔负压形成

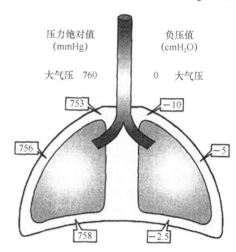

图 1-2-36 胸膜腔的负压值

3）胸膜腔负压生理意义：胸膜腔内负压既作用于肺，维持肺的扩张状态；也作用于胸腔内其他器官，特别是作用于壁薄而可扩张性较大的腔静脉和胸导管等，可影响静脉血和淋巴液的回流。

一旦胸膜破裂，胸膜腔与大气相通，因胸膜腔内负压，空气将立即进入胸膜腔内，形成气胸，此时脏胸膜和壁胸膜彼此分开，胸膜腔内负压消失，肺因自身的弹性回缩力而萎陷，胸廓呼吸运动无法再引起肺张缩，影响呼吸功能；同时淋巴和血液回流亦将受阻，影响循环功能；此外，因左、右两侧压力不等，可能出现纵隔移位甚至纵隔摆动，迅速导致呼吸循环功能衰竭而危及生命。

因此，恢复并维持胸膜腔负压均衡稳定是胸外科基本技能操作的核心原则。

（2）置管位置选择

1）术前细致了解病史，认真查体，仔细查阅影像学资料，确定左右侧及置管位置。

2）胸腔积液一般常选腋中线与腋后线之间第6～7肋间，气胸常选锁骨中线第2肋间。此外切口亦可选腋前线第4～5肋间，此处位于由背阔肌前缘、胸大肌外缘、经乳头的水平线所构成的"安全三角"内，肌肉相对少，亦可日后做进一步胸腔镜手术探查使用，被称为万能位点，适用于胸腔积液和（或）积气的患者。

（3）胸膜反应

1）主要表现：头晕、心悸、气促、胸闷或胸部压迫感、脉快、冷汗、面色苍白、血压下降，多见于精神紧张患者。

2）处理：立即停止操作，患者平卧、吸氧，必要时皮下注射0.1%肾上腺素0.3～0.5ml，密切观察病情。

（4）出血：多由于操作过程中损伤肋间血管所致，亦有少数因胸内粘连带撕裂或操作粗暴损伤心脏、大血管等导致。对于操作后出现低血压、失血性休克或引流出大量新鲜血液的患者，需密切监测生命体征变化，并补液或输血等处置，必要时行胸腔镜或开胸探查止血。

（5）复张性肺水肿：对于长时间萎陷的肺脏，在胸腔短时间内排出大量气体或积液后，肺将迅速复张，受压的肺泡在快速复张后易出现复张性肺水肿，多表现为气促、咳泡沫痰等。因此，置管后气体或液体排放速度不宜过快，可交替夹闭引流管、限制液体入量、利尿，必要时可使用小剂量激素处理。

（6）重要脏器损伤：暴力操作可能导致肺损伤；置管位置选择过低可能损伤肝、脾、膈肌。应尽量避免暴力置管、避免在肩胛下角线第9肋间和腋后线第8肋间以下操作。

（7）引流不畅或皮下气肿、积液：多因置管深度不足、固定不牢使得引流管或侧孔位于胸壁软组织中，或因血凝块或纤维索条堵塞引流管致引流不畅；同时肺部大量漏气亦可造成皮下气肿，此时应调整引流管位置或重新置管，必要时胸带加压包扎。

（8）肋床引流：脓胸胸腔闭式引流术分为经肋间引流及经肋床引流，经肋床引流作为一种脓胸的重要方式而被临床广泛使用，切口应选择在脓腔的底部，沿肋骨作长5～7cm切口，结扎肋间血管，剪除长2～3cm肋骨，清理脓腔，分解粘连，利于充分引流。经2～3周充分引流脓腔仍未闭合且胸腔内纤维板已经形成，可剪断引流管改为开放引流。

5. 人文关怀

（1）核对患者信息，充分告知胸腔闭式引流术的目的、操作过程、可能的风险，签署知情同意书。

（2）应在环境安全，温度适宜处进行，并且保护患者隐私。

（3）注意无菌原则。

（4）加强与患者沟通。

（5）整个操作过程技术熟练、表现出良好的职业素养。

操作视频

胸腔闭式引流拔管术

1. 适应证

（1）引流管通畅，无活动性漏气（患者咳嗽时引流管液面波动，但无气体溢出）。

（2）胸腔液引流量<200ml/d，颜色清亮，并可除外进行性血胸、乳糜胸或感染性血胸。

（3）影像学显示肺复张良好，无明显积气、积液。

（4）以上三点须同时满足，方可拔出引流管。特殊情况还需满足下列条件：

1）脓胸患者胸腔内感染已控制，引流彻底。

2）食管气管瘘、支气管胸膜瘘引起的脓胸症状体征消失，消化道造影明确瘘口已愈合，已恢复进食，无发热。

3）机械通气下的气胸，已停止机械通气，并且胸内积气已完全消失。

2. 禁忌证

（1）引流不完全，肺复张不良。

（2）引流量较大或性状异常（如血性、乳糜、黄色浑浊或感染性血胸）。

（3）咳嗽时有大量气泡溢出。

（4）脓胸引流不完全，感染未得到有效控制。

（5）造影检查示支气管胸膜瘘未愈合，体征和症状未消失。

（6）食管气管瘘造影检查未愈合，或未恢复进食者。

（7）仍需机械辅助通气的气胸或是液气胸。

3. 评分细则

项目	技术操作要求	注意事项	建议得分系数
操作前准备	核对患者信息；评估患者病情，查阅患者临床及影像学资料；必要的宣教	熟练掌握拔管指征及禁忌证；宣教：如患者的体位，如何屏气，配合操作等；向患者交代操作的目的，以及可能出现的疼痛等不适，消除患者的紧张情绪	6
	测量生命体征，胸部查体		5
	洗手、戴好帽子和口罩、查看敷料、交替掀开敷料两侧观察切口、再次洗手		6
	准备物品：拆线包、聚维酮碘棉球、无菌纱布、凡士林油纱、宽胶带	注意物品有效期及取物顺序	8
	敷料准备：外层为纱布（3~5块）；内层为油纱（油纱折叠4层以上，面积超过引流创口）	注意无菌原则	5
操作过程（注意人文关怀）	除去敷料：外层敷料用手，内层敷料或纱条用镊子除去		6

续表

项目	技术操作要求	注意事项	建议得分系数
操作过程（注意人文关怀）	消毒：以切口为中心，半径15cm；引流管消毒长度距根部15cm（消毒至少2遍，4个棉球）	注意无菌原则；消毒范围要足够，不回消、不留白	8
	剪断固定缝线；适当活动引流管，确认引流管未被缝线缝住；教患者深吸气屏气	如果存在预留缝线，助手要先戴无菌手套，操作者消毒后将线尾交至助手，展开缝线，备拔管后打结；注意勿剪断预留缝线	6
	一手持准备好的敷料（内层为油纱，外层为纱布）置于切口上方；嘱患者屏气，另一手迅速拔管，同时立即压住伤口	拔管过程需尽力减少胸腔漏气；拔管时引流管不能夹闭，保持引流状态	10
	轻柔伤口，促进肌肉闭合		5
	胶带固定时要有加压动作，至少3道，与身体纵轴垂直	可以使用不透气的粘贴；亦可以使用胸带加压包扎	6
操作结束处理	整理物品；垃圾分类放置；脱手套，洗手	穿刺针、注射器针头等锐器弃于锐器桶；各类包装袋入黑色垃圾桶；医疗垃圾入黄色垃圾桶	6
	术后询问有无不适症状，测量患者生命体征，查体，患者宣教	宣教：如出现呼吸困难或其他不舒服，及时告知；复查胸部影像；3～4天换药1次，7～9天拆线	4
职业素养	注意无菌原则；违反无菌原则每处扣10分，最多扣50分	用手直接碰触无菌物品；剪线前未消毒；操作过程中无菌物品污染不更换继续操作	10
	操作流畅，技术熟练		4
	注重人文关怀，在操作前、操作中、操作后均与患者适当沟通		5
合计			100

4. 重点难点

（1）气胸复发：拔管后患者再次出现胸闷、气短，查体符合气胸表现，此时应急查影像学，如气胸量少，考虑拔管时气体自切口入胸所致，可暂时观察或行胸腔穿刺排气；如大量气胸考虑气胸再发，需立即行闭式胸腔引流。

（2）出血：多表现为切口鲜血流出，严重者有失血性休克表现，影像学检查提示肋膈角变钝或消失，立即行闭式胸腔引流，建立静脉通道，严重者需输血，必要时行胸腔镜或开胸探查止血。

（3）引流管漏液：再次给予挤压包扎，必要时给予缝合。

（4）引流管折断留置胸腔内：多因置管缝线缝住引流管，拔管时缝线切割导致引流管折断。断端距离切口较近者可自体外拔出；掉入胸腔深部者，多需胸腔镜或开胸探查取出。

（5）切口感染不愈：引流管口感染，同感染切口清创、换药，必要时局部可给予引流。

（6）拔管时机：目前针对拔管时机的选择尚存争议，具体是吸气末还是呼气末拔管仍有争论，有研究显示两种时机拔管并无区别，因此，暂按照传统拔管方式选择深吸气末拔管；但对于呼吸机辅助通气的拔管，需选择在呼气末拔管。

（7）脓胸拔管：各种原因引起的脓胸拔管要慎重，通常临床在2～3周产生广泛胸膜粘连后改为开放引流，后间断换药、逐步退管，直至残腔完全消失，一般不给予直接拔管。

（8）一侧全肺切除术后拔管：一侧全肺切除的患者拔管时，必须满足无明显症状、胸腔除外活动性出血及除外胸腔感染时，才可以拔管。拔管时必须是引流管夹闭状态，可以胶带返折或是双止血钳夹闭引流管。气管和纵隔的最佳位置是略偏向于患侧。

（9）乳糜胸拔管：乳糜胸在满足前述拔管适应证的同时，需行胸腔积液乳糜试验正常3次时才可拔管。

5. 人文关怀

（1）核对患者信息，充分告知胸腔闭式引流拔管术的目的、操作过程、可能的风险，签署知情同意书。

（2）应在环境安全，温度适宜处进行，并且保护患者隐私。

（3）注意无菌原则。

（4）加强与患者沟通。

（5）整个操作过程技术熟练、表现出良好的职业素养。

（八）耻骨上膀胱穿刺造瘘术

操作视频

1. 适应证

（1）急性尿潴留，导尿不成功者。如尿道损伤、前列腺增生症、急性下尿路感染等疾病出现急性尿潴留，为解决尿液排出问题急需行此手术。

（2）膀胱排空障碍所致的慢性尿潴留，又不适合长期保留导尿管的患者。如前列腺增生不适合手术的患者和神经源性膀胱、脊髓损伤、糖尿病末梢神经炎等疾病。

（3）阴茎、尿道损伤，尿道整形，尿道吻合手术及膀胱手术后的患者，同时留置导尿管和膀胱造瘘，双保险确保尿液不从吻合口处外溢，避免影响尿道局部的愈合，为确保尿路的愈合需行此项手术。

（4）配合经尿道前列腺切除术（transurethral resection of the prostate，TURP），降低膀胱压力，清晰术野，缩短手术时间，避免经尿道电切综合征的发生。

（5）双镜联合配合经尿道狭窄内切开术。

2. 禁忌证

（1）有严重凝血功能障碍的患者不能行该手术。

（2）有下腹部及盆腔手术史致局部组织器官粘连严重者。

（3）盆腔巨大肿瘤致膀胱受压无法完成穿刺操作者。

（4）下腹部皮肤软组织有严重感染性疾病者。

（5）膀胱癌合并尿潴留患者。

（6）膀胱容量＜100ml的患者。

3. 评分细则

项目	技术操作要求	注意事项	建议得分系数
操作前准备	仪表端庄、服装整洁、洗手、戴口罩和帽子		2
	自我介绍，核对患者信息，提出完善辅助检查，签署知情同意书		5
	物品准备 （1）治疗车上层：膀胱穿刺造瘘包，常规消毒治疗盘 1 套，碘酊、乙醇（或聚维酮碘）、消毒棉签，局麻药（2% 利多卡因 5ml），无菌手套 2 副，刀片，注射器，缝线，引流管，引流袋等 （2）治疗车下层：生活垃圾桶，医用垃圾桶，锐器盒	注意物品有效期	3
	操作区备皮	口述即可	3
	患者穿刺条件评估 （1）评估是否需要导尿，需要导尿不导尿者扣 30 分，导尿得 5 分 （2）已经行留置导尿患者膀胱是否充盈，如果不充盈需要膀胱内注入生理盐水 400ml，消毒导尿管口，注水 50ml 得 5 分，不注水者扣 30 分		5
操作过程（注意人文关怀）	摆体位，铺放臀巾，确定并标记穿刺点位置，选择耻骨上 2cm 处	有超声定位的需要在超声定位点穿刺，未在超声定位点穿刺者不得分	5
	再次洗手，戴无菌手套，消毒 3 次，铺洞巾。以穿刺点为中心，同心圆消毒，由中心往外，消毒范围半径 15cm，聚维酮碘消毒 2 次，第 2 次消毒范围小于第 1 次	如用碘酊、乙醇消毒，碘酊消毒 1 次，乙醇脱碘 2 次 消毒范围要足够，不回消、不留白，过程中注意消毒棉签不可倒置	8
	用 5ml 无菌注射器抽取 2% 利多卡因 3ml 以上，双人核对，逐层浸润麻醉	回抽出尿者得分，没有此操作者扣 5 分	2
	自皮肤至腹膜以 2% 利多卡因逐层麻醉（先进针→回吸→无血→注射麻醉药物→进针），回抽出尿说明进入膀胱	注意不要麻醉回吸同时向内进针	8
	拔出麻醉针后立即用左手纱布按压止血	右手示指扶住针尾与注射器乳头接头处，以防注射器和针头脱离	2
	刀片选取及组装正确	选择 11 号尖刃刀片	2
	执刀方法及切开手法正确，以穿刺位点为中心切口长度适中（1.0～1.5cm）	纵横切口均可	4
	检查造瘘管气囊密闭性及与操作鞘匹配性	常规的造瘘针为 F16 号	6

续表

项目	技术操作要求	注意事项	建议得分系数
操作过程（注意人文关怀）	执造瘘针手法正确（左手于比针点辅助），垂直置入造瘘针，落空感后见尿液引出，适当推进操作鞘（1.0cm或2.0~3.0cm），拔出造瘘针，置入造瘘管至合适位置，并气囊固定（5.0~10.0ml），拮抗式退出操作鞘，并移除	一定是拮抗式退出操作鞘，检查膀胱，后壁是否穿孔，后壁穿孔者扣10分	15
	牵拉尿管至膀胱壁有尿液引出，缝合并固定造瘘管（不缝合不减分），消毒，对皮，包扎，连接尿袋，移除洞巾及治疗巾	牵拉导尿管后物尿液引出者扣1分	5
	为患者恢复衣物，恢复体位，嘱咐患者更换衣物	造瘘过程中患者衣物有可能弄湿了	3
操作结束处理	垃圾分类放置 整理物品	穿刺针、注射器针头等锐器弃于锐器桶，其余物品弃于医用垃圾桶中	5
	术后测量患者生命体征；书写有创操作记录		2
	术后患者宣教	未交代首次放尿量的扣2分	5
职业素养	注重人文关怀，在操作前、操作中、操作后均与患者适当沟通，不重复穿刺；注意无菌原则 无菌操作：严重违反无菌原则，每处扣10分，最多扣30分 消毒前未戴手套 铺洞巾前未消毒 麻醉前未铺洞巾 操作中手套等无菌物品污染后未更换继续操作		10
合计			100

4. 重点难点

（1）穿刺位点选择：尽量避开下腹部手术瘢痕，如果反复细针穿刺未见尿液引出的话，需要超声定位。避免穿刺过程中肠道损伤。

（2）麻醉意外处理

1）术前应详细询问患者的药物过敏史。使用普鲁卡因麻醉时，术前应予以皮试。并备好肾上腺素等抢救药品。

2）一旦出现药物过敏，立即停止操作，平卧，予以吸氧、心电监护，建立静脉通道，皮下注射肾上腺素。

（3）穿刺的角度和力度：穿刺角度应该与打麻药时细针穿刺角度相同，仔细体会穿刺过程中的两个突破感，避免暴力穿刺导致膀胱后壁穿孔。

（4）拮抗式退出操作鞘：置入导尿管成功后，一定是拮抗式退出操作鞘，不然就会连导尿管一起拔出来，导致穿刺的彻底失败。

5. 人文关怀

（1）核对患者信息，充分告知膀胱穿刺造瘘术风险及获益，签署知情同意书。

（2）膀胱穿刺造瘘术应在环境安全，温度适宜处进行，并且保护患者隐私。

（3）注意无菌原则。

（4）加强与患者沟通。

（5）整个操作过程技术熟练、表现出良好的职业素养。

（九）烧伤基础理论及烧伤患者救治流程

1. 烧伤概论 烧伤的概念：由热力引起的组织损伤。

（1）热力：火焰、热液、热气、热金属等。

（2）组织：皮肤、皮下组织、黏膜等，甚至包含肌肉、骨骼等深部组织。

（3）损伤

1）局部-渗出、坏死。

2）全身损伤-休克、感染、营养不良、多器官损伤。

2. 烧伤评估

（1）烧伤面积估算

1）成人使用九分法进行估算

部位	体表面积（%）	分部位	体表面积（%）
头颈	9×1	头部 面部 颈部	3 3 3
双上肢	9×2	双手 双前臂 双上臂	5（2.5×2） 6（3×2） 7（3.5×2）
躯干	9×3	躯干前 躯干后 会阴	13 13 1
双下肢	9×5＋1	双足 双小腿 双大腿 双臀部	7（3.5×2） 13（6.5×2） 21（10.5×2） 5（2.5×2）

注：女性患者双足和双臀部均占比为6%

2）小儿可使用简化公式进行计算或使用 Lund-Browder 图法进行估算。

简化公式：

头面颈部（%）：9+（12–年龄）；

双下肢部（%）：41–（12–年龄）。

Lund-Browder 图法： （单位：%）

部位＼年龄	0～12 月龄	1～4 岁	5～9 岁	10～14 岁	15 岁	成人
头	19	17	13	11	9	7
颈	2	2	2	2	2	2
前后躯干	26	26	26	26	26	26
双上臂	8	8	8	8	8	8
双前臂	6	6	6	6	6	6
双手	5	5	5	5	5	5
臀部	5	5	5	5	5	5
会阴	1	1	1	1	1	1
双大腿	11	13	16	17	18	19
双小腿	10	10	11	12	13	14
双足	7	7	7	7	7	7

（2）烧伤深度评估：三度四分法。

1）划分依据：组织学、临床表现、预后。

2）具体方法

烧伤深度	伤及层次	临床表现	预后
Ⅰ度	表皮浅层，生发层健在	局部发红，烧灼感，皮肤温度增高	3～7 天后脱屑愈合，不留瘢痕
浅Ⅱ度	表皮生发层、真皮乳头层	红肿明显，疼痛剧烈，可形成大水疱，基底红润	1～2 周愈合，通常不留瘢痕
深Ⅱ度	真皮深层，即网状层	痛觉较迟钝，亦有水疱形成，基底红白相间	如无感染，3～4 周愈合，一般留有瘢痕
Ⅲ度	全层皮肤，甚至伤及皮下组织	创面苍白、焦黄甚至炭化，痛觉消失，常见树枝状栓塞血管网	除非面积很小，否则均需进行手术植皮

（3）烧伤严重程度分类

	烧伤总面积	Ⅲ度烧伤面积	其他情况
轻度	Ⅱ度烧伤面积≤9%	—	—
中度	10%～29%	10% 以下	—
重度	30%～49%	10%～19%	—
	≤30%	+	（1）全身情况严重或有休克 （2）复合伤（严重创伤、冲击伤、放射伤、化学中毒等）

续表

	烧伤总面积	Ⅲ度烧伤面积	其他情况
重度	≤30%	+	（3）中、重度呼吸道烧伤（呼吸道烧伤及喉以下烧伤者）
特重度	50%	20%	

（4）吸入性损伤评估

1）定义：呼吸道的吸入性损伤除热力作用外，还由于燃烧时烟雾中含有大量化学物质被吸入深达肺泡，引起局部腐蚀和全身中毒。吸入性损伤是烧伤救治中的突出难题。

2）诊断标准：①燃烧现场相对密闭。②面颈和前胸烧伤，特别口、鼻周围深度烧伤者。③鼻毛烧焦，口唇肿胀，口咽部红肿有水疱或黏膜发白者。④刺激性咳嗽，痰中有炭屑者。⑤声嘶、吞咽困难或疼痛者。⑥呼吸困难和（或）肺部可闻及哮鸣音。

3）临床分度

	病变范围	主要症状	主要体征	X线	血气分析
轻度	鼻、口、咽	咽部发干、疼痛	鼻毛烧焦，鼻咽部发红	—	—
中度	喉、气管	声嘶、上气道梗阻	气道梗阻，喘鸣及干啰音	气管狭窄影	±
重度	支气管、肺泡	缺氧、呼吸窘迫	干、湿啰音	肺水肿	—

3. 烧伤现场急救及液体复苏

（1）烧伤急救

1）目标：尽快消除致伤原因，脱离现场，进行危及生命的救治措施。

2）思路：院前急救→入院早期治疗→创面处理及并发症防治。

（2）液体复苏

1）输液公式（1970年全国烧伤会议推荐）

A. 烧伤后第1个24小时输液量：为每1%烧伤面积（Ⅱ、Ⅲ度），每公斤体重给予电解质溶液（1ml）和胶体（0.5ml）1.5ml，另加水分2000ml。电解质和胶体溶液的比例，一般为1.0∶0.5（2∶1），伤情严重者为0.75∶0.75（1∶1）。

输液速度：输液量的1/2在伤后6～8小时输入，另1/2在后16小时均匀输入。

B. 烧伤后第2个24小时，电解质溶液和胶体溶液的量为第1个24小时的50%，水分仍为2000ml。

2）小儿输液公式

A. 烧伤后第1个24小时输液量为每1%烧伤面积（Ⅱ、Ⅲ度）1.5～2.0ml/kg，婴幼儿为2ml/kg，胶体溶液与电解质溶液比例以1∶1较妥（小儿体重小，要尽量满足其血或血浆用量）。

B. 基础水分：婴儿100～140ml/（kg·d），儿童以70～100ml/（kg·d）较合适，维持尿量1ml/（kg·h）。没有特殊情况走下限，有并发症或其他系统合并问题走上限。

烧伤患者病情复杂，全身情况多样，创面复杂，并发症多，是外伤中非常重要的种类之一，临床医学专业的学生应对烧伤患者有整体的认识和把握，做到对此类患者的及时有效救治，为专科化的后续治疗提供时间和基础（图1-2-37）。

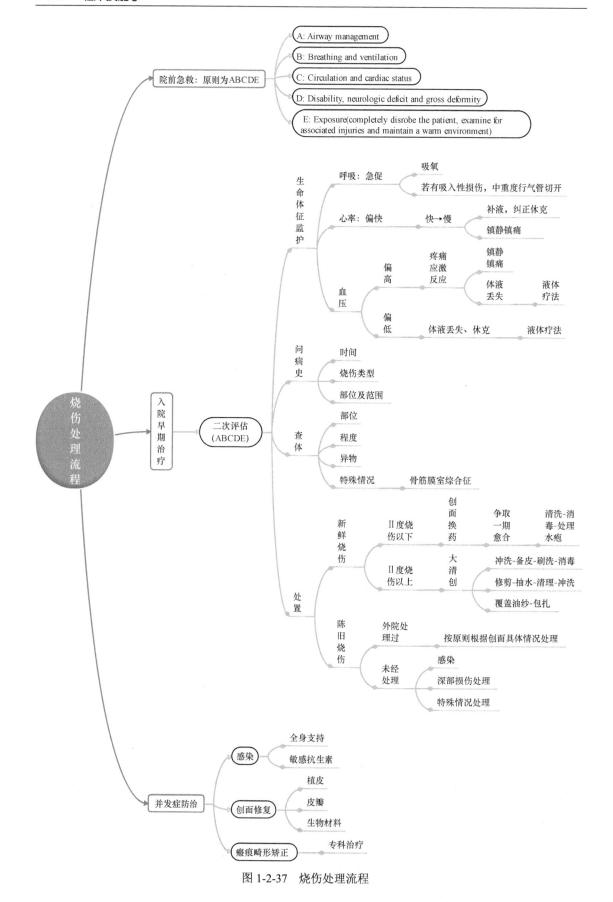

图 1-2-37　烧伤处理流程

（十）简单烧伤的处理

操作视频

1. 适应证

（1）观察烧伤的情况和变化。

（2）针对各种伤口的清洁或污染程度，通过规范的换药操作，创造有利条件，促进伤口愈合。

（3）保护创面，避免再损伤。

（4）预防及控制伤口继发性感染。

2. 禁忌证

（1）患者存在严重烧伤或其他器质性问题。

（2）患者不配合，可能造成二次损伤（非绝对禁忌，可在镇静状态下操作）。

3. 评分细则

项目	技术操作要求	注意事项	建议得分系数
操作前准备	仪表端庄、服装整洁、洗手、戴口罩和帽子		2
	核对患者信息，嘱患者取舒适体位		3
	评估环境，注意保暖，保护患者隐私		2
	探查烧伤创面情况（评估烧伤分级、分度及严重程度），若在院前未及时处理，应冷水冲洗至少30分钟，再次洗手	观察切口愈合情况以判断需行何种操作 探查切口后需再次洗手	5
	告知患者目前创面受损程度为浅Ⅱ度烧伤，需要进行处理	须告知患者将进行何种操作，保持良好沟通以取得配合	2
	物品准备 （1）治疗车上层：清创包（治疗盘或碗2个，有齿镊、无齿镊各1把或血管钳2把，拆线剪1把），拆线包，换药包。无菌钳桶，消毒用品（聚维酮碘、乙醇、生理盐水等），棉球，纱布，胶布，手套，油纱等 （2）治疗车下层：生活垃圾桶，医用垃圾桶，锐器桶	注意物品有效期 必要时需要网帽、腹带、胸带或绷带等 将治疗车置于患者头侧	5
	选择清创包，检查外包装消毒合格；用手打开拆线包外层包布，用持物钳打开拆线包内层包布	内层用手打开此项为0分	4
	正确打开钳筒，使用持物钳方法正确		2
	正确摆放包内器械。检查包内3M指示卡是否有效	将1个治疗盘放于患者身侧作为污物盘 持物镊与操作镊分开摆放	2
	正确夹取适量的纱布、聚维酮碘棉球放入治疗盘内 准备好合适大小的油纱，打开包装备用，若有助手，可由助手协助准备油纱 提前整理好覆盖用的纱布层数（8～10层）	顺序为先干后湿，先无色后有色，先无刺激后有刺激（顺序错误此项为0分）	4

续表

项目	技术操作要求	注意事项	建议得分系数
操作过程（注意人文关怀）	用手揭开外层敷料（沿切口长轴，水平揭去），将污敷料内面向上放在污物盘内；用操作镊轻轻揭开内层敷料	如内层敷料有干结粘着，可用生理盐水润湿后揭下	4
	消毒顺序为从内向外，聚维酮碘棉球消毒，消毒范围为距烧伤创面周围 5cm 以上，大于敷料覆盖范围。水泡表面消毒应点蘸法消毒	清洁切口从内向外消毒，消毒创面为蘸拭，创口周围擦拭	5
	消毒 3 次，每一次消毒范围小于前一次	消毒过程中注意询问患者感受	5
	2 把镊子分工明确，尖端始终朝下	如在操作过程中镊子的尖端朝上，此项操作为 0 分	2
	2 把镊子在操作过程中无接触，执镊手法正确，传递镊始终高于操作镊	如有任何一处违反，此项为 0 分	2
	若有完整水疱，可保留或低位抽吸水疱液；若水疱皮破裂，可将水疱皮剪除	动作轻柔，避免损伤	10
	若水疱液为黏稠样液体（存在感染可能），处理水疱后应再次消毒	若为清凉液体，可不进行此操作	2
	覆盖油纱	覆盖创面所有部分	4
	覆盖无菌纱布 8～10 层	光面接触伤口	5
	胶布固定，粘贴胶布与身体纵轴垂直，超出敷料宽度一半	胶布距离敷料边缘约 0.5cm	5
	协助患者整理衣物，床单位	根据不同切口位置，选择是否应用腹带、绷带等	5
操作结束处理	垃圾分类放置 整理物品	各类包装袋入生活垃圾桶，医疗垃圾入医用垃圾桶	5
	交代操作后注意事项	保持切口干燥清洁，拆线后 24 小时内避免沾湿短期（6～8 周）避免剧烈活动；咳嗽时注意保护切口；如有不适及时反馈沟通	5
	洗手，书写操作记录		5
职业素养	注重人文关怀，在操作前、操作中、操作后均与患者适当沟通；注意无菌原则		5
严重违反无菌原则	物品掉落未更换扣 50%；每违反 1 次无菌原则扣 5 分；如开包第二层未用镊子，夹取物品放置无菌区以外，镊子尖端朝上等	如严重违反无菌原则，扣 50% 分值（请标记选中"是"）	
合计			100

4. 重点难点

（1）换药顺序：本着先清洁后污染的原则，考虑到破碎的水疱皮可能存在潜在污染可能，建议先穿刺抽吸水疱液，再处理破损水疱皮。

（2）创面建议实现湿性愈合：除了使用油纱，还可以使用促进烧伤创面愈合的生长因子类药物。

（3）换药时伤口分泌物识别（非首次处理）

1）血液：血性、淡血性、鲜红血性、陈旧血性。

2）血浆：淡黄色清亮液体。

3）脓液：颜色气味、黏稠度等根据细菌种类而不同。

5. 人文关怀

（1）核对患者信息，探查切口后告知患者将进行的操作，充分告知换药拆线可能带来的不适感，取得患者配合。

（2）换药拆线应在环境安全，温度适宜处进行，并且保护患者隐私；如在床旁进行应遮挡屏风，请出无关人员。

（3）注意无菌原则。

（4）加强与患者沟通。

（5）整个操作过程技术熟练、表现出良好的职业素养。

（十一）腹腔镜操作

操作视频

1. 适应证

（1）需要行腹腔探查，用于诊断具体疾病。

（2）用于腹部外科疾病的治疗，包括炎症性疾病、先天性发育异常，外伤及良性肿瘤，胃肠恶性肿瘤手术，处于探索阶段的高难度腹部手术。

2. 并发症

（1）CO_2 气腹相关的并发症与不良反应：皮下气肿、气胸、心包积气、气体栓塞、高碳酸血症与酸中毒、心律失常、下肢静脉淤血和血栓形成、腹腔内缺血、体温下降等。

（2）与腹腔镜手术相关并发症：血管损伤、内脏损伤、腹壁并发症。

3. 评分细则

		技术操作要求	注意事项
抓豆子	练习目的	腔镜下双手配合、视觉转换及纵深感练习	
	准备物品	塑料小盘 2 个，黄豆/小塑料圆珠 20 枚，无损伤抓钳与分离钳子各 1 把，或 2 把分离钳	可以准备不同颜色大小的豆子或圆珠，按照不同颜色顺序捡豆子
	测试方法	计时开始后选择正确器械，使用一侧钳子抓起一颗豆子，在空中完成一次交接，传递到另一侧钳子，再放入另一侧盘中，如发生掉落则需重新交接	注意传递豆子时钳子张口形成的平面需要与豆子的直径在同一平面，持豆钳力量与传递钳抓取力量是此消彼长的关系，多加练习以协调双手力量控制
	评分规则	夹持黄豆：每成功 1 个豆，0.2 分，满分 4 分	
	总分	4	

续表

		技术操作要求	注意事项
图形剪物	练习目的	腔镜下双手配合、视觉转换、精确剪切的技能	
	准备物品	方形、圆形等同心图形,内圈外圈宽度2mm,分离钳、腔镜剪刀各1把	材料可以从纸片、纸板、无纺布、橡胶皮、塑料片等多种材料中任意挑选,以适应不同质地手感
	测试方法	使用剪刀沿图形内外圈之间剪下图形,不可从模块外侧往内侧剪开	图形可以固定,也可以不固定,训练不同用剪手法
	评分规则	图形图案完成度:100%完成为满分,每降低10%扣0.2分 图形图案完成质量:100%按剪切线完成为满分,每降低10%扣0.2分。满分:6分	
	总分	6	

4. 重点难点

（1）捡豆子时持物钳要抓取豆子的直径,动作轻柔轻快,抓持力控制得当,抓持太轻豆子容易在传递过程中掉落,抓持太用力豆子会崩飞。

（2）传递豆子时钳子张口形成的平面需要与豆子的直径在同一平面,持豆钳力量与传递钳抓取力量是此消彼长的关系,多加练习以协调双手力量控制。

（3）剪物材料可以从纸片、纸板、无纺布、橡胶皮、塑料片等多种材料中任意挑选,以适应不同质地手感。

（4）单人或双人操作时注意无菌原则,主刀、一助占位分工明确,配合得当。

5. 人文关怀

（1）核对患者信息,充分告知腹腔镜手术风险及获益,签署知情同意书。

（2）注意无菌原则。

（3）整个操作过程技术熟练、表现出良好的职业素养。

（十二）静脉切开术

操作视频

1. 适应证

（1）外周（手背、足背、头静脉、贵要静脉、肘正中、大隐静脉、颈外静脉）及中心（股静脉、颈内静脉、锁骨下静脉）静脉建立困难时。

（2）全身大面积烧伤不宜穿刺者、需快速补液（血）以纠正休克（必要时建双通路）。

2. 禁忌证

（1）静脉周围皮肤有炎症或有静脉炎。

（2）已有血栓形成或有出血倾向者。

3. 评分细则

项目	技术操作要求	注意事项	建议得分系数
操作前准备	仪表端庄、服装整洁、洗手、戴口罩和帽子		3
	物品准备 （1）治疗车上层：静脉切开包、0.5%聚维酮碘、75%乙醇、无菌纱布、4号线、1号线、角针、11号刀片、输液器、头皮针、注射器（5ml、10ml）、液体、肝素水、2%利多卡因、无菌手套 （2）治疗车下层：生活垃圾桶，医用垃圾桶，锐器盒	注意物品有效期	5
	自我介绍，核对患者信息，交代注意事项，签署知情同意书	静脉切开时机掌握好	5
操作过程（注意人文关怀）	选择合适静脉：首选大隐静脉、头静脉、贵要静脉、肘正中静脉（体表位置明确的浅表静脉），通常以选用下肢内踝前上方大隐静脉为宜	受伤或有血管病变的肢体不宜选择	5
	准备静脉切开包、纱布、消毒物品，选取合适刀片、缝线、注射器		3
	选择切开部位：以内踝前方大隐静脉为例		3
	消毒：洗手戴无菌手套后，以切开点为中心，同心圆消毒，由中心向外，消毒范围半径15cm，0.5%聚维酮碘消毒3次，第2次消毒范围小于第1次	如用碘酊、乙醇消毒，2%碘酊消毒1次，75%乙醇脱碘2次，脱碘要完全消毒范围要足够，不回消、不留白	6
	麻醉：用5ml无菌注射器抽取2%利多卡因3ml以上，双人核对。切口局部浸润麻醉		5
	待麻醉生效后，在待切开静脉处做一与静脉平行、长约2cm的皮肤切口	切开皮肤时切勿过深伤及血管	5
	用小弯止血钳分离皮下组织，于深筋膜前的浅组织内显露静脉，紧贴静脉纵向游离，以弯止血钳头伸入静脉后侧，将其挑起。钳带线2根4号线，远端结扎，近端搁置	近端丝线也可打一单结，暂不结扎	10
	按住近端血管（或提拉近端4号线），眼科剪向近心端剪开静脉1/2，插入输液导管5cm，结扎近端缝线，回吸有血（采血），注入无渗漏。将导管系统连接输液器开始输注	仔细观察，确保无漏液	10
	剪线3mm左右，还纳血管		5
	消毒皮肤、角针1号线缝合切口至少2针，远端缝线打桩固定导管	缝合小心，切勿缝到导管	5
	再次消毒切口对皮，乙醇纱条及无菌纱布覆盖切口，胶布固定		5

续表

项目	技术操作要求	注意事项	建议得分系数
操作结束处理	垃圾分类放置 整理物品	刀片、注射器针头等锐器弃于锐器桶，其余物品弃于医用垃圾桶中	5
	术后测量患者血压、脉搏；书写有创操作记录		5
	术后患者宣教	（1）注意密切监测生命体征 （2）保持管路通畅，不要牵拉打折受压，防止滑出等 （3）保证局部干燥	5
职业素养	注重人文关怀，在操作前、操作中、操作后均与患者适当沟通；注意无菌原则		10
合计			100

4. 重点难点

（1）保持局部干燥、无菌，每天更换无菌敷料。

（2）密切监测输液是否通畅及是否存在切口渗漏。若血管痉挛导致输液不畅可局部热敷或注入 0.5%～1% 普鲁卡因 2～5ml。若怀疑血栓形成等导致的堵塞，应该更换静脉切开部位。若切口漏液，可能是缝线松脱，需要拆除缝线，重新结扎处理。

（3）静切后患者好转，于 3～5 天拔管，加压包扎，避免静脉炎的发生。

（4）静切后远端血管不可使用（除远端静脉网丰富的可以做穿刺）。

5. 人文关怀

（1）核对患者信息，充分告知静脉切开术风险及获益，签署知情同意书。

（2）注意无菌原则。

（3）加强与患者沟通。

（4）整个操作过程技术熟练、表现出良好的职业素养。

三、骨科基本技能操作

（一）清创术

1. 适应证　各种类型开放性损伤视为新鲜伤口，具备以下条件者。

操作视频

（1）伤后 6～8 小时者。

（2）伤口污染较轻，不超过伤后 24 小时者。

（3）头面部伤口，一般在伤后 24～48 小时，争取清创后一期缝合。

（4）若不能满足以上条件，则只清创不缝合。

2. 禁忌证

（1）受伤超过 24 小时或污染严重的伤口（可清创，不缝合）。

（2）活动性出血/昏迷休克等危及生命的情况，应先抢救生命，待生命体征稳定后再行清创术。

（3）动物咬伤只清创不缝合。

3. 评分细则

项目	技术操作要求	注意事项	建议得分系数
操作前准备	戴帽子、口罩，洗手和（或）卫生手消毒		2
	核对患者信息，进行必要的沟通		1
	查体：生命体征是否平稳，有无其他部位损伤，查看伤口及患肢的感觉、运动和动脉搏动	活动性出血/昏迷休克等危及生命的情况，应先抢救生命，待生命体征稳定后再行清创术	5
	辅助检查：X线检查，有无骨折及部位和类型，有无异物	是否需要内固定手术	2
	诊断和处置：告知患者某部位开放伤，需行清创探查手术，明确损伤诊断，修复损伤组织，使开放伤口变为洁净伤口，完善术前检查和准备，注射破伤风抗毒素，需要良好麻醉下行清创探查手术，签署知情同意书	明确是否可以缝合，注射破伤风抗毒素；如伤口深，污染重，应同时肌内注射气性坏疽抗毒血清	3
	物品检查和准备		5
操作过程（注意人文关怀）	皮肤清洗：将患肢置于污物桶上方。备皮：洗手，戴无菌手套，无菌纱布卷盖好伤口，剃除伤口周围至少5cm的毛发。皮肤刷洗：更换无菌纱布覆盖伤口，使用无菌毛刷蘸肥皂水刷洗伤口周围皮肤，然后生理盐水冲洗，更换无菌手套、纱布和毛刷，再次刷、冲伤口周围皮肤（可口述）	注意更换手套	8
	伤口冲洗：揭去覆盖伤口的纱布，生理盐水反复冲洗伤口（至少2遍），并用无菌纱布轻轻拭去伤口内的污物和异物，3%过氧化氢溶液冲洗伤口，然后生理盐水冲洗，无菌纱布擦干伤口周围皮肤	伤口清洗是清创术的重要步骤，必须反复用大量生理盐水冲洗，务必使伤口清洁后再做清创术，选用局麻者，只能在清洗伤口后麻醉	8
	消毒铺单：用聚维酮碘棉球消毒创口周围皮肤2遍，铺单，穿手术衣，戴无菌手套	消毒范围	5
	修整皮缘，由浅入深探查伤口，识别组织活力，检查有无异物，有无血管、神经、骨骼、肌腱损伤	确定修复顺序	5
	清除血块，组织碎片或异物，切除失去活力的组织	清创时既要彻底切除已失去活力的组织，又要尽量爱护和保留存活的组织，这样才能避免伤口感染，促进愈合，保存功能，骨块尽量保留，失活软组织尽量清除	5

续表

项目	技术操作要求	注意事项	建议得分系数
操作过程（注意人文关怀）	再次清洗：生理盐水反复冲洗伤口（至少2遍）；3%过氧化氢溶液冲洗浸润伤口，然后生理盐水冲洗，无菌纱布擦干伤口周围皮肤		5
	更换无菌手套、手术器械，伤口周围再铺一层无菌巾		8
	伤口闭合：伤后6～8小时，无皮肤缺损，可一期闭合；咬伤的伤口需敞开，彻底引流	头面部伤口，一般在伤后24～48小时，争取清创后一期缝合	8
	伤口引流：浅表伤口，一般不需引流。伤口深，污染严重，有无效腔，超过深筋膜的伤口应该放置引流	引流充分是预防感染的重要手段，伤口引流条，一般应根据引流物情况，在术后24～48小时拔除	5
	选用合适的缝线，针距、边距合适，缝合后对皮	组织缝合必须避免张力太大，以免造成缺血或坏死	5
	乙醇棉球消毒切口皮肤，切口覆盖无菌纱布覆盖，胶带固定，四肢伤加绷带固定	注射伤肢血运、伤口包扎松紧是否合适、伤口有无出血等	5
	术后交代：注意休息，患肢抬高，有变化随诊。隔天到门诊换药，平时敷料渗透，及时换药，预防性或治疗性使用抗生素	抬高伤肢，促使血液回流。合理应用抗生素，防止伤口感染，促使炎症消退，伤口出血或发生感染时，应即拆除缝线，检查原因，进行处理	3
	物品处理得当，垃圾分类正确		5
职业素养	操作过程手法熟练、动作流畅		3
	人文关怀贯彻始终		2
	着装整洁，仪表端庄，举止大方		2
	严重违反无菌操作原则，可能造成严重后果	严重违反（以下任意一项或多项），扣50%分值（请标记选中"是"）	
	严重违反手术操作原则，加重损伤		
	合计		100

4. 重点难点

（1）注意事项

1）伤口清洗是清创术的重要步骤，必须反复用大量生理盐水冲洗，务必使伤口清洁后再做清创术。选用局麻者，只能在清洗伤口后麻醉。

2）清创时既要彻底切除已失去活力的组织，又要尽量爱护和保留存活的组织，这样才能避免伤口感染，促进愈合，保存功能。

3）组织缝合必须避免张力太大，以免造成缺血或坏死。

（2）术后处理

1）根据全身情况输液或输血。

2）合理应用抗生素，防止伤口感染，促使炎症消退。

3）注射破伤风抗毒素；如伤口深，污染重，应同时肌内注射气性坏疽抗毒血清。

4）抬高伤肢，促使血液回流。

5）注射伤肢血运、伤口包扎松紧是否合适、伤口有无出血等。

6）伤口引流条，一般应根据引流物情况，在术后24～48小时拔除。

7）伤口出血或发生感染时，应即拆除缝线，检查原因，进行处理。

5. 人文关怀

（1）核对患者信息，充分告知操作风险及获益，签署知情同意书。

（2）应在环境安全，温度适宜处进行，并且保护患者隐私。

（3）注意无菌原则。

（4）加强与患者沟通。

（5）整个操作过程技术熟练、表现出良好的职业素养。

（二）脊柱损伤搬运术

1. 适应证　只要怀疑有脊柱损伤就应按脊柱损伤情况处理，将脊柱不稳定的患者仰卧固定在一块坚硬长背板上并将他放置在中心直线位置，即头部、颈部、躯干、骨盆应以中心直线位置逐一固定，保持脊柱伸直位，严禁弯曲或扭转。

钝性创伤者出现下列情况应行脊柱固定：

（1）脊柱疼痛或触痛。

（2）出现神经性缺损主诉或体征。

（3）脊柱结构变形。

操作视频

2. 评分细则

项目	技术操作要求	注意事项	建议得分系数
操作前准备	确认现场环境安全	现场评估：观察周围环境安全，可以转运	5
	生命体征确认：体位，神志，呼吸，颈动脉搏动	各项抢救措施的重要性排序为：环境安全＞生命体征平稳（CPR）＞开放性创伤及严重骨折（创口止血、骨折固定）＞搬运	5
	患者清醒时的沟通：核对患者信息，并自我介绍和简单情况说明，如：你好，我是××大夫，给你检查受伤情况，并将你及时转送入医院	急救员正面走向伤者表明身份；告知伤者不要做任何动作，初步判断伤情，简要说明急救目的；先稳定自己再固定伤者，避免加重脊柱损伤	2
	小组配合：建议 A、B、C、D 四人操作，A 位于伤者头部；B、C 分别位于伤者同侧肩部及髋部；D 位于对侧，准备硬式脊柱板	禁忌用软担架	4

续表

项目	技术操作要求	注意事项	建议得分系数
操作过程（注意人文关怀）	B做头背锁固定，A做头肩锁固定，并报告固定完毕	先头背锁后头肩锁	2
	B解锁放手，判断意识及生命体征是否平稳，询问伤情并检查背部，将伤者双上肢放置身体两侧，一手抓对侧肩，另一手抓对侧髋部，准备翻身	全身检查判断伤情（医生或医助）头—颈—胸—腹—背部—外生殖器—下肢—上肢（未发现其他伤情）	4
	C检查下肢伤情，将双下肢叠放一起，一手抓伤者对侧手腕，另一手抓对侧下肢膝部，准备翻身		4
	A口令指挥，B、C同时用力将患者翻向自己成侧卧	侧卧90°	2
	C扶持伤者，B行胸背锁固定，A行头肩锁固定并报告	注意锁的顺序，先上锁后解锁	2
	A口令指挥，B、C稍向后退，同步向自己翻转成仰卧位		2
	B行头胸锁固定，A松开头肩锁，行头锁固定并报告	注意锁的顺序，先上锁后解锁	2
	B用远离头端手的中指摸到喉结，滑到伤者胸骨中线处立起，A牵引并轻转头部将伤者鼻尖对准中指。B用手指测量颈长，调整并安放颈托（期间A持续头牵引）	上颈托，助手检查测量伤员颈部的长度，调整所需尺寸，正确上颈托	5
	B行头、颈、胸、腹检查，C行下肢检查，B行头胸锁固定并报告，A松开头锁，改换头肩锁固定并报告	注意锁的顺序，先上锁后解锁	4
	B解锁，两手分别抓住对侧肩、髋部。C抓住伤者对侧手腕、膝部。A口令指挥，B、C同时将伤者翻向自己成侧卧位		5
	D协助将脊柱板对准伤者放置在其背侧		2
	A口令指挥，B、C同时向前将伤者翻转仰卧在脊柱板上		5
	B行头胸锁固定并报告，C将伤者双腿放上脊柱板。A松开头肩锁，行双肩锁固定并报告	注意锁的顺序，先上锁后解锁	2
	A口令指挥，伤者位置上下调整	调整时注意不能活动颈部及脊柱	2
	A改头锁牵引固定并报告		2
	B、C、D准备躯干约束带		2

续表

项目	技术操作要求	注意事项	建议得分系数
操作过程（注意人文关怀）	B、D将方扣约束带锁钩挂住伤者肩部锁眼，拉向对侧斜下方，使约束带方扣位于对侧腋前线位置		2
	B、D再将插扣约束带锁钩挂住伤者腰部锁眼，并将插扣插入对侧方扣，拉紧插扣约束带，固定躯体		2
	C将两根方扣约束带锁钩挂住伤者膝部两侧锁眼，拉向斜下方，使方扣位于对侧小腿外侧方；再将两根插扣约束带锁钩挂住伤者足踝处锁眼，将插扣插入对侧方扣，拉紧插扣约束带固定下肢	约束带固定牢固，脊柱损伤搬运始终保持脊柱伸直位，严禁弯曲或扭转	5
	A、D安放两侧头部固定器	固定头颈部	5
	A、B蹲跪于伤者头侧两边，C、D蹲跪于伤者下肢两边，挺直腰背，抬起脊柱固定板	抬起将患者送至救护车或安全地点，转运过程中需注意观察生命体征和病情变化	8
职业素养	操作熟练、稳定、有条不紊	（1）每天测量、并记录肢体长度变化情况 （2）视情况有规律地指导患者做肌肉运动及关节功能锻炼 （3）按术前或术后要求，及时调整牵引角度	5
	人文关怀贯穿始终		5
	着装整洁，仪表端庄，举止大方		5
	动作过于粗暴，可能加重患者损伤（脊髓损伤）	严重违反（以下任意一项或多项），扣50%分值（请标记选中"是"）	
	抬起担架时患者坠落		
	操作致使呼吸道不通畅		
合计			100

3. 重点难点

（1）脊柱损伤搬运始终保持脊柱伸直位，严禁弯曲或扭转。

（2）各项抢救措施的重要性排序为：环境安全＞生命体征平稳（CPR）＞开放性创伤及严重骨折（创口止血、骨折固定）＞搬运。

（3）转运过程中需注意观察生命体征和病情变化。

4. 人文关怀

（1）应在环境安全处进行。

（2）整个操作过程技术熟练、表现出良好的职业素养。

操作视频

（三）皮肤牵引术

1. 适应证

主要适用于治疗老年人或儿童骨折，成人下肢骨骼牵引的辅助牵引，以及炎症肢体需临时制动和预防关节挛缩畸形等。

2. 禁忌证

（1）局部皮肤受损和对胶布或塑料等过敏者禁用皮牵引。

（2）血液循环受累如静脉曲张、慢性溃疡、皮炎、血管硬化或其他血管病者。

3. 评分细则

项目	技术操作要求	注意事项	建议得分系数
操作前准备	仪表端庄、服装整洁、修剪指甲、洗手、戴口罩		2
	核对患者信息		2
	说明操作目的	（1）骨折、脱位的复位和固定 （2）矫形治疗 （3）缓解肌肉痉挛，防止畸形 （4）肢体制动，减轻疼痛，预防畸形和病理性骨折	2
	确认需要皮肤牵引操作的部位	局部皮肤受损和对胶布或塑料等过敏者禁用	6
	材料准备：苯甲酸酊，无菌纱布，牵引套，牵引床，牵引弓，牵引绳，重砣，胶布，绷带，床尾垫高器材等	注意药品有效期	6
操作过程（注意人文关怀）	摆好体位	牵引时要保持患者处于正确的牵引体位，股骨颈骨折和粗隆间骨折牵引时，患肢须保持外展中立位，股骨上段骨折时患肢应尽量外展	6
	骨隆起处加衬垫	保护骨突，防止压疮	6
	清洁皮肤，剔除毛发，涂抹苯甲酸酊		6
	胶布固定肢体（或牵引套）	使用胶布要准确裁剪	8
	越过肢体最远端安装撑木	注意不要和脚掌接触	6
	牵引绳和撑木连接，抬高肢体置于牵引架上	随时观察牵引的有效性，注意牵引绳是否脱轨，滑轮是否灵活，牵引重锤是否拖地等现象，并及时纠正	6

续表

项目	技术操作要求	注意事项	建议得分系数
操作过程（注意人文关怀）	牵引绳一端穿过牵引床或架上的滑轮，调整肢体高度，使牵引绳与肢体力线一致	牵引绳与肢体力线一致	8
	牵引绳另一端在与地面适当高度连接牵引砣	随时观察牵引的有效性	6
	根据需要抬高床尾		8
	牵引重量：不超过 5kg	牵引的重量应根据病情需要调节，不可随意增减。重量过小时，不利于骨折复位和畸形矫正，重量过大可导致过度牵引，造成骨折不愈合	6
	观察：肢体长度，血运，肢体活动等	观察肢体血管神经功能，防止操作不当或牵引压迫引起血管神经损伤，注意肢体远端颜色、温度、感觉和运动功能	6
	书写操作记录		2
	妥善清理用物，洗手		2
职业素养	操作方法正确、熟练、节力，严格遵循无菌操作原则		2
	操作过程中关心患者，保护患者隐私，患者舒适，患者/家属知晓护士告知的事项，对操作满意	进行功能锻炼。进行肌肉等长收缩活动及关节活动。病情许可时练习全身性活动，如扩胸、抬起上身等	2
	动作轻巧、稳重、准确，操作环节的艺术美感		2
	进针部位或邻近存在感染	严重违反（以下任意一项或多项），扣 50% 分值（请标记选中"是"）	
	严重骨质疏松		
	严重违反无菌原则		
合计			100

4. 重点难点

（1）并发症：皮肤损伤，关节僵硬，周围软组织损伤，骨折相关并发症如坠积性肺炎、压疮、尿路感染、便秘、足下垂等。

（2）注意事项

1）牵引时要保持患者处于正确的牵引体位。股骨颈骨折和粗隆间骨折牵引时，患肢须保持外展中立位。股骨上段骨折时患肢应尽量外展。

2）牵引的重量应根据病情需要调节，不可随意增减。重量过小时，不利于骨折复位和畸形矫正；重量过大则可导致过度牵引，造成骨折不愈合。

3）观察肢体血管神经功能，防止操作不当或牵引压迫引起血管神经损伤，注意肢体远端颜色、温度、感觉和运动功能。

4）随时观察牵引的有效性，注意牵引绳是否脱轨，滑轮是否灵活，牵引重锤是否拖地等现象，并及时纠正。

5）进行功能锻炼。进行肌肉等长收缩活动及关节活动。病情许可时练习全身性活动，如扩胸、抬起上身等。

6）经常练习深呼吸、咳嗽。每 2 小时改变体位 1 次，并按摩受压部位。

5. 人文关怀

（1）核对患者信息，充分告知操作风险及获益。

（2）应在环境安全，温度适宜处进行，并且保护患者隐私。

（3）加强与患者沟通。

（4）整个操作过程技术熟练、表现出良好的职业素养。

（四）骨牵引术

1. 适应证

（1）成年人下肢不稳定型骨折者。

（2）骨盆环（主指后环）完全断裂及移位者。

（3）学龄儿童股骨不稳定型骨折者。

（4）小儿肘部骨折（髁部）不能立即复位而需牵引下观察、消肿与维持对位者。

（5）皮肤牵引无法实施的短小管骨骨折者，如掌骨、指骨等。

（6）髋臼中心性脱位、错位严重者。

（7）其他需牵引治疗而又不适于皮肤牵引者。

2. 禁忌证

（1）骨牵引穿刺部位感染，骨髓炎。

（2）张力性水疱，严重骨质疏松，骨缺损，关节漂浮。

3. 评分细则

项目	技术操作要求	注意事项	建议得分系数
操作前准备	核对患者信息		2
	说明操作目的	（1）具有促进骨折端段复位的作用 （2）具有使受伤肢体得以休息和固定的作用 （3）预防及矫正畸形 （4）便于开放性创面的观察与处理	2
	确认需要骨牵引操作的部位	穿刺部位无感染及骨髓炎	2
	材料准备：消毒用品（聚维酮碘、75% 乙醇），麻醉药（利多卡因、罗哌卡因），5ml、10ml、20ml 注射器，消毒巾，无菌手套，无菌纱布，牵引床，牵引弓，牵引绳，重砣，床尾垫高器材，电钻，骨针等	物品有效期	8

续表

项目	技术操作要求	注意事项	建议得分系数
操作过程（注意人文关怀）	充分暴露进针点，摆好体位	常为平卧位	4
	选择进针点并做标记，下肢为例：股骨髁上，胫骨结节，跟骨	明确穿刺部位解剖结构	8
	操作者戴好帽子、口罩，洗手，戴无菌手套	无菌操作	4
	严格按照无菌技术消毒，聚维酮碘2遍，范围包括进针点和出针点，铺无菌巾	消毒范围	8
	局麻：抽取局麻药，从皮肤至骨膜，包括出针点	核对有效期，逐层浸润麻醉	5
	进针点：股骨髁上由内向外，胫骨结节由外向内，跟骨由内向外	不同骨牵引进针方向不同 （1）股骨髁上骨牵引为髌骨上缘1cm，由内至外垂直股骨干进针 （2）胫骨结节骨牵引进针点为胫骨结节向下向后1cm，由外至内垂直胫骨干 （3）跟骨骨牵引进针点由内至外，内踝尖与跟骨外后缘连线中点，由内至外垂直跟骨面	8
	进针点皮肤向肢体近端推移	防止牵引时造成皮肤压疮	8
	经皮插入骨牵引针到骨膜，电钻将骨针钻入，由对侧皮肤直接穿出，保持骨针与骨骼纵轴垂直，与邻近关节面平行	尖刀片开皮	8
	调整牵引针两侧长度对称，连接牵引弓，牵引针两端钝性保护，进出针部位乙醇纱布覆盖	注意牵引针出入口处有无感染，有否移位，每天用75%乙醇滴在纱布上，以防感染	8
	牵引装置连接：用牵引绳连接牵引弓、滑轮、重砝。保持牵引绳与被牵引肢体力线平行，根据需要抬高床尾	经常检查牵引架的位置，如有错位或松动，应及时纠正，注意牵引绳是否受阻，注意牵引重量是否合适，重锤应离地面26cm左右，患肢牵引轴线是否符合要求，有否旋转，成角畸形	8
	牵引重量：体重的1/12～1/7	应按患者具体情况、不同类型骨折，及时调整牵引重量	5
	观察：肢体长度、血运、肢体活动等	注意肢体皮温、色泽，有否血循环不良或神经受压现象	4
职业素养	操作过程手法熟练、动作流畅轻柔，交代注意事项	（1）每天测量、并记录肢体长度变化情况 （2）视情况有规律地指导患者肌肉运动及关节功能锻炼 （3）技术前或术后要求，及时调整牵引角度	4

续表

项目	技术操作要求	注意事项	建议得分系数
职业素养	着装整洁，仪表端庄，举止大方		2
	人文关怀贯彻始终，注意患者感受，减少因操作对患者的刺激		2
	进针部位或邻近存在感染	严重违反（以下任意一项或多项），扣50%分值（请标记选中"是"）	
	严重骨质疏松		
	严重违反无菌原则		
合计			100

4. 重点难点

（1）床尾垫高的角度。

（2）经常检查牵引架的位置，如有错位或松动，应及时纠正。

（3）注意牵引绳是否受阻，注意牵引重量是否合适。重锤应离地面26cm左右。

（4）注意牵引针出入口处有无感染，有无移位，每天用75%乙醇滴在纱布上，以防感染。

（5）患肢牵引轴线是否符合要求，有无旋转，成角畸形。

（6）注意肢体皮温、色泽，有无血液循环不良或神经受压现象。

（7）骨折或脱位病例，除上述各项外，还应注意：

1）每天测量，并记录肢体长度变化情况。

2）应按患者具体情况、不同类型骨折，及时调整牵引重量。

3）视情况有规律地指导患者做肌肉运动及关节功能锻炼。

4）按术前或术后要求，及时调整牵引角度。

5. 人文关怀

（1）核对患者信息，充分告知操作风险及获益。

（2）应在环境安全、温度适宜处进行，并且保护患者隐私。

（3）注意无菌原则。

（4）加强与患者沟通。

（5）整个操作过程技术熟练、表现出良好的职业素养。

操作视频

（五）膝关节穿刺术

1. 适应证

（1）诊断穿刺：抽取关节内液体，进行化验检查、细菌培养或动物接种试验。

（2）治疗穿刺：抽出关节内液体或同时注入治疗药物以治疗关节疾病，如关节结核、类风湿关节炎、化脓性关节炎等。

（3）特殊检查穿刺：穿刺注入造影剂或空气后，拍摄X线片。

2. 禁忌证

（1）病情危重，严重心、肾功能不全，代谢性酸中毒，严重脱水等。

（2）关节附近有感染灶者忌用。

（3）血友病性关节炎者忌用。

3.评分细则

项目	技术操作要求	注意事项	建议得分系数
操作前准备	核对患者信息		2
	说明操作目的	诊断穿刺/治疗穿刺/特殊检查穿刺	2
	确认需要穿刺操作的部位	膝关节4个穿刺点，明确是否存在穿刺禁忌	5
	材料准备：消毒用品（2.5%碘酊、75%乙醇），麻醉药（利多卡因、罗哌卡因），5ml、10ml、20ml注射器，注射药品或造影剂，消毒巾，无菌手套，无菌纱布，胶布	注意有效期	8
操作过程（注意人文关怀）	充分暴露穿刺点		4
	选择穿刺点并做标记，髌骨外上方股四头肌腱外侧向内下进入，或髌骨下方由髌韧带旁向后进入	常规膝关节穿刺部位：患者仰卧位，膝关节伸直，髌骨上缘与髌骨内外侧缘的交点为两点，斜向髌股关节中心，以45°角穿刺。膝关节微屈30°左右，从髌骨下方的髌韧带内侧或外侧关节间隙垂直进针	8
	消毒及铺巾，严格按照无菌技术，碘酊1遍，脱碘2遍	消毒范围	8
	操作者戴好帽子、口罩，洗手		8
	操作者戴无菌手套，铺无菌巾	穿刺部位按常规进行皮肤消毒，医师戴无菌手套，铺消毒洞巾，用2%利多卡因做局部麻醉	8
	局麻：用合适注射器抽取局麻药，从皮肤、皮下至关节腔逐层推药	药物有效期	8
	针头可不拔出，更换注射器本体后抽液或注药，若抽液量较大，可更换较大号的针头	穿刺时避免损伤关节软骨	8
	拔针后穿刺点用无菌纱布覆盖，若关节腔抽出积较多需加压固定	抽液完毕后，如需注入药物，则应另换无菌注射器	8
	穿刺抽出的液体送检	明确穿刺液性质	8
职业素养	操作过程手法熟练、动作流畅轻柔		5
	着装整洁，仪表端庄，举止大方		5
	人文关怀贯彻始终，注意患者感受，减少因操作对患者的刺激		5
	穿刺部位或邻近存在感染	严重违反（以下任意一项或多项），扣50%分值（请标记选中"是"）	
	凝血功能异常		
	严重违反无菌原则		
合计			100

4. 重点难点

（1）穿刺器械及手术操作均需严格消毒，以防无菌的关节腔渗液发生继发感染。

（2）动作要轻柔，避免损伤关节软骨。

（3）如关节腔积液过多，于抽吸后应适当加压固定。

（4）注射透明质酸钠采用经髌股关节侧方关节腔内注射，可避免药物注入髌下脂肪垫造成疼痛和影响药物功效。

5. 人文关怀

（1）核对患者信息，充分告知操作风险及获益。

（2）应在环境安全，温度适宜处进行，并且保护患者隐私。

（3）注意无菌原则。

（4）加强与患者沟通。

（5）整个操作过程技术熟练、表现出良好的职业素养。

（六）小夹板固定术

操作视频

1. 适应证　适用于四肢长管骨闭合性骨折，在复位后能用小夹板固定、维持对位者。

2. 禁忌证

（1）错位明显之不稳定性骨折。

（2）伴有软组织开放性损伤、感染及血液循环障碍者。

（3）躯干骨骨折等难以确实固定者。

（4）昏迷或肢体失去感觉功能者。

3. 评分细则

项目	技术操作要求	注意事项	建议得分系数
操作前准备	核对患者信息，询问心脏病等病史		4
	说明操作目的	四肢长管骨闭合性骨折，在复位后能用小夹板固定、维持对位	3
	确认骨折（阅片）	明确患肢	8
	夹板，衬垫，绷带，三角带	清洁患肢，皮肤有擦伤、水疱者，应先换药或抽空水疱	5
操作过程（注意人文关怀）	选择 1%～2% 利多卡因血肿腔内麻醉，若用普鲁卡因须做药物过敏试验	有效期	8
	根据骨折断端的移位情况手法复位，助手对抗牵引。整复满意后，由助手双手扶托稳固，维持骨折端位置	复位手法正确	8
	在相应部位的皮肤表面，缠绕 1～2 层棉纸衬垫或袖套。	纸压垫要准确地放在适当位置上，并用胶布固定，以免滑动	5
	选择 4 块合适小夹板	"2 长 2 短 2 宽 2 窄"	8
	小夹板置放：在腕部背侧长于掌侧，桡侧长于尺侧，保持腕关节掌屈尺偏位置	Smith 骨折相反	8

续表

项目	技术操作要求	注意事项	建议得分系数
操作过程（注意人文关怀）	用3~4条绑带捆扎，绑带在夹板上缠绕2周后打结捆扎夹板：先扎骨折中段部位的1~2条，然后向两端等距离捆扎；松紧度以适当力能上下移动1cm为宜。所有结应打在一条直线上，美观且便于调整，修剪过长的绑带	骨折复位后4天以内，可根据肢体肿胀和夹板的松紧程度，每天适当放松一些，但仍应以能上下推移1cm为宜；4天后如果夹板松动，可适当捆紧	8
	检查伤肢末端的血运、感觉、手指活动情况	抬高患肢，密切观察患肢血运，如发现肢端严重肿胀、青紫、麻木、剧痛等，应及时处理	8
	固定后用三角带托起，悬吊于胸前；或直接用绷带悬吊制动	肘关节屈曲90°	5
	影像学复查	开始每周酌情透视或拍片1~2次；如骨折变位，应及时纠正或重新复位，必要时改做石膏固定，2~3周后如骨折已有纤维连接可重新固定，以后每周在门诊复查1次，直至骨折临床愈合	5
	注意事项的嘱咐：疼痛加重或手指麻木、颜色改变等情况可能是固定过紧，此时必须立即解决，自己松解或及时就诊		8
	手指活动等功能锻炼		4
职业素养	操作过程手法熟练、动作流畅轻柔		2
	着装整洁，仪表端庄，举止大方		1
	人文关怀贯彻始终，注意患者感受，减少因操作对患者的刺激		2
	注意事项没交代或交代不够，可能造成严重后果	严重违反（以下任意一项或多项），扣50%分值（请标记选中"是"）	
	未问及心脏病史又未麻醉而进行操作		
合计			100

4. 重点难点

（1）抬高患肢，密切观察患肢血运。如有剧痛、严重肿胀、青紫、麻木、水疱等，应随时报告医师及时处理。

（2）按医嘱适时组织、指导和帮助患者，有步骤地进行功能锻炼。

5. 人文关怀

（1）核对患者信息，充分告知操作风险及获益。

（2）应在环境安全，温度适宜处进行，并且保护患者隐私。

（3）注意无菌原则。

（4）加强与患者沟通。

（5）整个操作过程技术熟练、表现出良好的职业素养。

（七）石膏固定术

操作视频

1. 适应证

（1）稳定性骨折复位后：脊柱压缩复位、关节脱位复位后、骨折开放复位及内固定后以及关节扭伤、韧带撕裂及撕脱等。

（2）术后促进愈合及防止病理性骨折：如神经吻合、肌腱移植、韧带缝合、关节融合固定、截骨术、骨移植、关节移植、显微外科、骨髓炎等术后。

（3）纠正先天性畸形：如先天性髋关节脱位、先天性马蹄内翻足的畸形矫正等。

（4）骨病：对慢性骨关节病、骨关节感染及颈椎病等的治疗及手术前后包括脊柱手术前、后石膏床等。

2. 禁忌证　主要指全身情况差，尤其心肺功能不全的年迈者，以及不可有胸腹部包扎石膏绷带者。

3. 评分细则

项目	技术操作要求	注意事项	建议得分系数
操作前准备	核对患者信息，询问心脏病等病史		1
	说明操作目的	稳定性骨折复位后：脊柱压缩复位、关节脱位复位后、骨折开放复位及内固定后以及关节扭伤、韧带撕裂及撕脱等	1
	确认骨折（阅片）	明确肢体	5
	材料准备：石膏，棉纸，袖套，绷带，剪刀，温水，手套，温度计		5
操作过程（注意人文关怀）	选择 1%～2% 利多卡因血肿腔内麻醉，若用普鲁卡因须做药物过敏试验	明确有效期	5
	根据骨折断端的移位情况手法复位，助手对抗牵引。整复满意后，由助手双手扶托稳固，维持骨折端位置	先将肢体置于功能位，器械固定或专人扶持，并保持该位置直至石膏包扎完毕、硬化定形，扶持石膏时应用手掌，禁用手指	8
	在相应部位的皮肤表面，缠绕 1～2 层棉纸衬垫或袖套		5
	根据病情选择石膏夹板（石膏托）或管形石膏		4
	骨突部位放置棉纸或棉垫	防止压疮	4
	肢体置于功能位		8
	石膏托制作：根据需要固定的肢体长度，将石膏绷带叠成上肢 10～12 层，下肢 14～16 层，高分子石膏可减少层数	在关节部位应用石膏条加厚加固，搬动时要防止石膏折断	8

续表

项目	技术操作要求	注意事项	建议得分系数
操作过程（注意人文关怀）	浸泡石膏：将石膏浸泡于 35～40℃的温水中，待气泡消失时取出，双手握住石膏两侧，并向中央挤压，将多余水分挤出	为加速石膏凝固，可在温水中加放少许食盐，天气潮湿可用电炉、电吹风等方法烘干	8
	石膏放置在肢体合适位置，长度达到固定相邻关节	缠绕石膏时要按一定方向沿肢体表面滚动，切忌用力抽拉绷带，并随时用手抹平，使各层相互粘合（管型石膏）	8
	操作过程中用手掌平托石膏，不能用手指捏挤石膏	石膏未干固以前，注意凸出部勿受压，以免凹陷压迫皮肤，引起压迫性溃疡	8
	石膏边缘修整	石膏固定应包括骨折部位的远近端两个关节。肢体应露出指（趾）端以便于观察	2
	石膏表面标记日期、诊断、骨折部位	术后应密切观察，尤其最初 6 小时。如有下列情况，应及时切开或拆除石膏： （1）肢体明显肿胀或剧痛 （2）肢体有循环障碍或神经受压 （3）不明原因的高热、疑有感染可能的病例	3
	观察肢体远端血运及感觉运动	应鼓励患者活动未固定的关节，固定部位的肌肉应做主动收缩、舒张的锻炼，以促进血液循环，防止肌萎缩及关节僵硬	5
	注意事项的嘱咐：疼痛加重或肢体麻木、颜色改变等情况可能是固定过紧，此时必须立即解决，自己松解或及时就诊	石膏松动、变软失效，应及时更换	8
职业素养	操作过程手法熟练、动作流畅轻柔		2
	着装整洁，仪表端庄，举止大方		1
	人文关怀贯彻始终，注意患者感受，减少因操作对患者的刺激		1
	注意事项没交代或交代不够，可能造成严重后果	严重违反（以下任意一项或多项），扣 50% 分值（请标记选中"是"）	
	石膏严重不平整或过紧		
合计			100

4. 重点难点

（1）先将肢体置于功能位，用器械固定或专人扶持，并保持该位置直至石膏包扎完毕、硬化定形为止。扶持石膏时应用手掌，禁用手指。

（2）缠绕石膏时要按一定方向沿肢体表面滚动，切忌用力抽拉绷带，并随时用手抹平，使各层相互粘合。

（3）在关节部位应用石膏条加厚加固，搬动时要防止石膏折断，过床后要用枕头或沙袋垫平。

（4）石膏包扎后应注明日期及诊断。

（5）石膏未干固以前，注意凸出部勿受压，以免凹陷压迫皮肤，引起压迫性溃疡。

（6）为加速石膏凝固，可在温水中加放少许食盐，天气潮湿可用电炉、电吹风等方法烘干。

（7）石膏固定应包括骨折部位的远、近端两个关节。肢体应露出指（趾）端以便于观察。

（8）术后应密切观察，尤其最初 6 小时。如有下列情况，应及时切开或拆除石膏：①肢体明显肿胀或剧痛；②肢体有循环障碍或神经受压；③不明原因的高热，疑有感染可能的病例。

（9）石膏松动、变软失效，应及时更换。

（10）应鼓励患者活动未固定的关节，固定部位的肌肉应做主动收缩、舒张的锻炼，以促进血液循环，防止肌萎缩及关节僵硬。

5. 人文关怀

（1）核对患者信息，充分告知操作风险及获益。

（2）应在环境安全，温度适宜处进行，并且保护患者隐私。

（3）注意无菌原则。

（4）加强与患者沟通。

（5）整个操作过程技术熟练、表现出良好的职业素养。

四、医院感染控制科基本技能操作

（一）穿脱隔离衣

1. 适应证

（1）接触经接触传播的感染性疾病患者如传染病患者、多重耐药感染患者等时。

（2）对患者实行保护性隔离，如大面积烧伤患者、骨髓移植患者等患者的诊疗、护理时。

（3）可能受到患者血液、体液、分泌物、排泄物喷溅时。

2. 禁忌证　无。

3. 评分细则

操作视频

项目	技术操作要求	注意事项	建议得分系数
操作前准备	仪表端庄、服装整洁，去除手表、首饰		2
	用物准备：隔离衣、挂衣架、衣夹、帽子、口罩、手套、洗手池、洗手液/免洗手消毒剂、刷子、消毒液、擦手纸巾/毛巾	注意物品有效期	3
	检查隔离衣有无破损、潮湿		2

续表

项目	技术操作要求	注意事项	建议得分系数
操作前准备	卷袖过肘，洗手和（或）卫生手消毒		5
	戴好帽子、口罩		3
穿隔离衣	一手持衣领，另一手伸入袖内并向上拉，注意勿触及面部。一手将衣领向上拉，使另一手露出来。依次穿好另一袖	要手持衣领取衣，清洁面朝向自己	5
	两手持衣领，由衣领中央顺着边缘向后系好颈带/由前向后扣好领扣		5
	扣好袖口或系上袖带		5
	从腰部向下约5cm处自一侧衣缝将隔离衣后身向前拉，见到衣边捏住，依法将另一边捏住，两手在背后将两侧衣边对齐，向一侧按压折叠，以一手按住，另一手将腰带拉至背后压住折叠处，在背后交叉，回到前面打一活结，系好腰带		7
	双手在背后将衣服对齐。向一侧折叠，一手按住折叠处，另一手将腰带拉直背后折叠处		5
	将腰带在背后交叉，回到前面将带子系好		5
	戴手套		3
脱隔离衣	洗手和（或）卫生手消毒		5
	脱手套		3
	解开腰带，在前面打一活结	注意腰带要打一活结	5
	解开袖口，在肘部将部分袖子塞入工作服内，暴露前臂		5
	消毒双手，从前臂至指尖顺序刷洗2分钟，清水冲洗，擦干		5
	解开衣领		2
	一手伸入另一侧袖口内，拉下衣袖过手，用遮盖着的手在外面拉下另一衣袖		5
	解开腰带，两手在袖内使袖子对齐，双臂逐渐退出		5
	双手持领，将隔离衣两边对齐，用衣夹夹衣领挂好，污染面向外悬挂污染区/清洁面向外悬挂半污染区	不再使用时，将脱下的隔离衣，污染面向内，卷成包裹状，丢至医疗废物容器内或放入回收袋中	5
	洗手和（或）卫生手消毒		5
职业素养	操作熟练；注意无菌原则		5
	合计		100

4. 重点难点

（1）隔离衣的悬挂：如挂在半污染区的隔离衣，清洁面向外；如挂在污染区的隔离衣，清洁面向内。

（2）穿脱隔离衣注意事项

1）隔离衣仅限在规定区域内穿脱。

2）穿前应检查隔离衣有无破损；穿时勿使衣袖触及面部及衣领。发现有渗漏或破损应及时更换；脱时应注意避免污染。

3）隔离衣应每天更换、清洗与消毒，遇污染随时更换。

（二）穿脱防护服

操作视频

1. 适应证

（1）临床医务人员在接触甲类或按甲类传染病管理的传染病患者时。

（2）接触经空气传播或飞沫传播的传染病患者，可能受到患者血液、体液、分泌物、排泄物喷溅时。

2. 禁忌证　无。

3. 评分细则

项目	技术操作要求	注意事项	建议得分系数
操作前准备	仪表端庄、服装整洁，去除手表、首饰		2
	用物准备：防护服、医用防护口罩、帽子、鞋套、手套、护目镜/面屏、洗手液/手消毒剂、擦手纸巾/毛巾	注意检查物品有效期及是否破损	3
穿防护服	清洁区进入潜在污染区前		
	（1）脱白大衣，洗手和（或）卫生手消毒		5
	（2）先戴帽子，后戴医用防护口罩	针对新型冠状病毒感染确诊、疑似的患者应先戴防护口罩，后戴帽子戴防护口罩应进行面部密合性试验	7
	（3）穿工作衣裤，换工作鞋	手部皮肤破损的加戴乳胶手套	3
	进入潜在污染区		
	（1）穿防护服：拿起防护服，检查有无破损，解开拉链，将防护服连体帽，衣袖抓在手中，避免与地面接触，先穿下衣，再穿上衣，戴好帽子，最后拉上拉锁，粘胶贴	选择符合自己型号的防护服	10
	（2）戴护目镜/防护面屏	佩戴护目镜注意检查面部是否有暴露部位。护目镜或防护面屏置于眼部或头部合适部位，调节舒适度，并检查有无戴牢。两者不能同时佩戴	5
	（3）戴手套		3
	（4）穿鞋套		2
	进入污染区		

续表

项目	技术操作要求	注意事项	建议得分系数
脱防护服	离开污染区进入潜在污染区前	针对新型冠状病毒感染的确诊、疑似患者手卫生后，先摘护目镜/防护面屏，再脱除医用防护服、手套、鞋套。从内向外向下反卷，动作轻柔，防护服、手套、鞋套一并脱除	
	（1）摘手套		4
	（2）洗手和（或）卫生手消毒		5
	（3）摘护目镜/防护面屏	手不要触碰护目镜/防护面屏外面（污染面），捏住靠近头部或耳朵的一边摘掉，放入回收或医疗废物容器内	4
	（4）脱防护服：撕开胶贴，先将拉链拉到底。向上提拉帽子，使帽子脱离头部，脱袖子；由上向下边脱边卷，污染面向里直至全部脱下后放入医疗废物袋内		5
	（5）脱鞋套	手不要触碰鞋套外面（污染面），污染面向里边脱边卷直至全部脱下，丢至医疗废物容器内	4
	（6）洗手和（或）卫生手消毒		5
	（7）进入潜在污染区，洗手和（或）卫生手消毒		5
	从潜在污染区进入清洁区前		
	（1）洗手和（或）卫生手消毒		5
	（2）脱工作衣裤	先脱工作衣，再脱工作裤，注意将污染面包裹在内	3
	（3）摘口罩	针对新型冠状病毒感染确诊、疑似的患者先摘帽子，再摘口罩	4
	（4）摘帽子		3
	（5）洗手和（或）卫生手消毒		5
	离开清洁区：沐浴更衣，离开清洁区		3
职业素养	操作熟练；注意无菌原则		5
	合计		100

4. 重点难点 防护服穿、脱注意事项。

（1）连体或分体防护服，应遵循先穿下衣，再穿上衣，然后戴好帽子，最后拉上拉锁的顺序。

（2）摘护目镜后，应对护目镜进行消毒。

（3）医务人员接触多个同类传染病患者时，防护服可连续应用，但接触疑似患者，防护服应在每个患者之间进行更换。

（4）防护服被血液、体液、污物污染时或出现破损时，应及时更换。

（5）不同类型传染病防护服穿脱流程有所不同，应以该传染病最新指南为参照。

（三）血源性病原体职业接触后处理

操作视频

1. 血源性病原体职业接触后处理流程（图 1-2-38）

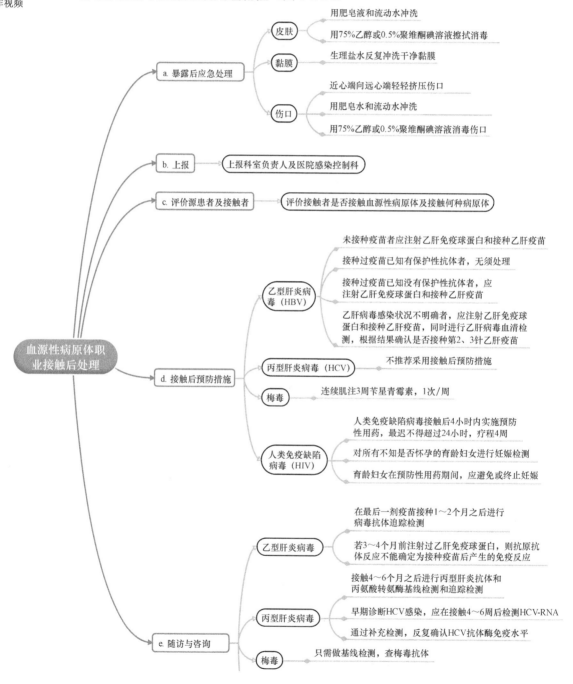

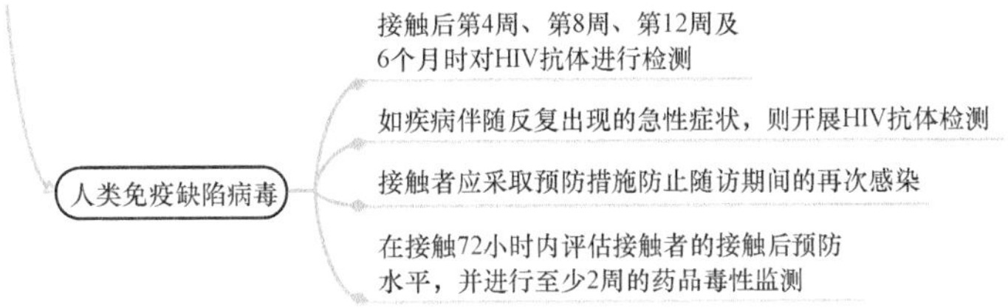

接触后第4周、第8周、第12周及6个月时对HIV抗体进行检测

如疾病伴随反复出现的急性症状，则开展HIV抗体检测

接触者应采取预防措施防止随访期间的再次感染

在接触72小时内评估接触者的接触后预防水平，并进行至少2周的药品毒性监测

人类免疫缺陷病毒

图 1-2-38　血源性病原体职业接触后处理

2. 评分细则

项目	赋分内容		注意事项	建议得分系数
操作准备	用物准备：75% 乙醇或 0.5% 聚维酮碘、生理盐水/洗手池、纱布、医用胶带、手套			2
	洗手和（或）卫生手消毒，戴手套		如接触者为本人，此步骤可省略	3
应急处理	皮肤接触	用肥皂液和流动水清洗被污染的皮肤		2
		用 75% 乙醇或 0.5% 聚维酮碘擦拭消毒		3
	黏膜接触	用生理盐水反复冲洗被污染的黏膜		4
	伤口	从近心端向远心端轻轻挤压，避免挤压伤口局部，尽可能挤出损伤处的血液	如接触者戴手套应先立即脱去手套	8
		用肥皂水和流动水冲洗		8
		用 75% 乙醇或 0.5% 聚维酮碘溶液消毒伤口，用纱布包扎伤口		8
上报	立即上报科室负责人及医院感染控制科			3
评价	评价源患者及接触者（查看是否接触血源性病原体及接触何种病原体）			3
接触后预防措施	乙型肝炎病毒	未接种疫苗者，应采取注射乙肝免疫球蛋白和接种乙肝疫苗的措施		4
		以前接种过疫苗，已知有保护性抗体者，无须处理		4
		以前接种过疫苗，已知没有保护性抗体者，应采取注射乙肝免疫球蛋白和接种乙肝疫苗的措施		4
		如乙肝病毒感染状况不明确者，应采取注射乙肝免疫球蛋白和接种乙肝疫苗的措施，同时进行乙肝病毒血清检测，根据结果确认是否接种第2、3针乙肝疫苗		4
	丙型肝炎病毒	不推荐采用接触后预防措施		2
	梅毒	连续肌内注射 3 周苄星青霉素，1 次/周		2

续表

项目		赋分内容	注意事项	建议得分系数
接触后预防措施	人类免疫缺陷病毒	尽快采取接触后预防措施，预防性用药应当在发生人类免疫缺陷病毒职业接触后4小时内实施，最迟不得超过24小时。但即使超过24小时，也应实施预防性用药 疗程4周		8
		对所有不知是否怀孕的育龄妇女进行妊娠检测		2
		育龄妇女在预防性用药期间，应避免或终止妊娠		2
接触后随访与咨询	乙型肝炎病毒	在最后一剂疫苗接种1～2个月之后进行病毒抗体追踪检测		4
	丙型肝炎病毒	接触4～6个月之后进行丙型肝炎抗体和丙氨酸转氨酶基线检测和追踪检测		4
		如想早期诊断HCV感染，应在接触4～6周后检测HCV-RNA		4
	梅毒	查梅毒抗体		2
	人类免疫缺陷病毒	接触后应于6个月内开展HIV追踪检测，包括在接触后第4周、第8周、第12周及6个月时对HIV抗体进行检测，对服用药物的毒性进行监测和处理，观察并记录HIV感染的早期症状等		4
		如疾病伴随反复出现的急性症状，则开展HIV抗体检测		2
		接触者应采取预防措施防止随访期间的再次感染		2
		在接触72小时内评估接触者的接触后预防水平，并进行至少2周的药品毒性监测		2
合计				100

五、妇产科基本技能操作

（一）妇科检查

1. 适应证　对怀疑有妇产科疾病或需要排除妇产科疾病的患者以及进行常规妇科查体者需做妇科检查。

操作视频

2. 评分细则

项目	技术操作要求	注意事项	建议得分系数
操作前准备	询问患者病史、月经史等相关病史	（1）明确患者是否有性生活史 （2）对于无性生活者应禁止做阴道扩张器检查及双合诊检查，可行直肠-腹部诊	1

续表

项目	技术操作要求	注意事项	建议得分系数
操作前准备	仪表端庄、服装整洁、洗手、戴口罩、帽子		1
	自我介绍。告知患者检查目的。核对患者信息：姓名、年龄、门诊号/住院号		1
	物品准备 （1）一次性消毒臀部垫单 （2）手套：无菌手套。阴道扩张器、长棉签、小棉签、无菌润滑剂、络合碘、生理盐水、10%氢氧化钾。载玻片、标记笔、试管架 （3）如进行宫颈细胞学检查：①液基细胞学检查，宫颈取材毛刷、TCT 或 LTC 小瓶；②巴氏细胞学检查，宫颈刮板、载玻片、95% 乙醇、玻片架 （4）如进行宫颈分泌物菌培养：无菌密封带棉签试管 （5）妇科检查灯	（1）注意物品有效期 （2）在送检标本的外包装上、申请单上，写清楚患者姓名、年龄、门诊号/住院号等相关重要信息	3
	嘱患者空膀胱	（1）如可疑张力性尿失禁，则不排尿 （2）如有尿潴留，需导尿	1
	调节室温适宜，遮挡屏风		1
	铺无菌臀下垫单		1
	男性医师需有女性医务人员或家属陪同		2
	患者取膀胱截石位		1
	开妇科检查灯		1
外阴检查	视诊：观察外阴发育、阴毛的多少和分布（女性型或男性型）、有无畸形、有无溃疡、肿物、赘生物，观察外阴皮肤及黏膜的色泽，有无色素减退、质地、有无增厚、变薄或萎缩，有无手术瘢痕。阴蒂长度	阴毛先浓密后脱落而明显稀少或缺如，见于性功能减退症或希恩综合征等；阴毛明显增多，呈男性分布，多见于肾上腺皮质功能亢进	2
	戴无菌手套，分开大、小阴唇，暴露阴道前庭观察尿道口及阴道口，观察有无畸形，观察阴唇的颜色，观察阴道前庭有无赘生物、肿物，处女膜是否完整、有无闭锁或突出 如可疑患者有盆腔脏器脱垂：让患者向下屏气用力，观察有无子宫脱垂、阴道前后壁有无膨出 如可疑患者有压力性尿失禁：在膀胱充盈的前提下，嘱患者咳嗽，观察咳嗽时是否伴随尿液不自主地溢出		2

续表

项目	技术操作要求	注意事项	建议得分系数
外阴检查	一手拇指及示指和中指触摸两侧前庭大腺部位，了解前庭大腺有无囊肿，挤压观察腺体开口有无溢出	如存在前庭大腺囊肿，还需观察囊肿的大小、质地、边界是否清晰、活动度，触痛情况等	2
阴道扩张器检查	放置阴道扩张器，手法正确		5
	观察阴道各壁及分泌物（如需行阴道分泌物检查，应取材）		5
	观察宫颈（如需行宫颈细胞学检查、宫颈 HPV 检查，或宫颈分泌物细菌培养，则应取材）		5
	取阴道扩张器，手法正确		5
双合诊	一手戴无菌手套，示、中指涂润滑剂，顺阴道后壁轻轻插入阴道内，检查阴道的通畅性、深度、弹性、有无先天畸形（纵隔、横隔、斜隔、双阴道），有无瘢痕，有无触痛；有无肿物或赘生物。检查阴道穹隆	如有肿物或赘生物，要注意其位置、大小、质地活动度、与周围组织的关系 如有阴道流血，需进行外阴消毒后，再行检查	10
	检查宫颈：宫颈的大小、形状、质地、外口情况，有无接触性出血。注意宫颈的位置。向上或两侧活动宫颈，检查是否有宫颈举摆痛		10
	检查子宫：阴道内手放在宫颈后方向上向前抬举宫颈。另一手的手心向下，自腹部脐水平，四指并拢以指腹自脐水平向下向后随患者呼吸按压腹部，与阴道内手相互协调配合，逐渐向耻骨联合移动，以扪清子宫位置、大小、形状、质地、活动度、表面情况、压痛等		10
	检查附件：阴道内手指移至一侧穹隆部，尽可能往上向盆腔深部扪触。同时另一手移至腹部同侧，自髂嵴水平开始，自上而下逐渐移动，按压腹壁，与阴道内手相互对合，以触摸该侧附件处有无增厚、压痛、肿块	如扪及肿块，要明确肿块的位置、大小、质地、边界、活动度、压痛，与子宫的关系	10
三合诊	一手示指及中指涂润滑剂，嘱患者向下屏气用力，示指放入阴道内，中指放入直肠内，其余检查步骤同双合诊	三合诊适应证：后位子宫；检查子宫后壁、直肠子宫陷凹、宫骶韧带、盆腔后部病变，及与邻近器官的关系，如子宫内膜异位症；恶性变者	5
直肠-腹部诊（肛诊）	检查者戴手套：一手示指涂润滑剂，轻轻按摩肛门周围，嘱患者向下屏气用力，同时检查者示指轻轻伸入患者直肠，嘱患者放松，配合患者呼吸，与腹壁手相互配合，进行检查。检查方法同双合诊	肛诊适应证：无性生活女性，处女膜闭锁，阴道狭窄等不能进行双合诊者	4

续表

项目	技术操作要求	注意事项	建议得分系数
操作结束处理	协助患者起床穿衣		1
	整理物品		1
	书写有妇科检查做记录		2
	向患者宣教		1
职业素养	注重人文关怀，态度和蔼，注意保护患者隐私；注意无菌原则		2
合计			100

3. 阴道扩张器（阴道窥器）检查流程（图 1-2-39）

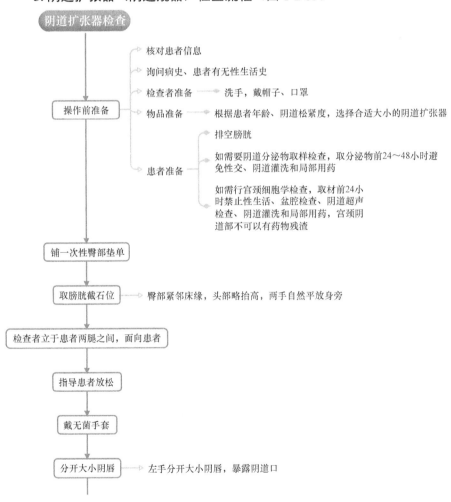

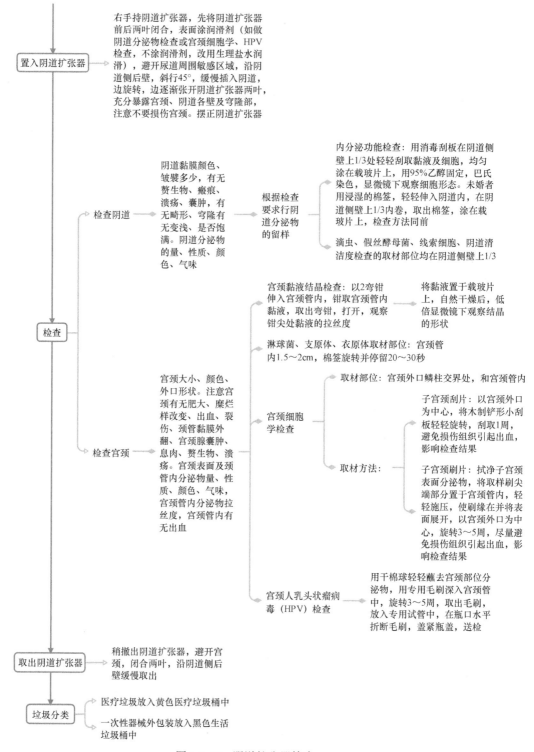

图 1-2-39　阴道扩张器检查

4. 重点难点

（1）做盆腔检查前，要询问相关病史。

（2）尽量避免月经期行妇科检查。如患者异常阴道或子宫出血，必须行妇科检查时，应注意外阴消毒后,进行双合诊检查,以免引发感染。

(3)放置及取出阴道扩张器时,尽量避免损伤宫颈,否则可引起宫颈出血。如宫颈损伤出血,可用无菌纱布压迫止血;如宫颈癌致宫颈病损明显,检查时损伤宫颈,引发出血,纱布压迫止血效果不明显时,则应行阴道纱布填塞,或介入治疗。

(4)做三合诊,或肛诊时,要注意直肠是否存在病变。

5. 人文关怀

(1)核对患者信息,充分向患者解释检查的目的,并指导患者放松。

(2)腹腔穿刺术应在环境安全,温度适宜处进行,并且保护患者隐私。

(3)注意无菌原则。

(4)加强与患者沟通。

(5)态度和蔼,注意保护患者的隐私。不与无关人员交流患者病情。

(二)产科检查

1. 适应证 产科体格检查包括腹部查体、骨盆外测量、骨盆内测量和阴道检查(骨盆内测量在消毒阴道检查中讲解)。

操作视频

(1)腹部检查适合所有孕周。孕 12 周末,即可在耻骨联合上 2~3 横指触摸到子宫底。

(2)对于妊娠中晚期者,进行腹部触诊时,应采取四步触诊法。

(3)骨盆外测量在妊娠期间的任何时间均可进行。骨盆内测量的检查时间:可在临产前或产时需要确定骨产道情况时进行。

(4)电子胎心监护(electronic fetal monitoring,EFM)

1)不推荐低危孕妇常规进行 EFM。但当低危孕妇出现胎动异常、羊水量异常、脐血流异常等情况时,应及时进行 EFM。

2)对于高危孕妇可从妊娠 32 周开始 EFM,具体开始时间和频率应根据孕妇情况及病情进行个体化应用,如患者病情需要,EFM 最早可从进入围产期(妊娠 28 周)开始。

2. 评分细则

项目	技术操作要求	注意事项	建议得分系数
操作前准备	询问患者病史,并核实实际孕周		3
	仪表端庄、服装整洁、洗手、戴口罩和帽子		1
	自我介绍。告知患者检查目的。核对患者姓名、年龄、门诊号/住院号		1
	物品准备 (1)一次性消毒臀部垫单 (2)皮尺,笔,记录纸 (3)一次性检查手套、骨盆外测量器、骨盆出口测量器 (4)钟型听诊器或多普勒,计时器 (5)胎心监护仪,耦合剂,绑带	(1)注意物品有效期 (2)在记录纸上,写清楚患者姓名、年龄、门诊号/住院号等相关重要信息	2
	嘱患者空膀胱		1
	调节室温适宜,遮挡屏风,光线充足		2
	铺无菌臀下垫单		1

续表

项目	技术操作要求	注意事项	建议得分系数
操作前准备	患者站立位时，嘱患者暴露腹部，观察是否有尖腹（初产妇），或悬垂腹（经产妇）		3
	患者取仰卧位，头下垫枕，两腿屈曲稍分开，暴露腹部，嘱患者放松		2
	检查者站在患者右侧		2
	视诊：观察患者腹型；是否有瘢痕及妊娠纹		3
	测腹围：皮尺平脐绕腹一周的数值，并记录 测宫高：耻骨联合上缘中点经脐至宫底最高点的距离，并记录		4
四步触诊	第一步：检查者面向患者头端，两手置于宫底部，了解子宫外形，手测宫底高度，根据其高度估计胎儿大小与妊娠周数是否相符。然后以两手指腹相对交替轻推，判断在宫底部的胎儿部分	胎头：硬而圆，有浮球感 胎臀：软而宽，形态不规则	5
	第二步：检查者面向患者头端，检查者两手掌分别置于腹部左右侧，一手固定，另一手轻轻深按进行检查。判断胎背、胎儿肢体	胎背：平坦饱满为胎背 胎儿肢体：高低不平，可变形，有时感到胎儿肢体活动 妊娠≥20周经腹可触到子宫内的胎体；妊娠≥24周经腹触诊可区分胎头、胎背、胎臀、胎儿肢体	5
	第三步：检查者面向患者头端，检查者右手拇指与其他四指分开，置于耻骨联合上方握住胎先露部，进一步检查明确胎头或胎臀，左右推动以确定是否衔接	衔接：向左右推动胎先露，不可推动，表明已衔接；如先露部仍浮动，表示尚未入盆	5
	第四步：面向患者足端，检查者左右手分别置于胎先露部的两侧，沿骨盆入口向下深按，进一步核实胎先露部的诊断是否正确，并确定胎先露部入盆程度		5
胎心听诊	听诊位置：靠近胎背上方的孕妇腹壁		2
	听诊时间：宫缩间歇期，持续听诊1分钟		5
骨盆外测量	嘱孕妇双腿伸直，仰卧位，暴露检查部位		1
	检查者站在患者右侧		1
	测量髂棘间径：两侧髂前上棘外侧缘的距离	测量髂棘间径、髂嵴间径、骶耻外径并不能预测产时头盆不称，无须常规测量。但怀疑骨盆出口狭窄时，可测量坐骨结节间径及耻骨弓角度	1
	测量髂嵴间径：两侧髂嵴最宽处的距离		1
	测量骶耻外径：嘱患者左侧卧位，左腿屈曲，右腿伸直，测量耻骨联合上缘中点，至第5腰椎棘突下米氏菱形窝上角的距离		1

项目	技术操作要求	注意事项	建议得分系数
骨盆外测量	坐骨结节间径及耻骨弓角度：①孕妇取仰卧位，褪去裤腿，暴露外阴部，双手紧抱双膝，向两侧外上方尽量展开。②测量坐骨结节间径内测缘距离；也可用手拳粗测，如能容一手拳，则坐骨结节间径在正常范围。③测量耻骨弓角度，左右手拇指的指尖相对，拇指分别平放在两侧耻骨降支上，测量两拇指间角度	测量髂棘间径、髂嵴间径、骶耻外径并不能预测产时头盆不称，无须常规测量。但怀疑骨盆出口狭窄时，可测量坐骨结节间径及耻骨弓角度	10
胎心监护	保持环境安静；不宜空腹；在孕妇身下放置绑带		1
	在胎心探头上涂耦合剂，将探头放置在靠近胎背上方的孕妇腹壁，胎心听诊最清楚部位，并用绑带固定	（1）注意胎心应与子宫杂音、腹主动脉音、脐带杂音相鉴别 （2）固定绑带时，要松紧适宜，并询问患者有无不适 （3）胎心监护前须用听诊器听诊，确定胎心探头摆放部位及胎心数值。监护仪有时会把母体心率2倍数显示，误认为胎心	1
	将宫缩压力探头放置在宫底下3横指处，绑带固定	固定绑带时，要松紧适宜，并询问患者有无不适	1
	将记录胎动按钮交予孕妇手中，并交代患者胎动时主动按动按钮		1
	嘱孕妇改变体位为非仰卧位（如侧卧位、半坐位等）		5
	监护过程中，要注意观察和询问孕妇有无不适	（1）观察孕妇有无仰卧位低血压等 （2）监护过程中要关注胎心变化 （3）监护过程中如发生异常，立即处理	5
	监护结束后，协助孕妇擦拭腹壁上的耦合剂，起床穿衣		1
	打印胎心监护图形，并写明患者姓名、年龄、门诊号/住院号，日期		3
	判读监护的结果，并记录		10

续表

项目	技术操作要求	注意事项	建议得分系数
操作结束处理	整理物品，垃圾分类		1
	书写记录		1
	向患者宣教	宣教内容：本次检查的结果；进一步处理方案；注意事项；预约下次产检的时间	1
职业素养	注重人文关怀，在操作前、操作中、操作后均与患者适当沟通		2
合计			100

3. 重点难点

（1）做检查前，要询问相关病史。检查前要询问病史，核实孕周，了解本次产检经过。除专科检查外，还要进行其他必要部位的查体，及时发现异常。

（2）在产科检查过程中要注意孕妇、胎儿有无异常，如有异常及时处理，甚至抢救治疗。

（3）进行胎心监护时，床旁要始终有医务人员在场，观察屏幕上显示的胎心情况、关注孕妇有无不适，以便及时发现异常，及时进行处理。

（4）如肥胖孕妇，腹壁厚，难以判断先露情况，可行超声检查。

4. 人文关怀

（1）核对患者信息。

（2）检查应在环境安静，温度适宜处进行，并且保护患者隐私。

（3）态度和蔼，缓解患者紧张情绪。

（4）注重宣教。

（三）诊断性刮宫术

操作视频

1. 适应证

（1）异常子宫出血或阴道排液，为明确或排除子宫内膜、宫颈病变或其他妇科疾病，如子宫内膜炎症、子宫内膜癌、宫颈管癌等病变，也可作为异位妊娠的鉴别诊断方法。

（2）异常子宫出血的诊断及治疗。

（3）了解不孕症患者有无排卵及子宫内膜情况。

（4）不全流产的诊断和治疗。

（5）清除自然流产、葡萄胎等的宫腔内容物。

2. 禁忌证

（1）急性生殖道炎症。

（2）可疑宫内妊娠且有继续妊娠要求者。

（3）严重的全身性疾病。

（4）手术当天体温＞37.5℃。

3. 评分细则（分段诊刮术）

项目	技术操作要求	注意事项	建议得分系数
操作前准备	核对患者信息		2
	核对辅助检查结果：血常规；凝血功能检查；心电图；必要时尿妊娠试验或血 β-hCG；妇科彩超	初步诊断，根据适应证确定操作名称，注意排除手术禁忌证	10
	测量生命体征		2
	向患者及其家属沟通病情，交代操作目的，签署知情同意书		4
	物品准备：打开检查灯，检查消毒物品及诊刮包、灭菌指示卡、器械齐全，标本瓶分别标记患者信息及区分宫颈、子宫内膜病理		4
	环境评估，保护患者隐私	遮挡屏风，男性医务工作者操作时需有女性医务人员在场	2
	嘱患者排空膀胱，铺一次性臀垫，取膀胱截石位		2
操作过程	洗手和（或）卫生手消毒、戴手套		4
	打开诊刮包，消毒外阴 2 遍	注意整理器械；消毒顺序：大、小阴唇→阴阜→大腿内上 1/3 →会阴及肛门。注意消毒范围、不回消不留白	4
	置入检查阴道扩张器，暴露宫颈阴道，消毒阴道宫颈 2 遍	边旋转阴道扩张器边消毒，充分消毒阴道各壁及穹隆	4
	铺无菌洞巾		2
	双合诊检查	子宫位置、大小、方向、倾屈、有无压痛、双附件情况等	2
	更换手套		2
	更换治疗阴道扩张器，再次消毒，固定阴道扩张器		2
	宫颈钳钳夹宫颈前唇，轻轻向外牵拉	钳夹宫颈时，注意避开宫颈糜烂样改变区，以防损伤宫颈而出血	2
	大镊子夹取小纱布垫于宫颈后方，以小刮匙进入宫颈管 2～2.5cm 顺序搔刮宫颈管组织，将刮取组织置于纱布上。并取出纱布		8
	探针探宫腔，探明子宫倾屈方向及宫腔深度，并与刮匙比对	探针要与刮匙比对，明确刮匙进入深度	6

续表

项目	技术操作要求	注意事项	建议得分系数
操作过程	判断是否需扩张宫颈管	如宫颈口过紧，自小号开始，持宫颈扩张器沿子宫方向缓慢扩张宫颈内口，至所用的刮匙能顺利通过，一般由4号扩至6号即可	2
	大镊子夹取另一纱布垫于宫颈后方	宫颈及内膜病理要区分开	2
	更换合适的刮匙，伸入宫腔并达宫底部，从内到外顺序搔刮宫腔四壁、宫底及两侧宫角内膜组织	刮宫时注意有无宫腔形态异常及高低不平	12
	取出纱布，留取标本，清理阴道积血，观察无活动性出血，查无异物残留，撤下宫颈钳、观察宫颈钳夹处于活动性出血、取下阴道扩张器及洞巾		4
	分别留取宫颈、内膜标本，10% 甲醛固定，标记送检	区分宫颈、内膜组织病理，避免被污染	2
操作结束处理	术中及术后注意观察患者有无腹痛、阴道流血，有无面色苍白、呼吸困难，生命体征是否平稳等		2
	垃圾分类，脱手套、洗手，复测生命体征		4
	术后患者宣教	注意保持外阴清洁，2周内禁止性生活；抗生素预防感染；如有发热、腹痛、阴道流血多、异味，阴道流血超过1周等，立即就诊；及时取病理报告	4
	书写有创操作记录		2
职业素养	注重人文关怀，在操作前、操作中、操作后均与患者适当沟通；注意无菌原则		4
合计			100

4. 分段诊刮术操作流程（图 1-2-40）

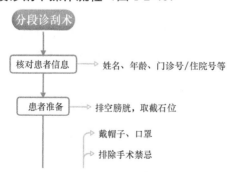

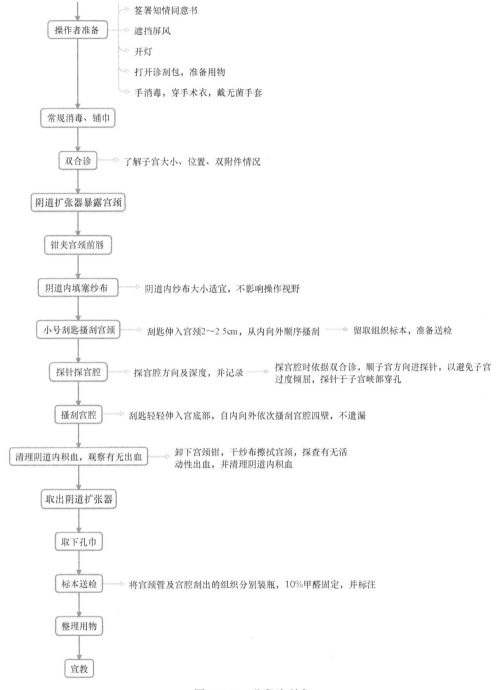

图 1-2-40　分段诊刮术

5. 重点难点

（1）妇科手术器械的摆放：强调所有妇科手术操作准备物品时，打开妇科治疗包，养成规范摆放物品的良好习惯和职业素养。一是保证严格无菌操作，区别放置操作过程中用过的器械、反复利用的器械（如大镊子）和待使用的绝对无菌的器械；二是避免操作过程中器械掉落。

以诊刮包为例，外层包布洗手后徒手打开，内层包布器械打开，展平，利用弯盘，区分出绝对无菌区、相对无菌区。器械手柄均位于操作者一侧，避免用手碰触各器械拟进入宫腔的部分。未使用过的器械放在患者近端无菌区；操作过程中，需反复利用的器械（如大镊子）用过之后放在患者远端弯盘中，已用过不再使用的器械放在患者远端的无菌台面（属于相对无菌区）。注意钳筒及镊子的正确使用，避免大镊子碰触钳筒盖、包布外侧等非无菌区。

（2）诊断性刮宫术易错点及操作要点

1）如需行分段诊刮术，必须区分宫颈、内膜组织病理。诊刮顺序非常重要，应为：搔刮宫颈管→探针探宫腔→搔刮内膜组织。如需同时取环，操作顺序为搔刮宫颈管→探针探宫腔→取环→搔刮内膜组织。为区分宫颈、内膜组织相互不污染，除上述操作顺序外，还需做到搔刮宫颈管后，需更换刮匙后，再搔刮内膜；留取标本的纱布不混淆；标本瓶分别标记宫颈及内膜组织。

2）诊刮时，如刮出内膜组织糟脆，可疑子宫内膜癌，足够病理检查，即可停止操作，以防子宫穿孔。

3）刮宫时，要顺序搔刮，以避免遗漏。尤其注意宫底部及两侧子宫角部内膜。

4）搔刮内膜时，选用合适的刮匙（如为分段诊刮则需更换刮匙），伸入宫腔内达宫底部，从内到外搔刮宫腔四壁、宫底及两侧宫角内膜组织。刮宫过程中要注意宫腔形态。如可疑子宫内膜结核，应在经前1周或月经来潮6小时内诊刮。刮宫时注意不能遗漏子宫两侧角部内膜，术前3天及术后4天应使用抗结核药物，以防结核病灶扩散。

（3）刮宫术并发症及处理

1）子宫穿孔：刮匙进入宫腔的深度超过测量的深度，或手术时突然出现"无底"的感觉，要考虑子宫穿孔的可能。如刮匙进入深度超过探针探及的宫腔深度，也应警惕是否存在子宫穿孔可能。多发生于哺乳期、绝经后、子宫恶性肿瘤或子宫位置不明、操作不慎等情况。

处理：立即停止手术，观察有无内出血和脏器损伤的征象等。如破裂口小，生命体征稳定，可保守治疗。如破裂口大，有内出血、脏器损伤等，应立即剖腹探查，针对损伤情况处理。

2）人工流产综合征

临床表现：在施行手术过程中，患者突然出现面色苍白、头昏、胸闷、大汗淋漓，伴有血压下降、心动过缓、心律不齐，甚至昏厥、抽搐等迷走神经兴奋的症状。

原因：多由于疼痛所致。

处理：立即停止手术操作，由半卧位改为平卧位，肌内注射或静脉注射阿托品0.5～1.0mg，绝大多数患者经处理后很快好转。

3）出血：对可疑子宫内膜癌、黏膜下肌瘤、稽留流产等患者，常因子宫收缩不良而出血过多。

预防及处理：术前应备血、建立静脉通道；应在扩张宫颈后，尽快刮取腔内容物；除了怀疑恶性肿瘤或取活检外，应全面刮宫；必要时应备皮，做好手术准备。

4）感染：对于出血时间长、贫血、糖尿病、可疑结核或应用免疫抑制剂者，术前及术后应使用抗生素预防感染；术中应严格无菌操作。

5）宫腔粘连：如粘连发生在宫颈，阻断经血排出，可以造成闭经、周期性腹痛。如粘连发生在宫腔，因粘连程度不同，轻者无典型症状，亦可有经量减少、闭经、周期性腹痛等症状。

处理：根据粘连的部位，采用扩张宫颈或分离宫腔粘连。如宫颈粘连，用探针或小号扩张器缓慢扩张宫颈；如宫腔粘连，建议宫腔镜下行分离术，术后可放置宫内节育器预防再次粘连；可予人工周期2～3个周期，促进子宫内膜生长。

6. 人文关怀

（1）核对患者信息，充分告知诊断性刮宫术风险及获益，签署知情同意书。

（2）诊断性刮宫术应在环境安全，温度适宜处进行。

（3）保护患者隐私。

（4）操作中注意观察患者有无不适主诉，予以安抚鼓励，加强与患者沟通。

（5）整个操作过程技术熟练、表现出良好的职业素养。

（四）宫内节育器放置术

操作视频

1. 适应证

（1）凡育龄妇女要求放置宫内节育器避孕且无禁忌证者，均可放置。

（2）某些疾病的辅助治疗，如宫腔粘连、子宫腺肌病及功血等的保守治疗（含孕激素的曼月乐）。

2. 禁忌证

（1）生殖器官炎症。

（2）妊娠或可疑妊娠。

（3）严重的全身性疾病。

（4）生殖器官肿瘤。

（5）生殖道畸形。

（6）宫颈内口过松、宫颈重度裂伤、狭窄或子宫脱垂。

（7）月经过多、过频或不规则阴道流血。

（8）宫腔过大＞9cm 或过小＜5.5cm。

（9）人工流产出血多，怀疑有妊娠组织残留或感染可能。

（10）产后胎盘娩出不全、子宫收缩不佳及有潜在感染可能者；产后 42 天恶露未净或会阴伤口未愈者。

3. 评分细则

项目	技术操作要求	注意事项	建议得分系数
操作前准备	核对患者信息	患者姓名、年龄、门诊号/住院号	2
	询问病史、月经史、3 天内有无性生活	操作前简单问病史，判断有手术适应证，无手术禁忌证，确定是否存在高危因素，确定上环时间	4
	测量生命体征	测量患者体温、血压、心率	2
	阴道分泌物常规，子宫及双附件彩超、血检结果	血检：血常规、血凝常规、必要时血 hCG、病毒标志物、肝功能、肾功能	2
	签署知情同意书	（1）向患者解释节育器放置术的过程、获益、风险、替代方案，需要配合的注意事项 （2）向患者告知选择的节育器种类	2
	物品准备：打开检查灯，检查消毒物品及上环包、灭菌指示卡、器械齐全，选择合适的宫内节育器（包装完好在有效期内）		2

续表

项目	技术操作要求	注意事项	建议得分系数
操作前准备	环境评估，调节室温至适宜温度，保护患者隐私，男性医务工作者操作时需有女性医务人员陪同	遮挡屏风	2
	嘱患者排空膀胱，铺一次性臀垫，取膀胱截石位		1
操作过程	洗手和（或）卫生手消毒、戴手套		2
	打开宫内节育器放置包：整理器械，摆放有序；将无菌宫内节育器放入包内	注意节育器准确打入无菌区内。注意消毒顺序、范围，不回消不留白	4
	消毒外阴2遍，置入阴道扩张器，暴露宫颈阴道，观察宫颈、阴道各壁，及分泌物情况	再次明确有无操作禁忌证	4
	消毒阴道各壁、穹隆及宫颈2遍	消毒阴道时边旋转阴道扩张器边消毒	2
	取下阴道扩张器，铺无菌洞巾	注意无菌原则	2
	双合诊检查	动作轻柔、手法规范 双合诊检查子宫时要查清子宫位置及大小、倾屈，以防盲目操作致子宫穿孔等并发症的发生	4
	更换手套	注意无菌原则	2
	更换阴道扩张器为治疗扩张器，再次消毒，摆正并固定阴道扩张器		2
	宫颈钳钳夹宫颈前唇，轻轻向外牵拉	钳夹宫颈时，注意避开宫颈糜烂样改变区，以防损伤宫颈而出血	2
	探针探宫腔位置及深度；并与上环器比对，调整滑块位置	（1）探针探宫腔时动作要轻柔，要"顺势而为"，顺子宫倾屈方向轻轻进入，切忌暴力操作造成子宫穿孔 （2）根据宫腔深度，选择合适型号的节育器，忌使用暴力，宫颈扩张器	4
	根据宫颈口松紧或节育器体积决定是否扩张宫颈	扩张宫颈时，沿宫腔方向慢慢扩张宫颈内口；扩张器通过宫颈内口即可，不可深入；一般扩至6号即可	4
	置入宫内节育器位置正确	①熟悉各种类型的节育器，掌握放置方法；②注意无菌操作；③注意动作连贯，切忌带环反复进出宫腔造成节育器脱落、扭转，增加感染风险	30
	于宫颈外口1.5~2cm处剪断节育器尾丝	注意剪断尾丝时不要牵拽尾丝造成节育器脱落	3
	撤下宫颈钳，观察有无出血。如无出血，取下阴道扩张器及洞巾		2

续表

项目	技术操作要求	注意事项	建议得分系数
操作结束处理	术中及术后注意观察患者有无腹痛、阴道流血，有无面色苍白、呼吸困难，生命体征是否平稳。术后要复测生命体征		4
	整理物品，垃圾分类，脱手套，洗手		2
	术后患者宣教	①术后休息 3 天；②1 周内忌重体力劳动，2 周内忌性生活、盆浴、游泳；③保持外阴清洁；④术后 1、3、6、12 个月复查超声定期随访；⑤预防感染；⑥节育器放置年限；⑦如有发热、腹痛、阴道流血多等异常情况立即就诊	4
	书写有创操作记录		2
职业素养	注重人文关怀，在操作前、操作中、操作后均与患者适当沟通；注意无菌原则		4
合计			100

4. 宫内节育器放置术操作流程（图 1-2-41）

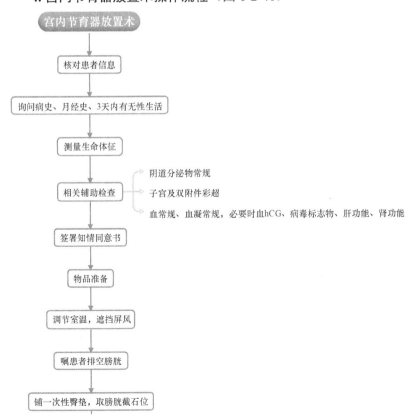

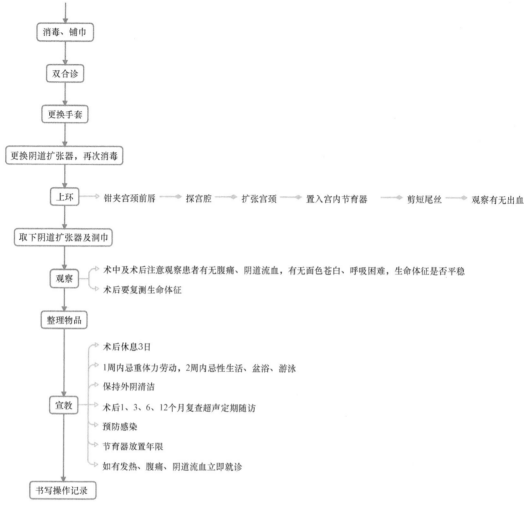

图 1-2-41　宫内节育器放置术

5. 重点难点

（1）T形节育器放置方法及注意事项：T形节育器放置时，将两横臂向下折叠与纵臂一起置入套管内，调整限位块至宫腔深度，插入套管芯。沿宫腔方向送入放置器达宫底。固定套芯，后退套管，退出放置器。留尾丝 1.5～2cm、两横臂折叠时间不宜超过 3 分钟，以免影响其展开。

（2）宫内节育器放置术中如何避免子宫穿孔

1）明确手术适应证：操作前询问病史，上取环时机是否合适。确定是否存在子宫穿孔的高危因素，如哺乳期瘢痕子宫、子宫倾屈过度等。

2）排除手术禁忌证。

3）评估子宫大小，选择型号合适的节育器：可根据病史，双合诊触诊子宫大小、方向、倾屈，探针探宫腔深度，术前妇科超声评估子宫大小等，选择节育器型号，同时排除手术禁忌证。

4）重视探针的使用：持探针沿子宫倾屈方向轻轻进入，探清宫腔深度，切忌暴力操作造成子宫穿孔。

5）根据宫颈口松紧或节育器体积决定是否扩张宫颈：扩张宫颈时，忌使用暴力。宫颈扩张器沿宫腔方向慢慢扩张宫颈内口；扩张器通过宫颈内口即可，不可深入；一般扩至 6 号即可。

6）需要及早发现子宫穿孔征象，操作过程中询问并观察患者有无腹痛、阴道流血等症状。

（3）宫内节育器的副作用及处理

1）不规则阴道流血：主要表现为经量增多、经期延长或少量点滴出血。一般不需处理，3～6 个月后逐渐恢复。

2）少数妇女放置节育器后可出现白带增多或伴有下腹胀痛，应根据具体情况明确诊断后对症处理。

（4）宫内节育器放置术并发症原因及处理

1）节育器异位。原因：①子宫穿孔；②节育器过大。处理：确诊后应在腹腔镜下或经腹将节育器取出。

2）节育器嵌顿或断裂。原因：①节育器放置时损伤子宫壁；②带器时间过长。处理：应及时取出。

3）节育器下移或脱落。原因：①操作不规范，节育器放置未达宫底部；②节育器与宫腔大小、形态不符；③月经过多；④宫颈内口过松及子宫过度敏感。常见于放置宫内节育器后 1 年之内。处理：应及时取出。

4）带器妊娠。原因：多见于节育器下移、脱落或异位。处理：一经确诊，行人工流产同时取出宫内节育器。

5）感染。原因：①术前需排除手术禁忌证如术前发热、阴道炎、盆腔炎性疾病等生殖道炎症急性期；②术中严格无菌操作。处理：按盆腔炎性疾病治疗原则抗感染治疗。

6）子宫穿孔。原因：与子宫本身存在高危因素（哺乳期、子宫过度倾屈、子宫手术史或多次人工流产等）及手术器械损伤子宫壁或置宫内节育器后宫内节育器压迫宫壁导致子宫穿孔。处理：探针或小号宫颈扩张器的穿孔，宫内节育器尚未放入宫腔，患者情况良好，应严密观察血压、脉搏、体温、腹痛等情况，进行保守治疗，使用抗生素预防感染及宫缩剂加强收缩，促使穿孔处愈合；若宫内节育器已放入子宫外，需在腹腔镜下取出宫内节育器，同时修补穿孔；合并脏器损伤或内出血，应立即剖腹探查，针对损伤情况及时进行处理。

6. 人文关怀

（1）核对患者信息，充分告知宫内节育器放置术风险及获益，签署知情同意书。

（2）在环境安全、温度适宜处进行。

（3）保护患者隐私。

（4）操作中注意观察患者有无不适主诉，予以安抚鼓励，加强与患者的沟通。

（5）整个操作过程技术熟练、表现出良好的职业素养。

（五）宫内节育器取出术

1. 适应证

（1）节育器放置期限已到，需更换。

（2）有生育要求，计划妊娠者。

（3）放置后出现较重的不良反应：如严重腹痛、不规则子宫出血等。

（4）出现并发症，如节育器异位、变形、残留、感染等。

操作视频

（5）闭经半年或绝经 1 年以上者。

（6）更换其他避孕方法。

（7）带器妊娠者（宫内妊娠或异位妊娠）。

2. 禁忌证

（1）并发生殖道炎症时，先给予抗感染治疗，治愈后再取出宫内节育器。

（2）全身情况不良或在疾病的急性期，应待病情好转后再取出。

3. 评分细则

项目	技术操作要求	注意事项	建议得分系数
操作前准备	核对患者信息	姓名、年龄、门诊号/住院号	2
	询问月经史，妊娠分娩史，子宫手术史，取器原因，健康状况，3 天内有无性生活、阴道上药，询问宫内节育器类型及带环年限		4
	复核子宫及双附件彩超、阴道分泌物常规及血液化验结果	根据适应证确定操作名称，判断取环时机是否合适，注意排除手术禁忌证	2
	测量生命体征	体温、血压、心率	2
	沟通病情取得配合，签署知情同意书		2
	物品准备：打开检查灯，检查消毒物品及取环包、灭菌指示卡、器械齐全		2
	环境评估，调节室温至适宜温度，保护患者隐私，男性医务工作者操作时需有女性医务人员陪同	遮挡屏风	2
	嘱患者排空膀胱，铺一次性臀垫，取膀胱截石位		2
操作过程	洗手和（或）卫生手消毒、戴手套		2
	打开取环包，消毒外阴 2 遍	注意消毒顺序、范围，不回消不留白	2
	置入检查阴道扩张器，暴露宫颈阴道，观察分泌物情况，再次明确有无操作禁忌证		4
	消毒阴道各壁、穹隆及宫颈 2 遍	消毒阴道时：边旋转阴道扩张器边消毒	2
	铺无菌洞巾		1
	双合诊检查	动作轻柔、手法规范 双合诊检查子宫时要查清子宫位置及大小、倾屈，以防盲目操作致子宫穿孔等并发症的发生	4
	更换无菌手套	注意无菌原则	2
	更换检查阴道扩张器为治疗扩张器，再次消毒，摆正及固定阴道扩张器		2

续表

项目	技术操作要求	注意事项	建议得分系数
操作过程	宫颈钳钳夹宫颈前唇，轻轻向外牵拉	钳夹宫颈时，注意避开宫颈糜烂样改变区，以防损伤宫颈而出血	2
	探针探宫腔位置、深度及节育器位置，并与取环钩比对（如为带尾丝环此步可省略）	探针探宫腔时动作要轻柔，要"顺势而为"，顺子宫倾屈方向轻轻进入，切忌暴力操作造成子宫穿孔	8
	取出宫内节育器。（尽量减少进入宫腔的次数：进出宫腔＞3次者，每增加1次扣5分直至扣完，取环失败0分）	取环钩沿探针方向进入宫腔，只能在宫腔内钩取，避免向宫壁钩取，如钩取时有阻力，切忌强行牵拉，应退出取环钩，进一步查清原因	30
	查看节育器是否完整并示予患者		4
	撤下宫颈钳，观察有无出血，再次消毒，阴道扩张器及洞巾		4
操作结束处理	术中及术后注意观察患者有无腹痛、阴道流血，有无面色苍白、呼吸困难，生命体征是否平稳		2
	整理物品，垃圾分类，脱手套，洗手，复测生命体征		2
	术后患者宣教	术后休息3天，2周内忌性生活、盆浴、游泳，保持外阴清洁；预防感染；如有发热、腹痛、阴道流血立即就诊	5
	书写有创操作记录		2
职业素养	注重人文关怀，在操作前、操作中、操作后均与患者适当沟通；注意无菌原则		4
合计			100

4. 宫内节育器取出术操作流程（图 1-2-42）

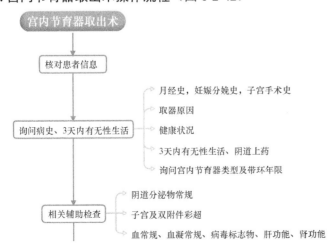

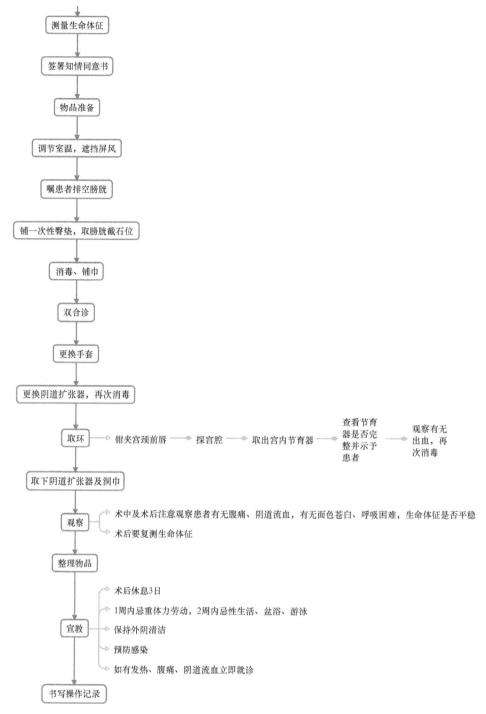

图 1-2-42　宫内节育器取出术

5. 重点难点

（1）宫内节育器取出术的操作技巧

1）巧用探针探测节育器位置，操作时握持探针及取环钩的手尽量放松，自宫底由内向外、顺序探查节育器位置，待探针探及节育器位置后再进取环钩，精准取环。

2）取环钩方向、走向与探针保持一致。切忌暴力操作导致子宫穿孔。

3）取环钩只能在宫腔内钩取，避免向宫壁钩取，如钩取时有阻力，切忌强行牵拉，应退出取环钩，进一步查清原因。

4）根据宫颈口松紧决定是否扩张宫颈，扩张宫颈时，以执笔式持宫颈扩张器沿宫腔方向慢慢扩张宫颈内口。扩张器通过宫颈内口即可，不可深入。一般由 4 号扩至 6 号即可。

5）对已经绝经的妇女，要充分评估，是否存在手术禁忌证，仔细询问是否长期服用抗凝药、溶栓药、激素等增加手术风险的药物。绝经后出血者，取器同时应行分段诊刮术，刮出物送病理检查。必要时行宫颈准备。常用的方法有：口服雌激素类药物，阴道置前列腺素类药物（术前 30 分钟阴道后穹隆放置卡前列甲酯栓 1mg 或术前 3 小时米索前列醇 0.4mg，机械扩张宫颈）。

6）勤于练习，熟悉操作。如取环失败，忌反复操作，应停止操作，请示上级医师或请求超声引导下取环。

（2）不同类型节育器取出方法

1）带尾丝的节育器：用长弯止血钳钳住尾丝，轻轻牵拉取出节育器。

2）无尾丝的节育器：用探针探测节育器位置，取环钩沿宫腔方向进入宫腔，触及节育器后钩住节育器下缘，牵拉取出。

3）吉妮固定式节育器：用妇科长钳进入宫颈内，钳夹住尾丝取出。

4）T 形节育器如宫颈口未见尾丝：钩住其横臂或纵、横臂交界处，保持钩头平直，缓缓牵拉取出。若钩取有困难，可扩张宫颈后用小弯头卵圆钳钳夹。

5）环形节育器部分嵌顿时，以取环钩钩住节育器下缘，牵拉出子宫颈口外，拉直螺旋丝，见环结后剪断取出，以免残留发生。同时检查金属螺旋结构内塑料支架或铜段的完整性。

（3）宫内节育器取出时间

1）月经干净后 3～7 天为宜。

2）带器早期妊娠行人工流产同时取器。

3）带器异位娠术前行诊断性刮宫时，或在术后出院前取出宫内节育器。

4）子宫不规则出血者，随时可取，取环同时需行诊断性刮宫，刮出组织送病理检查，排除子宫内膜病变。如需分段诊刮术，操作顺序为：搔刮宫颈组织→探针探宫腔→取环→搔刮内膜组织。

6. 人文关怀

（1）核对患者信息，充分告知宫内节育器取出术风险及获益，签署知情同意书。

（2）在环境安全、温度适宜处进行。

（3）保护患者隐私。

（4）操作中注意观察患者有无不适主诉，加强与患者沟通，态度和蔼，亲切消除患者紧张情绪。

（5）整个操作过程技术熟练、表现出良好的职业素养。

（六）后穹隆穿刺术

1. 适应证

（1）疑有腹腔内出血：如异位妊娠、卵巢黄体破裂，卵巢滤泡破裂等。

（2）疑有腹腔内积液或积脓时。

（3）疑有恶性肿瘤的患者，抽取腹水进行细胞学检查。

操作视频

（4）超声引导下行卵巢子宫内膜样囊肿穿刺治疗、包裹性积液穿刺治疗、输卵管部位药物注射。

（5）超声引导下后穹隆穿刺取卵，用于各种助孕技术。

2. 禁忌证

（1）严重盆腔粘连，疑有肠管与子宫后壁粘连。

（2）直肠子宫陷凹完全备巨大肿物占据。

（3）合并严重阴道炎。

（4）对于高度可以恶性肿瘤的患者，尽量避免后穹隆穿刺，以防肿瘤细胞种植。

3. 评分细则

项目	技术操作要求	注意事项	建议得分系数
操作前准备	核对患者信息	患者姓名、年龄、门诊号/住院号	1
	了解患者病史、既往史，是否有性生活史；复核辅助检查结果：如 β-hCG，血常规、血凝常规、妇科彩超等	初步诊断，根据适应证确定操作名称，注意排除手术禁忌证	2
	测量生命体征	注意可疑腹腔内出血者，是否存在休克表现，明确是否需建立静脉通路	3
	简单腹部查体，下腹有无压痛、反跳痛、肌紧张，移动性浊音阴性或阳性		1
	确认手术必要性及排除禁忌证		2
	沟通病情，交代操作目的、风险、替代方案，签署知情同意书		2
	物品准备：打开检查灯，检查消毒物品及后穿包、灭菌指示卡、器械齐全，10ml 或 20ml 注射器		2
	环境评估，调节室温至适宜温度，遮挡屏风，保护患者隐私	男性医务工作者操作时需有女性医务人员陪同	1
	嘱患者排空膀胱，铺一次性臀垫，取膀胱截石位		2
操作过程	洗手和（或）卫生手消毒、戴手套		2
	打开穿刺包，打入注射器，检查穿刺针是否通畅	应选择 9 号腰穿针，拔出针芯将穿刺针连接注射器	2
	消毒外阴 2 遍	注意消毒顺序、范围，不回消不留白	2
	置入检查阴道扩张器，暴露宫颈阴道，消毒阴道各壁、穹隆及宫颈 2 遍		2
	铺无菌洞巾		2

续表

项目	技术操作要求	注意事项	建议得分系数
操作过程	双合诊检查	注意子宫位置及大小、后穹隆有无触痛、宫颈有无举摆痛	4
	更换手套	注意无菌原则	1
	更换治疗扩张器暴露宫颈，再次消毒阴道宫颈2遍，固定扩张器		2
	宫颈钳钳夹宫颈后唇充分暴露阴道后穹隆，再次消毒阴道后穹隆		1
	选择在后穹隆中央或稍偏患侧、阴道后壁与后穹隆交界处稍偏下方进行穿刺，平行宫颈管方向缓慢刺入，抽取液体。如无液体抽出，适当改变进针深度和方向，或边退针边抽吸	穿刺针进针深度要适当，一般2~3cm，以免刺入盆腔脏器或血管；进针方向不可过分向前或向后，以免穿刺针刺入宫体或直肠	40
	观察穿刺液的性质；如穿刺液为血液，则将标本静置5分钟以上，观察是否为不凝血	如血液凝固，表明穿刺液为血管内血液。或滴在干纱布上，观察是否出现红晕，如出现红晕，说明为血管内血液。放置6分钟血液仍不凝固，说明为腹腔内出血	10
	拔针后干棉球擦拭穿刺点，观察无活动性出血，如有出血，可以干棉球或干纱布压迫穿刺点，以止血		1
	再次消毒，撤下宫颈钳及窥阴器、洞巾		1
操作结束处理	术中及术后注意观察患者有无腹痛、阴道流血，有无面色苍白、呼吸困难，生命体征是否平稳		2
	复测生命体征，向患者及其家属交代目前诊断及进一步处理		5
	整理物品，垃圾分类，脱手套、洗手		1
	书写有创操作记录		2
职业素养	注重人文关怀，在操作前、操作中、操作后均与患者适当沟通，注意生命体征及有无不适主诉；注意无菌原则		4
合计			100

4. 经阴道后穹隆穿刺术操作流程（图 1-2-43）

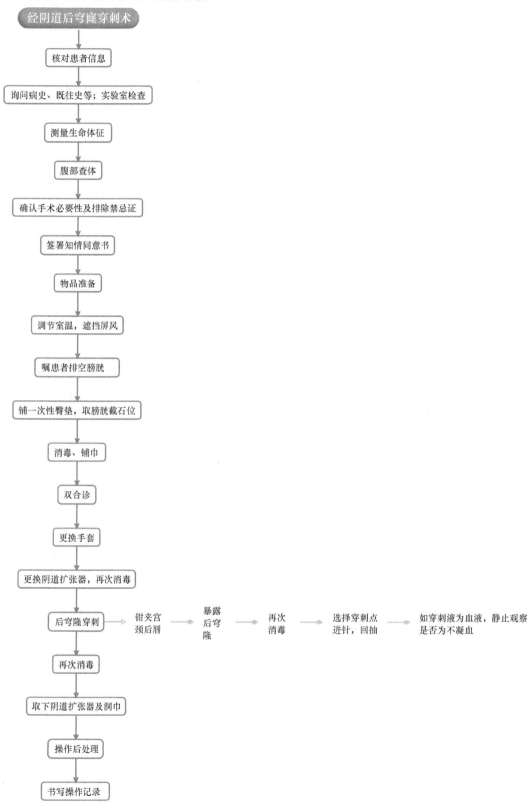

图 1-2-43　经阴道后穹隆穿刺术

5. 重点难点

（1）后穹隆穿刺术操作技巧

1）严格掌握穿刺适应证，注意排除禁忌证。

2）宫颈钳水平位钳夹宫颈后唇，避免过度牵拉或扭转。

3）穿刺位点的选择是关键：应选择后穹隆中央或稍偏患侧、阴道后壁与后穹隆交界处稍偏下方进行穿刺。

4）穿刺针方向：要平行于宫颈管方向缓慢刺入。如穿刺针方向未平行于宫颈管方向，向后易刺入直肠导致肠管损伤。

5）当针头穿透阴道壁，出现落空感后（进针 2～3cm）立即抽取液体；如无液体抽出，保持注射器负压、边退针边抽吸，必要时适当改变进针深度和方向。

（2）后穹隆穿刺术相关临床思维

1）在临床思维上，育龄期女性出现腹痛，尤其有停经、腹痛、阴道流血等典型临床症状时，应首先排除妊娠相关疾病，需要了解月经情况、完善血 hCG、妇科超声检查。操作前后均需要测量患者生命体征，注意有无失血性休克，如有失血性休克，需在建立静脉通道、快速补充血容量等抢救休克同时明确诊断，一旦腹腔内出血诊断明确，应积极手术治疗。

2）掌握后穹隆穿刺术的适应证、禁忌证，不要思维固化。如对否认性生活史的可疑卵巢黄体破裂患者，需行腹腔穿刺术明确有无腹腔内出血。

3）如抽出脓液或陈旧性血液，需要行相应治疗时。

4）如穿刺液拟行细胞学检查，应立即涂片，待其干燥后以 95% 乙醇固定后送检，或放置在细胞固定液中送检。

5）如为腹腔积脓，可以穿刺行病原学检查、穿刺引流及局部药物治疗。

6）如抽出血液静置后可以凝固，为穿刺误伤血管，要注意患者有无穿刺后腹痛、肛门坠胀感甚至血压下降，应及时盆腔检查，必要时行超声检查，了解有无血肿形成。

7）误伤直肠时，一般小损伤无须特别处理；如破口较大出现相应症状，应请外科会诊决定治疗方案。

8）需了解常见急腹症的鉴别诊断，如异位妊娠、黄体破裂、卵巢囊肿蒂扭转、盆腔炎性疾病、卵巢子宫内膜样囊肿破裂等。

6. 人文关怀

（1）核对患者信息，充分告知后穹隆穿刺术风险及获益，签署知情同意书。

（2）后穹隆穿刺术应在环境安全，温度适宜处进行。

（3）保护患者隐私。

（4）操作中注意观察患者有无不适主诉，予以安抚鼓励，加强与患者沟通。

（5）整个操作过程技术熟练、表现出良好的职业素养。

（七）消毒阴道检查

1. 适应证

操作视频

（1）临产或先兆临产时，或因妊娠合并症、并发症需终止妊娠者，拟了解骨产道、软产道、胎方位，决定分娩方式，了解产程进展。

（2）胎心异常，疑有脐带先露或脐带脱垂者，或产程中需明确胎心异常原因、决定分娩方式者。

（3）产程进展异常，需排除头盆不称者。

（4）产程中出现产力异常、异常阴道流血、阴道流液需明确原因、判断能否继续阴道试产者。

2. 禁忌证 无绝对禁忌证，相对禁忌证为：阴道流血不除外前置胎盘时，要在开放静脉并做好配血前提下进行阴道检查。（注：已明确前置胎盘，不必行阴道检查。）

3. 评分细则

项目	技术操作要求	注意事项	建议得分系数
操作前准备	核对患者信息		2
	完善病史，听胎心，胎心监护、胎儿超声结果		6
	测量生命体征		2
	向患者及其家属沟通病情，交代操作目的及配合事项		4
	物品准备：打开检查灯，检查消毒物品及消毒内检包、灭菌指示卡、器械齐全	注意检查包是否在有效期，包内物品是否齐全	2
	环境评估，调节室温至适宜温度，屏风遮挡，保护患者隐私，男性医务工作者操作时需有女性医务人员陪同		2
	嘱患者排空膀胱，铺一次性臀垫，取膀胱截石位		2
操作过程	洗手和（或）卫生手消毒、戴手套		2
	消毒外阴2遍（消毒时纱布遮挡阴道口）	消毒时操作者左手用卵圆钳钳夹无菌纱布遮挡阴道口（或阴道口填塞一块干纱布），右手持另一卵圆钳钳夹蘸有聚维酮碘的纱布/或持长棉签数根消毒，顺序为：大、小阴唇→阴阜→大腿内上1/3→会阴及肛门。消毒完毕取下阴道口遮挡纱布	4
	铺无菌洞巾		1
	置阴道扩张器，观察阴道、宫颈	观察阴道是否通畅，有无斜隔及横隔，阴道壁黏膜是否正常，宫颈消退、宫口开大情况，是否有流血、流液，如有，请描述	2
	取出阴道扩张器，左手持无菌纱布遮盖肛门，右手拇指和示指并拢沿阴道后壁缓缓插入，内诊顺序：骨产道→软产道→胎先露及周围	注意无菌原则：操作者右手环指和小指屈曲，避免触碰肛周	5

续表

项目	技术操作要求	注意事项	建议得分系数
操作过程	骨产道检查顺序：骨盆入口（骶岬）→中骨盆（触诊双侧坐骨棘，坐骨棘间径、坐骨切迹宽度）→骨盆出口（骶凹弧度、尾骨角度、骶尾关节活动度）	描述骶岬是否可触及；双侧坐骨棘平伏/稍突/明显突出，估计坐骨棘间径，坐骨切迹宽度；正常值：骶凹中弧，尾骨不翘，骶尾关节活动度好	15
	软产道检查，宫颈位置、质地、消退、宫口开大情况	掌握宫颈 Bishop 评分	10
	胎先露描述（以枕先露为例）：胎头位置，大小囟门方位，说出胎方位，是否有产瘤，是否有颅骨重叠	准确触诊坐骨棘这一重要标志点，会触诊大、小囟门	15
	胎先露周围是否可及胎盘或脐带	脐带脱垂的处理：立即两手指扩开宫颈、上推胎头直至胎儿娩出，同时呼救，左侧卧位、臀部垫高，避免脐带受压，完善术前准备行紧急剖宫产	5
	告知患者目前病情及进一步治疗方案	检查结果描述：骨、软产道是否正常，可否经阴道分娩，胎方位，产程进展是否正常 治疗方案：根据产力、产道、胎儿情况决定进一步治疗方案	10
操作结束处理	协助患者起床、穿衣		2
	整理物品，垃圾分类，脱手套、洗手，复测胎心		2
	书写消毒阴道检查记录	时间；标题；内容包括：指征、目的、操作步骤、目前诊断、处理方案；检查者签字	2
职业素养	注重人文关怀，在操作前、操作中、操作后均与患者适当沟通；注意无菌原则		5
合计			100

4. 外阴冲洗、消毒操作流程（图 1-2-44）

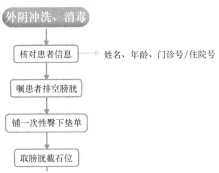

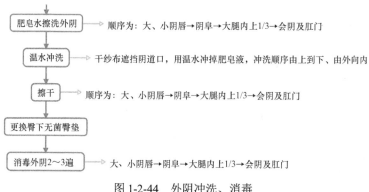

图 1-2-44 外阴冲洗、消毒

5. 消毒阴道检查流程（图 1-2-45）

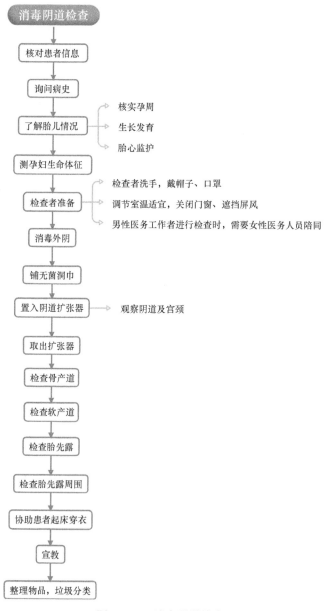

图 1-2-45 消毒阴道检查

6. 重点难点

（1）消毒阴道检查相关临床思维：消毒阴道检查的目的是评估骨、软产道及胎先露、胎方位，决定分娩方式。在临床上，消毒阴道检查应用范围很广，但凡产程中有异常，均需要行消毒阴道检查来明确原因和进一步处理。这就需要时刻关注分娩的四大要素：产力、产道、胎儿及社会心理因素；掌握第一产程、第二产程的观察要点和处理；掌握胎心监护的正确判读。

（2）消毒阴道检查前一定要做腹部触诊。

（3）消毒阴道检查内容

1）在进行消毒阴道检查，评估骨盆径线前，应注意观察孕妇身高、步态、是否存在脊柱异常倾曲、米氏菱形窝的形态等。

2）宫颈评估内容：宫颈方向（居后、居中、前位）；宫颈质地（软、韧、硬）；宫颈消退程度；宫颈展平及扩张情况；宫颈弹性；胎先露与宫颈贴合情况等。

3）胎先露评估内容：胎先露头/臀/肩；胎方位；胎先露下降程度，胎头是否变形，变形程度如何；是否存在颅骨重叠，是否存在入盆假象（胎头拉长变形，颅骨最低点已达坐骨棘水平或以下，双顶径仍高于耻骨联合上缘）。

4）是否存在隐性脐带先露或脐带脱垂。

5）注意观察羊水性状。

7. 人文关怀

（1）核对患者信息，充分告知阴道检查的目的，态度和蔼。语言亲切，鼓励安抚产妇，消除其紧张情绪。

（2）应在环境安全，温度适宜处进行，并且保护患者隐私。

（3）注意无菌原则。

（4）加强与患者沟通。

（5）整个操作过程技术熟练、表现出良好的职业素养。如孕妇极度紧张，或不适感强烈，可暂停检查，待孕妇放松后，再继续检查。操作结束后，协助产妇穿好衣裤，恢复体位。

（八）产科接产

本章节以枕先露为例。

操作视频

1. 适应证

具备阴道分娩条件，初产妇宫口开全、经产妇宫口开大 6cm 以上。

2. 禁忌证

不具备阴道分娩条件者。

3. 评分细则

项目	技术操作要求	注意事项	建议得分系数
操作前准备	医师准备：戴帽子、口罩、洗手		1
	核对患者信息	姓名、年龄、门诊号/住院号	1
	完善病史	了解孕周，有无妊娠合并症及并发症，羊水清吗？有过敏史吗？等等	2
	听胎心、胎心监护、胎儿超声		2

续表

项目	技术操作要求	注意事项	建议得分系数
操作前准备	签署知情同意书		1
	嘱患者排尿，必要时导尿；行四步触诊	明确胎先露是否入盆	4
	测量患者生命体征及血氧饱和度	血压、心率、血氧饱和度	2
	物品准备：打开检查灯，检查消毒物品及接产包、器械齐全	备麻醉药、注射器、手术衣、无菌手套、抢救车等	2
	环境评估，调节室温至适宜温度，屏风遮挡，保护患者隐私，男性医务工作者操作时需有女性医务人员在场		2
	告知患者分娩注意事项，指导配合	接产时机：初产妇宫口开全、经产妇宫口开大6cm以上且宫缩规律有力时，将产妇送上分娩床做分娩准备，提前打开新生儿辐射台预热 指导配合：两手握产床把手，宫缩时深吸气屏住，然后如排便样向下屏气用力增加腹压；宫缩间歇时，呼气并使全身肌肉放松；如有胸闷、憋气、眼花等不适及时报告	4
	急查血常规、血凝常规、病理标本、肝生化、肾功能、血型、备血	核实患者理化检查及备血是否已完善，有无异常	2
	建立静脉通道		2
	协助患者取膀胱截石位，垫好垫单。打开并对好光源		1
操作过程	会阴消毒2~3次	阴道内填塞干纱布，可用聚维酮碘纱布球或长棉签消毒，消毒顺序：大、小阴唇→阴阜→大腿内上1/3→会阴及肛周，撤下阴道纱布	4
	常规外科手消毒、穿无菌手术衣、戴无菌手套		1
	面对孕妇，正确铺好消毒巾	（铺单顺序下左右上）铺大单，铺到产妇臀下和脚踏蹬。卷起大单两侧。套腿套（先对侧，再己侧；如已穿手术衣则先己侧，再对侧）。小巾铺在肚子上。铺洞巾 铺产台：大纱布10块，洗耳球，两把直钳，一把直圆剪，夹脐带圈的弯止血钳一把，无菌棉签4根。接产巾，大棉垫，计血器，不锈钢盆，20cm钢尺，无菌手套	2
	消毒阴道检查	取一纱布挡住肛门，左手将外垫无菌纱布的接产巾置于会阴遮挡肛门。右手进行阴道检查。检查结束后，扔掉遮盖肛门的纱布	4

续表

项目	技术操作要求	注意事项	建议得分系数
操作过程	产前指导产妇宫缩时深吸气后屏气排便样用力，宫缩间歇放松		2
	当胎头拨露使会阴后联合紧张时，开始保护会阴		2
	在会阴部盖上一块消毒巾，接生者右肘支在产床上，右手拇指与其余四指分开，利用手掌大鱼际肌顶住会阴部		5
	每当宫缩时应向上内方托住会阴，同时左手轻轻向下压胎头枕部，协助胎头俯屈（胎头着冠后）和使胎头缓慢下降		5
	宫缩间歇时，保护会阴的右手稍放松	以免压迫过久引起会阴水肿	2
	当胎头枕部在耻骨弓下露出时，左手按分娩机制协助胎头仰伸	指导并控制好产妇用力：胎头着冠，妈妈不使劲了，哈气！胎头着冠后，在宫缩间歇期稍向下屏气，协助胎头仰伸，缓慢地娩出胎头	10
	胎头娩出后，右手应注意保护会阴，左手自新生儿鼻根向下颌挤压，挤出口鼻内的黏液和羊水，然后协助胎头复位及外旋转，使胎儿双肩径与骨盆出口前后径一致	待胎头娩出后按"两挤一吸"原则进行"第一挤"	5
	接产者左手将胎儿颈部向下轻压，使前肩自耻骨弓下先娩出，继之再托胎颈处，使后肩从会阴前缘缓慢娩出。双肩娩出后，右手方可放松，最后双手协助胎体及下肢相继以侧位娩出	胎体娩出待双肩娩出后，保护会阴的右手方可松开并顺势将接产巾下缘翻转置于臀下，双手协助胎体和下肢相继以侧位娩出	5
	胎儿娩出：记录新生儿出生时间，应用药物预防产后出血	药物预防产后出血：头位胎儿前肩娩出后、胎位异常胎儿全身娩出后、多胎妊娠最后1个胎儿娩出后，予缩宫素10U加入500ml液体中以100~150ml/h静脉滴注；或缩宫素10U肌内注射；还可考虑应用卡贝缩宫素等	2
	吸痰管清理其呼吸道，确定吸净呼吸道黏液和羊水后，如新生儿仍未啼哭，予以刺激，刺激新生儿大声啼哭	先口腔后鼻腔，禁止吸痰管插入过程中带着负压吸引，吸痰时边吸边旋转，向上提起，一次不宜超过10秒，吸痰管不宜插入过深，同时观察新生儿状态	1

项目	技术操作要求	注意事项	建议得分系数
操作过程	快速评估新生儿（包括新生儿简单查体），Apgar 评分		1
	在距离脐带 15～20cm 处，用两把血管钳钳夹，在两钳之间剪短脐带，交给台下医生	确认性别：台下助手向产妇暴露新生儿外生殖器，请产妇说出新生儿性别并复述 皮肤接触：台下人员协助产妇解开上衣，暴露乳房，接生者将新生儿放于产妇胸腹部，身体纵轴与产妇保持一致，新生儿双臂及双腿分开放在产妇身体两侧，头偏向一侧防止阻塞呼吸道造成窒息，将新生儿包被盖于身上，同时勿污染无菌区域。使产妇一手抱住新生儿躯干，另一手抓住大腿 早接触完毕后，台下护士抱新生儿至复苏台上，处理脐带（注意无菌原则）	2
	产妇臀下放置集血器，计出血量	评估子宫收缩情况	2
	确认胎盘剥离，协助胎盘娩出。在宫缩时左手握住宫底并按压，右手轻拉脐带。当胎盘娩出至阴道口时，双手捧住胎盘，向一个方向旋转并缓慢向外牵拉直至娩出胎盘	胎盘剥离征象：①宫体变硬呈球形，胎盘剥离后降至子宫下段，下段被动扩张，宫体呈狭长形被推向上方，宫底升高达脐上；②阴道口外露的脐带段自行延长；③阴道少量流血；④用手掌尺侧在产妇耻骨联合上方轻压子宫下段，宫体上升而外露的脐带不再回缩	2
	将娩出的胎盘铺平，检查母体面胎盘小叶有无缺损，检查胎膜是否完整，检查胎儿面有无血管断裂	胎盘胎膜娩出后，监测生命体征，观察阴道流血量、子宫收缩情况	2
	检查软产道有无损伤	检查时要注意阴道内是否有纱布残留	1
	肛查确认有无血肿、破裂及缝线穿透		1
操作结束处理	撤下用物，垃圾分类，脱手套、洗手，协助患者穿好衣物		1
	术后患者宣教：产妇需在分娩室观察 2 小时		2
	注意观察患者的面色是否有苍白，意识；宫缩，阴道流血量；生命体征，尿量，排尿情况；母婴接触，早吸吮		4
	书写分娩记录		2

项目	技术操作要求	注意事项	建议得分系数
职业素养	注重人文关怀，在操作前、操作中、操作后均与患者适当沟通；注意无菌原则		4
合计			100

4. 产科接产操作流程（图 1-2-46）

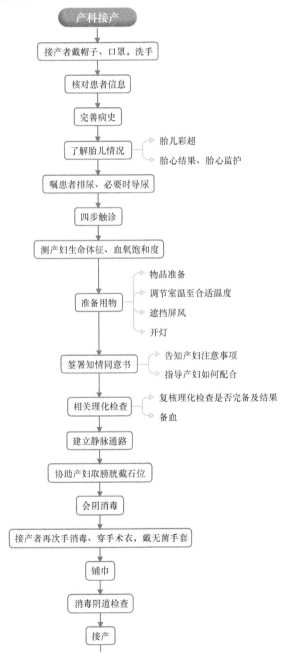

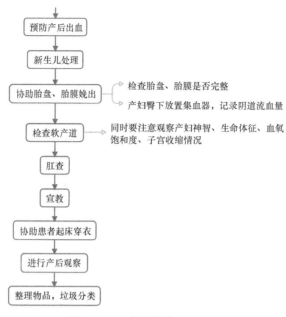

图 1-2-46　产科接产

5. 重点难点

（1）接产操作要点

1）评估病情，完善病史、查体及母体、胎儿相关辅助检查。①病史。②查体：监测生命体征，四部触诊，消毒阴道检查。③母体辅助检查：血常规、血凝常规、病毒标志物、肝生化、肾功能、血型、备血。胎儿辅助检查：胎心监护、胎儿超声。

2）接产时机：初产妇宫口开全、经产妇宫口开大 6cm 以上且宫缩规律有力时，将产妇送上分娩床做分娩准备。

3）接产前准备。①操作者：监测生命体征及血氧饱和度、持续胎心监护；建立静脉通道。提前打开新生儿辐射台预热；指导患者屏气用力。②物品准备：消毒；铺产床、器械台、器械包、药品。③患者准备：排空膀胱、摆体位（不局限于截石位，可以自由体位分娩）。

4）观察宫缩，指导并控制产妇用力，按分娩机制娩出胎儿：衔接、下降、俯屈、内旋转、仰伸、复位及外旋转、胎肩及胎儿娩出；新生儿处理。

5）胎盘娩出，预防分娩并发症。

6）产后观察及宣教：分娩室观察 2 小时；注意观察患者的面色是否有苍白，意识，末梢循环情况，宫缩，阴道流血量，生命体征，尿量，排尿情况；母婴接触，早吸吮。

（2）经阴道分娩并发症及处理

1）产后出血：重在预防和及时发现、及时处理。分娩前建立静脉通道、监测生命体征及血氧饱和度、胎儿娩出后宫缩剂预防产后出血并评估子宫收缩情况；正确估计出血量；按"产后出血抢救流程"评估产后出血原因（"4T"：子宫收缩乏力、胎盘因素、软产道裂伤、凝血功能障碍）并给予积极处理。

2）羊水栓塞：典型表现是骤然出现的低氧血症、低血压和凝血功能障碍。及早识别并按羊水栓塞抢救流程积极处理。

3）肩难产：立即请求支援，屈大腿法、耻骨上加压法、旋肩法、牵引后臂娩后肩法，必要时四肢着地法娩出胎儿等，做好新生儿复苏抢救准备。

4）软产道裂伤：更换手术衣及手套，重新消毒、铺单，按照解剖层次进行缝合。

5）新生儿臂丛神经损伤及产伤。

6）新生儿窒息：按新生儿窒息复苏流程进行复苏。

6. 人文关怀

（1）核对患者信息，充分告知会阴侧切术风险及获益，阴道分娩的过程、风险，并指导配合，签署知情同意书。

（2）应在环境安全、温度适宜处进行。保持环境安静。

（3）保护患者隐私。

（4）注意观察患者有无不适主诉，予以安抚鼓励，加强与患者沟通。

（5）态度和蔼亲切，尽量减少患者的不安和恐惧。表现出良好的职业素养。

（九）会阴侧切缝合术

1. 适应证

（1）初产妇合并会阴较紧胎儿过大或臀位，或需阴道助产如产钳术、胎头吸引术及足月臀位助产术等。

操作视频

（2）估计分娩时会阴撕裂不可避免，如会阴坚韧、水肿或瘢痕，耻骨弓狭窄或过低等。

（3）因产妇或胎儿情况需缩短第二产程者，如产程过长、宫缩乏力、轻度头盆不称、妊娠期高血压疾病、合并心脏病、高度近视、胎儿窘迫等。

（4）预防胎儿颅内出血，如巨大儿、早产儿。

（5）偶用于经阴道手术以扩大手术视野。

2. 禁忌证

（1）绝对禁忌证：存在骨盆异常或头盆不称，不能经阴道分娩者。

（2）相对禁忌证：存在生殖器疱疹尖锐湿疣等，不宜经阴道分娩者；死胎、无存活的畸胎尽量不行切开；前次分娩会阴完好或切口愈合良好的经产妇，一般不再切开；存在难以控制的出血倾向，可于纠正凝血功能后使用。

3. 评分细则

项目	技术操作要求	注意事项	建议得分系数
操作前准备	核对患者信息	姓名、年龄、门诊号/住院号	2
	询问有无麻醉药过敏史，复核血常规、血凝常规等相关检查结果		2
	测量生命体征		2
	向患者及其家属沟通病情，交代操作目的、手术获益、手术风险，及是否有替代方案，签署知情同意书		4
	物品准备：打开检查灯，检查消毒物品及会阴侧切包、灭菌指示卡、器械齐全。20ml注射器1个，缝针，缝线，穿刺针头，2%利多卡因，生理盐水，手套	双人核对生理盐水、2%利多卡因	2

续表

项目	技术操作要求	注意事项	建议得分系数
操作前准备	环境评估，保护患者隐私，男性医务工作者操作时需有女性医务人员在场	屏风遮挡，光线充足	2
	嘱患者排空膀胱（如排尿困难，需一次性导尿），铺一次性无菌臀垫，取膀胱截石位		2
操作过程	洗手和（或）卫生手消毒、戴帽子、口罩，常规外科手消毒		2
	行会阴冲洗（肥皂水冲洗、纱布遮挡阴道口行清水冲洗、擦干），更换臀下无菌臀垫	肥皂水擦洗外阴，顺序为：大、小阴唇→阴阜→大腿内上1/3→会阴及肛周；干纱布遮挡阴道口，用温水冲掉肥皂液，清水冲洗由外向内；冲洗完毕后擦干，顺序按消毒顺序	4
	消毒外阴2~3遍，消毒顺序为：大、小阴唇→阴阜→大腿内上1/3→会阴及肛门	聚维酮碘消毒会阴3遍，取下阴道遮挡纱布/长棉签	4
	消毒液刷手，穿手术衣，戴无菌手套		1
	铺上无菌中单及大孔巾		1
	麻醉：右手持带有长针头的20ml注射器在左侧坐骨结节和肛门连线中点稍偏坐骨结节处，先注一皮丘，将针头刺向坐骨棘内下方阴部神经经过处。回抽无血局部注射利多卡因溶液10ml，然后边退针边注药5ml，切缘回抽无血注药5ml	双人核对抽取2%利多卡因10ml+生理盐水10ml	8
	切开：术者以左手中、示指伸入阴道内，撑起预定切开部位阴道壁，右手持会阴切开剪刀使剪刀切线与会阴后联合中线向旁侧呈45°与皮肤垂直放好，于宫缩胎头向下压迫会阴使会阴膨胀时剪开会阴全层4~5cm	左手要有向外撑起切开部位阴道壁的动作，可使会阴体变薄易于切开；强调切开时机；侧切剪应始终保持与皮肤垂直，以保证切缘对称整齐	20
	创面止血	切开后应立即用纱布压迫止血。如有小动脉活跃出血，应用产钳夹结扎，或缝扎止血	2
	在胎盘、胎膜完全娩出后，检查阴道和宫颈有无裂伤及血肿，侧切口有无延裂，再将带尾纱条塞入阴道内同时上推宫颈，按解剖层次缝合（如创面有羊水、胎粪、血块污染，或切开距离缝合时间过长等，在缝合前可用生理盐水或甲硝唑注射液冲洗）		8

续表

项目	技术操作要求	注意事项	建议得分系数
操作过程	缝合阴道黏膜	缝合止血要彻底，充分暴露切口顶点，于顶点上起0.5~1cm缝第一针，防止会阴血肿的形成	6
	缝合肌层，关闭死腔	以2-0可吸收线间断缝合肌层。注意按解剖层次缝合，不留死腔	4
	缝合皮下及皮肤组织	以角针、1号丝线间断缝合皮下脂肪及皮肤	6
	取出阴道内填塞纱条，仔细检查缝合处有无出血或血肿，确保处女膜环口不小于2横指	确认取出纱条，勿遗落在阴道内	4
	肛查确认有无血肿、破裂及缝线是否穿透直肠黏膜	如有异常，立即拆除，重新消毒缝合	2
操作结束处理	垃圾分类，脱手套、洗手，复测生命体征		2
	术后患者宣教：嘱患者保持外阴清洁，术后5天内每次大小便后都用聚维酮碘擦洗外阴，勤更换外阴垫。尽量向健侧侧卧，术后5天拆线		4
	书写有创操作记录		2
职业素养	注重人文关怀，在操作前、操作中、操作后均与患者适当沟通；注意无菌原则		4
合计			100

4. 重点难点

（1）经会阴阻滞麻醉操作技巧：进针点在左侧坐骨结节和肛门连线中点稍偏坐骨结节处，操作时需先用左手拇指找到患者左侧坐骨结节，进而找到进针点，先注一皮丘，同时左手示中指伸入阴道内触及左侧坐骨棘，在阴道内手指指引下将针头刺向坐骨棘内下方阴部神经经过处。回抽无回血，局部注射利多卡因或普鲁卡因溶液10ml，然后边退针边注药5ml，切缘回抽无回血注药5ml。利多卡因用量不超过150mg，普鲁卡因用量不超过500mg。

（2）经会阴阻滞麻醉并发症及处理

1）局麻药直接注入血管导致药物中毒：维持患者生命体征，必要时抗心律失常治疗。

2）穿刺部位血肿或脓肿形成：多由反复穿刺导致，可予物理治疗，必要时穿刺引流。

（3）会阴侧切术的操作要点及技巧

1）术者以左手中指、示指伸入阴道内，撑起预定切开部位阴道壁。左手一定要有向外撑起切开部位阴道壁的动作，可使会阴体变薄易于切开。

2）右手持会阴侧切剪使剪刀切线与会阴后联合中线向旁侧呈45°与皮肤垂直放好。重点强调侧切口的位置；如为胎头拨露会阴呈高度膨隆状态，剪刀切线与会阴后联合中线向旁侧呈60°，以免损伤肠管。

3）于宫缩胎头向下压迫会阴使会阴膨胀时，剪开会阴全层4～5cm。强调切开时机。侧切剪位置垂直摆好，侧切剪始终保持与皮肤垂直，以保证切缘对称整齐。

（4）会阴侧切术并发症及处理

1）会阴血肿：血肿较小且无进行性增大，全身状况良好者，可予局部冰敷、压迫止血。若血肿较大或有增大趋势，应立即行血肿清创，出血多并有出血休克症状，应抗休克治疗，同时积极手术止血。

2）伤口水肿、疼痛明显：24小时内可予95%乙醇湿敷或冰敷，24小时后可用50%硫酸镁纱布湿热敷，或行超短波或红外线照射，每天1次，每次15分钟。

3）切口感染：应立即拆线，彻底清创引流，换药。

4）切口裂开：如有窦道形成予以扩开，换药。产后7天后可用高锰酸钾坐浴，促进伤口愈合；待局部清洁，或行Ⅱ期缝合。

5. 人文关怀

（1）核对患者信息，充分告知会阴侧切术风险及获益，签署知情同意书。

（2）应在环境安全、温度适宜处进行。

（3）保护患者隐私。

（4）操作中注意观察患者有无不适主诉，予以安抚鼓励，加强与患者沟通。

（5）整个操作过程技术熟练、表现出良好的职业素养。

（十）徒手剥离胎盘术

操作视频

1. 适应证

（1）阴式分娩胎儿娩出后，常规使用宫缩剂30分钟后，胎盘仍未自然剥离者，虽出血不多，也应徒手剥离胎盘。

（2）胎儿娩出后至胎盘娩出前出血多，经子宫按摩，各种途径给予子宫收缩药物，均未能使胎盘完全剥离者。

（3）全麻下行手术助产时，可于胎儿娩出后尽早徒手剥离胎盘，防止产后迟缓性出血。

2. 禁忌证　怀疑植入性胎盘或穿透性胎盘，切忌强行剥离。

3. 评分细则

项目	技术操作要求	注意事项	建议得分系数
操作前准备	核对患者信息	姓名、年龄、门诊号/住院号	2
	沟通病情取得配合，签署知情同意书	手取胎盘指征：①胎儿娩出后出血多须尽快娩出胎盘；②胎儿娩出后30分钟胎盘仍未娩出	2
	测量生命体征及血氧饱和度		2
	血常规、血凝常规、肝功能、肾功能、备血等	胎盘因素是导致产后出血的重要因素之一，手取胎盘之前需做好抢救产后出血准备	2
	建立两条静脉通道	为抢救产后出血等做好准备	2
	镇痛镇静：如哌替啶100mg肌内注射	肌内注射哌替啶还可以同时起到松弛宫颈内口的作用	2

续表

项目	技术操作要求	注意事项	建议得分系数
操作前准备	物品准备：打开检查灯，检查消毒物品及会阴冲洗包、灭菌指示卡、器械齐全		2
	环境评估，调节室温至适宜温度，遮挡屏风，保护患者隐私，男性医务工作者操作时需有女性医务人员陪同		3
	取膀胱截石位，导尿		2
操作过程	外阴重新消毒，铺无菌巾		5
	术者刷手，穿手术衣，更换无菌手套	需严格无菌操作，预防产褥感染	4
	可请求超声协助监视		2
	麻醉：如宫颈内口较紧时，可行阴部神经阻滞（双侧），或哌替啶100mg肌内注射，也可起到相同的作用	如操作困难，可予丙泊酚静脉注射麻醉	2
	以一手于腹部向下按压子宫底部，另一手五指并拢呈圆锥形状，沿脐带伸入宫腔内，找到胎盘与子宫交界面，自胎盘下缘，掌心朝向胎盘母面，掌背贴于子宫壁，用手掌尺侧于胎盘-子宫壁间隙像裁纸样剥离。如能剥离出一缺口，继续扩大剥离面，直至整个胎盘剥离。轻轻下牵脐带协助胎盘娩出。然后用手掌托住整个胎盘边旋转，边缓慢拿出阴道外。至阴道外口时翻转胎盘，以胎儿面娩出，并将胎膜完整带出	手取胎盘之前首先了解子宫收缩情况，如宫缩欠佳，予加强子宫收缩、预防产后出血的同时行手取胎盘术；剥离胎盘需一次完成，不可反复进入宫腔增加感染风险；应手法轻柔，在胎盘与宫壁之间小心剥离；当可疑胎盘植入时不要强行剥离	35
	检查胎盘胎膜：观察胎盘小叶是否完整，胎膜是否完整，胎盘胎膜边缘是否可见血管断裂。若胎盘仍有缺损应予清宫，有条件时需超声引导下进行清宫		10
	确认取出胎盘完整后，立即肌内注射子宫收缩剂缩宫素10U或前列腺素制剂促进子宫收缩，防止产后出血		6
操作结束处理	术后应用抗生素预防感染	如感染风险较高需联合应用抗生素	2
	术后24小时或出院前行超声再次复查，排除宫腔残留物		2
	垃圾分类，脱手套、洗手，复测生命体征		3
	术后患者宣教	如发热、腹痛、阴道流血量超过月经量等异常立即就诊	3
	书写有创操作记录		2

续表

项目	技术操作要求	注意事项	建议得分系数
职业素养	注重人文关怀，在操作前、操作中、操作后均与患者适当沟通；注意无菌原则		5
	合计		100

4. 徒手剥离胎盘术操作流程（图 1-2-47）

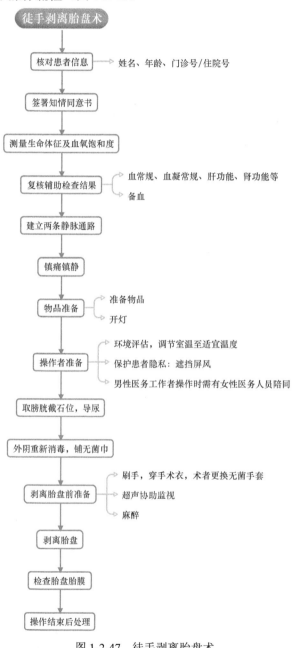

图 1-2-47　徒手剥离胎盘术

5. 重点难点　手取胎盘术并发症及处理如下。

（1）感染。多见于分娩前已有感染者（阴道炎等）；产程较长者；无菌操作不严格；剥离胎盘时反复进入宫腔等；术后子宫缩复不良，出血较多者等。

处理：①手术时外阴重新消毒，铺无菌巾，换手套及手术衣；②手取胎盘尽量一次完成，不可反复进出宫腔，以减少感染机会；③术后给予抗生素，并密切观察产后出血情况；④感染较重者联合应用抗生素。

（2）子宫穿孔、子宫破裂。预防及处理：①剥离胎盘时，如不易分离时，特别是在宫角部子宫壁较薄处，切忌暴力操作。若胎盘与宫壁较为紧密，剥离困难者，警惕胎盘植入可能，不要强行剥离。如为部分植入性胎盘，给予缩宫素及抗生素后，如出血明显减少，可给予保守处理，如出血不止则需及时手术。若已穿破子宫，需要开腹手术。根据情况，可行子宫修补术或宫体切除术。②在超声引导下操作，可以尽量避免发生。

（3）产后出血。若为植入性胎盘，强行剥离可致剥离面出血。对于试行剥离时发现胎盘与宫壁结合较为紧密时，不可强行剥离，如无出血可待日后处理。

若徒手剥离胎盘后，部分胎盘小叶仍有残留，可用大号钝性刮匙刮取或胎盘钳钳取，最好在 B 超引导下进行处理，取出物送病理。如胎盘植入病灶深大，出血严重时，则需行介入手术或开腹手术。开腹手术包括胎盘植入病灶切除、止血，严重时需行次全子宫切除术，保留附件及宫颈。

6. 人文关怀

（1）核对患者信息，充分告知操作的必要性、获益、风险及应对措施，签署知情同意书。

（2）应在环境安全、温度适宜处进行。

（3）保护患者隐私。

（4）操作中注意观察患者有无不适主诉，予以安抚鼓励，加强与患者沟通。

（5）整个操作过程技术熟练、表现出良好的职业素养。

六、儿科基本技能操作

（一）小儿腰椎穿刺术

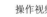
操作视频

1. 适应证

（1）中枢神经系统感染性疾病的诊断与鉴别，以及治疗效果的判断。

（2）中枢神经系统免疫性疾病的诊断、吉兰-巴雷综合征、脊髓病变、脑血管病变、肿瘤性疾病的诊断。

（3）药物鞘内注射，如结核性脑膜炎、中枢神经系统白血病的预防和治疗等。

（4）其他：用于颅内压测定、不明原因抽搐、部分遗传代谢病与变性病。

2. 禁忌证

（1）颅内压明显升高，且有脑疝前驱表现。

（2）高度怀疑后颅窝占位性病变或已明确颅内占位病变者。

（3）穿刺部位有感染、脊柱结核或开放性损伤。

（4）明显出血倾向。

（5）处于休克及可能需要心肺复苏的危重患儿推迟腰椎穿刺。

（6）高颈段脊髓肿瘤、腰穿后可致脊髓急性受压，出现呼吸肌麻痹，脊髓严重畸形。

3. 评分细则

项目	技术操作要求	注意事项	建议得分系数
	仪表端庄、服装整洁、洗手、戴口罩和帽子		2
	物品准备 (1) 治疗车上层：腰椎穿刺包，常规消毒治疗盘 1 套，碘酊、乙醇（或聚维酮碘）、消毒棉签，局麻药（2% 利多卡因 5ml），无菌手套 2 副，胶带，血压计，培养瓶等 (2) 治疗车下层：生活垃圾桶，医用垃圾桶，锐器盒	注意物品有效期	3
操作前准备	自我介绍，与患儿家属沟通，说明要进行的操作名称、目的、可能的不适与应对方法，签署穿刺同意书。查阅病历及相关辅助检查资料（眼底检查结果、头颅 MRI 及 CT、电解质、血糖等）。询问有无利多卡因过敏史	告知可能的并发症，如出血、感染、损伤周围组织（包括血管、神经）、手术不成功、麻醉意外以及其他不可预料的意外等	5
	核对患儿姓名、性别、年龄、床号；再次确认患儿的病情、有无颅内高压表现。测量脉搏、血压	颅内压增高者，术前可静脉滴注甘露醇脱水，30 分钟后进行穿刺	5
	年长儿提前去卫生间排空大小便，婴幼儿穿纸尿裤。为防止小儿哭闹，可于操作前予以地西泮注射液 0.1～0.3mg/kg 静脉注射，或予以 10% 水合氯醛溶液 0.5ml/kg 口服或灌肠		5
操作过程	体位：年长儿，左侧卧位，低头并膝髋屈曲，双手抱膝，沿诊疗床边侧卧。婴幼儿可由助手协助固定，背部呈弓形，充分暴露椎间隙		3
	穿刺点选择：以两侧髂嵴最高点连线与后正中线的交点为穿刺点，相当于第 3、4 腰椎棘突之间（第 3、4 腰椎间隙），标记	婴幼儿脊髓相对较长，穿刺部位可选择第 4、5 腰椎棘突间隙。避免损伤脊髓	5
	消毒：以穿刺点为中心，同心圆消毒，由中心往外，消毒范围直径 15cm，聚维酮碘消毒 2 次，第 2 次消毒范围小于第 1 次	如用碘酊、乙醇消毒，碘酊消毒 1 次，乙醇脱碘 2 次 消毒范围要足够，不回消、不留白，过程中注意消毒棉签不可倒置	5
	取腰穿包，检查包装是否完好、有效日期及穿刺针型号，选择 7# 穿刺针		3
	打开穿刺包，戴无菌手套，检查包内物品是否齐全、穿刺针是否通畅、尖端是否锐利、测压管连接处是否完好		3

续表

项目	技术操作要求	注意事项	建议得分系数
操作过程	铺无菌洞巾	注意无菌原则，不可由有菌区向无菌区方向拉动洞巾，不可触碰未消毒的区域或物品	3
	用5ml无菌注射器抽取2%利多卡因2ml，双人核对		2
	局部麻醉：在穿刺点局部皮下注射形成一个皮丘，将注射器垂直于皮肤表面刺入。间断负压回抽，如无液体或鲜血吸出，注射麻醉药，逐层浸润麻醉各层组织及韧带。拔针后用消毒纱布压迫片刻，记录进针长度，作为下一步穿刺大概需要的进针深度		5
	穿刺：左手拇指固定住第3腰椎棘突，右手持腰椎穿刺针，沿第3腰椎棘突下方（足侧）穿刺，针头垂直于患儿后背，缓慢进针，当有两次落空感时针已进入到蛛网膜下腔，停止进针	如进针过程中针尖遇到骨质，应将针退至皮下，纠正角度后再进行穿刺	15
	测压并留取脑脊液：缓慢拔出针芯，见脑脊液流出后，测脑压。去掉测压管后，用无菌瓶3个，每瓶接1～2ml脑脊液分别送检培养、生化、常规等		8
	拔针：重新插入针芯，拔出穿刺针。穿刺点用无菌纱布压迫片刻，敷以无菌纱布并用胶布固定（或者用一次性敷料粘贴）		5
	鞘内注射：为行鞘内注射治疗所做的腰椎穿刺在穿刺成功后先放出与待注入药量等量的脑脊液再向椎管内缓慢注入药物，注射完成后拔针		5
操作结束处理	垃圾分类放置，整理物品		5
	穿刺后的观察 （1）嘱患儿去枕平卧6小时 （2）症状上注意观察有无头痛、背痛 （3）体征上注意检查意识状态、面色、脉搏、双侧瞳孔及其他神经系统体征 （4）观察穿刺局部是否洁净、干燥 （5）标本处理：记录标本量与性质，将标本分类并标记，然后根据临床需要进行相应检查，如常规、生化、细菌学、免疫学及细胞形态学等		3
	及时撰写操作记录		5

续表

项目	技术操作要求	注意事项	建议得分系数
职业素养	注重人文关怀,在操作前、操作中、操作后与患儿沟通、安抚,不重复穿刺;注意无菌原则		5
	合计		100

4. 重点难点

(1)穿刺点选择:一般选择第 3~4 腰椎棘突间隙,因婴幼儿脊髓相对较长,穿刺部位尽量不要上移,可下移选择第 4~5 腰椎棘突间隙。由于患儿胖瘦程度不同,达到脊髓腔的深度也不同,对体型偏瘦穿刺应特别注意,可先扎浅,再慢慢前进,不要一次扎在脊髓管后壁上引起出血。

(2)新生儿:可用普通注射针头进行腰椎穿刺,用较长针头容易发生穿刺损伤。始终保持穿刺针与患儿背部平面的垂直,防止穿刺针的偏斜,沿棘突方向缓慢刺入,进针过程中针尖遇到骨质时,应将针退至皮下,待纠正角度后再进行穿刺。

(3)检测压力:注意测压管与穿刺针之间紧密连接,避免因连接不紧导致测压不准;测压时嘱患儿腿伸直、放松,避免因紧张影响压力测量准确性。无测压管时可通过计数脑脊液滴数,正常侧卧位 40~50 滴/分;一般在腰椎穿刺包内有"L"形玻璃长管,也可连接脑压表进行测压,后者更安全。新生儿脑脊液压力为 30~80mmH$_2$O(1mmH$_2$O=0.01kPa),儿童(新生儿除外)为 70~200mmH$_2$O,压力增高见于患儿紧张、蛛网膜下腔出血、感染、占位性病变,压力降低见于脑脊液循环受阻或穿刺针针头仅部分在蛛网膜下腔、低颅压、脱水、休克、脊髓蛛网膜下腔梗阻和脑脊液漏。

(4)压腹试验:腰椎穿刺时,助手以拳头用力压迫患儿腹部,持续 20 秒。脑脊液在测压管中迅速上升,解除压迫后,脑脊液在测压管中迅速下降至原水平,说明穿刺针在穿刺处的蛛网膜下腔。如果脑脊液在测压管中液平不上升或上升十分缓慢,说明穿刺针不在蛛网膜下腔。

(5)脑膜反应:一般在穿刺针刚刚穿破硬脑膜时发生,原因有以下几点。①生理因素:腰椎穿刺所致的反射性迷走神经功能亢进;患儿对刺激的反应敏感,脑膜反应的发生率明显升高。在空腹状态下行腰椎穿刺,脑膜反应的发生率更高,这可能与饥饿状态下,血糖偏低,机体不易耐受各种刺激有关。另外,当患儿体质虚弱时,身体的抵抗力反应和控制力反应降低,对很小的刺激也会发生与刺激强度不成比例的夸大反应。②心理因素:由于年长患儿对腰椎穿刺过程、目的不了解,存在紧张和恐惧心理。③医源因素:患儿对疼痛过于恐惧或是对医生信任度不足也会引起脑膜反应;有些医生操作不熟练,术前定位不准确,反复穿刺常导致脑膜反应。④疾病因素:疾病同时有其他并发症时,比一般情况良好者发生率高。⑤局部麻醉因素:皮肤及硬膜外麻醉效果欠佳,加之患儿的痛阈较低。

(6)脑脊液的送检:根据患儿的病因不同选择不同的检查。癌性:脱落细胞、肿瘤标志物;结核性:抗酸染色、结核菌培养、结核抗体;化脓感染性:细菌涂片、细菌培养+药物敏感试验;真菌性:墨汁染色;脱髓鞘性:蛋白电泳等。标本的留取管数不限,标本管的顺序必须标注,常规检查必须是最后一管(由于在穿刺时局部的损伤、穿刺次数较多等造成医源性白细胞、红细胞的增多，干扰结果的真实性），第一管做细菌学检查，中间的做生化检查（糖、氯、蛋白质的结果受穿刺操作的影响较小）及其他检查。

（7）鞘注药物：蛛网膜下腔内注射药物缓慢椎管内注射，边推边回抽，用脑脊液不断稀释药物，通常在 10 分钟内注射完毕。中枢神经系统性白血病，可向内注入甲氨蝶呤、阿糖胞苷等化疗的药物；结核性脑膜炎，可向内注入异烟肼进行抗结核治疗、地塞米松减轻炎症反应、糜蛋白酶抑制纤维化防止粘连。

（8）脑液置换术：在蛛网膜下腔出血患儿，已排除无动脉瘤或已经手术治疗动脉瘤后为促进血液吸收、缓解头痛、减少脑血管痉挛时，可行置换治疗，置换时机在手术处理完动脉瘤后即可进行，第 1 周内可每 2 天 1 次，第 2 周依据出血量及距出血时间，进行 2～3 次/周，尽可能在脑脊液黄变前操作。具体操作：核对 0.9% 氯化钠注射液（10ml）1 支，正确开启，开启 10ml 注射器抽取，缓慢放出脑脊液不超过 10ml，再向蛛网膜下腔内缓慢注射等量 0.9% 氯化钠注射液（注射前调整穿刺针斜面朝脚方向），边注射边询问患儿情况。注射完成后套入针芯，等待 5～10 分钟后，同理完成上述操作 3～4 次。

5. 常见并发症及处理

（1）腰椎穿刺后头痛：是最常见的腰椎穿刺并发症，常见于穿刺后 24 小时。其表现是患儿卧位时无头痛，坐位时出现头痛。头痛部位多为前额、枕部，性质多为跳痛，时间长短不一，常为 1～3 天，最长可持续 1 周。病因可能是脑脊液放出过多造成颅内压降低，脑组织牵拉、移位所致。腰椎穿刺后嘱患儿去枕平卧 4～6 小时、多饮水，尽量用细的穿刺针，避免多次穿刺，放脑脊液量不宜过多，穿刺针的针尖斜面与患儿身体长轴平行有助于预防穿刺后头痛。若出现低颅压症状，嘱患儿多饮水、卧床休息，症状无改善者予静脉输注 0.9% 氯化钠注射液 500～1000ml。

（2）脑疝形成：穿刺中或穿刺后发生，是最危险的并发症，造成意识障碍、呼吸骤停甚至死亡，多见于高颅内压患儿，及早发现则可以治疗。因此，须严格掌握腰椎穿刺指征。若颅内压高者必须腰椎穿刺才能明确诊断时，一定在穿刺前使用脱水剂，待颅内压＜300mmH$_2$O 后再留取脑脊液。

（3）神经根损伤：少见。穿刺中如果突然出现感觉异常（如下肢麻木或疼痛）应立即停止腰椎穿刺。一般不需要特殊处理。

（4）出血：见于正在接受抗凝治疗或存在凝血障碍的患儿，多为损伤蛛网膜下腔或硬膜下腔静脉造成，出血量一般较少，不引起临床症状，故无须特殊处理，若出血量较多时，须与原发性蛛网膜下腔出血相鉴别，处理参照原发性蛛网膜下腔出血。

（5）感染：少见，主要由无菌观念不强导致。

（6）脑膜反应：①停止操作，平卧，皮下注射 0.1% 肾上腺素 0.3～0.5ml；②开放静脉通道，予以心电监护、吸氧（采用常规湿化，氧流量调节为 2～4L/min）。③与患儿家长交代病情，处理完常规复查患儿血压、脉搏。

6. 人文关怀

（1）充分告知患儿家长腰椎穿刺术风险及获益，签署知情同意书。

（2）穿刺过程中注意安抚患儿，注意患儿的一般状态。

（3）整个操作过程技术熟练、表现出良好的职业素养。

操作视频

（二）小儿骨髓穿刺术（胫骨）

1. 适应证

（1）各种血液病的诊断、鉴别诊断及治疗随访。

（2）协助诊断部分恶性肿瘤的分期，如淋巴瘤、肾母细胞瘤等。

（3）协助诊断贮积性疾病，如戈谢病等。

（4）对于不明发热的患者，抽取骨髓液进行细菌培养；骨髓液寻找寄生虫，如寻找疟原虫、黑热病病原体等。

（5）危重儿童抢救时，如外周静脉通道建立困难，胫骨穿刺术也可作为暂时性措施，直至建立静脉通道。

（6）为骨髓移植提供骨髓来源。

2. 禁忌证

（1）穿刺部位有感染或开放性损伤。

（2）血友病及有严重凝血功能障碍者，当骨髓检查并非唯一确诊手段时，则不宜进行此种检查，以免引起局部严重迟发型出血。

（3）生命体征不平稳。

3. 评分细则

项目	技术操作要求	注意事项	建议得分系数
操作前准备	仪表端庄、服装整洁、洗手、戴口罩和帽子		2
	物品准备 （1）治疗车上层：骨髓穿刺包，常规消毒治疗盘 1 套，碘酊，乙醇（或聚维酮碘），消毒棉签，局麻药（2% 利多卡因 5ml），无菌手套 2 副，干燥玻片若干，胶带，血压计，培养瓶等 （2）治疗车下层：生活垃圾桶，医用垃圾桶，锐器盒	注意物品有效期	3
	自我介绍，与患儿家属沟通，说明要进行的操作名称、目的、签署穿刺同意书。查阅病历及相关辅助检查资料（血常规、血凝常规）。询问血友病史、有无利多卡因过敏史	如果存在重度血小板减低，可通过输注血小板，减少出血风险	5
	核对患儿姓名、性别、年龄、床号；再次确认患儿的病情，测量脉搏、血压		5
	年长儿提前去卫生间排空大小便，婴幼儿穿纸尿裤。为防止小儿哭闹，可于操作前予以地西泮注射液 0.1～0.3mg/kg 静脉注射，或予以 10% 水合氯醛溶液 0.5ml/kg 口服或灌肠		5
操作过程（注意人文关怀）	体位：患儿取仰卧位，穿刺侧小腿稍外展，腘窝处稍垫高		2

续表

项目	技术操作要求	注意事项	建议得分系数
操作过程（注意人文关怀）	穿刺点选择：取胫骨粗隆下 1cm 之前内侧胫骨平坦处，做好标记。胫骨穿刺适合 1 岁以下小儿		3
	消毒：以穿刺点为中心，同心圆消毒，由中心往外，消毒范围直径 15cm，聚维酮碘消毒 2 次，第 2 次消毒范围小于第 1 次	如用碘酊、乙醇消毒，碘酊消毒 1 次，乙醇脱碘 2 次 消毒范围要足够，不回消、不留白，过程中注意消毒棉签不可倒置	5
	取骨穿包，检查包装是否完好、有效日期及穿刺针型号，选择适合号型穿刺针	小婴儿可选择 10ml 注射器进行穿刺	3
	打开穿刺包，戴无菌手套，检查包内物品是否齐全、穿刺针是否通畅、干燥、尖端是否锐利	穿刺针不干燥容易发生溶血	5
	铺无菌洞巾	注意无菌原则，不可由有菌区向无菌区方向拉动洞巾，不可触碰未消毒的区域或物品	3
	用 5ml 无菌注射器抽取 2% 利多卡因 2ml，双人核对		2
	局部麻醉：在穿刺点局部皮下注射形成一个皮丘，然后垂直于皮肤边进针边回抽边推药，深至骨膜，并在骨膜做扇形局部麻醉，拔针后用消毒纱布压迫片刻		5
	穿刺：调整骨穿针固定器的位置并固定好，估计患儿软组织厚度，根据麻醉时进针的深度调整，距针尖 1～1.5cm。左手拇指和示指将穿刺部位皮肤绷紧，右手持骨穿针于穿刺点垂直于骨的长轴或者与垂直面呈 5°～15°，针尖向足端倾斜刺入，下达骨膜后可适度用力缓慢旋转，有阻力消失感且骨髓穿刺针已固定，表示已达骨髓腔	操作时注意针尖应尽量朝向足端倾斜，避免伤害膝关节 穿刺针必须固定，否则不在骨髓腔内	15
	抽吸骨髓：抽出针芯，接一次性 20ml 注射器吸取骨髓液 0.1～0.2ml（一般注射器针乳头内充满即可）。如抽不出，可放回针芯小心前进或后退 1～2mm 后再吸	涂片时不易抽吸过多，以免发生溶血	5
	涂片：取下注射器交助手，抽出液有脂肪小滴和（或）骨髓小粒可确证为骨髓液。助手立即涂片	骨髓液较浓时，推片角度要小，推片速度要慢，反之，推片角度要大，推片速度要快	5
	如果需要做骨髓液的其他检查时，在留取骨髓液涂片标本后，再抽取需要量的骨髓液用于骨髓干细胞培养，染色体核融合基因检查，骨髓细胞流式细胞术检查及骨髓液细菌培养等		5

项目	技术操作要求	注意事项	建议得分系数
操作过程（注意人文关怀）	拔针：重新插入针芯，拔除穿刺针。穿刺点用无菌纱布压迫片刻，敷以无菌纱布并用胶布固定（或者用一次性敷料粘贴）		2
操作结束处理	垃圾分类放置，整理物品		5
	穿刺后的观察 （1）观察穿刺局部是否有干燥，有无渗血 （2）适当制动穿刺部位，预防出血 （3）标本处理：纪录标本量与性质，将涂片放置于标本盒中妥善保存并标记。然后根据临床需要进行相应检查，如形态学检查、基因检查、细胞培养等	叮嘱家长穿刺点给予适当按压，尤其是血小板偏低或血凝稍有异常的患儿，适当增加按压时间，避免出血	5
	及时撰写操作记录		5
职业素养	注重人文关怀，在操作前、操作中、操作后与患儿沟通、安抚，不重复穿刺；注意无菌原则		5
合计			100

4. 重点难点

（1）干抽。发生原因：①穿刺部位不佳，或未达到骨髓腔，针头被皮下组织或骨块阻塞；②某些疾病，如骨髓纤维化，骨髓有核细胞过度增生（如慢性粒细胞白血病等）、部分恶性肿瘤浸润骨髓等。处理方法：不要拔针，重新插入针芯，稍加旋转或再钻入少许，或退出少许，拔出针芯在抽吸；如仍不能吸出骨髓成分，再更换其他部位穿刺，或者骨髓活检。

（2）出血：主要容易发生于血小板减少和（或）血小板功能异常的患者。大多数经局部按压后出血能够被控制，血小板低的患者可以加压包扎。如果出血持续，对于血小板减少和（或）血小板功能异常的患者可以输注血小板。

（3）感染：常比较轻微，仅仅需要局部用药。免疫抑制患者可能发生更严重的感染。

（4）骨髓穿刺针断裂：穿刺针头进入骨质后需避免大范围摆动。大理石骨病等罕见情况可能引起进针困难，应避免强行进针，否则可能出现穿刺针断裂。一旦发生，尽量用止血钳将穿刺针远端拔出，如果取不出，请外科会诊。

5. 人文关怀

（1）穿刺过程中注意不要用力过大，容易发生骨穿针弯折或断裂。

（2）操作过程中要固定好患儿，给予适当安抚。

（3）整个操作过程技术熟练、表现出良好的职业素养。

操作视频

（三）小儿胸腔穿刺术

1.适应证

（1）诊断性穿刺，明确积液的性质，寻找引起积液的病因。

（2）大量胸腔积液产生呼吸困难等压迫症状，抽出液体促进肺复张，缓解症状。脓胸时，冲洗脓腔，抽取脓液，治疗脓胸。

（3）胸膜腔内给药。

2.禁忌证

（1）未纠正的凝血功能异常、严重出血倾向、重症血小板降低等。

（2）不能配合或耐受操作的患儿：包括咳嗽剧烈、躁动不能配合操作者；体质衰弱、病情危重者等。

（3）穿刺部位皮肤有感染。

3.评分细则

项目	技术操作要求	注意事项	建议得分系数
操作前准备	仪表端庄、服装整洁、洗手、戴口罩、帽子		2
	物品准备 （1）治疗车上层：一次性使用无菌胸腔穿刺包、甲紫、无菌止血钳、留取标本的容器、无菌试管数支、试管架、胶布、0.5%聚维酮碘、消毒棉签、2%利多卡因5ml、无菌橡胶医用手套2副、听诊器、血压计、带椅背椅子1把、凳子1个等 （2）治疗车下层：生活垃圾桶、医疗垃圾桶、锐器盒	注意物品有效期	3
	自我介绍，与患儿家长沟通，说明要进行的操作名称、目的，签署穿刺同意书。查阅病历及相关辅助检查资料（血常规、凝血功能、胸部X线/胸腔超声）。询问有无利多卡因过敏史	告知可能的并发症，如出血、感染、损伤周围组织（包括血管、神经）、手术不成功、麻醉意外以及其他不可预料的意外等	5
	核对患儿姓名、性别、年龄、床号；再次确认患儿的病情。测量血压、脉搏等生命体征		5
	年长儿嘱其排尿便。婴幼儿可于操作前予以地西泮注射液0.1～0.3mg/kg静脉注射，或予以10%水合氯醛溶液0.5ml/kg口服或灌肠		5
操作过程（注意人文关怀）	体位：年长儿取坐位，骑跨在椅子上，双手前臂伏于椅背上，前额伏于前臂上 婴幼儿，助手坐在椅子上，将患儿面向自己抱坐在腿上，使患儿稍前倾，背部略突出。一手将患侧手臂固定在肚脐部抬高，固定在头部位置，另一手固定在腰臀部，使其身体固定	卧床或危重患儿，可以采取高坡卧位，患侧略向健侧转，便于显露穿刺部位	5

续表

项目	技术操作要求	注意事项	建议得分系数
操作过程（注意人文关怀）	穿刺点选择 （1）胸腔积液：叩诊实音最明显部位为穿刺点，选择肩胛线或腋后线第 7、8 肋间隙；腋中线第 6、7 肋间隙；腋前线第 5 肋间隙（新生儿一般选择腋前线第 4 肋间） （2）积液量少或为包裹性积液：超声定位穿刺 （3）抽气时穿刺部位一般选取锁骨中线第 2 肋间或腋中线 4、5 肋间。标记	进行胸部叩诊、听诊、复习胸片再次确认穿刺点 穿刺点应避开局部皮肤感染灶	5
	消毒：以穿刺点为中心，同心圆消毒，由中心往外，消毒范围直径 15cm，聚维酮碘消毒 2 次，第 2 次消毒范围小于第 1 次	如用碘酊、乙醇消毒，碘酊消毒 1 次，乙醇脱碘 2 次 消毒范围要足够，不回消、不留白，过程中注意消毒棉签不可倒置	5
	打开一次性胸腔穿刺包（确认胸穿包包装完好，未过期）。戴无菌手套，检查包内物品是否齐全，胸穿针、麻醉针的通畅性和气密性。针尖锐利无倒钩	提前检查包内物品，尤其是穿刺针通畅性，如先进行麻醉，将导致麻醉后无法比针	3
	铺盖无菌洞巾	注意无菌原则，不可由有菌区向无菌区方向拉动洞巾，不可触碰未消毒的区域或物品	3
	用 5ml 无菌注射器抽取 2% 利多卡因 2ml，双人核对		2
	麻醉：在穿刺点斜行进针打一皮丘，然后垂直皮肤逐层浸润麻醉（进针—回抽—无血—注药），直至回抽出胸腔积液，提示进入胸腔。拔出麻醉针，纱布按压穿刺点片刻	注意不要麻醉回吸同时向内进针	7
	比针：将穿刺针与麻醉针比量长度	通过比针确认穿刺针进针深度	5
	穿刺：操作者左手拇指与示指固定穿刺部位皮肤，右手持胸穿针在麻醉处垂直于皮肤缓慢刺入，当针尖达到预定穿刺深度并有阻力感突然消失时，表明针已进入胸膜腔。助手戴无菌手套，用无菌止血钳协助固定胸穿针。操作者将胶管连接 50ml 注射器。打开胸穿针后胶管上的导管夹，缓慢抽取胸腔积液	未抽出胸腔积液，适当改变胸穿针的深度与角度，直到有胸腔积液抽出为止 助手用止血钳紧贴患者皮肤固定穿刺针 操作过程中观察患儿反应，若出现胸膜反应、肺水肿等不良反应，立即停止操作	15

续表

项目	技术操作要求	注意事项	建议得分系数
操作过程（注意人文关怀）	抽满后关闭导管夹，取下注射器，将胸腔积液注入试管送检（常规、生化、细胞学、病理、细菌培养、结核菌涂片）。若为排液或排气可反复进行抽吸并记录抽取量	诊断性穿刺，年长儿一般抽50～100ml胸腔积液即可（如怀疑恶性胸腔积液需送检胸腔积液脱落细胞学检查，则可抽取100～250ml积液送检）。治疗性穿刺不超过500～600ml。婴幼儿酌减。以防发生纵隔摆动等意外。如为脓胸，每次尽量抽尽	8
	抽液结束后拔出胸穿针，纱布按压穿刺点片刻	避免出血和胸腔积液由穿刺孔外漏	2
	消毒穿刺点，并覆盖无菌敷料。协助患儿整理衣服，恢复体位	注意粘贴胶布与身体纵轴垂直，超出敷料宽度一半	3
操作结束处理	整理物品，医疗垃圾分类处置	穿刺针，注射器针头，安瓿扔到锐器桶	5
	术后测量患者生命体征。书写操作记录		5
	术后宣教：卧床休息半小时穿刺点24小时内保持干燥化验结果会第一时间告知患儿家长	注意患儿有无以下症状：头晕、心悸、胸闷或胸部压迫感、咳嗽、气促、咳大量泡沫痰等	2
职业素养	注重人文关怀，操作过程中注意患儿反应，不重复穿刺；注意无菌原则		5
合计			100

4. 重点难点

（1）穿刺前阅读胸片/胸部 CT 等影像学检查，确定穿刺部位，操作前一定要检查有无禁忌证。

（2）穿刺点避开皮肤感染处。积液量少或为包裹性积液：超声定位穿刺。

（3）胸膜反应：穿刺过程中患儿如出现刺激性咳嗽，极度烦躁、大汗、苍白、呼吸困难等现象或抽出鲜血，应立即停止操作，将患儿平卧，吸氧，心电监测，必要时皮下注射 0.1% 肾上腺素 0.01mg/kg，密切观察病情。

（4）气胸：少量气胸，患儿无明显症状时观察即可，摄片随访；大量气胸时需要放置胸腔闭式引流管。注意患儿若有机械通气，气胸可能会继续发展，甚至成为张力性气胸，应注意观察，必要时放置胸腔闭式引流管。

（5）复张性肺水肿：过快、过多抽液或引流使胸腔压力骤降、肺组织快速复张，可引起肺水肿。患儿出现不同程度的缺氧和低血压。临床上表现为剧烈咳嗽、呼吸困难、呼吸急促、烦躁、发绀、心动过速、发热、恶心、呕吐，可咳大量白色或粉红色泡沫痰，甚至出现休克及昏迷。处理措施：停止引流，吸氧，坐位、腿下垂，可使用吗啡，酌情应用糖皮质激素及利尿药，控制液体入量，严密监测病情，必要时给予无创机械通气，甚至气管内插管行有创机械通气。

（6）腹腔脏器损伤：穿刺部位过低可引起膈肌损伤及肝脏等腹腔脏器损伤。应尽量避免在肩胛线第 9 肋间和腋后线第 8 肋间以下进行穿刺。

（7）出血：少量出血多见于胸壁皮下出血，一般无须处理。如损伤肋间动脉可引起较大量出血，形成胸膜腔积血（血胸），需立即止血，抽出胸腔内积血，监测血压、心率、血红蛋白。如怀疑血胸，术后应严密监测血压、心率，严重者按大量失血处理（建立静脉通道，补液，输血）以及外科手术止血等。

（8）胸腔内感染：主要见于操作者无菌观念不强，操作过程中引起胸膜腔感染所致。一旦发生应全身使用抗菌药物，并进行胸腔内局部处理。形成脓胸者应行胸腔闭式引流术，必要时外科处理。

（9）其他并发症：包括咳嗽、疼痛、局部皮肤感染等，给予对症处理即可。

5. 人文关怀

（1）助手协助抱住患儿时，要注意不要抱太紧，导致患儿面部贴在助手身上，发生憋气。

（2）注意无菌原则。

（3）操作过程中注意与患儿沟通，缓解焦虑紧张情绪。

（4）整个操作过程技术熟练、表现出良好的职业素养。

（四）小儿腹腔穿刺术

操作视频

1. 适应证

（1）诊断性穿刺，抽液做化验和病理检查。

（2）大量腹水引起严重胸闷、气促者，适量放液以缓解症状。

（3）腹腔内注入药物。

（4）行人工气腹作为诊断和治疗手段。

2. 禁忌证

（1）肠管高度胀气。

（2）因既往手术或炎症腹腔内有粘连。

（3）躁动、不能合作或肝性脑病先兆。

（4）明显出血倾向（相对禁忌证）。

（5）穿刺部位感染。

3. 评分细则

项目	技术操作要求	注意事项	建议得分系数
操作前准备	仪表端庄、服装整洁、洗手、戴口罩、帽子		2

续表

项目	技术操作要求	注意事项	建议得分系数
操作前准备	物品准备 (1) 治疗车上层：腹腔穿刺包，常规消毒治疗盘1套，碘酊、乙醇（或聚维酮碘）、消毒棉签，局麻药（2%利多卡因5ml），无菌手套2副，胶带，皮尺，血压计，腹带，培养瓶，引流袋等 (2) 治疗车下层：生活垃圾桶，医用垃圾桶，锐器盒	注意物品有效期	3
	自我介绍，与患儿家属沟通，说明要进行的操作名称、目的，签署穿刺同意书。查阅病历及相关辅助检查资料。询问有无利多卡因过敏史	告知可能的并发症，如出血、感染、损伤周围组织（包括血管、神经）、手术不成功、麻醉意外及其他不可预料的意外等	5
	核对患儿姓名、性别、年龄、床号；再次确认患儿的病情，年长儿嘱其排尿。为防止小儿哭闹，可于操作前予以地西泮注射0.1~0.3mg/kg静脉注射，或予以10%水合氯醛溶液0.5ml/kg口服或灌肠	穿刺过程中未排空膀胱易造成膀胱损伤。如为昏迷患儿，应先叩诊膀胱，如膀胱充盈，应给予导尿后再行腹腔穿刺	5
	测量腹围、测脉搏、血压	操作前一定要检查有无禁忌证	5
操作过程（注意人文关怀）	指导患儿摆好体位，如坐位、平卧位、半卧位或左侧卧位（必要时由助手固定）	常用为平卧位 大量腹水患者背部准备腹带	2
	术前行腹部查体，叩诊移动性浊音，确认有腹水	查体目的：①核实腹水情况；②检查有无病变、瘢痕、皮损、包块	3
	选择并标记穿刺点（记号笔或皮肤压痕标记） 常用穿刺部位 (1) 一般取左下腹，脐和髂前上棘间连线外1/3为穿刺点 (2) 坐卧位放液时，通常选用脐和耻骨联合连线的中点，偏左、偏右1~1.5cm处 (3) 侧卧位脐水平线与腋前线或腋中线的交点 少量积液，有包裹性分隔时，须在超声指导下定位	常用位点为脐与左髂前上棘连线中外1/3交点处 注意穿刺位点为一处区域，并非只有一个点	10
	以穿刺点为中心，同心圆消毒，由中心往外，消毒范围直径15cm，聚维酮碘消毒2次，第2次消毒范围小于第1次	如用碘酊、乙醇消毒，碘酊消毒1次，乙醇脱碘2次，消毒范围要足够，不回消、不留白，过程中注意消毒棉签不可倒置	6

续表

项目	技术操作要求	注意事项	建议得分系数
操作过程（注意人文关怀）	打开穿刺包，戴无菌手套，检查穿刺针及麻醉针是否通畅、密闭	提前检查包内物品，尤其是穿刺针通畅性，如先进行麻醉，将导致麻醉后无法进行比针	3
	铺无菌洞巾	注意无菌原则，不可由有菌区向无菌区方向拉动洞巾，不可触碰未消毒的区域或物品	2
	双人核对麻醉药（名称，浓度，有效期），用 5ml 注射器抽取 2% 利多卡因 2ml，排气		2
	自皮肤至腹膜以 2% 利多卡因逐层麻醉（先进针→回吸→无血→注射麻醉药物→进针），回抽出腹水说明进入腹腔	注意不要麻醉回吸同时向内进针	5
	拔出麻醉针后立即用左手纱布按压止血		2
	比针：将穿刺针与麻醉针比量长度	通过比针确认穿刺针进针深度	5
	术者左手示指及中指固定穿刺部位皮肤，右手持穿刺针经麻醉处逐步刺入腹壁，待感到针尖抵抗突然消失时，表示针尖已穿过腹膜壁层，即可抽取腹水 诊断性抽液时，可用 17~18 号长针头连接注射器，直接由穿刺点自上向下斜行刺入抵抗感突然消失时，表示已进入腹腔。抽液后拔出穿刺针揉压针孔，局部涂以碘酊，盖上无菌纱布，用胶布固定	大量腹水患儿应移行（"Z"形）进针 一次穿刺不成功应将穿刺针退至皮下，调整穿刺方向后重新进针。两次穿刺不成功应完全退出穿刺针，再次检查穿刺针通畅性后更换位点。三次穿刺不成功应请求上级医师的帮助或超声引导下穿刺	15
	助手戴手套协助固定穿刺针，连接注射器，松开夹闭装置，缓慢抽取腹水，第一管弃去，留取腹水送检（生化、常规、细菌培养、涂片或脱落细胞学检查）	腹腔放液不宜过多过快，首次放液量不超过 1000ml 血性腹水仅留取标本送检，不宜大量放液 注意断开注射器前需夹闭穿刺针橡胶管	5
	穿刺完毕，夹闭胶管，拔出穿刺针按压数分钟止血，消毒穿刺位点，覆盖无菌纱布，胶布固定。为患者恢复衣物，恢复体位	注意粘贴胶布与身体纵轴垂直，超出敷料宽度一半 大量腹水患儿需用多头腹带加压包扎	3

续表

项目	技术操作要求	注意事项	建议得分系数
操作结束处理	垃圾分类放置，整理物品	腹水消毒保留30分钟后倒入医疗污物渠道，穿刺针、注射器针头等锐器弃于锐器桶，其余物品弃于医用垃圾桶中	5
	术后观察患儿2～4小时，检查体温、血压、脉搏等生命体征。注意针刺处渗血情况。测量患儿血压、脉搏、腹围		2
	术后宣教，书写有创操作记录	保持穿刺位点清洁干燥，24小时之内不要沾水；让患儿平卧，使穿刺点处于上方，以防止腹水漏出；检验结果回报会第一时间告知沟通	5
职业素养	注重人文关怀，在操作前、操作中、操作后与患儿沟通、安抚，不重复穿刺；注意无菌原则		5
合计			100

4. 重点难点

（1）穿刺位点选择：尽量避开腹部手术瘢痕、曲张的腹壁静脉及肠袢明显处。以下情况尽量采用超声定位后进行穿刺：①巨脾；②包裹性腹腔积液有分隔或少量腹水；③腹部有包块者。

（2）麻醉意外处理

1）术前应详细询问患儿的药物过敏史。使用普鲁卡因麻醉时，术前应予以皮试，并备好肾上腺素等抢救药品。

2）一旦出现药物过敏，立即停止操作，平卧，予以吸氧、心电监护，建立静脉通道，皮下注射肾上腺素。

（3）腹膜反应：穿刺过程中要注意观察患儿变化，一旦出现头晕、心悸、面色苍白，应立即停止穿刺，拔出穿刺针，让患儿平卧，必要时皮下注射0.1%肾上腺素0.3～0.5ml，密切观察病情，注意血压变化，防止休克。

（4）大量腹水：对于大量腹水患儿，腹水不断流出时，应将预先包扎在腹部的多头绷带逐渐缩紧，防止腹压骤减而发生休克。

（5）抽液不成功：如抽不出液体，可将针缓慢进或退0.5～1cm，或改变针头方向后再尝试抽取，并复核诊断是否正确。

5. 人文关怀

（1）充分告知患儿家长腹腔穿刺术风险及获益，签署知情同意书。

（2）腹腔穿刺术应在环境安全处进行，注意保暖。

（3）抽液过程中要固定好患儿及穿刺针，给予适当安抚。

（4）整个操作过程技术熟练、表现出良好的职业素养。

（五）新生儿复苏

操作视频

1. 适应证　适应于所有新生儿，特别是窒息新生儿和早产儿。

2. 禁忌证　无。

3. 评分细则

项目	技术操作要求	注意事项	建议得分系数
操作前准备	医师准备：操作者穿工作服、戴口罩及帽子、洗手；了解产妇及胎儿情况，评估是否存在需要复苏的危险因素；确认团队分工	医护配合，至少两人操作 主要操作者负责体位及呼吸，助手负责清理气道、闭胸心脏按压（胸外按压）及给药等	1
	产前咨询：复苏前应充分了解患儿情况，评估发生窒息的危险性 （1）胎龄：是否足月 （2）单胎或多胎 （3）是否胎膜早破，如有胎膜早破了解羊水情况 （4）有何高危因素		2
	物品准备 （1）保暖：预热的开放式辐射台，大毛巾，塑料薄膜（保鲜膜），小帽子，温度传感器 （2）清理气道：吸球、根据患儿胎龄选择合适型号吸痰管（早产儿选择 8F，足月儿选择 10F）、负压吸引器、胎粪吸引管 （3）评估：听诊器、脉搏氧饱和度检测仪 （4）氧气装置：常压给氧装置、脉搏氧饱和度目标表格 （5）通气：氧流量 10L/min，空氧混合器，胎龄＜35 周的早产儿给氧浓度 21%～30%，正压通气装置（新生儿复苏球囊，T 组合复苏器），足月儿和早产儿面罩，8 号胃管，大号空针 （6）气管内插管：喉镜、根据胎龄选择喉镜片（足月儿 1 号，早产儿 0 号，00 号备选）、导管管芯、不同型号气管导管（2.5 号、3.0 号、3.5 号）、呼气末 CO_2 检测器、防水胶布及导管固定装置、剪刀、喉罩、卷尺和气管内插管插入深度表、5ml 注射器 （7）药物：肾上腺素（1∶1000）、生理盐水、脐静脉导管和给药用物 （8）其他：心电监护仪和电极片	（1）需提前预热辐射台，设置辐射台温度 32℃或新生儿的中性温度 （2）对于胎龄＜32 周的早产儿，需准备塑料薄膜或保鲜膜	5
	洗手和（或）卫生手消毒，戴手套		1
操作过程	快速评估：足月吗？羊水清吗？有哭声或呼吸吗？肌张力好吗？（提示卡 1：足月、羊水清、哭声微弱、肌张力差）	四项中任意一项为"否"，则启动初步复苏	4

续表

项目	技术操作要求	注意事项	建议得分系数
操作过程	将新生儿置于预热好的辐射式抢救台上，摆好体位	正确的体位是鼻吸气位，肩部垫高 2～3cm，颈部轻微仰伸	2
	清理呼吸道（先口腔后鼻腔）吸引时间不超过 10 秒，吸引器负压不超过 100mmHg	（1）顺序要正确，一定是先口腔后鼻腔 （2）当羊水有胎粪污染时，评估新生儿活力三项（呼吸好、肌张力好、心率＞100 次/分），若有活力则继续初步复苏，若无活力（三项中任意一项为"否"，则进行气管内胎粪吸引）	2
	迅速擦干全身，撤掉湿毛巾	对于胎龄＜32 周的早产儿，无须擦干，以薄膜包裹	2
	刺激（用手拍或手指弹患儿足底或摩擦背部 2 次，诱发自主呼吸）	注意动作不能粗暴	2
	评估（听心率 6 秒）（提示卡 2：心率 80 次/分）		1
	给予正压通气（E-C 手法固定面罩）	正压通气时需监测脉搏血氧饱和度（导管前），根据经皮血氧饱和度调节吸入氧浓度	3
	通气频率 40～60 次/分，通气压力 20～25cmH$_2$O	少数病情严重者需 30～40cmH$_2$O，2～3 次后维持在 20cmH$_2$O	2
	助手连接指脉氧	先连接患儿侧再连接仪器	2
	通气 5 次，观察胸廓起伏是否良好（提示卡 3：胸廓无起伏）		2
	矫正通气，重新摆正体位，检查面罩与面壁贴合良好	矫正通气（MRSOPA）：M，调整面罩；R，重新摆正体位；S，吸引口鼻；O，打开口腔；P，适当增加压力；A，替代气道（考虑气管内插管或喉罩通气道）	2
	通气 5 次，观察胸廓起伏是否良好（提示卡 4：胸廓起伏良好）		2
	30 秒后再次评估（提示卡 5：心率 50 次/分，呼吸不规则，四肢略屈曲，刺激无反应，皮肤青紫，经皮动脉血氧饱和度 60%）		1
	立即气管内插管下正压通气+胸外按压，调至纯氧，准备脐静脉插管	如需胸外按压，必须先气管内插管，胸外按压时给氧浓度增加至 100%	4

续表

项目	技术操作要求	注意事项	建议得分系数
操作过程	选择喉镜镜片为 1 号		2
	选择合适内镜的气管导管，放入导丝	根据胎龄或胎儿预估体重选择合适型号的气管导管	2
	左手持喉镜，保持新生儿鼻吸气位。喉镜沿右侧口角滑入，将舌推至左侧，推进镜片直至尖端达到会厌软骨谷，轻提起镜片（提升整个镜片而非镜片尖端），右手持气管导管插入气管，深度距上唇约 8cm。撤出喉镜，将导管紧贴患儿上颚。以上步骤需在 20 秒内快速完成	需在 20 秒内快速完成	6
	连接复苏球囊正压通气，助手听诊双腋下及胃部，确定气管导管在气管内		3
	立即胸外按压配合气管内插管下正压通气	按压部位：两乳头连线下方 按压深度：胸廓前后径 1/3 按压频率为 90 次/分 按压通气比为 3∶1	8
	助手同时进行脐静脉置管		
	插管的准备：打开脐静脉置管包，戴无菌手套，用注射器连接三通和合适型号的脐静脉导管，充满生理盐水	选择合适型号的脐静脉导管	2
	脐带消毒，铺洞巾		2
	沿系带根部用线打一个松结		2
	在夹钳下离皮肤线 1～2cm 处用手术刀切断脐带，断脐时暂停胸外按压，并告知手术刀已进入视野	断脐后若出血过多，可将此结拉紧	2
	在 12 点的位置可以看见大的、壁薄的脐静脉		2
	导管插入脐静脉 2～4cm，抽吸有回血		2
	60 秒后再次评估（提示卡 6：心率 54 次/分，有自主呼吸，经皮动脉血氧饱和度 60%）		1
	立即 1/1000 肾上腺素 0.3ml 脐静脉置管内注入	用 1～2ml 生理盐水冲管	2
	继续胸外按压+正压通气，60 秒后再次评估（提示卡 7：心率 54 次/分，皮肤苍白，脉搏微弱）	必要时 3～5 分钟重复 1 次	1
	生理盐水 10ml/kg，经外周静脉或脐静脉缓慢推注，可重复注入 1 次		2
	评估呼吸、心率、血氧饱和度（提示卡 8：心率 84 次/分，有自主呼吸，经皮动脉血氧饱和度 85%）		1
	停止胸外按压，继续正压通气		2

续表

项目	技术操作要求	注意事项	建议得分系数
操作过程	30 秒后再次评估（提示卡 9：心率 85 次/分，有自主呼吸，经皮动脉血氧饱和度 85%）		1
	停止正压通气，逐渐减少正压通气次数直至停止通气，必要时保留气管导管（若血氧饱和度不佳，可予以气管导管内给氧）		2
操作结束处理	恢复体位，保暖，监测指脉氧，监测生命体征		3
	与家属交代病情，送入 NICU 进一步治疗		2
职业素养	操作过程中注意动作轻柔，流畅，分工明确，配合默契，注意人文关怀		10
合计			100

4. 新生儿复苏流程（图 1-2-48）

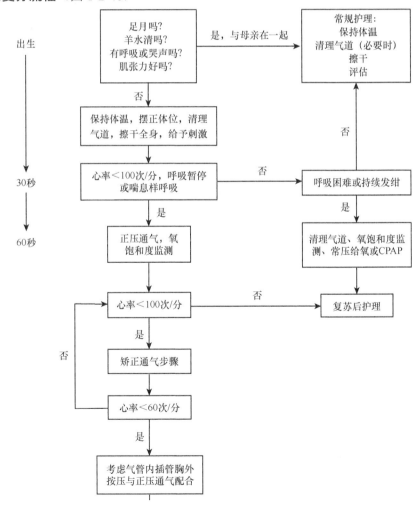

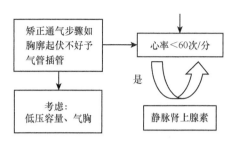

图 1-2-48　新生儿复苏流程

5. 重点难点

（1）复苏方案

1）采用国际公认的 ABCDE 复苏方案。A（airway）：清理呼吸道；B（breathing）：建立呼吸；C（circulation）：建立循环；D（drugs）：药物治疗；E（evaluation）：评估。其中 A 是根本，B 是关键，E 贯穿于整个复苏过程中。呼吸、心率和血氧饱和度是窒息复苏评估的三大指标，遵循"评估→决策→措施"，循环往复，直至复苏完成。

2）严格按照 A → B → C → D → E 步骤进行复苏，顺序不能颠倒。

3）严格遵循每项操作的操作指征。

（2）氧的应用：建议使用空氧混合仪及脉搏血氧饱和度仪。

1）足月儿可用空气复苏，胎龄＜35 周的早产儿开始给氧浓度 21%～30%，用空氧混合仪根据氧饱和度调整给氧浓度，使氧饱和度达到目标值（表 1-2-1）。如暂时无空氧混合仪，可用接上氧源的自动充气式气囊去除储氧袋（氧浓度为 40%）进行正压通气（图 1-2-49）。如

表 1-2-1　新生儿出生后目标氧饱和度

出生后时间	氧饱和度
1 分钟	60%～65%
2 分钟	65%～70%
3 分钟	70%～75%
4 分钟	75%～80%
5 分钟	80%～85%
10 分钟	85%～95%

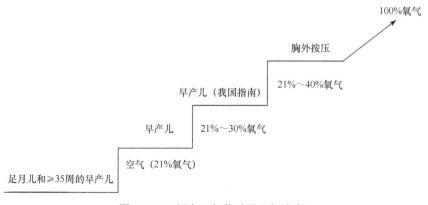

图 1-2-49　新生儿复苏时吸入氧浓度

果有效通气 90 秒心率不增加或氧饱和度增加不满意，应当考虑将氧浓度上调至 100%（自动充气式气囊连氧、加储氧袋后氧浓度可达 100%）。

2）脉搏血氧饱和度仪的传感器应放在动脉导管前位置（即右上肢，通常是手腕或手掌的中间表面）。在传感器与仪器连接前，先将传感器与婴儿连接，有助于最迅速地获得信号。

（3）并发症的处理

1）气胸：可由以下原因引起。气管内插管位置不合适或正压通气时压力过高。少量气胸观察即可，大量气胸需要胸腔穿刺或放置闭式引流管。如患儿需要机械通气，气胸可能会继续发展，甚至成为张力性气胸，应注意观察，必要时应用高频振荡通气，放置胸腔闭式引流管。

2）吸入性肺炎：及时清理呼吸道，必要时抗感染治疗，严重者需行机械通气。

3）局部皮肤压伤：操作过程中注意局部皮肤保护，胸外按压时注意动作轻柔，可在按压部位垫一棉球。

4）牙龈或口腔黏膜损伤：插管时动作轻柔、规范，一旦出现，对症处理即可。

6. 相关知识

（1）快速评估：①足月吗？②羊水清吗？③有呼吸或哭声吗？④肌张力好吗？以上任意一项为"否"，则进行初步复苏。

（2）初步复苏保暖→体位→吸引→擦干→刺激→重新摆正体位。（顺序不能颠倒）

1）保暖：新生儿娩出后立即放于预热的辐射保暖台上，或用预热的毯子裹住新生儿以减少热量散失。对于胎龄＜32 周的早产儿或极低出生体重儿（very low birth weight infant，VLBWI），出生后即刻将新生儿头部以下躯干及四肢放在清洁的塑料袋内，或覆保鲜膜置于辐射保暖台上，无须擦干，摆好体位后继续初步复苏的其他步骤。注意避免高温，以避免引发呼吸抑制。

2）体位：鼻吸气位，在肩下放一个肩垫，使新生儿头于轻度仰伸位（图 1-2-50）。

3）吸引：肩娩出前，助产者用手挤出新生儿口、咽、鼻中的分泌物。新生儿娩出后，立即用吸引球或吸痰管清理气道，先口咽，后鼻腔，要注意吸痰管的深度及吸引时间（不超过10 秒），吸引器负压不超过 100mmHg。

如羊水混有胎粪，无论胎粪稀或稠，需评估新生儿有无活力。若羊水污染但新生儿有活力（呼吸好、肌张力好、心率＞100 次/分），则不用进行气管内胎粪吸引，复苏步骤同羊水清新生儿。若新生儿被评估为无活力（以上任一项为否），应立即气管内插管（20 秒内完成），进行气管内胎粪吸引（图 1-2-51）。

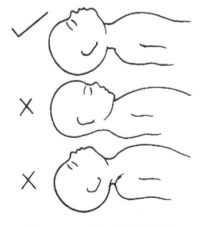

图 1-2-50 新生儿复苏时体位

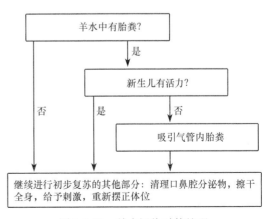

图 1-2-51 羊水污染时的处理

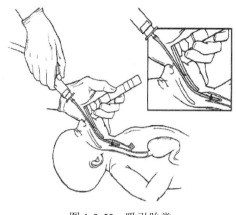

图 1-2-52 吸引胎粪

气管内胎粪吸引方法：将胎粪吸引管直接连接气管导管，操作者用右手示指将气管导管固定在新生儿的上颚，左手示指按压胎粪吸引管的受控口使其产生负压，边吸引边退出气管导管（3～5秒），必要时可重复插管再吸引（图 1-2-52）。

有活力的定义是：呼吸规则或哭声响亮、肌张力好及心率＞100 次/分。

以上 3 项中有一项不好者为无活力。

4）擦干：用温热毛巾迅速擦干全身，拿掉湿毛巾。

5）刺激：用手拍打或手指轻弹新生儿足底（图 1-2-53）或摩擦背部 2 次（图 1-2-54）以诱发自主呼吸，如新生儿仍没有呼吸，表明新生儿处于继发性呼吸暂停，应即刻给予正压通气。

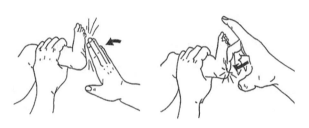

图 1-2-53　刺激新生儿呼吸的方法（1）

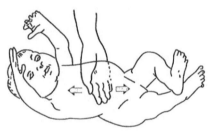

图 1-2-54　刺激新生儿呼吸的方法（2）

6）重新摆正体位。

以上初步复苏的步骤在 30 秒内完成。

（3）正压通气：建立充分的正压通气是新生儿复苏成功的关键，正压通气需在氧饱和度仪的监测指导下进行。

1）指征：初步复苏后新生儿无呼吸、呼吸暂停或喘息样呼吸；心率＜100 次/分。如果新生儿有呼吸且心率≥100 次/分，但是有呼吸困难或持续发绀，在常压给氧后新生儿氧饱和度不能维持在目标值，可以考虑尝试给予正压通气。

2）气囊面罩正压通气

A. 方法：首选双手放置面罩法，即双手拇指、示指握住面罩，双手其余 3 指放在下颌骨角向面罩方向轻抬下颌，保证面罩的密闭和体位，助手站在侧面挤压球囊或控制 T 组合复苏器的开闭（图 1-2-55）。

单人 E-C 手法，左手拇指和示指固定面罩，其余 3 指抬下颌保证气道通畅（图 1-2-56）。

选用合适的面罩，应正好封住口鼻，但不能盖住眼睛或超过下颌（图 1-2-57）。

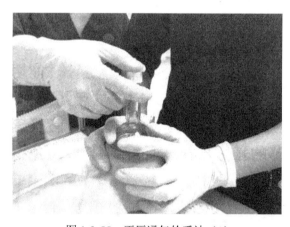

图 1-2-55　正压通气的手法（1）

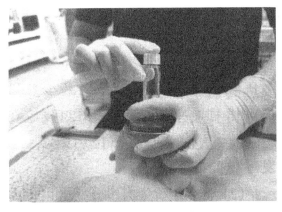

图 1-2-56　正压通气的手法（2）

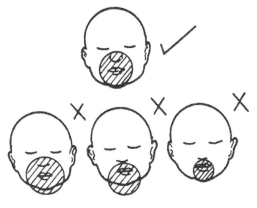

图 1-2-57　面罩的选择

早产儿由于肺发育不成熟，通气阻力大，正压通气需要恒定的吸气峰值压力（PIP）及呼气末正压通气（PEEP），推荐使用 T 组合复苏器进行正压通气（图 1-2-58）。

正压通气频率 40～60 次/分（胸外按压时 30 次/分），压力需要 20～25cmH_2O，少数病情严重的新生儿可用 30～40cmH_2O，2～3 次后维持在 20cmH_2O（图 1-2-59）。

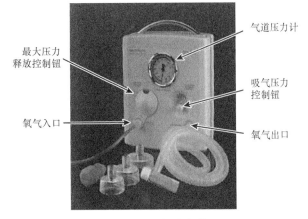

图 1-2-58　T 组合复苏器

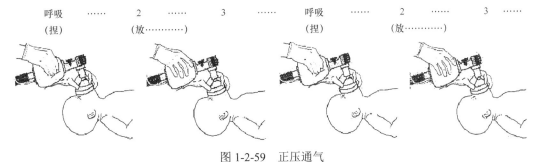

图 1-2-59　正压通气

足月儿可用空气复苏，早产儿开始给氧浓度 21%～40%，用空氧混合仪根据氧饱和度调整给氧浓度。

B. 评估通气有效性：开始正压通气 5 次后，通过观察胸廓是否有起伏评估通气是否有效，如胸廓无起伏，做矫正通气步骤至通气有效；有效正压通气 30 秒后评估心率。

C. 矫正通气（MRSOPA 步骤）：M（mask），检查面罩和面部之间的密闭性；R（reposition airway），重新摆正体位；S（suction），检查并吸引口鼻分泌物；O（open mouth），用手指打开口腔重新放置面罩；P（increase pressure），增加压力，每次增加 $5\sim10cmH_2O$；A（airway），替代气道，可考虑气管内插管或使用喉罩（图 1-2-60）。

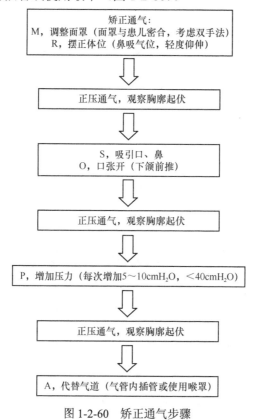

图 1-2-60　矫正通气步骤

D. 30 秒有效正压通气（胸廓有起伏）后评估新生儿心率（图 1-2-61）。

注意：持续气囊面罩正压通气＞2 分钟可产生胃充盈，应常规插入 8F 胃管，用注射器抽气和通过在空气中敞开端口缓解。

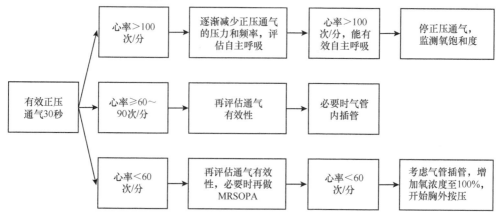

图 1-2-61　有效正压通气的评估及措施

（4）气管内插管

1）指征：在复苏过程中，以下几种情况需要进行气管内插管。①羊水胎粪污染，新生儿无活力时，需要气管内吸引清除胎粪；②球囊面罩正压通气不能充分改善临床症状、无良好的胸廓起伏，或需长时间正压通气时，可决定气管内插管；③需胸外按压时；④经气管内给药；⑤特殊复苏情况，如先天性膈疝或超低出生体重儿。

2）准备：不同型号的气管导管（表1-2-2）、管芯、喉镜（镜片：早产儿0号，足月儿1号）、吸引装置。气管导管型号选择和插入深度见表1-2-2、表1-2-3、表1-2-4。

表1-2-2　气管导管内径选择

导管内径（mm）	新生儿体重（g）	胎龄（周）
2.5	＜1000	＜28
3.0	1000～2000	28～34
3.5	2000～3000	34～38
3.5～4.0	＞3000	＞38

表1-2-3　气管内插管插入深度

胎龄（周）	新生儿体重（g）	插入深度［管端至上唇（cm）］
23～24	500～600	5.5
25～26	700～800	6.0
27～29	900～1000	6.5
30～32	1100～1400	7.0
33～34	1500～1800	7.5
35～37	1900～2400	8.0
38～40	2500～3100	8.5
41～43	3200～4200	9.0

表1-2-4　气管内插管插入深度简易表格

体重（kg）	插入深度［管端至上唇（cm）］
≤1	6～7
1～2	7～8
2～3	8～9
＞3	9～10

3）方法

左手持喉镜，将喉镜夹在拇指与前3个手指间，镜片朝前。小指靠在新生儿颏部提供稳定性（图1-2-62）。

保持新生儿鼻吸气位。喉镜沿舌面右侧滑入，将舌头推至口腔左侧，推进镜片直至尖端达到会厌软骨谷（图1-2-63）。

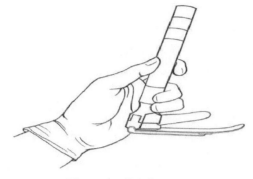

图 1-2-62　持喉镜手法

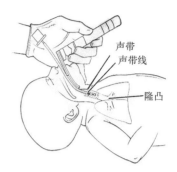

图 1-2-63　插管过程

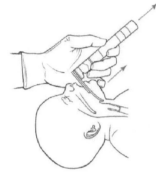

图 1-2-64　上提喉镜

轻提起镜片（提升整个镜片而非镜片尖端），暴露声门（图 1-2-64）。

右手持有管芯的气管导管插入气管：将管端置于声门与气管隆凸之间。根据新生儿胎龄或预估体重确定气管导管插入深度。

撤出喉镜，将导管紧贴患儿上颚。以上步骤需在 20 秒内快速完成。

（5）胸外心脏按压

1）指征：充分正压通气 30 秒后心率＜60 次/分，在正压通气同时需进行胸外按压，正压通气需在气管内插管下进行，同时要调节氧浓度至 100%。

2）方法：双手环抱拇指按压法（首选）和双指按压法（图 1-2-65）。

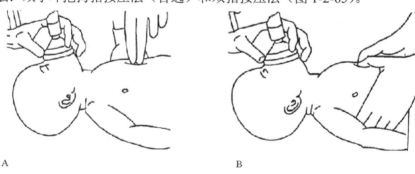

A　　　　　　　　　　　　　　　　　　　B

图 1-2-65　胸外按压的手法

A. 双指按压法；B. 双手环抱拇指按压法

按压部位：新生儿两乳头连线中点的下方，即胸骨体下 1/3（图 1-2-66）。

按压深度：约为前后胸直径的 1/3。

按压和放松的比例为按压时间稍短于放松时间，放松时拇指或其余手指不应离开胸壁（图 1-2-67）。

按压-通气比为 3：1，即 90 次/分按压和 30 次/分呼吸，每分钟约 120 个动作，因此，每个动作约 0.5 秒，即 2 秒内 3 次胸外按压加 1 次正压通气（图 1-2-68）。

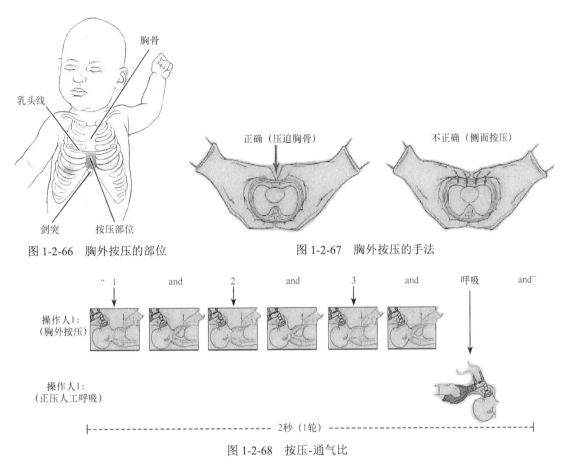

图 1-2-66　胸外按压的部位　　　　　图 1-2-67　胸外按压的手法

图 1-2-68　按压-通气比

（6）药物

1）肾上腺素

A. 指征：60 秒有效的正压通气和胸外按压后，心率持续＜60 次/分。

B. 剂量及浓度：1∶1000 肾上腺素，首选脐静脉给药，0.1～0.3ml/kg。

当静脉通道正在建立时可选择气管内给药，0.5～1ml/kg。给药后继续做正压通气（100%氧）和胸外按压，1 分钟后评估心率，如果心率仍＜60 次/分，3～5 分钟可重复 1 次。静脉给药后用 1～2ml 生理盐水冲管，气管给药后需做几次正压通气，迅速将药送入肺内，若需再次给药，需经静脉给药。

2）扩容

A. 指征：新生儿对有效的正压通气、胸外按压及肾上腺素无反应，伴有急性失血病史及低血容量表现时。低血容量的新生儿可表现为皮肤苍白、毛细血管再充盈延迟（＞3 秒）和脉搏微弱。

B. 液体：推荐使用生理盐水，首次剂量每次 10ml/kg，缓慢静脉推注（＞10 分钟），经外周静脉或脐静脉缓慢推入。大量失血时需要输入与患儿交叉配血阴性的同型血或 O 型红细胞悬液。

（7）脐静脉置管（图 1-2-69）

1）插管的准备：打开脐静脉置管包，戴无菌手套，用注射器连接三通和合适型号的脐静脉导管，充满生理盐水。

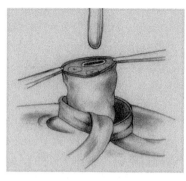

图 1-2-69　脐静脉置管

2）消毒脐带及周围皮肤，铺无菌洞巾。

3）沿系带根部用线打一个松结，如在切断脐带后出血过多，可将此结拉紧。

4）在夹钳下离皮肤线 1～2cm 处用手术刀切断脐带，断脐时暂停胸外按压，并告知手术刀已进入视野。

5）在 11～1 点的方向可以看见 1 条大的、壁薄的脐静脉。可见两条脐动脉，大概分布在 4 点、7 点方向，孔小、壁厚。

6）导管插入脐静脉 2～4cm，抽吸有回血。

7. 人文关怀

（1）复苏前应充分了解产妇及胎儿情况，充分评估发生室息的危险性。

（2）注意无菌原则。

（3）整个操作过程动作轻柔，流畅，分工明确，配合默契，表现出良好的职业素养。

（六）小儿体格生长指标的测量

操作视频

1. 适应证　需进行生长发育测量的小儿。

2. 禁忌证　无。

3. 评分细则

项目	技术操作要求	注意事项	建议得分系数
操作前准备	仪表端庄、服装整洁、洗手、戴口罩和帽子		2
	自我介绍，核对患儿信息；简要询问患儿个人史（出生史、喂养史、生长发育史、预防接种史、生活史）、既往史、家族史、传染病接触史、上次体检时间；询问进食时间。向家长交代测量目的，解释测量方法，取得家长的同意及配合	病史询问要有侧重，可根据题干或家长疑问简明扼要询问病史	8
	年长儿嘱其排空膀胱。婴儿准备干净的尿不湿		3
	室温 22～24℃，环境安全		2
	物品准备：体重秤（托盘秤）、量床、软尺、身高计、垫布、皮褶厚度仪等		5
体检过程（注意人文关怀）	体重测量：体重秤放平，校正零点 3 岁以下：脱去小儿衣帽及纸尿裤，一手托住小儿的头部，另一手托住臀部，放于体重秤上进行测量。小婴儿最好采用载重 10～15kg 的盘式杠杆称或盘式电子秤测量。重复测量两次，准确读数至 0.01kg，取平均值。1～3 岁幼儿亦可采用载重 50kg 的体重计蹲位测量，准确读数至 0.01kg，需注意让小儿蹲于秤台中央 3 岁以上：晨起空腹时测量前将尿排出，平时以进食后 2 小时称量为佳，脱去衣裤鞋袜。3～7 岁儿童用载重 50kg 的体重计测量，准确读至 0.01kg；7 岁以上儿童用载重 100kg 的体重计测量，准确读至 0.1kg。测量时让儿童站立于踏板中央，两手自然下垂。如有条件，可使小儿离开体重计后再次站立于体重计上，重新测量读数，取两次测量的平均值作为最终测量值，以减少误差	测量体重过程中注意将婴儿置于托盘中央，保护婴儿，托盘秤的秤盘水平 体温低或病重的患儿：可先将衣服、纸尿裤和小毛毯称重，再给患儿穿上后再测量	10

续表

项目	技术操作要求	注意事项	建议得分系数
体检过程（注意人文关怀）	身长（身高）测量：检查量床有无破损，刻度是否清晰 3岁以下：卧位测量，量床上放置垫布，注意垫布不要遮盖刻度。一手托住小儿的头部，另一手托住臀部，将小儿仰卧放在量床底板中线上。两人配合，助手将头扶正，使头顶接触头板，同时小儿双眼直视上方。最佳头部位置是使法兰克福平面（耳眼平面）处于垂直位，即使左右两侧外耳门上缘点与左侧眶下缘三点处于同一垂直面。检查者位于小儿右侧，左手按住双膝，使双腿伸直并拢，右手移动足板使其接触两侧足跟，然后读刻度。注意使量床两侧读数一致，误差不超过0.1cm。如有条件，可再次测量读数，取两次读数的平均值作为最终测量值，以减少误差 3岁以上：立位测量，先检查身高计是否放置平稳，水平板与立柱之间是否成直角。小儿脱去鞋袜后，站于身高计的底板上，要求小儿呈立正姿势，背靠身高计的立柱，两眼平视前方，法兰克福平面呈水平位，胸稍挺，腹微收，两臂自然下垂，手指并拢，足跟靠拢，足尖分开约60°，使两足后跟、臀部及两肩胛角几点同时都接触立柱，头部保持正直位置。测量者轻轻滑动水平板直至与小儿头顶接触。读数前应再次观察被测量者姿势是否保持正确，待符合要求后再读取水平板呈水平位时其底面立柱上的数字，记录至小数点后一位，误差不超过0.1cm。如有条件，可使小儿离开身高计后再次站于身高计上，重新测量读数，取两次读数的平均值作为最终测量值，以减少误差	测量时注意脱去帽子及裤子。注意量床刻度的方向，不要将小儿放在刻度反方向	10
	顶臀长（坐高）：头顶至坐骨结节的长度称为顶臀长（坐高） 3岁以下：测量时小儿取仰卧位，由助手固定小儿头部及身体，使其头顶贴于测量板顶端。测量者位于小儿右侧，左手提起小儿小腿使其膝关节屈曲，大腿与底板垂直，骶骨紧贴底板，右手移动足板，使其紧贴小儿臀部，精确至0.1cm 3岁以上：小儿取坐位，两大腿伸直并拢，与躯干呈直角。令小儿挺身坐直，双眼平视前方，臀部紧靠立柱，双肩自然下垂，双足平放地面上，足尖向前。移动头顶板与头顶接触，精确至0.1cm		5
	上、下部量：取仰卧位或立位，用软尺或硬尺测量自耻骨联合上缘至足底的垂直距离，为下部量，精确至0.1cm。身长（高）减去下部量即为上部量 3岁以下：婴幼儿取仰卧位测量 3岁以上：取立位测量，要求同身长（高）测量		5

续表

项目	技术操作要求	注意事项	建议得分系数
体检过程（注意人文关怀）	头围测量：小儿取立位或坐位，测量者位于小儿前方或一侧，用拇指将软尺零点固定在一侧眉弓上缘处，软尺经过耳上方，经枕骨结节最高点，两侧对称，从另一侧眉弓上缘回至零点后读数。精确至 0.1cm	女孩测量头围应解散辫子。注意软尺不要遮挡小儿面部	5
	胸围测量：3 岁以下取卧位或立位，3 岁以上取立位，取平静呼吸状态。测量者站于小儿前方或一侧，用拇指将软尺零点固定于一侧乳头下缘，前经双乳头下缘，后经肩胛下角绕胸一周回到零点。取平静呼吸的中间数并记录，精确至 0.1cm		5
	腹围测量：取卧位，测量婴儿时将软尺零点固定在剑突与脐连线中点，经同水平位绕背一周回到零点；儿童可平脐经同水平位绕背一周后回到零点进行读数，精确至 0.1cm		5
	上臂围测量：取立位、坐位或仰卧位，两手自然平放或下垂。一般测量左上臂，将软尺零点固定于上臂外侧肩峰至鹰嘴连线中点，沿该点水平位将软尺紧贴皮肤绕上臂一周，回至零点读数，精确至 0.1cm		5
	腹部皮下脂肪测量：取锁骨中线平脐处，皮褶方向与躯干长轴平行，测量者在测量部位用左手拇指与示指将该处皮肤及皮下脂肪捏起，捏时两手指应相距 3cm。右手拿量具（皮褶厚度计），将钳板插入捏起的皮褶两边至底部钳住，测量其厚度，精确至 0.5mm		5
操作结束处理	整理物品		2
	对测量数据进行正确评估，告知家长评估结果，并给与进一步指导或治疗意见	评估准确合理	15
	健康宣教		3
职业素养	注重人文关怀。怀抱小儿姿势准确，测量过程中确保小儿安全。根据题干要求体检项目，选择适合的测量顺序，避免反复穿脱衣物或反复抱起小儿		5
合计			100

4. 各项生长指标生理意义

（1）体重：为各器官、系统、体液的总重量。其中骨骼、肌肉、内脏、体脂、体液为主要成分。体重易于准确测量，是最容易获得的反映儿童生长与营养状况的指标（表 1-2-5）。

表 1-2-5　儿童体重估算公式

年龄	体重（kg）
出生	3.25
3～12 月龄	[年龄（月）+9]/2
1～6 岁	年龄（岁）×2+8
7～12 岁	[年龄（岁）×7–5]/2

（2）身长（高）：身高为头部、脊柱及下肢长度的总和。3 岁以下儿童（立位测量不准确）或无法站立的患儿应卧位测量，称为身长，立位测量称为身高。主要反映的是长期营养状况，短期内影响生长发育的因素（营养、疾病等）对身长影响不明显。受遗传、种族和环境的影响较为明显（表 1-2-6）。

表 1-2-6　儿童身长（高）估算公式

年龄	身长（高）（cm）
出生	50
3～12 月龄	75
2～6 岁	年龄（岁）×7+75
7～10 岁	年龄（岁）×6+80

（3）上、下部量：上部量是指自头顶至耻骨联合上缘的距离；下部量是指自耻骨联合上缘至足底的距离。某些疾病可使身体各部分比例失常，此时需要分开测量上部量及下部量以进行比较。出生时上部量大于下部量，中点在脐上，随着下肢长骨增长，中点下移，2 岁是在脐下，6 岁是在脐与耻骨联合上缘之间，12 岁时恰位于耻骨联合上缘，此时上部量与下部量相等（表 1-2-7）。

表 1-2-7　儿童上、下部量中点位置

年龄	中点
出生时	脐上
2 岁时	脐下
6 岁时	脐与耻骨联合上缘之间
12 岁时	耻骨联合上缘（上、下部量相等）

（4）头围：头围的增长与脑和颅骨的生长有关。头围大小与脑和颅骨的发育密切相关。胎儿期脑发育最快，故出生时头围相对较大，平均为 34cm；头围在 1 岁以内增长较快，特别是出生后前 3 个月头围即可增长 6cm，6 个月时已达 44cm，1 岁时为 46cm，1 周岁以后增长明显减慢，2 岁时为 48cm，5 岁时为 50cm，15 岁时接近成人头围，为 54～58cm。头围测量在 2 岁前最有价值。

（5）胸围：胸围代表肺与胸廓的生长。其大小与肺、胸廓、肌肉和皮下脂肪的发育有关。出生时胸围比头围小 1～2cm，1 周岁时头、胸围相等，以后则胸围超过头围。营养不良、佝偻病、缺乏锻炼小儿胸围超过头围的时间可推迟到 1.5 岁以后。1 岁至青春前期胸围查过头围的时间可推迟到 1.5 岁以后。1 岁至青春前期超过头围的厘米数约等于小儿岁数减 1。

（6）腹围：2 岁前腹围与胸围约相等，2 岁后则腹围较小。腹围受多种因素影响，故实际临床意义不大。患儿有腹部疾病需动态监测腹围，以观察腹水的变化情况。

（7）皮褶厚度：通过测量皮褶厚度可反映皮下脂肪发育及小儿的营养状况。常用的测量部位有上臂肱三头肌部、背部肩胛下角部，此外还有腹部及上臂肱二头肌部等。

（8）上臂围：代表肌肉、骨骼、皮下脂肪和皮肤的生长。1 岁以内上臂围增长迅速，1～5 岁增长缓慢，共增长 1～2cm。因此，在无条件测量体重和身高的场合，可用测量左上臂围来筛查 1～5 岁小儿的营养状况：＞13.5cm 为营养良好，12.5～13.5cm 为营养中等，＜12.5cm 为营养不良。

（9）前囟：反映颅骨骨化程度，以前囟对边中点连线的长度表示，出生时 1～2cm，以后随着颅骨生长而增大，6 月龄左右开始变小，最迟 2 岁闭合。前囟检查在儿科临床很重要，如脑发育不良时前囟小、闭合早、头围小；甲状腺功能减退症时前囟闭合延迟；颅内压增高时前囟饱满，脱水时前囟凹陷。

（10）脊柱：反映脊椎骨的生长，出生时无弯曲、仅呈轻微后凸，3 个月时颈椎前凸，6 个月时胸椎后凸，1 岁时腰椎前凸，6～7 岁才为韧带固定。

（11）牙齿：牙齿的生长与骨骼的生长不完全平行。出生时乳牙已骨化、恒牙的骨化从新生儿期开始，人有 20 个乳牙，28～32 个恒牙。出生后 4～10 个月乳牙开始萌出，大多 3 岁前出齐，个体差异较大。乳牙萌出顺序为下颌先于上颌，自前向后。意义：牙齿的健康生长与蛋白质、钙、氟腾、维生素 A、维生素 C、维生素 D 等营养素和甲状腺激素有关。牙齿生长异常可见外胚层发育不良、钙或氟缺乏、甲状腺功能减退症等。

5. 人文关怀

（1）注意保暖，防止受凉。

（2）穿脱衣服动作轻柔，切忌撕扯。

（3）测量过程中与小儿互动，争取配合。

（七）人工喂养（配奶）

操作视频

1. 适应证　母乳不足或不能进行母乳喂养。

2. 禁忌证

（1）先天性消化道畸形等原因所致消化道梗阻。

（2）怀疑或诊断新生儿坏死性小肠结肠炎。

（3）血流动力学不稳定。

3. 评分细则

项目	技术操作要求	注意事项	建议得分系数
操作前准备	环境要求 （1）配奶间宽敞、明亮、专人管理、定期消毒 （2）清洁区（操作台）清洁、干净、定期消毒		2

续表

项目	技术操作要求	注意事项	建议得分系数
操作前准备	用物准备 （1）配奶用具：量杯，搅拌棒（小勺），奶粉专用量勺，配方奶粉，已消毒的奶瓶、奶嘴，煮沸过的温开水，无菌持物钳，水温计 （2）其他：清洁小毛巾，喂奶车，清洁垫巾等	根据现场提供不同用具适当选择，如给予恒温温奶器，可不用水温计	3
	操作者准备 （1）操作者洗手和（或）卫生手消毒，戴帽子、口罩 （2）了解患儿床号、姓名、年龄、病情、哺乳时间（上次喂养时间间隔）、奶粉种类并选择适合奶粉 （3）检查奶粉质量、开瓶日期及有效期、热卡量、配制方法 （4）计算患儿此次所需奶量 （5）嘱家长给患儿换好干净的尿不湿	奶粉的选择，奶粉的检查奶量的计算	25
奶粉配制	用清洁小毛巾擦拭操作台台面、喂奶车，再次洗手		2
	用无菌持物钳取出无菌容器（2个）、无菌奶瓶		3
	将适量温水倒入其中一个无菌容器，用温度计测试水温（40～50℃），温度适宜，用另外一个无菌容器量取所配置的温水量备用	注意无菌，避免使用水温计污染的水配奶	10
	加入相应量平勺奶粉于容器中	奶粉量不应过多或过少，1量勺是指1平口量勺、没有压实的奶粉分量	5
	用搅拌棒进行搅拌，使奶粉完全溶解，泡沫不宜过多		5
	将配制好的奶液倒入奶瓶中，用无菌持物钳夹取奶嘴，安装至奶瓶，确保安装紧密	应根据儿童年龄选择合适型号的奶嘴。奶嘴孔径以倒置奶瓶时，液体连续滴出为宜。奶嘴孔太小，吸吮费力；太大，易引起呛咳	5
	将奶瓶倒置，手背测试奶温及奶速	确保奶嘴安装好再倒置，避免奶液洒出。倒置后奶液连续滴出，滴速适宜	3
喂养	核对患儿姓名、床号，患儿一般状态良好，已更换新的尿不湿	确保患儿状态良好，吸吮、吞咽和呼吸功能协调	5
	在患儿颌下垫清洁垫巾，双手抱起患儿，进行人工喂养，每次喂养时间10～15分钟	右手持奶瓶略倾斜，用奶嘴轻触患儿上唇，诱发觅食反射，待其张开口时，放入奶嘴，使其口腔充分含住奶嘴。奶嘴充满奶液，避免吸入空气	5

续表

项目	技术操作要求	注意事项	建议得分系数
喂养	喂奶结束用颌下垫巾擦拭口周奶渍，将患儿竖抱，轻拍背部，待其打嗝后放回婴儿床，采取侧卧位，防止溢奶误吸		3
操作结束处理	将配方奶粉盖好放回原处，将奶嘴盒放回原处	注意盖子一定要盖紧，如果通风，奶粉容易变质	2
	将奶具用清水清洗，使用专用洗涤剂浸泡30分钟后仔细搓洗奶嘴刷洗奶瓶，不能留有奶迹、油渍，在流动水下彻底搓洗与冲洗干净	注意奶具的消毒、保存，以防受到病原菌污染	2
	将清洗干净的奶嘴、奶瓶用治疗巾吸干水分，奶瓶和奶嘴分别放入相应收集盒内，放置污染区，待送高压蒸汽灭菌消毒		5
	如有传染病需隔离的患儿，进行隔离处理，并使用1000mg/L浓度的含氯消毒液浸泡，再清洗、送高压蒸汽灭菌消毒		5
	洗手和（或）卫生手消毒 将患儿吃奶情况、奶量记录于病历记录内		5
职业素养	操作过程中注意手卫生，喂养过程中注意动作轻柔		5
合计			100

4. 基础知识

（1）母乳喂养的优点

1）营养丰富，利于吸收：白蛋白为乳清蛋白，酪蛋白为β-酪蛋白，酪蛋白：乳清蛋白为1：4，有利于吸收；以乙型乳糖为主，有利于脑发育和双歧杆菌、乳酸杆菌生长；以不饱和脂肪酸为主，有利于脑发育；电解质浓度低适合婴儿不成熟的肾。

2）生物作用好：母乳pH为3.6，不影响胃液酸度。有不可替代的免疫成分，如SIgA、免疫活性细胞（巨噬细胞、淋巴细胞）、乳铁蛋白、溶菌酶、寡糖等。还有生长调节因子（如牛磺酸、激素样蛋白、酶等）。

（2）人乳的成分变化

1）初乳：分娩后4～5天的乳汁。

2）过渡乳：5～14天乳汁。

3）成熟乳：14天以后的乳汁。

哺乳过程中，乳汁成分发生改变。第一部分：脂肪少，蛋白质多；第二部分：脂肪逐渐增多，蛋白质逐渐减少；第三部分：脂肪最多，蛋白质最少。

（3）不宜哺乳的情况

1）母亲患有HIV、严重疾病（慢性肾炎、糖尿病、恶性肿瘤、精神病、癫痫、心功能不全）者应停止哺乳。

2）乙肝病毒携带者相对禁忌。

3）母亲患结核病正规治疗 2 周后可以哺乳。

（4）部分母乳喂养

1）补授法：先吸母乳后以配方奶喂养。

2）代授法：用配方奶代替母乳量。

（5）肠内营养配方选择

1）标准婴儿配方奶多以牛乳为基础，其配方设计以母乳的成分为依据，调整一些重要成分及比例，使其更适合婴儿的消化吸收及肾脏功能，如降低酪蛋白、增加不饱和脂肪酸、强化微量元素。但母乳的活性免疫物质和生物活性因子仍难以添加，所以母乳是婴儿喂养的首选。但存在母乳喂养禁忌证或母乳量不足时则需选用配方奶。

2）早产儿配方奶和早产儿出院后配方奶，适用于不同胎龄和体重早产儿住院期间及出院后喂养。

3）蛋白配方和游离氨基酸配方适用于有高度过敏风险或已发生过敏的婴儿。不耐受整蛋白配方乳喂养的肠道功能不全（如短肠、小肠造瘘等）者，可选择不同水解程度蛋白配方。虽然水解蛋白配方的营养成分不适合早产儿喂养，但当发生喂养不耐受或内外科合并症时可以考虑短期应用。

4）无（低）乳糖配方适用于原发性或继发性乳糖不耐受的新生儿，以及肠道功能不全（如短肠和小肠造口）患儿。特殊配方适用于代谢性疾病患儿（如苯丙酮尿症、枫糖尿病等患儿）。

5）牛乳：在不能使用配方奶的情况下，牛乳也比较普遍，但牛乳中蛋白含量较高、饱和脂肪酸多等，不利于婴儿消化和肾脏功能，而且应进行煮沸、加糖、稀释。目前已很少应用牛乳喂养婴儿。1 岁后可摄入一定量的鲜牛奶。

6）不食用蜂蜜水或糖水，尽量不喝果汁。

（6）配方奶粉的计算方法

1）6 个月以内婴儿的奶量计算方法：婴儿每日所需总能量约为 90kcal/kg，每日所需液量约 150ml/kg。1g 奶粉一般提供约 5kcal 能量。

2）喂养次数：新生儿每日喂养 8 次，逐渐过渡到 7 次，凌晨减少 1 次，2～3 个月婴儿每日喂养 6 次，4～6 个月婴儿每日喂养 5 次。

3）举例如下：3 个月婴儿，体重 6kg。每日总热量为 90kcal/kg×6kg=540kcal，总液体量为 900ml。每日喂奶 6 次，每次热量约为 100kcal，每次需要奶粉 20g。一小勺奶粉=4.4g，故每次需要约 5 小勺奶粉。每 1 小勺奶粉需要 30ml 水冲泡，故 100kal 能量的奶粉配制需要 150ml 水加入 5 小勺奶粉（涨奶量不计）。

5. 人文关怀

（1）充分了解患儿人工喂养的原因，注意有无禁忌证。

（2）奶粉的选择和奶量的计算要准确。

（3）哺喂过程中眼神注视患儿面部，患儿清醒状态可与患儿眼神交流，利于患儿心理和生理发育。

（4）哺喂结束后加强宣教，防止溢奶误吸。

（5）所有奶粉现配现用。

（八）儿童心肺复苏术

操作视频

1. 适应证 适用于所有心搏呼吸骤停的儿童。

2. 禁忌证 无绝对禁忌证，在下列情况下可不实施。

（1）周围环境可能对施救者产生严重或致命的损害，且被救者无法移动。

（2）被抢救者已经出现不可逆死亡的明显临床体征（如尸斑、尸僵、尸体腐烂等）。

3. 评分细则

项目	技术操作要求	注意事项	建议得分系数
操作前准备	检查环境是否安全	若环境不安全，则需转移至安全环境再施救	2
	判断意识（5～10秒）：轻拍患儿双肩，确定患儿是否有反应，对于婴儿轻拍足底观察其有无反应		4
	若患儿意识丧失，立即启动急救系统		2
操作过程（注意人文关怀）	正确识别心搏骤停判断：判断呼吸、脉搏，5秒＜时间＜10秒 判断呼吸：查看患儿是否有呼吸动作（喘息样呼吸或呼吸暂停等同于呼吸停止）；判断脉搏（10秒内）：婴儿触摸肱动脉、儿童触摸颈动脉或股动脉，感受脉搏	在紧急情况下，触诊不确定有无大血管搏动时可在10秒内做出拟诊，而不必反复触摸脉搏或听心音，以免延误抢救时机	8
	安置复苏体位：将患儿仰卧于硬板上，松解衣服、裤袋		4
	胸外按压 （1）按压手法：新生儿或婴儿采用双指按压法或双手环抱拇指按压法；1～8岁儿童可采用单手按压法；＞8岁儿童可采用双手按压法 （2）按压部位：双指按压法在乳头连线下方；双手环抱拇指按压法在胸骨下1/3胸外按压；儿童在胸骨下半部 （3）按压深度：至少为胸部前后径的1/3（婴儿约4cm，儿童约5cm，青春期儿童最大不超过6cm） （4）按压频率：100～120次/分，每次按压后让胸廓充分回弹	按压时注意避开剑突和肋骨	16
	按压30次（1个周期）后开放气道（如双人复苏，婴儿及儿童按压15次，青少年按压30次）		4
	开放气道 （1）清理口、咽、鼻分泌物、异物或呕吐物 （2）开放气道：①不怀疑存在头部或颈部损伤的患儿，采用抬头举颏法；②怀疑存在头部或颈部损伤的患儿，采用"托下颌"法		6

续表

项目	技术操作要求	注意事项	建议得分系数
操作过程（注意人文关怀）	建立呼吸：口对口，1 岁以内婴儿，口对口鼻 操作者先深吸一口气，用口对口封住（如果是 1 岁以下患儿，用口封住患儿的口和鼻），拇指和示指捏住患儿鼻孔，保持头后倾，将气吹入，可见患儿胸廓抬起。停止吹气后，放开鼻孔，使患儿自然呼气，排出肺内气体	避免过度通气	8
	吹气时间＞1 秒。吹气时观察胸廓起伏。连续吹气 2 次		4
	若有球囊面罩，可使用球囊面罩正压通气：连接球囊相应部件，连接氧气导管，氧流量 10～15L/min，施救者一手持球体，另一手持面罩，在保证气道开放的条件下，以 E-C 手法固定面罩，挤压球体送气，挤压时间不少于 1 秒，强度以看到患儿胸廓抬起为宜		12
	进行 5 个 30∶2（双人复苏：婴儿及儿童 15∶2，青少年 30∶2）周期的按压与人工呼吸后评估 （1）颈动脉搏动是否恢复 （2）自主呼吸是否恢复 （3）口唇和甲床颜色是否转为红润 （4）瞳孔是否回缩	少一个循环扣 4 分（最多扣 10 分），评估一项得 1 分	24
操作结束处理	复苏成功后，转送医院行进一步生命支持，未复苏成功则继续操作。如除颤仪到达，根据病情可给予电除颤		4
	检查有无并发症，整理患儿衣物，摆复苏后体位，清理现场		4
职业素养	动作流畅，声音清楚，洪亮；人文关怀；着装整洁，仪表端庄，举止大方		10
合计			100

4. 儿童心肺复苏术流程（图 1-2-70）

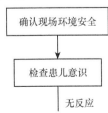

确认现场环境安全

↓

检查患儿意识

无反应

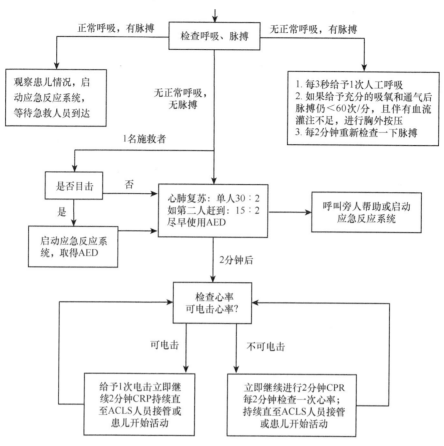

图 1-2-70　儿童心肺复苏术流程

5. 重点难点

（1）流程

1）发现患儿意识丧失后有以下 3 种情况

A. 有正常呼吸，有脉搏：观察患儿情况，启动应急反应系统，等待急救人员到达。

B. 无正常呼吸，有脉搏：每 3 秒给予 1 次人工呼吸；如果给予充分的吸氧和通气后脉搏仍＜60 次/分，且伴有血流灌注不足，进行胸外按压；每 2 分钟重新检查脉搏。

C. 无正常呼吸，无脉搏，立即心肺复苏（CPR）。

2）单人、双人复苏

A. 若单人复苏，对于在院外发生且未被目击的心搏骤停先给予 5 个周期的 CPR（约 2 分钟），然后取得 AED 尽早除颤；若目击的心搏骤停或出现室颤或无脉性室性心动过速时，应尽早除颤。若为双人在场，则一人给予 CPR，另一人迅速启动应急反应系统和获取 AED。

B. 单人 CPR 时按压通气比为 30∶2，双人 CPR 在婴幼儿和儿童为 15∶2，青春期儿童为 30∶2。

（2）保证高质量的心肺复苏

1）在识别心搏骤停后 10 秒内开始按压。

2）快速按压：按压频率 100～120 次/分；儿童按压深度至少为胸廓前后径 1/3（婴儿约 4cm，儿童约 5cm，青春期儿童最大不超过 6cm）。

3）每次按压后，让胸廓充分回弹。

4）按压过程中尽量减少中断（将中断控制在 10 秒以内）。

5）给予有效的人工呼吸，使胸廓隆起。

6）避免过度通气。

（3）并发症

1）胸骨、肋骨骨折、气胸、血胸。要注意选择正确的按压位置和合适的按压力度，如若出现，按照外科骨折及气胸、血胸处理。

2）腹腔脏器破裂等。必要时抗休克、手术治疗，复苏成功后给予相应治疗。

6. 相关知识

（1）确认现场环境安全。如有触电、火灾等危险环境时，应先切断电源、脱离可能的危险环境再施救。

（2）迅速评估和启动应急反应系统。评估患儿意识，判断呼吸（5～10 秒做出判断），检查大血管搏动（婴儿触摸肱动脉、儿童触摸颈动脉或股动脉，10 秒内做出判断），不确定有无大血管搏动亦可拟诊，不必反复触摸脉搏或听心音。

（3）迅速实施 CPR。婴儿和儿童 CPR 顺序为 C-A-B，即胸外按压（C）、开放气道（A）和建立呼吸（B）。（新生儿 CPR 顺序为 A-B-C）

1）胸外按压：为达到最佳胸外按压效果，应将患儿放置于硬板上。

A. 胸外按压方法。①双指按压法：将两手指置于乳头连线下方按压胸骨（图 1-2-71）。②双手环抱拇指按压法：将两手掌及四手指托住两侧背部，双手大拇指按胸骨下 1/3 处（图 1-2-72）；以上两种手法用于新生儿或婴儿。③单手按压法：一只手固定患儿头部，以便通气，另一只手的手掌根部置于胸骨下半段，手掌的长轴与胸骨的长轴一致（图 1-2-73），该手法用于 1～7 岁儿童。④双手按压法：将一手掌根部重叠放在另一手背上，十指相扣，使下面手的手指抬起，手掌根部垂直按压胸骨下半部（图 1-2-74）；该手法用于 8 岁以上儿童及成人。

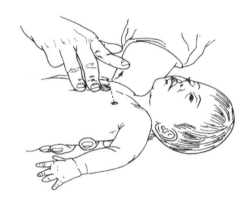

图 1-2-71　双指按压法（用于新生儿和小婴儿）

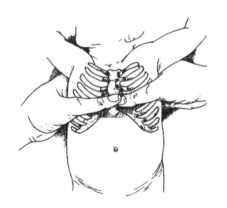

图 1-2-72　双指环抱拇指按压法
（用于新生儿和小婴儿）

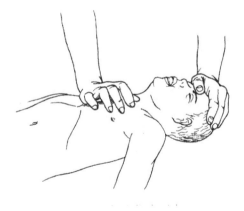

图 1-2-73　单手按压法
（适用于儿童）

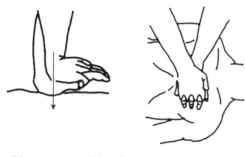

图 1-2-74 双手按压法（适用于儿童和成人）

B. 按压深度：至少为胸部前后径的 1/3（婴儿约 4cm、儿童约 5cm、青春期儿童最大不超过 6cm）。

C. 按压频率：100～120 次/分。注意：每一次按压后让胸廓充分回弹，胸外按压中断不超过 10 秒。

如果有 2 个或更多的救助者，可每 2 分钟交换操作，以防止实施胸外按压者疲劳，导致胸外按压质量及效率降低。

2）开放气道：首先清理口、咽、鼻分泌物、异物或呕吐物，必要时进行口、鼻等上气道吸引。

方法：①仰额抬颏法。用一手的手掌小鱼际部位置于患儿前额，另一手的示指、中指置于下颏将下颌骨上提，使下颌角与耳垂的连线和地面垂直，注意手指不要压颏下软组织，以免阻塞气道（图 1-2-75）。②托颌法。将两手放置于头部两侧，握住下颌角向上托下颌，使头部后仰程度为下颌角、耳垂的连线与地面呈 60°（儿童）或 30°（婴儿）（图 1-2-76），若托颌法不能使气道通畅，应使用仰额抬颏法开放气道。

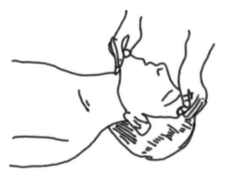

图 1-2-75　仰额抬颏法开放气道

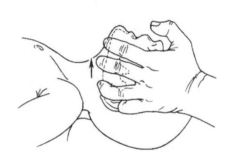

图 1-2-76　托颌法开放气道

3）建立呼吸

A. 口对口：用于较大婴儿及儿童。操作者先深吸一口气，用口对口封住（如果是 1 岁以下患儿，用口封住患儿口和鼻），拇指和示指捏住患儿鼻孔，保持头后倾，将气吹入，可见患儿胸廓抬起。停止吹气后，放开鼻孔，使患儿自然呼气，排出肺内气体。

B. 口对口鼻：用于 1 岁以下婴儿。可将口覆盖口和口鼻。

注意：吹气时间＞1 秒，以可见胸廓抬起为有效标志。

C. 球囊-面罩通气：常用的气囊通气装置为自膨胀气囊，婴儿和低龄儿童容积至少 450～500ml，年长儿童容积为 1000ml，可输入空气和氧气，在氧流量为 10L/min 时，递送的氧浓度为 30%～80%，配有储氧气袋可以提供 60%～95% 高浓度氧气，氧气流量应维持为 10～15L/min。气囊常配有压力限制活瓣装置，压力水平在 35～40cmH_2O，以免压力过大引起气道压力伤（图 1-2-77）。

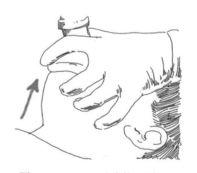

图 1-2-77　E-C 手法的面罩通气

D.胸外按压与人工呼吸的协调：单人复苏婴儿和儿童时，胸外按压与人工呼吸比为30∶2，若双人复苏，婴儿及儿童为15∶2，青春期儿童为30∶2。若建议高级气道后，胸外按压与人工呼吸不在进行协调，胸外按压以100～120次/分的频率不间断进行，呼吸频率为8～10次/分（即每6～8秒给予1次呼吸）。

4）除颤：在能够获取自动体外除颤器（automated external defibrillator，AED）或手动除颤仪的条件下进行。除颤初始能量一般为2J/kg，难治性室颤可为4J/kg，除颤能量可升至4J/kg或以上，但不超过10J/kg。除颤后应立即恢复CPR，2分钟后重新评估心跳节律。

（4）在基础生命支持（basic life support，BLS）的基础上，应将患儿及时转运到有条件的医疗急救中心，进行加强生命支持（advanced life support，ALS）。条件允许时，如在医院内、有医疗团队参与、有急救设备等，BLS和ALS应同时进行，如一人实施胸外按压，另一人进行通气（包括建立高级气道），其他人准备除颤仪、心电监护、建立静脉通道、准备药物等。

（5）几种特殊情况下的复苏

1）溺水：最关键的病理生理特征是心搏骤停前因低氧而出现的心动过缓。通过给予仅通气的复苏以纠正低氧血症至关重要，而纠正缺氧本身也可导致自主呼吸或循环的恢复。现场CPR是否成功和到达急诊室时溺水者的意识状态是判断溺水者能否存活的主要因素。一旦溺水儿童从水中被救出，复苏立即开始。

首先，应快速清理呼吸道，清理患儿口鼻内的泥沙、杂物或呕吐物，使其气道通畅，随即将患儿置于仰卧位，进行生命体征评估。由于控水会影响恢复通气的及时性，故已不被推荐。如果溺水者无意识，应及时开放气道，观察有无自主呼吸，如果没有呼吸，则先进行5次人工呼吸，并检查颈动脉搏动。如果没有脉搏，且溺水时间<1小时，无明显死亡证据（腐烂、尸斑、尸僵），则开始CPR（图1-2-78）。

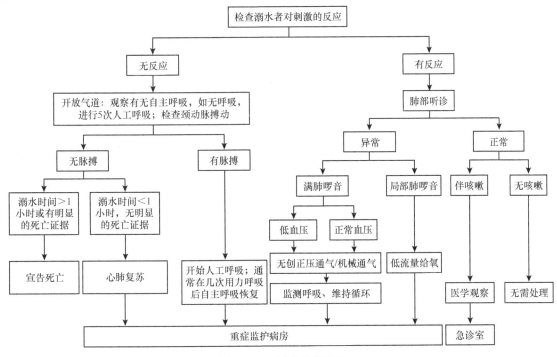

图1-2-78　溺水抢救流程

2）异物吸入：若患儿有明确异物吸入病史，患儿有呼吸，则需首先取出异物。1岁以内婴儿可使用背部叩击-胸部挤压法，1岁以上可使用腹部冲击法［海姆立克法（图1-2-79）］。

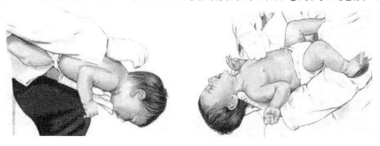

图1-2-79 背部叩击-胸部挤压法

7. 人文关怀

（1）复苏前一定要确认现场环境安全，若需转移患儿，动作要轻柔，避免二次损伤。

（2）操作结束后要整理患儿衣物，若家属到场要与家属沟通，转送医院行进一步生命支持。

（3）整个操作过程技术熟练、表现出良好的职业素养。

七、急诊基本技能操作

（一）基础生命支持

1. 适应证 突然意识丧失，同时无正常呼吸或完全无呼吸，并伴有大动脉搏动消失的患者。

2. 禁忌证 无绝对禁忌证，在下列情况下可不实施心肺复苏。

（1）周围环境可能对实施者产生严重或致命的损害，且被抢救者无法移动。

（2）被抢救者已经出现不可逆死亡的明显临床体征（如尸僵、尸斑、断头、横断损伤或尸体腐烂等）。

（3）被抢救者有有效的"不进行心肺复苏（do not resuscitation，DNR）"的遗嘱。

3. 评分细则

（1）单人徒手心肺复苏

项目	技术操作要求	注意事项	建议得分系数
操作前准备	场所要求：保证施救者、患者及其他人员安全的环境		3
	患者准备：保证患者体位为平卧位，置于硬板床或地上，撤出头及身下的一切物品	溺水时，须将患者转移至干燥处，并擦干周身，脱掉潮湿衣物	3
操作过程（注意人文关怀）	判断意识丧失：轻拍患者双肩，并分别在患者双耳边大声呼喊"喂，您怎么了"。确认患者有无反应		5
	呼救，启动急救系统，准备AED或除颤仪、抢救车		5
	判断是否心搏呼吸骤停：无呼吸（观察胸廓起伏），无脉搏（触摸颈动脉搏动），判断结果为心搏骤停	时间>5秒，<10秒	6
	如果在病床上需要去枕，如果为软床身下可放置按压板，头偏向一侧，双手放于躯干两侧		5

操作视频

续表

项目	技术操作要求	注意事项	建议得分系数
操作过程（注意人文关怀）	充分暴露胸部，松解衣带、裤带		2
	确认按压位点（胸骨中下 1/3，或双乳头连线与前正中线交点）	大声计数，按压深度、频率符合要求	5
	按压方法：双手十指相扣，掌根部置于按压部位。双臂伸直，利用上半身重量和臂力，垂直向下按压。按压深度>5cm，按压频次 100～120 次/分	肩、肘、腕关节连线垂直于地面 按压与放松比为1∶1 按压时胸廓充分回弹，按压过程中手不能离开胸壁 按压的同时观察患者面色	10
	C-A-B 顺序正确，第一循环按压后，清理气道，开放气道，按照 30∶2 进行口对口人工呼吸		2
	清理口腔分泌物时，如果有义齿需取出活动性义齿，同时查看是否有异物需取出		5
	开放气道：仰头抬颏法开放气道	使下颏与耳垂连线垂直于地面	5
	口对口人工呼吸：施救者将按压前额手的拇指与示指捏紧患者鼻翼两侧，另一手托起下颌，将患者口唇张开，盖上纱布，平静吸气后双唇包绕患者口周，缓慢均匀吹气，吹气时观察患者胸廓起伏，见胸廓抬起后放松捏鼻翼的手指，观察呼气	不漏气 吹气时间>1 秒	5
	第二循环按压，第二循环人工呼吸		5
	第三循环按压，第三循环人工呼吸		5
	第四循环按压，第四循环人工呼吸		5
	第五循环按压，第五循环人工呼吸		5
	判断复苏是否成功：5 个循环后再次进行意识、呼吸、脉搏判断，必要时可看瞳孔和甲床，判断内容全面、准确		5
操作结束处理	判断初级抢救有效后进行高级生命支持		2
	检查有无复苏并发症，帮助患者整理好衣物，头偏向一侧		2
	洗手，记录		2
	注重人文关怀，动作流畅，声音清楚，洪亮		3
职业素养	全力以赴救治生命；争分夺秒		5
合计			100

（2）双人徒手心肺复苏

项目	技术操作要求	注意事项	建议得分系数
操作前准备	a、b 仪表端庄、服装整洁、举止大方		4
	a、b 判断环境安全：首先确认环境是否安全		4
	a 判断意识丧失：无反应		4
	a 呼救，启动急救系统，b 准备 AED 及相关抢救物品		4
	a 判断是否心搏呼吸骤停：无呼吸（观察胸廓起伏），无脉搏（触摸颈动脉搏动，时间<10秒）。判断结果为心搏骤停		4
操作过程（注意人文关怀）	a 去枕，置于平板床上，去除身下物品，头偏向一侧，进行胸外按压：暴露胸部，确认按压点，胸骨中下 1/3 或双乳头连线与前正中线交点。大声计数，按压深度>5cm，频率 100~120 次/分		10
	a、b：C-A-B 顺序正确，a 第一循环按压，b 清理气道，开放气道，按照 30∶2 口对口人工呼吸或面罩给氧（面罩给氧 E-C 手法正确）		8
	a 第二循环按压，b 第二循环人工呼吸或面罩吸氧		8
	a 第三循环按压，b 第三循环人工呼吸或面罩吸氧		8
	a 第四循环按压，b 第四循环人工呼吸或面罩吸氧		8
	a 第五循环按压，b 第五循环人工呼吸或面罩吸氧		8
	a 判断复苏是否成功：5 个循环后进行意识、呼吸、脉搏判断，判断内容全面、准确		10
操作结束处理	按压者与通气者每 2 分钟或每 5 个周期 U 形进行轮替		2
	建立高级生命支持		5
	复苏后整理：帮助患者穿好衣物		5
	洗手，记录		2
	动作紧凑流畅，声音清楚，洪亮 人文关怀		1
职业素养	全力以赴救治生命；争分夺秒		5
	合计		100

4. 重点难点

（1）并发症：胸骨、肋骨骨折；气胸；血胸；腹腔脏器破裂等。

（2）特殊情况

1）患者有意识：询问跌倒原因，进行基本检查。

2）无意识，呼吸正常，有脉搏：监测患者情况，直到急救人员到达，摆放昏迷体位，防止误吸，同时呼叫救援，安排转运。

3）无意识，没有呼吸，有脉搏：安置复苏体位，清理口腔，托举下颌法开放气道，给予人工呼吸（球囊呼吸器），每 5~6 秒一次或每分钟 10~12 次。约 2 分钟检查一次脉搏，如果没有脉搏，开始心肺复苏，如果可能有阿片类药物过量的情况，若能获得纳洛酮，则给 0.4mg 肌内注射。

4）没有呼吸或仅是喘息，无脉搏：心肺复苏。

5）高级气道（气管内插管、喉罩）建立后：连续按压，通气频率为 10 次/分。

6）除颤：任何时刻除颤器到达现场，即可进行心律检查，如果是可除颤心律，应立即进行除颤。除颤是恢复自主循环最有效的方法。除颤每延迟 1 分钟，生存可能性下降 7%～10%。除颤后立即开始"心脏按压为起点的新一个循环的复苏"。

（3）复苏伦理

1）理论上，心肺复苏指针对心搏骤停的患者，但复苏的目的包括抢救患者，同时也包括对家属的心理安慰。因此，除断头、尸僵、尸斑等明确不可逆者，可能都需要进行"复苏"。

2）患者有明确的"不进行心肺复苏（do not resuscitation，DNR）"的意愿，并有明确依据，可以不进行复苏操作。

3）在不确定患者的意愿时，要采取"患者利益最大化"的原则。

5. 人文关怀　整个操作过程技术熟练、表现出良好的职业素养。

（二）心脏电复律

操作视频

1. 适应证

（1）经药物治疗无效或合并血流动力学障碍的室性心动过速、室上性心动过速患者。

（2）药物控制不佳或合并血流动力学障碍的快速心室率的心房颤动和心房扑动患者。

（3）预激综合征伴发快心室率的心房颤动患者首选电复律。

（4）心房颤动病史＜1 年，既往窦性心律不低于 60 次/分，有转复窦性心律意愿且药物治疗不成功者。

2. 禁忌证

（1）洋地黄中毒所致的室上性心动过速。

（2）病态窦房结综合征、三度（完全性）房室传导阻滞患者。

（3）严重电解质紊乱和酸碱失衡患者。

（4）左心房附壁血栓形成未接受抗凝治疗者。

3. 评分细则

项目	技术操作要求	注意事项	建议得分系数
	仪表端庄，服装整洁，洗手，戴口罩、帽子		4
	完善心电图检查（3分），测量血压（3分）		6
操作前准备	自我介绍（1分），核对患者信息（1分），向患者及其家属充分交代电复律操作的意义及风险（2分），签署知情同意书（3分）	注意：要向患者及其家属充分告知电复律检查的意义，以及可能诱发各种心律失常、出现急性肺水肿、低血压、心肌损伤、皮肤烧伤及体循环栓塞和肺栓塞的风险，签署知情同意书	7

项目	技术操作要求	注意事项	建议得分系数
操作前准备	建立静脉通道（2分），连接心电监护（2分），吸氧（2分），备好用药及抢救车物品（地西泮、阿托品、多巴胺、吸引器等）（2分）		8
	确定硬板床无金属接触（2分），去除义齿（2分），暴露胸部（2分）		6
操作过程	检查除颤仪设备（2分），连接电源，开机（2分），选择"同步"设置（2分）		6
	连接除颤仪监护（同步），选择R波为主导联进行示波观察	注意部分除颤仪可通过电极板识别出心电图R波，并进行同步放电，如电极板不能识别心电图，需更换除颤仪自带监护导联进行监护连接	4
	麻醉：地西泮10～40mg静脉注射（3分），环境安静，检查睫毛反射消失，确认入睡（3分）	睫毛反射检查要点：轻扯棉签棉絮端拉出细纤维，用细纤维轻触患者一侧睫毛	6
	选择能量级别：心房颤动100～200J，心房扑动50～100J，室上性心动过速100～150J，室性心动过速100～200J		6
	涂抹导电膏，或用湿盐水纱布裹住电极板		3
	正确放置电极板："STERNUM"电极板上缘置于胸骨右缘锁骨下区，"APEX"电极板中心置于心尖部，两电极板之间距离至少10cm		6
	电极板放置贴紧皮肤，并稍加压力		2
	充电，并口述"床旁离人"		3
	再次观察心电示波（2分），并环顾四周确认周围人员与患者无直接或间接接触（2分），放电（2分）	注意：放电前要再次确认患者心律情况及周围环境	6
操作结束处理	观察心电监护，确认心律情况	注意：放电完成后要立即观察心电监护的心电图波形，判断电复律是否成功。观察患者状态，判断有无并发症	5
	心前区听诊（2分），测量患者血压（2分），脉搏（2分）		6
	复查心电图		5
	书写有创操作记录（3分），向患者及其家属告知操作情况（3分）		6

续表

项目	技术操作要求	注意事项	建议得分系数
职业素养	注重人文关怀，在操作前、操作中、操作后均与患者及其家属适当沟通		5
	合计		100

4. 重点难点

（1）心房颤动患者如发作超过 48 小时，条件允许时要进行"前 3 后 4 抗凝"，即转律前需抗凝治疗 3 周，食管超声确认无左心房血栓后才能电复律，复律成功后再继续维持抗凝治疗 4 周；发作时间＜48 小时的心房颤动患者，可以静脉给予肝素 75～100U/kg 静脉推注后再进行心脏电复律治疗。

（2）正在服用洋地黄类药物（地高辛/西地兰）的患者，应在复律前 24～48 小时前停用。

（3）对于电复律第一次不成功者，可再次静脉给予地西泮 5mg 静脉推注，增加能量，进行再次电复律。反复 3 次，或能量达到 300J 仍未成功，停止电复律。

（4）心脏电复律的体位还可选择前后位，电极板位置一个置于背部左肩胛下区，另一个置于胸骨左缘第 3～4 肋间。

5. 人文关怀

（1）核对患者信息，充分告知心脏电复律风险及获益，签署知情同意书。

（2）心脏电复律应在环境安全、温度适宜处进行，并且保护患者隐私。

（3）整个操作过程技术熟练、表现出良好的职业素养。

（三）电除颤

1. 适应证

（1）心室颤动。

（2）无脉性室性心动过速。

2. 禁忌证

（1）心室静止（心电图示直线）。

（2）无脉电活动。

3. 评分细则

操作视频

项目	技术操作要求	注意事项	建议得分系数
	仪表端庄、服装整洁、修剪指甲、洗手、戴口罩		3
	核对患者信息，解释、交代病情		2
操作前准备	检查除颤器功能完好，充电完全		5
	患者仰卧于硬板床上，去除身体上金属物品以及胸前异物，并且身体不能接触任何金属物品，连接除颤器上导线，导线接触良好	注意患者有无项链、手链、脚链	5
	准备除颤器的同时持续胸外按压		5

续表

项目	技术操作要求	注意事项	建议得分系数
操作前准备	抢救物品及协助抢救的其他人员到位后，分工合作进行气管内插管、心电监护、建立静脉通道	如果除颤仪带有心电监护功能，可用除颤仪进行监护	3
操作过程（注意人文关怀）	打开电源开关，选择"非同步"模式		4
	选择单向波 360J，双向波 200J		10
	除颤仪电极板表面涂抹导电糊或准备 4～6 层浸有生理盐水的纱布垫		8
	按压手柄上充电键或除颤仪表面充电键进行充电至所需能量		5
	放置电极板：分别为胸骨右缘锁骨下及左腋中线第 5 肋间，两电极板距离＞10cm		8
	确认任何人与患者无身体接触		5
	双手同时按压放电键进行放电		5
	除颤后立即心肺复苏，5 个循环后判断是否需下次除颤	如监护仪显示为可除颤波，立即重新充电，重复步骤直至复苏成功	9
	注意心肺复苏和电除颤的衔接	重复除颤次数无限制，除颤能量不变	4
	复查心电图并打印		3
操作结束处理	帮助患者擦拭身上的导电糊，整理衣物，整理设备仪器，书写抢救记录		5
	注意和患者家属必要的交代		6
职业素养	操作过程手法熟练，动作流畅 人文关怀 操作熟练程度及电除颤适应证、禁忌证的掌握 团队合作分工明确		5
	合计		100

4. 重点难点 电除颤的注意事项如下。

（1）影响除颤成功的主要因素是发生心室颤动到进行除颤的时间，每延迟 1 分钟，除颤成功率下降 7%。

（2）平日定时检查除颤器性能，及时充电。

（3）电极板放置的位置要准确，尽量增大两个电极板之间的距离，以 10cm 以上为宜，电极板与患者皮肤应密切接触，保持导电良好。

（4）所有复苏者应在 1 次除颤后立即开始 CPR，从胸外按压开始做，应先行 5 个循环（约 2 分钟）的 CPR 后再评估心律。

（5）电击部位皮肤可有轻度红斑、疼痛，也可出现肌肉疼痛，3～5 天后自行缓解。

（6）开胸除颤时，电极直接放在心脏前后壁，除颤能量一般为5～10J。

5. 人文关怀 整个操作过程技术熟练、表现出良好的职业素养。

八、麻醉科基本技能操作

（一）气管内插管术及面罩简易呼吸囊通气

操作视频

1. 适应证

（1）呼吸、心搏骤停或窒息。

（2）呼吸衰竭需进行机械通气者。

（3）气道梗阻或呼吸道分泌物过多，需频繁进行气管内吸引者。

（4）呼吸保护反射（咳嗽、吞咽反射）迟钝或消失。

（5）全身麻醉或静脉复合麻醉者。

2. 禁忌证

（1）喉水肿。

（2）急性喉炎。

（3）喉头黏膜下血肿。

（4）插管创伤引起的严重出血。

（5）严重颌面部外伤无法完成喉镜下声门暴露。

（6）相对禁忌证：呼吸道不全梗阻，出血倾向，咽喉部烧灼伤、肿瘤或异物。

注：当气管内插管作为抢救患者生命所必须采取的措施时，无绝对禁忌证。

3. 评分细则

（1）气管内插管术

项目	技术操作要求	注意事项	建议得分系数
操作前准备	仪表端庄、服装整洁、洗手、戴口罩、帽子		5
	物品准备 1）治疗车上层：①气管内插管包（口/鼻咽通气道、开口器、合适型号气管导管、喉镜、合适型号镜片、牙垫、10ml注射器，检查气管导管套囊是否漏气，插入管芯，塑型，尖端不得超过导管斜面，液体石蜡润滑导管前1/3，检查喉镜光源亮度）；②简易呼吸器；③面罩；④听诊器；⑤吸痰管；⑥吸引器；⑦呼吸机/麻醉机；⑧药品（镇静药、镇痛药、肌肉松弛药）等 2）治疗车下层：生活垃圾桶，医用垃圾桶，锐器盒	注意物品有效期 气管导管型号的选择：成年男性7.5～8.5，成年女性7.0～8.0，>1岁儿童：年龄/4+4 注意检查简易呼吸器功能是否完好	10
	自我介绍，核对患者信息，签署知情同意书		3
	插管前检查与评估：检查患者口腔/鼻腔（必要时清理分泌物）、牙齿（取出义齿）、张口度、颈部活动度、咽喉部情况、判断是否为困难气道	注意评估与识别困难气道	3

续表

项目	技术操作要求	注意事项	建议得分系数
操作过程（注意人文关怀）	摆体位：仰卧位，颈部垫薄枕，使口、咽、喉三轴一线。操作者站于患者头部，使剑突与患者头部平齐		3
	仰头提颏法开放气道（颈椎损伤者用推举下颌法），左手 E-C 手法固定面罩，右手均匀挤压呼吸囊，给予 100% 氧 2～3 分钟，10～12 次/分	注意如患者清醒，则需进行麻醉诱导后再行气管内插管 注意调节氧流量至 12～15L/min	8
	右手拇指、示指交叉打开患者口腔，左手持喉镜从右侧口角进入，向左推开舌体，延中线推进喉镜，显露患者悬雍垂及会厌，将弯喉镜前段置于会厌谷（直喉镜置于会厌下），向前、向上约 45° 提拉喉镜，轻柔地挑起会厌暴露声门	注意动作要轻柔，切忌以上切牙为杠杆支点，将喉镜柄向后旋而损伤上切牙	8
	右手执笔式持气管导管从右侧口角进入，将导管对准声门后插入气管内，见套囊进入声门后，请助手协助拔出管芯，继续送入 2～3cm，导管尖端距门齿 20～24cm	拔出管芯时注意固定导管，切勿将导管带出 儿童插管深度：年龄/2+12cm	20
	放置牙垫，退出喉镜	牙垫侧翼应放于牙齿与口唇之间，以防掉入口腔	2
	套囊充气，硬如鼻尖	注意充气过少导致漏气，充气过多导致气管黏膜受压缺血损伤	3
	确认导管位置，挤压呼吸囊见双侧胸廓对称起伏，听诊双侧呼吸音对称清晰，确定导管在气管内	注意一定要听诊确认导管位置	5
	用胶布固定导管与牙垫，胶布长度至下颌角，不粘口唇。也可用固定带固定		3
	头部复位，动作轻柔		2
	连接呼吸球囊或呼吸机/麻醉机，调整呼吸参数行机械通气		10
	术后观察：整理患者衣物，观察通气状态及生命体征		5
操作结束处理	垃圾分类放置 整理物品	喉镜片行常规消毒，注射器针头等锐器弃于锐器桶，其余物品弃于医用垃圾桶中	5
职业素养	注重人文关怀，不重复插管，注意无菌原则		5
合计			100

（2）面罩简易呼吸囊通气

项目	技术操作要求	注意事项	建议得分系数
操作前准备	仪表端庄、服装整洁、洗手、戴口罩、帽子		5
	物品准备 1）治疗车上层：氧源、简易呼吸器、面罩、口/鼻咽通气道、吸引器、吸痰管等 2）治疗车下层：生活垃圾桶，医用垃圾桶，锐器盒	注意物品有效期 注意检查简易呼吸器功能是否完好，面罩型号及充气是否合适	10
	自我介绍，核对患者信息		5
	通气前检查与评估：检查患者口腔/鼻腔（必要时清理分泌物）、牙齿（取出义齿）		10
操作过程（注意人文关怀）	摆体位：仰卧位，仰头提颏法开放气道（颈椎损伤者用推举下颌法）		10
	连接氧气，流量12～15L/min		5
	左手用E-C手法将面罩固定于患者口鼻处，尖端朝上，保证患者上呼吸道开放，右手均匀挤压呼吸囊，将气体送入肺内	注意动作要轻柔但有效，切勿将气体挤压入胃内	20
	每次通气不少于1秒，每次充气400～600ml，10～12次/分或配合复苏比例		10
	观察胸廓起伏，通气量是否合适，听诊双肺呼吸音		5
	操作后评估：呼吸是否改善	观察患者血氧饱和度是否改善	10
操作结束处理	垃圾分类放置 整理物品	喉镜片行常规消毒，注射器针头等锐器弃于锐器桶，其余物品弃于医用垃圾桶中	5
职业素养	注重人文关怀，注意无菌原则		5
	合计		100

4. 重点难点

（1）困难气道的识别

1）病史：有无面罩通气困难或气管内插管困难病史。

2）一般检查：过度肥胖、颈粗短、上齿外露、义齿等都提示可能存在插管困难。

3）头颈活动度：正常头颈伸屈范围在90°～165°，如果头后伸不足80°即可使插管操作困难。甲颏距离正常>6.5cm，如<6.5cm提示窥喉困难。

4）口齿情况：张口度正常为3横指（3.5～5.5cm），若张口度<2横指（2.5cm），提示喉镜置入困难。患者取端坐位，嘱其最大限度张口伸舌发"啊"音，观察口咽部：Ⅰ级可见咽峡弓、软腭和悬雍垂；Ⅱ级仅见软腭和悬雍垂；Ⅲ级仅见软腭；Ⅳ级仅见硬腭。级别越高提示喉镜暴露和气管内插管越困难。

5）鼻腔、咽喉：询问有无损伤、出血及鼻咽部手术史，咽喉部有无肿块、咽后壁脓肿、扁桃体肥大等。

6）辅助检查：必要时可行喉镜、颈椎正位片及 CT 检查，明确颈椎、咽喉部及气管情况。

（2）确认气管导管在气管内的方法

1）直视下见导管进入声门。

2）压胸部时，导管口有气流。

3）人工通气时可见双侧胸廓对称起伏，听诊双肺呼吸音清晰。

4）如用透明导管时，吸气时管壁清亮，呼气时可见明显的"白雾"现象。

5）监测呼气末 CO_2 分压（$ETCO_2$），每次呼吸均出现正常的 CO_2 波形。

6）胸部 X 线片见导管前端位于气管中段。

（3）气管内插管并发症及处理

1）插管损伤：插管操作不规范，可致唇舌挤伤、牙齿脱落、后咽壁损伤、声带撕裂、颞下颌关节脱位等。

2）气管导管误入食管：易引起无通气和胃充气的严重后果。确定导管在气管内再行通气。气管导管误入食管需重新插管。

3）气管痉挛、心律失常：浅麻醉下行气管内插管可引起剧烈呛咳、喉头及支气管痉挛；心率增快及血压剧烈波动而导致心肌缺血，严重的迷走神经反射可导致心律失常，甚至心搏骤停。做好局部麻醉，操作轻柔、规范可减轻插管反应，并注意观察患者，一旦出现严重并发症应及时处理。

4）呼吸道损伤：气管导管内径过小，可使呼吸阻力增加；导管内径过大，或质地过硬都容易损伤呼吸道黏膜。应选择合适型号的气管导管，并注意套囊压力。

5）通气不良等：导管插入过深可误入一侧支气管内（常发生在右侧），引起通气不足、缺氧或术后肺不张。导管插入太浅时，可因患者体位变动而意外脱出，导致严重意外发生。气管内插管后应定期胸部摄片检查导管位置。

6）误吸：指胃内容物逆流进入咽喉腔及气管内。快速诱导和清醒插管是预防误吸的方法。

5. 人文关怀

（1）核对患者信息，充分告知气管内插管术风险及获益，签署知情同意书。

（2）注意无菌原则。

（3）整个操作过程技术熟练、表现出良好的职业素养。

（二）中心静脉穿刺置管术

1. 适应证

操作视频

（1）危重患者抢救或大手术等监测中心静脉压。

（2）需要快速补液、输血治疗者。

（3）胃肠外营养治疗者。

（4）空气栓塞需经中心静脉至右心房抽气者。

（5）血液净化的患者。

（6）长期静脉输入刺激性药物（化疗）的患者。

（7）外周静脉通道不易建立或不能满足需要者。

（8）特殊用途如心导管检查、插入肺动脉导管，安装心脏起搏器等。

2. 禁忌证

（1）凝血功能障碍。

（2）穿刺部位感染。

（3）上腔静脉综合征。

（4）新近放置起搏器者，最好4～6周后再行中心静脉置管。

3. 评分细则

（1）颈内静脉穿刺置管术

项目	技术操作要求	注意事项	建议得分系数
操作前准备	仪表端庄，服装整洁，洗手，戴口罩、帽子		2
	物品准备 1）治疗车上层 中心静脉穿刺包：5ml无菌注射器、穿刺针、"J"形导引钢丝、深静脉导管、皮肤扩张器、孔巾、平头压力探针、无菌纱布等 输液套装：无菌输液器、250～500ml生理盐水 消毒用品：0.5%聚维酮碘（或2.5%碘酊和75%乙醇） 其他：局麻药（2%利多卡因）、无菌手套、无菌手术衣、缝针、缝线、监护设备、抢救药品等 压力监测设备：包括压力袋、肝素盐水压力管道和管道冲洗装置、换能器、监测仪。检查旋钮、开关位置，管道充液排气，连接监测仪，使用前调节零点 2）治疗车下层：生活垃圾桶，医用垃圾桶，锐器盒	注意物品有效期	6
	自我介绍，核对患者信息，向患者或家属解释穿刺目的、过程、意义等，签署知情同意书		5
	确定穿刺部位，如有条件，可在超声引导下行静脉穿刺	超声引导可提高穿刺成功率，减少并发症发生率	5
操作过程（注意人文关怀）	选择合适体位：去枕平卧，头低15°～20°，右肩部略垫高，头转向对侧，颈部伸展	使颈内静脉充盈，也可增加压力防止空气栓塞发生	2
	穿刺点定位：可采用前路、中路、后路。现以中路为例，一般选右侧胸锁乳突肌的内侧缘中点，平环状软骨水平，触摸到颈总动脉搏动，在搏动外侧0.5～1.0cm处为穿刺点	注意一定要触及颈总动脉搏动，并避开，以免刺破颈总动脉引起血肿	3
	消毒铺单：术者洗手、戴无菌手套、穿无菌手术衣，消毒范围上至下颌角，下至乳头水平，内侧过胸骨中线，外至腋前线，铺无菌孔巾。检查导管完好性，用肝素生理盐水冲洗（一般150ml盐水加12 500U肝素）各腔检查通畅性并封闭	注意无菌操作	10

项目	技术操作要求	注意事项	建议得分系数
操作过程（注意人文关怀）	局部麻醉：若患者清醒需2%利多卡因行局部浸润麻醉		3
	试穿：使用5ml注射器试穿，左手轻触颈动脉定位，针与皮肤呈30°～45°角，针尖指向同侧乳头或锁骨中内1/3交界处。进针过程中保持注射器轻度负压。回吸见暗红色静脉血，提示针尖进入静脉，确认方向、角度和进针深度后拔出试探针		5
	穿刺针穿刺：按试探针角度、方向、深度，用18G穿刺针穿刺，边进针边回抽，当血液回抽和注入十分通畅时，固定穿刺针，可用平头压力探针测试压力，无波动性、鲜红色血液流出则为静脉	避免反复穿刺，如穿到动脉则立刻退针，按压数分钟后再行穿刺	12
	置入导丝：从18G穿刺针插入"J"形导引钢丝约30cm（穿刺针及注射器总长约20cm，导引钢丝在血管内约10cm），插入时注意心律变化，到达深度后固定钢丝退出穿刺针，压迫穿刺点，此时导引钢丝深度不要超过15cm	避免导丝插入过深，导致心律失常。如导丝插入受阻，需拔出导丝，调整穿刺针方向，待回血通畅后再次置入导丝，若导丝拔出受阻则需将导丝与穿刺针一并拔出，切勿暴力拔出致导丝切断，遗留血管内	8
	扩张皮肤切口：沿导引钢丝插入扩张器，左手固定皮肤，右手轻轻旋转扩张器扩张皮肤和皮下组织，或尖刀片切开扩皮		3
	引入导管：通过导引钢丝送入静脉导管，待导引钢丝露出导管尾部时，左手持导引钢丝尾端，右手将导管插入，导管进入颈内静脉后，拔除导引钢丝，成人置管深度一般以12～15cm为宜	注意封闭导管，避免静脉与大气相通导致空气栓塞	5
	验证导管位置：回吸确认静脉通畅后，向导管内注入2～3ml肝素生理盐水，盖上肝素帽。将导管固定器与皮肤缝合固定，应用敷料覆盖。接测压管或输液管路		5
	为患者恢复衣物，恢复舒适体位		3
操作结束处理	垃圾分类放置 整理物品	穿刺针、注射器针头等锐器弃于锐器桶，其余物品弃于医用垃圾桶中	5
	术后测量、观察患者生命体征，书写有创操作记录，可拍摄X线片确认导管位置及走向		5
	术后患者宣教	保持穿刺位点清洁干燥；避免牵拉导致导管脱出	5

续表

项目	技术操作要求	注意事项	建议得分系数
职业素养	注重人文关怀，在操作前、操作中、操作后均与患者适当沟通，不重复穿刺，注意无菌原则		8
	合计		100

（2）锁骨下静脉穿刺置管术

项目	技术操作要求	注意事项	建议得分系数
操作前准备	仪表端庄、服装整洁、洗手、戴口罩、帽子		2
	物品准备 1）治疗车上层 中心静脉穿刺包：5ml 无菌注射器、穿刺针、"J"形导引钢丝、深静脉导管、皮肤扩张器、孔巾、平头压力探针、无菌纱布等 输液套装：无菌输液器，250～500ml 生理盐水 消毒用品：0.5% 聚维酮碘（或2.5%碘酊和75%乙醇） 其他：局麻药（2% 利多卡因）、无菌手套、无菌手术衣、缝针、缝线、监护设备、抢救药品等 压力监测设备：压力袋、肝素盐水压力管道和管道冲洗装置、换能器、监测仪。检查旋钮、开关位置，管道充液排气，连接监测仪，使用前调节零点 2）治疗车下层：生活垃圾桶，医用垃圾桶，锐器盒	注意物品有效期	6
	自我介绍，核对患者信息，向患者或家属解释穿刺目的、过程、意义等，签署知情同意书		5
	确定穿刺部位，若需要患者局部备皮		5
操作过程（注意人文关怀）	选择合适体位：患者去枕仰卧位，肩下垫薄枕，头后仰15°，并偏向对侧。穿刺侧上肢下垂于身体一侧并略外展，使锁骨突出并使锁骨与第一肋骨之间间隙扩大，静脉充盈	使静脉充盈，也可增加压力防止空气栓塞发生	2
	穿刺点定位：分锁骨下和锁骨上两个入路，一般选右侧锁骨中外 1/3 交界下方 1cm 处为穿刺点		5
	消毒铺单：术者洗手、戴无菌手套、穿无菌手术衣，穿刺部位皮肤消毒，范围不小于 15cm，铺无菌单。检查导管完好性，用肝素生理盐水冲洗（一般 150ml 盐水加 12 500U 肝素）各腔检查通畅性并封闭	注意无菌操作	10
	局部麻醉：若患者清醒需 2% 利多卡因行局部浸润麻醉	局麻需浸润到锁骨后缘骨膜	3

续表

项目	技术操作要求	注意事项	建议得分系数
操作过程（注意人文关怀）	穿刺针穿刺：右手持针，保持穿刺针体与胸壁平面平行，左手食指放在胸骨上凹处定向，穿刺针进入皮肤后保持负压，针尖指向锁骨上切迹上方，贴近锁骨后缘，确定穿刺针触及锁骨骨膜后，保持穿刺针紧贴在锁骨后，对准胸骨上切迹进针，直至回抽出静脉血，一般进针深度为3～5cm	避免进针角度过大，导致气胸	15
	置入导丝：从18G穿刺针插入"J"形导引钢丝约30cm（穿刺针及注射器总长约20cm，导引钢丝在血管内约10cm），插入时注意心律变化，到达深度后固定钢丝退出穿刺针，压迫穿刺点，此时导引钢丝深度不要超过15cm	避免导丝插入过深，导致心律失常。如导丝插入受阻，需拔出导丝，调整穿刺针方向，待回血通畅后再次置入导丝，若导丝拔出受阻则需将导丝与穿刺针一并拔出，切勿暴力拔出致导丝切断，遗留血管内	8
	扩张皮肤切口：沿导引钢丝插入扩张器，左手固定皮肤，右手轻轻旋转扩张器扩张皮肤和皮下组织		3
	引入导管：通过导引钢丝送入静脉导管，待导引钢丝露出导管尾部时，左手持导引钢丝尾端，右手将导管插入，导管进入颈内静脉后，拔除导引钢丝，成人置管深度一般以12～15cm为宜	注意封闭导管，避免静脉与大气相通导致空气栓塞	5
	验证导管位置：回吸确认静脉通畅后，向导管内注入2～3ml肝素生理盐水，盖上肝素帽。将导管固定器与皮肤缝合固定，应用敷料覆盖。接测压管或输液管路		5
	为患者恢复衣物，恢复舒适体位		3
操作结束处理	垃圾分类放置整理物品	穿刺针、注射器针头等锐器弃于锐器桶，其余物品弃于医用垃圾桶中	5
	术后测量观察患者生命体征，书写有创操作记录，可拍摄X线片确认导管位置及走向		5
	术后患者宣教	保持穿刺位点清洁干燥，不要沾水；不要牵拉导致导管脱出	5
职业素养	注重人文关怀，在操作前、操作中、操作后均与患者适当沟通，不重复穿刺，注意无菌原则		8
合计			100

4. 重点难点

（1）中心静脉穿刺置管术的并发症及处理

1）气胸：是较常见的并发症之一，尤其是锁骨下静脉穿刺时气胸的发生率较高。临床表现为呼吸困难、同侧呼吸音减低等。处理：①出现气胸后应及早做胸腔抽气或胸腔闭式引流；②如穿刺后患者应用正压通气，则有可能引起张力性气胸，表现为低血压或低氧血症，应有所警惕。

2）心脏压塞：与导管置入过深有关。插管时如导致上腔静脉、右心房或右心室损伤穿孔，则可引起心包积液或积血。当液体或血液在心包腔或纵隔内积聚达 $300\sim500ml$ 时，就足以引起致命的心脏压塞。临床表现：留置中心静脉导管的患者突然出现发绀、面颈部静脉怒张、恶心、呼吸困难、胸骨后和上腹部疼痛，同时伴有低血压、脉压变窄、奇脉、心动过速、心音低而遥远，应考虑有心脏压塞的可能。处理：①立即停止经中心静脉输注液体；②将输液容器的高度降至低于患者心脏水平，利用重力作用，吸出心包腔或纵隔内的血液或液体，然后慢慢地拔除导管；③如症状无改善，应立即行心包穿刺减压。

3）血胸、胸腔积液、纵隔积液：穿刺过程中若将静脉甚或动脉壁撕裂或穿透，同时又将胸膜刺破，则形成血胸。若中心静脉导管误入胸腔或纵隔，液体输入后可引起胸腔积液或纵隔积液。因此，置管后应常规检查导管末端是否位于血管内。方法是降低输液瓶高度，并低于心脏水平，放开输液调节器，观察回血是否畅通。胸片有助于诊断。处理：一旦出现肺受压的临床症状，应警惕是否出现血气胸，立即拔出导管并做胸腔闭式引流。

4）空气栓塞：在经穿刺针或套管内插入导引钢丝或导管时，常在取下注射器准备插管前 $1\sim2$ 秒可能有大量的空气经针孔或套管进入血管。若压差为 $5cmH_2O$，空气通过 14G 针孔的量可达每秒 100ml。静脉内如果快速进入 $100\sim150ml$ 空气，可以致命。处理：以预防为主，操作时头低足高位，操作中时刻注意封闭穿刺针或导管。

5）血肿：穿刺过程中，探针或穿刺针损伤动脉、误将导管置入动脉内，特别是压迫止血困难的部位，如锁骨下动脉，可致局部血肿形成，甚至压迫气管，导致呼吸困难。处理：①局部按压数分钟（3～5 分钟）防止血肿形成；②若粗针损伤动脉，要压迫更长时间或请外科会诊；③抗凝治疗的患者，血肿形成的机会较多，穿刺插管应特别慎重。

6）感染：导管在体内留置时间过久可引起血栓性静脉炎。反复多次穿刺、局部组织损伤、血肿可增加局部感染的机会。严格无菌操作及导管留置期间无菌护理可预防感染的发生。处理：当患者出现不能解释的寒战、发热、白细胞数升高、局部红肿、压痛等，应考虑拔除中心静脉导管并做细菌培养。

（2）颈内静脉穿刺的三种进针入路

1）前路进针法：穿刺点在喉结水平，胸锁乳突肌的内缘，紧靠颈动脉的外缘，穿刺针与皮肤呈 30°～45° 角，并指向同侧乳头方向进针。

2）中路进针法：穿刺点在胸锁乳突肌形成的三角的顶点。以左手手指触及并固定胸锁乳突肌和颈动脉的方向，右手持针在胸锁乳突肌形成的三角的顶点穿刺，穿刺针方向同前路。

3）后路进针法：穿刺点在胸锁乳突肌外侧缘的中下 1/3 交点，约锁骨上 5cm 处，针柄一般保持水平位，针尖于胸锁乳突肌锁骨头的深部指向胸骨上切迹。现已少用。

（3）超声引导下颈内静脉穿刺置管术：超声引导下的颈内静脉穿刺置管术可提高穿刺成功率，减少并发症的发生，目前在临床广泛应用。方法：使用线阵探头，可将探头横向置于右颈部，形成短轴切面，此切面可直观地看到静脉、动脉及其周围结构，穿刺时也可看到针的相对位置。或可将探头纵向放置于颈部，形成长轴切面，此切面的优点是可以更好地看到整个入针过程和入针深度。超声直视下见穿刺针刺入静脉，并回抽出暗红色血液，再行置管操作即可。

5. 人文关怀

（1）核对患者信息，充分告知中心静脉穿刺置管术的风险及获益，签署知情同意书。

（2）中心静脉穿刺置管术应在环境安全，温度适宜处进行，并且保护患者隐私。

（3）注意无菌原则。

（4）加强与患者沟通。

（5）整个操作过程技术熟练、表现出良好的职业素养。

九、护理基本技能操作

操作视频

（一）吸氧术

1. 适应证 各种原因造成缺氧状态的患者。

2. 禁忌证 百草枯中毒患者禁忌吸氧。

3. 评分细则

项目	技术操作要求	注意事项	建议得分系数
	仪表端庄，服装整洁，洗手，戴好口罩、帽子		2
	物品准备 （1）治疗车上层：一次性吸氧管，氧气压力表装置，中心供氧装置或氧气筒，扳手，湿化瓶，治疗碗（内盛冷开水），手电筒，干棉签，纱布，蒸馏水，吸氧卡片，用氧记录单 （2）治疗车下层：生活垃圾桶，医用垃圾桶	物品放置合理，检查无菌物品有效期	5
操作前准备	评估操作环境，符合用氧安全，妥善放置氧气装置	做到"四防"，即防震、防火、防热、防油	6
	自我介绍，核对患者信息（反问式询问姓名，查看床头卡、手腕带）		5
	向患者解释用氧的目的、方法及意义，评估患者病情，告知需要配合事项	合理解释，消除患者紧张情绪	6
	评估患者鼻腔及鼻部黏膜情况，取适宜体位	呼吸困难者可取半卧位或端坐位，利于膈肌下降，胸腔容积增大，增加肺活量	6
	吹净氧气瓶口的灰尘，将氧气表向后倾置于氧气筒气门上，用手初步旋紧，再用扳手拧紧，使氧气表垂直于地面	除尘时，声音较大，提醒患者不要害怕	5
	湿化瓶中倒入 1/2～2/3 满的蒸馏水，安装湿化瓶	急性肺水肿患者，湿化瓶内装 20%～30% 乙醇，以降低肺泡内泡沫表面的张力，减轻缺氧症状	5

续表

项目	技术操作要求	注意事项	建议得分系数
操作前准备	打开氧气筒总开关，开流量表开关，确定氧气筒内压力在可用范围内，测试氧气流出是否顺畅，装置是否漏气，然后关闭流量开关	打开总开关时，注意要完全打开，逆时针旋转开关至少一周半	8
操作过程	洗手和（或）卫生手消毒		3
	用棉签蘸冷开水清洁两侧鼻腔，确认两侧鼻腔是否通气。检查一次性吸氧管的密闭性，将其与湿化瓶相连接		5
	根据医嘱及病情调节氧流量，湿润吸氧管前端，并检查吸氧管是否通畅，氧流量调节是否正确	氧流量：低流量 1～2L/min；中流量 3～4L/min；高流量 5L/min 以上 吸氧浓度与氧流量的关系：吸氧浓度（%）=21+4×氧流量（L/min） 采用面罩给氧时，氧流量一般需 6～8L/min 才能保证患者氧气需要	8
	核对患者信息，将吸氧管插入双侧鼻腔，导管环绕患者耳部向下放置，松紧适宜	动作轻柔，松紧适度，以防损伤皮肤黏膜	5
	观察患者反应，询问患者感受	用氧过程中要注意观察缺氧症状有无改善 用氧过程中，需调节氧流量时，先断开吸氧装置与患者端的连接，调整好流量后，再与患者相连接，避免操作失误，大量气体突然进入呼吸道，损伤气道黏膜及肺组织	5
	填写吸氧卡片后，挂于氧气表上		5
	停止用氧时，先取下鼻氧管，再关闭用氧装置	卸表时，关闭总开关，放余气，关闭流量开关后再卸表	8
操作结束处理	整理物品，物品摆放整齐，垃圾分类处理	注意医用垃圾不能混放	3
	洗手，记录（给氧时间，氧流量，患者的反应），宣教告知	告知患者用氧过程中勿自行调节氧流量；吃饭、喝水无须停止吸氧；注意用氧安全，禁烟、禁明火、禁电暖器等	5
职业素养	注重人文关怀，在操作前、操作中、操作后均与患者适当沟通；注意用氧安全；用氧过程中注意患者的缺氧情况有无改善		5
合计			100

4. 重点难点

（1）呼吸抑制：对Ⅱ型呼吸衰竭患者应使用低浓度、低流量（1～2L/min）吸氧。由于

Ⅱ型呼吸衰竭患者 $PaCO_2$ 长期处于高水平，呼吸中枢失去了对二氧化碳的敏感性，呼吸的调节主要依靠缺氧对外周化学感受器的刺激来维持，吸入高浓度氧，解除缺氧对呼吸的刺激作用，使呼吸中枢抑制加重，甚至呼吸停止。

（2）呼吸道分泌物干燥：氧气吸入前，一定要先湿润再吸入，以此减轻呼吸道黏膜干燥、分泌物黏稠不宜咳出等症状，必要时行雾化吸入治疗。

（3）肺不张：患者表现为烦躁，呼吸、心率增快，血压上升，继而出现呼吸困难、发绀、昏迷。吸入高浓度氧气后，肺泡内氮气被大量置换，一旦支气管有阻塞时，其所属肺泡内的氧气被肺循环血液迅速吸收，引起吸入性肺不张。预防措施为鼓励患者做深呼吸，多咳嗽和经常改变卧位、姿势，防止分泌物阻塞。

5. 人文关怀
（1）核对患者信息。
（2）严格遵守操作流程，注意用氧安全。
（3）加强与患者沟通，语言简短清晰，语气和蔼亲切，消除紧张情绪。
（4）用氧过程中，加强监测。
（5）整个操作过程技术熟练、表现出良好的职业素养。

（二）胃管置入术

操作视频

1. 适应证
（1）无法经口进食且需要胃内灌食及给药者。
（2）因治疗或检查需要对胃内容物进行抽吸、冲洗、胃肠减压、胃液检查、病情观察等。

2. 禁忌证
（1）严重颌面部损伤。
（2）鼻咽部有癌肿或急性炎症。
（3）近期食管腐蚀性损伤。
（4）食管梗阻及憩室。
（5）食管静脉曲张。
（6）精神异常或极度不合作者。

3. 评分细则

项目	技术操作要求	注意事项	建议得分系数
	仪表端庄，服装整洁，洗手，戴好口罩、帽子		2
操作前准备	物品准备 （1）治疗车上层：无菌胃管包（弯盘2个、镊子1把、压舌板1个、纱布2块、胃管1条、50ml注射器1个、治疗巾1块），液体石蜡、棉签、胶布、别针、夹子或橡皮筋、手电筒、听诊器、注食器、治疗碗（内盛温开水），无菌手套，标识贴 （2）治疗车下层：生活垃圾桶，医用垃圾桶，锐器盒	物品放置合理，检查无菌胃管包的有效期及密闭性	6

续表

项目	技术操作要求	注意事项	建议得分系数
操作前准备	自我介绍，核对患者信息（反问式询问姓名、腕带、床头卡）		5
	评估患者病情、意识状态、配合程度；向患者解释操作目的，告知配合要点；操作存在的风险及并发症，取得配合，签署知情同意书	置管过程中如有任何不适，要及时表述出来；若出现恶心，可暂停操作，做深呼吸或吞咽动作可缓解	5
	摆体位：清醒患者取坐位或半卧位；无法坐起神清者取右侧卧位；昏迷患者取去枕平卧位，头部后仰	颈椎损伤患者不宜过度搬动颈部，以免造成更大的伤害	4
	评估两侧鼻腔的通畅性，有无操作禁忌、插管经历等，选择适宜的鼻孔插管	使用手电筒检查患者鼻腔时，注意适当遮挡眼睛，以免造成患者不适	5
	根据病情及留置时间，选择合适的胃管，取下活动性义齿	可根据需要选择橡胶或者硅胶胃管	2
操作过程	洗手和（或）卫生手消毒		2
	将治疗巾铺于患者颌下，弯盘置于口角旁；用干棉签蘸取温开水清理并润滑鼻腔	棉签蘸取温开水不宜过多，以免温水进入鼻腔，导致患者呛咳	5
	使用注射器检查胃管是否通畅，封闭胃管远端	避免插管时有空气进入，导致患者胃肠胀气	3
	将液体石蜡倒于纱布上，润滑胃管前端	胃管润滑是否充分，直接决定插管成功与否	2
	测量胃管插入的长度并标记，一般成人插管长度为55～60cm	胃管插入的长度：前额发际至胸骨剑突处或鼻尖经耳垂至胸骨剑突的距离 胃管插入深度，严格遵照自测的长度	5
	左手持纱布扶住胃管，右手持镊子夹住胃管前端，沿选定侧鼻孔轻轻插入到咽喉部（14～16cm）时，清醒患者嘱其做吞咽动作，顺势将胃管向前推进至预测长度（昏迷患者，左手将患者头扶起，使下颌靠近胸骨柄，增大咽喉通道弧度，缓缓插入胃管至预定长度）	插管时动作应轻柔，镊子尖端避免面向患者，以免损伤鼻腔黏膜 插入胃管过程中，如果患者出现呛咳、呼吸困难、发绀等，表明胃管误入气管，应立即拔出胃管，休息片刻后，由另一鼻孔插入	8

项目	技术操作要求	注意事项	建议得分系数
操作过程	确定胃管是否在胃内,可选用任一种方法	(1)抽:用注射器接胃管末端抽吸,能抽出胃液(最常用方法) (2)听:听诊器置于患者胃部,用注射器快速向胃管内注入10ml空气,可听到气过水声 (3)看:将胃管末端置于盛水的治疗碗中,看有无气泡溢出 昏迷患者鼻饲营养时,为确定胃管是否在胃内,需选用两种方法确认	6
	确定胃管在胃内后,用胶布在鼻孔处的胃管上缠绕两周做标记,再用胶布在鼻翼及颊部固定	胃管应固定牢固,以免脱出	6
	灌注食物:打开胃管末端,用注射器连接胃管末端,回抽见胃液后,缓慢注入鼻饲液或药液,鼻饲前后均应注入少量温开水,以冲洗胃管	每次鼻饲液的量不超过300ml,温度38~40℃,间隔时间不少于2小时。鼻饲后30分钟内勿翻身	8
	将胃管末端反折,用纱布包好,用夹子夹紧或用橡皮筋扎紧,用别针固定于枕旁或患者衣领处		4
	拔管:弯盘置于患者颌下,经胃管注入10ml空气,轻轻揭除固定胃管的胶布,左手持纱布包裹近鼻孔处的胃管,右手边拔边缠绕胃管于手中	胃管内注入空气的目的,是避免拔管时管内液体流入呼吸道,引起呛咳及坠积性肺炎;在患者呼气末拔管,到咽喉处快速拔出,以免患者呛咳	5
	用纱布擦净患者口鼻,必要时协助患者漱口,恢复舒适体位		4
操作结束处理	整理物品,物品摆放整齐,垃圾分类处理	注意医用垃圾不能混放	2
	洗手,记录(操作者姓名,置管的时间、置管深度,患者的反应),鼻饲者需记录鼻饲的时间、鼻饲液的量、浓度、种类,患者的反应,粘贴胃管标识贴,宣教告知	告知患者置管期间保持管道通畅,妥善固定,避免脱出;置管期间禁食水,保持口腔清洁,每天2次口腔护理;鼻饲后,保持原卧位30分钟,以免出现反流	6
职业素养	注重人文关怀,在操作前、操作中、操作后均与患者适当沟通;动作轻柔,避免暴力操作,注重患者的不适感受;正确处理插管过程中出现的问题;严格确认胃管位置		5
合计			100

4. 重点难点

（1）误入气管：多见于不合作或不能合作的患者。常表现为呛咳、呼吸困难、发绀等，年老、昏迷患者气管对刺激的反应较弱，临床表现不明显。操作前应积极争取患者合作，采用多种方法验证胃管位置。

（2）胃食管反流和误吸：胃管留置时间过长可导致食管下段括约肌松弛，引起胃酸反流，同时，由于昏迷和颅脑损伤的患者多为仰卧位，不能吞咽唾液分泌物，易将反流的胃内容物误吸入呼吸道，引起肺部感染。对于胃食管反流，可抬高床头，应用抑酸及促进胃动力药物。长期卧床患者应积极排痰，发生吸入性肺炎可使用抗生素治疗。

（3）鼻腔出血：插管时如插管阻力过大，更换对侧鼻腔，避免强行插入。插管动作粗暴或留置胃管时间过长可引起鼻腔出血，插管时应充分润滑胃管，动作轻柔。出血症状轻时可局部应用收缩血管药物，必要时可请耳鼻咽喉科协助处理。定期观察患者鼻腔情况，如有黏膜糜烂及时处理。

（4）恶心、呕吐：若患者出现强烈的恶心、呕吐，可给予1%丁卡因喷雾麻醉3～5分钟后置管，同时注意，在胃管拔除过程中速度过快、动作过猛也可引起反射性呕吐。

5. 人文关怀

（1）认真核对患者信息，确认有无操作禁忌。

（2）耐心向患者交代配合要点，减轻患者心理负担。

（3）加强与患者沟通，语言简短清晰，语气和蔼亲切，转移患者注意力，消除紧张情绪。

（4）整个操作过程技术熟练、轻柔，表现出良好的职业素养。

（三）洗胃术

1. 适应证

（1）非腐蚀性毒物中毒，如有机磷、催眠药、重金属类、生物碱及食物中毒等。

（2）幽门梗阻者。

操作视频

2. 禁忌证

（1）强腐蚀性毒物（如强酸、强碱）中毒。

（2）肝硬化伴食管-胃底静脉曲张。

（3）胸主动脉瘤、近期内有上消化道出血及胃穿孔、胃癌等。

3. 评分细则

项目	技术操作要求	注意事项	建议得分系数
操作前准备	仪表端庄，服装整洁，洗手，戴好口罩、帽子		2
	物品准备 （1）治疗车上层：无菌洗胃包（弯盘2个、镊子1把、压舌板1个、纱布2块、洗胃管1条、50ml注射器1个、治疗巾1块），液体石蜡，胶布，手电筒，听诊器，止血钳，标本容器或试管，量杯，水温计，盛水桶2只，电动洗胃机，洗胃液，无菌手套 （2）治疗车下层：生活垃圾桶，医用垃圾桶，锐器盒 （3）必要时备开口器，牙垫，舌钳，胃肠减压器	物品放置合理，检查无菌洗胃包的有效期及密闭性 根据毒物性质正确选择洗胃液，中毒物质不明时使用温开水或生理盐水洗胃	6
	自我介绍，核对患者信息（反问式询问姓名、腕带、床头卡）	昏迷患者需与家属核对信息	5

项目	技术操作要求	注意事项	建议得分系数
操作前准备	评估 (1) 患者病情，意识状态，瞳孔大小，心理状态，沟通理解及配合程度；向患者或家属解释操作目的、必要性；操作可能存在的风险及并发症，取得配合 (2) 询问中毒毒物的种类、性质、量及中毒时间，来院前是否呕吐 (3) 询问既往病史，查看口腔及黏膜情况，确认有无洗胃和插管禁忌证，取下活动性义齿，签署知情同意书 (4) 测量生命体征	中毒者疑有衣物被污染时，应立即去除衣物，温水擦净全身皮肤黏膜，必要时洗头，擦洗时注意患者保暖 参与急救人员必须佩戴无菌手套，做好自我保护 洗胃的最佳时间是服毒后4～6小时	10
	摆体位：清醒患者可采取左侧卧位或仰卧位；昏迷患者去枕平卧，头偏向一侧		5
操作过程	洗手和（或）卫生手消毒		2
	检查并连接洗胃机：连接电源，打开开关，倒入洗胃液，用水温计试温（25～38℃），并连接管路，试运转一个循环，待机备用	洗胃液量一般为10 000～20 000ml 洗胃液温度过高，促使毒物吸收；过低易导致胃痉挛 进液端口必须始终浸没在水面以下，以防空转后，空气进入胃内，引起胀气	6
	将治疗巾铺于患者颌下，弯盘置于口角旁。检查胃管是否通畅，用止血钳封闭胃管远端	避免插管时有空气进入，导致患者胃肠胀气	5
	将液体石蜡倒于纱布上，润滑胃管前端。测量胃管插入的长度并标记，一般成人插管长度为60cm	胃管润滑是否充分，直接决定插管成功与否 胃管插入的长度：前额发际至胸骨剑突处或鼻尖经耳垂至胸骨剑突的距离	5
	用牙垫协助患者张口，必要时使用开口器或舌钳，左手持纱布扶住胃管，右手持镊子夹住胃管前端，沿口腔插入至预定长度		6
	确定胃管是否在胃内，选用两种方法。抽取胃液留标本立即送检	(1) 抽：用注射器接胃管末端抽吸，能抽出胃液（最常用方法） (2) 听：听诊器置于患者胃部，用注射器快速向胃管内注入10ml空气，可听到气过水声 (3) 看：将胃管末端置于盛水的治疗碗中，看有无气泡溢出	4

续表

项目	技术操作要求	注意事项	建议得分系数
操作过程	确定胃管在胃内后，用胶布交叉固定在口唇两侧（同气管内插管）。连接洗胃机进行洗胃	洗胃管应固定牢固，以免脱出 洗胃开始时，先按手吸键，充分吸净胃内毒物后，再开始自动洗胃	6
	观察洗出液性质、颜色、气味及患者的面色、脉搏、呼吸、血压变化，洗胃直至洗出液澄清无味为止	注意观察患者病情，如有腹痛、休克症状及胃内出血，立即停止洗胃，及时给予相应处理	4
	停止洗胃时，可根据病情保留胃管或使用导泻、解毒类药物由胃管注入		5
	拔管：弯盘置于患者颌下，经胃管注入10ml空气，轻轻揭除固定胃管的胶布，左手持纱布包裹近口端胃管，右手边拔边缠绕胃管于手中	胃管内注入空气的目的是避免拔管时管内液体流入气管，引起呛咳	6
	用纱布擦净患者口鼻，必要时协助患者漱口，恢复舒适体位		5
操作结束处理	整理物品，物品摆放整齐，垃圾分类处理	注意医用垃圾不能混放	2
	洗手，记录（洗胃液的名称、量，洗出液的颜色、性状、量及患者的反应），宣教告知	告知患者家属暂禁食水，注意患者的反应，如有异常及时呼叫 洗胃后应严密观察患者毒物清除状况，以免出现病情反复或恶化	6
	将自动洗胃机三管（进液管、胃管、污水管）同时放入清水中，自动清洗后取出，关机		5
职业素养	注重人文关怀，对自服毒患者，耐心劝导，做好心理疏导，保守患者秘密与隐私，减轻心理负担；操作时动作轻柔，避免暴力操作；注重患者的不适感受；正确处理插管过程中出现的问题		5
合计			100

4. 重点难点

（1）洗胃并发症：洗胃的并发症有急性胃扩张、胃穿孔、大量低渗液洗胃致水中毒、水及电解质紊乱、酸碱平衡失调、昏迷患者误吸或过量胃内液体反流致窒息、迷走神经兴奋致反射性心搏骤停，及时观察并做好相应的急救措施，并做好记录。

凡呼吸停止、心脏停搏患者应先行心肺复苏，再行洗胃术。洗胃前应检查生命体征，如有缺氧或呼吸道分泌物过多，应先吸痰液，保持呼吸道通畅，再行洗胃术。

（2）洗胃原则：愈早愈好，尽快实施。一般原则是服毒后4～6小时洗胃最有效。但有些患者就诊时已超过 6 小时，仍可考虑洗胃，以下因素可使毒物较长时间留在胃内。

　　1）患者胃肠功能差，使毒物滞留胃内时间长。

　　2）毒物吸收后的再吸收。

　　3）毒物进入胃内较多。

　　4）有的毒物吸收慢，如毒物本身带有胶囊外壳等。

5. 人文关怀

（1）认真核对患者信息，确认有无操作禁忌。

（2）认真向患者及其家属做好告知，交代操作的必要性和重要性，告知由此可能产生的并发症。

（3）加强病情观察，注意操作过程中突发的病情变化，做好急救的准备。

（4）整个操作过程技术熟练、轻柔、有序，表现出良好的职业素养。

（四）动脉穿刺术

操作视频

1. 适应证

（1）各种原因引起的呼吸衰竭者。

（2）电解质、酸碱平衡紊乱者。

（3）呼吸困难者。

（4）使用人工呼吸机治疗者。

2. 禁忌证

（1）穿刺部位的感染为绝对禁忌证。

（2）对凝血功能障碍或重症血小板减少者需谨慎操作（相对禁忌证）。

3. 评分细则

项目	技术操作要求	注意事项	建议得分系数
操作前准备	仪表端庄，服装整洁，洗手，戴好口罩、帽子		2
	物品准备 （1）治疗车上层：治疗盘，2ml 注射器或一次性动脉血气针，2ml 肝素 1 支，0.5% 聚维酮碘或安尔碘，无菌棉签，治疗巾，医用小垫枕，无菌粘贴，无菌软木塞或橡胶塞，手消毒液，冰盒或冰桶一个，医嘱执行单（或移动护理终端），化验单（或采血条码） （2）治疗车下层：生活垃圾桶，医疗垃圾桶，锐器盒	物品放置合理，注意物品有效期，外包装是否完整密闭	5
	自我介绍，核对患者信息（反问名字、床头卡、手腕带）	注意采用两种以上方法进行核对	6
	评估患者病情，解释操作目的及过程，可能出现的风险，以及如何配合		4
	询问患者 20 分钟内是否吸氧、活动、情绪激动、进食、饮浓茶咖啡。吸氧者，记录吸氧浓度		5

续表

项目	技术操作要求	注意事项	建议得分系数
操作前准备	评估双侧桡动脉搏动情况，选择合适的穿刺手臂	首选桡动脉搏动强的手臂进行穿刺；进行穿刺手臂的艾伦（Allen）试验，Allen 试验阴性方可穿刺	4
	取舒适体位，充分暴露腕部穿刺部位，在穿刺部位下方铺治疗巾，腕下垫小枕，使手腕部适当背屈	体位可以取平卧位或坐位，穿刺侧手臂略外展，掌心向上	4
	确定桡动脉走向，正确选择穿刺点：前臂掌侧腕横纹上近心端 1～2cm 处，动脉搏动最明显处；评估穿刺部位皮肤情况	检查局部皮肤是否完整，有无破损、硬结、肿胀、炎症，有无动静脉瘘	4
操作过程（注意人文关怀）	洗手和（或）卫生手消毒		2
	检查一次性血气针密闭性，在有效期内，打开动脉血气针外包装，连接针头后，放于治疗盘备用	如使用注射器，需进行肝素化	3
	消毒穿刺部位皮肤 2 遍，直径＞5cm，充分待干	消毒时，消毒棉签以穿刺点为中心自内向外顺时针进行一次，逆时针进行一次，不回消，不留白，第二次消毒范围小于第一次消毒范围	3
	操作者消毒左手示指、中指、环指或戴手套		3
	左手环指和小指之间夹持无菌棉签，右手持动脉采血针，注意保持左手示指、中指和环指的无菌		2
	再次核对患者信息，取下针头保护帽，左手示指和中指触摸桡动脉搏动明显处并分开 1cm	检查血气针或注射器针头有无毛刺、倒钩	5
	右手持针沿动脉逆血流方向在两指间以 45° 或垂直穿刺进针	嘱患者不要动，以免损伤血管及神经；切勿粗暴的反复穿刺，以免造成动脉壁损伤和出血	5
	见血液进入采血针后保持针头不动，直至取到所需的血量（1～2ml）	穿刺过程中勿抽拉针栓形成负压，造成血液进入注射器后无法准确判断其来源是静脉还是动脉	5
	左手持棉签按住穿刺点，右手拔针，嘱其按压穿刺部位 10～15 分钟至无出血	第一次穿刺成功得满分，第二次穿刺成功得一半分，第三次及以上成功不得分	3

续表

项目	技术操作要求	注意事项	建议得分系数
操作过程（注意人文关怀）	排尽血气针内空气，立即将针头插入密封针套内，轻轻转动注射器，使血液与抗凝剂充分混匀，粘贴条码，化验单注明采集时间、体温、吸氧浓度和血红蛋白量	如果穿刺后血液中混入气泡，应即刻排出气泡。排气时勿回拉血气针，轻弹针筒，使气泡上浮后排气。注意规范操作，避免发生针刺伤	5
	再次核对相关信息，立即将注射器固定在冰盒上或放入冰桶中，10 分钟内送检		5
	评估穿刺部位情况，有无出血、血肿、疼痛，观察穿刺侧肢体远端皮温皮色有无异常		5
	协助患者取舒适体位，注意患者安全		5
操作结束处理	整理物品，摆放整齐，垃圾分类处理	物品归位，摆放整齐，医用垃圾不混放	5
	洗手，记录（记录采血者姓名、时间、患者的反应），宣教告知	嘱患者穿刺处不要沾水，注意休息，稍后会及时告知化验结果；如有不适，及时呼叫	5
职业素养	注重人文关怀，关注患者感受，在操作前、操作中、操作后均与患者适当沟通，不重复暴力穿刺；注意无菌原则		5
合计			100

4. 重点难点

（1）穿刺部位出血：按压是预防出血的重要手段。凝血功能差的患者穿刺后，适当延长按压时间，确定不出血后方可停止按压。出现皮下出血或血肿时应先冷敷，24 小时后可进行热敷。

（2）动脉痉挛：若针头已在动脉腔内，应稍等待片刻，若造成穿刺失败，应热敷，待痉挛缓解后再行穿刺。

5. 人文关怀

（1）认真核对患者信息，告知患者检查的目的及配合要点，消除紧张情绪。

（2）严格执行无菌操作原则。

（3）加强与患者沟通，语言简短，语气亲切。

（4）整个操作过程技术熟练，动作轻稳，时刻关注患者的不良感受，表现出良好的职业素养。

（五）静脉穿刺术

操作视频

1. 适应证

（1）需要留取静脉血标本的各种血液实验室检查。

（2）需要开放静脉通道输液或进行相关检查。

2. 禁忌证
穿刺部位有感染为绝对禁忌证。有明显出血倾向者为相对禁忌证。

3. 评分细则

项目	技术操作要求	注意事项	建议得分系数
操作前准备	仪表端庄，服装整洁，洗手，戴好口罩、帽子		2
	物品准备 （1）治疗车上层：治疗盘，一次性注射器（规格视血量而定）或真空采血针，真空采血管，0.5% 聚维酮碘或安尔碘，消毒棉签，手消毒液，止血带，治疗巾，医嘱执行单（或移动护理终端），化验单（或采血条码） （2）治疗车下层：生活垃圾桶，医用垃圾桶，锐器盒	注意物品有效期，根据采血项目不同选择相应的采血管	5
	自我介绍，核对患者信息（反问姓名、床头卡、手腕带）	注意采用两种以上方法进行信息核对	6
	评估患者病情、讲解目的，取得合作	是否进食，服用特殊药物等；血生化检查前一天禁食油腻食物，空腹 8 小时后采集	8
	取舒适体位，穿刺部位下方铺治疗巾，于穿刺点上方 6cm 处扎止血带，评估患者穿刺部位情况（选择血管粗直、弹性好、避开关节静脉瓣，局部皮肤完整，无红肿破溃、瘢痕），松开止血带	平卧位或坐位，穿刺的手臂应伸直略外展，掌心向上，穿刺点首先选择肘部的正中静脉	5
操作过程	洗手和（或）卫生手消毒，必要时戴手套		2
	消毒穿刺部位皮肤，直径＞5cm，充分待干	消毒时，消毒棉签以穿刺点为中心自内向外顺时针进行，不回消，不留白	5
	检查真空采血针或者无菌注射器的密闭性及有效期，打开外包装放治疗盘备用		5
	再次扎止血带，松紧适宜	止血带的松紧以放入 2 指为宜	3
	进行第二次消毒，充分待干	消毒棉签以穿刺点为中心自内向外逆时针进行，消毒范围应小于第一次	5

续表

项目	技术操作要求	注意事项	建议得分系数
操作过程	核对患者及采集项目信息，嘱其握拳，脱保护帽检查采血针是否完好，然后进行穿刺。左手绷紧穿刺部位下方的局部皮肤，右手持针翼，针头斜面向上，将针头与皮肤呈20°~30°刺入，见回血后再进入少许	检查采血针有无毛刺、倒钩；切忌反复穿刺，以免损伤血管和神经	10
	妥善固定针头，将采血针尾端与真空采血管连接，按检查项目采取适量血液，采集完毕，松拳松止血带，断开采血针与真空采血的连接，无菌棉签按压穿刺点，拔针，嘱其按压穿刺点3~5分钟直至不出血，将采血针弃于锐器盒内	结扎止血带的时间以1分钟为宜。采血管顺序：血培养管—凝血项目管—血沉管—血清管—肝素血浆管—EDTA管—血糖管。注意规范操作，避免发生针刺伤	10
	将真空采血管上下颠倒3~5次，轻轻摇匀。（如用注射器采血将注射器针头脱掉，沿试管壁缓慢将血液注入后摇匀）	使用真空管采血时，不可先将真空采血管与采血针头相连，以免采血管内负压消失而影响采血。抗凝管需上下轻柔颠倒6~8次	6
	再次核对患者及采集项目信息，粘贴化验单条码，立即送检		5
	协助患者取舒适卧位，评估穿刺部位的情况		5
操作结束处理	整理物品，垃圾分类处理	物品归位，摆放整齐，医用垃圾不混放	5
	洗手，记录（记录采血者姓名、时间、患者的反应），宣教	嘱患者穿刺处不要沾水，注意休息，稍后会及时告知化验结果；如有不适，及时呼叫	8
职业素养	注重人文关怀，关注患者感受，在操作前、操作中、操作后均与患者适当沟通，不重复穿刺；注意无菌原则		5
合计			100

4. 重点难点

（1）穿刺部位出血：避免穿刺部位出血的主要手段为一次性穿刺成功或穿刺后的充分按压，部分凝血功能差的患者需适当延长按压时间，确定无出血后方可停止按压。

（2）注意穿刺部位的选择：严禁在输液、输血的针头处抽取血标本，最好在对侧肢体采集；若女性患者做乳腺癌切除术，应避免在手术侧手臂采血。

5. 人文关怀

（1）认真核对患者信息，告知患者检查的目的及配合要点，消除紧张情绪。

（2）严格遵循无菌原则。

（3）注意与患者的沟通技巧，语言简短明了，语气和蔼亲切。

（4）整个操作过程技术熟练，动作轻稳，时刻关注患者的不良感受，表现出良好的职业素养。

（六）皮内注射

1. 适应证

（1）进行药物过敏试验，以观察有无药物过敏反应。

（2）预防接种。

（3）局部麻醉的起始步骤。

操作视频

2. 禁忌证

（1）对注射药物过敏者。

（2）注射局部有各种皮损、炎症、硬结、瘢痕或位于皮肤病处，注射时需避开。

3. 评分细则

项目	技术操作要求	注意事项	建议得分系数
操作前准备	仪表端庄，服装整洁，洗手，戴好口罩、帽子		2
	物品准备 （1）治疗车上层：注射盘（75% 乙醇、0.9% 氯化钠注射液 10ml、0.5% 聚维酮碘或安尔碘、无菌棉签、1～2ml 注射器、弯盘、砂轮），无菌盘，按医嘱准备药液，手消毒液，医嘱单，医嘱执行单（或移动护理终端），注射记录卡 （2）治疗车下层：生活垃圾桶，医用垃圾桶，锐器盒 （3）做药物过敏试验时备 0.1% 盐酸肾上腺素和 5ml 注射器	物品放置合理，检查无菌物品有效期，药品质量 在为患者做药物过敏实验前，应备好急救药品，以便发生意外时紧急处理 应知晓处理过敏性休克的首选药物，浓度，剂量及使用方法	5
	双人核对：医嘱单、治疗单和注射记录卡	严格执行"三查七对"制度：患者床号、姓名、药物名称、浓度、剂量、时间、用法 注意：进行药物过敏试验的患者，特殊药物需进行药物批号的核对	5
	用 75% 乙醇消毒药物瓶口 2 次，顺时针、逆时针各 1 次	注意瓶口周围的消毒	4
	根据药量选取适宜的注射器，检查密闭性及完整性，取出注射器，连接并固定针头，拔下针帽，测试通畅性，检查针头	检查针头有无毛刺、倒钩	5
	核对并抽取药液，排气至乳头处，套好针帽，置于无菌盘内备用，再次核对医嘱单与药品	核对药物的名称、批号、浓度、剂量，如为皮试液应查看配制时间，配制者姓名 注意无菌原则，避免污染针头	4
	整理物品，洗手		2

项目	技术操作要求	注意事项	建议得分系数
操作过程	自我介绍，核对患者信息（反问姓名、床头卡、手腕带）	注意采用两种以上方法进行核对	6
	评估：了解患者意识状态、病情、治疗情况、用药史、药物过敏史、家族史，合理解释，取得配合	告知患者注射的目的、方法、注意事项、配合要点、药物作用及其副作用 如已知患者有该药物过敏史，则不能做药物过敏试验；注意询问有无乙醇过敏史，乙醇过敏者可选用 0.9% 氯化钠溶液消毒	5
	协助患者取舒适体位，充分暴露注射部位，进行注射点定位，必要时屏风遮挡	药物过敏试验常选用前臂掌侧下段；预防接种常选用上臂三角肌下缘；局部麻醉则选择相对应的麻醉处	5
	评估注射部位皮肤情况	需避开各种皮损、炎症、硬结、瘢痕或皮肤病处	4
	洗手和（或）卫生手消毒		2
	用 75% 乙醇棉签消毒注射部位皮肤 2 遍，直径＞5cm，充分待干	消毒时，消毒棉签以注射点为中心自内向外顺时针进行一次，逆时针进行一次，不回消，不留白，第二次消毒范围小于第一次消毒范围 注意消毒液的选择，禁用含碘消毒液消毒，以防皮肤着色，影响判断结果	5
	核对患者信息及注射药品相关信息	核对患者床号、姓名，药液的名称、浓度、剂量、给药时间及方法（批号）	4
	进行第二次排气，不浪费药液	排气时，调整针尖斜面向上，排尽空气	4
	左手绷紧注射部位的皮肤，右手持注射器，以示指固定针栓，针尖斜面向上，与皮肤呈 5° 刺入皮内，待针尖斜面完全进入皮内后，放平注射器。用左手的拇指固定针栓，右手推注针柄，注入药液 0.1ml，局部隆起形成一皮丘，皮肤变白并显露毛孔	注意进针的角度，以免刺入过深，药液注入皮下 注射过程中注意询问患者感受，不适时立即停止注药	10
	注射完毕，迅速拨出针头，勿按压针眼		3
	再次核对患者信息及注射药品相关信息		5
	协助患者穿好衣物，恢复舒适体位		3

续表

项目	技术操作要求	注意事项	建议得分系数
操作结束处理	整理物品，物品摆放整齐，垃圾分类处理	注意医用垃圾不能混放	3
	洗手，记录（记录药物名称、剂量、浓度、注射者姓名、注射时间、患者的反应），宣教告知	嘱患者勿按揉局部，以免影响结果观察；嘱患者在指定区域休息，不能自行离开；如有不适，及时呼叫。20分钟后双人观察局部反应，做出判断。将皮试结果记录在病历上，阳性用红笔标记"+"，阴性用蓝笔标记"-"，并双人签字 药物过敏试验阳性者，应告知患者及其家属，不能再使用该种药物	8
职业素养	注重人文关怀，在操作前、操作中、操作后均与患者适当沟通；注重患者的不适感受；注意无菌原则		5
合计			100

4. 重点难点

（1）过敏性休克

1）临床表现：胸闷、气促、呼吸困难、面色苍白、出冷汗、发绀、脉搏细弱、血压下降、面部及四肢麻木、抽搐、意识丧失或大小便失禁等，也可表现为荨麻疹，恶心、呕吐、腹痛或腹泻。

2）预防措施：皮内注射前询问患者有无过敏史，尤其是青霉素、链霉素等容易引起过敏的药物，如有过敏史应停止该项试验。皮试期间，嘱患者不可自行离开。观察患者有无异常反应，双人正确判断皮试结果，若为阳性则不可使用（破伤风抗毒素除外，可采用脱敏注射）。

3）急救方法：一旦发生过敏性休克，立即组织抢救。①立即停药，使患者平卧，报告医生，就地抢救。②立即皮下注射0.1%盐酸肾上腺素1ml，小儿剂量酌减。症状如不缓解，每隔半小时皮下或静脉注射0.1%盐酸肾上腺素0.5ml，直至脱离危险期。③给予高流量氧气吸入，改善缺氧症状。④根据医嘱给予抗组胺及糖皮质激素类药物治疗。⑤若发生呼吸心搏骤停，立即进行复苏抢救。⑥密切观察病情，监测患者生命体征、神志和尿量等变化。

（2）对照试验：如对患者的皮试结果不能确认或怀疑假阳性时，应实施对照试验。方法：在对侧前臂相应部位皮内注射0.9%氯化物0.1ml，20分钟后对照观察试验结果。

5. 人文关怀

（1）核对患者信息，详细询问患者的用药史、过敏史及家族过敏史。

（2）严格执行无菌操作原则。

（3）加强与患者沟通，语言简短清晰，语气和蔼亲切，消除紧张情绪。

（4）整个操作过程技术熟练、表现出良好的职业素养。

（七）皮下注射

操作视频

1. 适应证

（1）需在一定时间内达到药效，不宜口服或静脉注射的药物。

（2）疫苗预防接种。

（3）局部麻醉用药或术前给药。

2. 禁忌证

（1）对注射药物过敏者。

（2）注射局部有各种皮损、炎症、硬结、瘢痕或位于皮肤病处，注射时需避开。

3. 评分细则

项目	技术操作要求	注意事项	建议得分系数
操作前准备	仪表端庄，服装整洁，洗手，戴好口罩及帽子		2
	物品准备 （1）治疗车上层：注射盘（75% 乙醇、0.5% 聚维酮碘或安尔碘、无菌棉签、1～2ml 注射器、弯盘、砂轮），无菌盘，按医嘱准备药液，手消毒液，医嘱单，医嘱执行单（或移动护理终端），注射记录卡 （2）治疗车下层：生活垃圾桶，医用垃圾桶，锐器盒 （3）必要时备屏风	物品放置合理，检查无菌物品有效期、药品质量	5
	双人核对：医嘱单、治疗单和注射记录卡	严格执行"三查七对"制度：患者床号、姓名、药物名称、浓度、剂量、时间、用法	6
	用 75% 乙醇消毒药物瓶口	注意瓶口周围的消毒	5
	根据药量选取适宜的注射器，检查密闭性及完整性，取出注射器，连接并固定针头，拔下针帽，测试通畅性，检查针头	检查针头有无毛刺、倒钩。注射少于 1ml 的药物时，需选用 1ml 注射器，以保证剂量准确	5
	核对并抽取药液，排气至乳头处，套好针帽，置于无菌盘内备用，再次核对医嘱单与药品	抽尽药液的安瓿瓶不可立即丢弃，以备注射时查对	5
	整理物品，洗手		2
操作过程	自我介绍，核对患者信息（反问姓名、床头卡、手腕带）	注意采用两种以上方法进行核对	6
	评估：了解患者意识状态、病情、治疗情况、用药史、药物过敏史、家族史，合理解释，取得配合	告知患者注射的目的、方法、注意事项、配合要点、药物作用及副作用	5
	协助患者取舒适体位，暴露注射部位并进行注射点定位，必要时屏风遮挡。以上臂三角肌下缘为例，嘱患者一手叉腰，暴露上臂三角肌，注射点为肩峰下 2 横指处	常用注射部位为上臂三角肌下缘，股外侧、腹部、后背等	5

续表

项目	技术操作要求	注意事项	建议得分系数
操作过程	评估注射部位皮肤情况	需避开各种皮损、炎症、硬结、瘢痕或皮肤病处	3
	洗手和（或）卫生手消毒		2
	消毒注射部位皮肤 2 遍，直径＞5cm，充分待干	消毒时，消毒棉签以注射点为中心自内向外顺时针进行一次，逆时针进行一次，不回消，不留白，第二次消毒范围小于第一次消毒范围	5
	操作中核对患者信息及注射药品相关信息	核对患者床号、姓名，药液的名称、浓度、剂量、给药时间及方法	5
	进行第二次排气，不浪费药液，准备无菌棉签	排气时，调整针尖斜面向上，排尽空气	4
	左手绷紧注射部位的皮肤，右手持注射器，以示指固定针栓，针尖斜面向上，与皮肤呈 30°～40°，迅速将针梗的 1/2～2/3 刺入皮下	过瘦的患者注射时可捏起注射部位皮肤。进针时做到"两快一慢"，即进针快、拔针快、推药慢	5
	松开绷紧皮肤的左手，抽动活塞，如无回血，缓慢、均匀推注药液	注射过程中注意询问患者感受	3
	注射完毕，用无菌棉签轻压针刺处，快速拔针，按压 2～3 分钟		3
	再次核对患者信息及注射药品相关信息		5
	协助患者穿好衣物，恢复舒适体位		3
操作结束处理	整理物品，物品摆放整齐，垃圾分类处理	注意医用垃圾不能混放	3
	洗手，记录（记录注射者姓名、时间、患者的反应），宣教告知	嘱患者穿刺处不要沾水，注意休息；如有不适，及时呼叫，如注射胰岛素后，需及时进食	8
职业素养	注重人文关怀，在操作前、操作中、操作后均与患者适当沟通，不重复穿刺；注意无菌原则		5
	合计		100

4. 重点难点

（1）断针

1）原因：常为进针手法不当，针头质量差或已有损坏未查出，患者肌肉紧张、身体移动。

2）预防和处理：熟练掌握注射手法；操作前认真检查注射器质量；协助患者采取舒适体位；若发生断针，操作者保持镇静，患者勿移动，一手固定局部，下压皮肤，暴露针梗，另一手持止血钳夹住断端，迅速拔出；若针头断端已埋入皮下，应让患者保持原体位，采用外科手术切开取针。

（2）长期注射者，应教育患者建立轮流交替注射部位的计划，以避免局部出现硬结，影响药物吸收。

5. 人文关怀

（1）核对患者信息，告知患者配合要点，消除紧张情绪。

（2）严格执行无菌操作原则。

（3）加强与患者沟通，语言简短清晰，语气和蔼亲切。

（4）整个操作过程技术熟练，表现出良好的职业素养。

（八）肌内注射

操作视频

1. 适应证

（1）药物不能或不宜口服、皮下注射，需在一定时间内产生药效者。

（2）刺激性较强或药量较大不宜皮下注射的药物，如油剂、混悬液。

（3）求比皮下注射更迅速发生药效，不宜或不能做静脉注射的药物。

2. 禁忌证

（1）注射部位有炎症、瘢痕、硬结或皮肤受损等。

（2）有严重出、凝血异常的患者。

（3）破伤风发作期、狂犬病痉挛期。

（4）癫痫抽搐、不能合作的患者。

（5）2 岁以下的婴幼儿不宜选择臀大肌注射。

3. 评分细则

项目	技术操作要求	注意事项	建议得分系数
操作前准备	仪表端庄，服装整洁，洗手，戴好口罩、帽子		2
	物品准备 （1）治疗车上层：注射盘（75% 乙醇、0.9% 氯化钠注射液 10ml、0.5% 聚维酮碘或安尔碘、无菌棉签、2～5ml 注射器、弯盘、砂轮），无菌盘，按医嘱准备药液，手消毒液，医嘱单，医嘱执行单（或移动护理终端），注射记录卡 （2）治疗车下层：生活垃圾桶，医用垃圾桶，锐器盒 （3）必要时备屏风、启瓶器	物品放置合理，检查无菌物品有效期，药品质量	5
	双人核对：医嘱单、治疗单和注射记录卡	严格执行"三查七对"制度：患者床号、姓名、药物名称、浓度、剂量、时间、用法	6
	用 75% 乙醇消毒药物瓶口	注意瓶口周围的消毒	5
	根据药量选取适宜的注射器，检查密闭性及完整性，取出注射器，连接并固定针头，拔下针帽，测试通畅性，检查针头	检查针头有无毛刺、倒钩	5

续表

项目	技术操作要求	注意事项	建议得分系数
操作前准备	核对并抽取药液，排气至乳头处，套好针帽，置于无菌盘内备用，再次核对医嘱单与药品	使用两种以上药物注意配伍禁忌 抽尽药液的安瓿瓶不可立即丢弃，以备注射时查对	5
	整理物品，洗手		2
操作过程	自我介绍，核对患者信息（反问姓名、床头卡、手腕带）	注意采用两种以上方法进行核对	6
	评估：了解患者意识状态、病情、治疗情况、用药史、药物过敏史、家族史，合理解释，取得配合	告知患者注射的目的、方法、注意事项、配合要点、药物作用及其副作用	5
	协助患者取舒适体位（侧卧位、俯卧位、仰卧位或坐位），根据病情选择注射部位	使肌肉放松的体位：侧卧位，上腿伸直，下腿弯曲；俯卧位，足尖相对，足跟分开，头偏向一侧；仰卧位，用于危重或不能翻身的患者；坐位，椅子稍高，便于操作 长期注射者，要经常变换注射部位，尽量选择细长针头	5
	暴露注射部位并进行注射点定位（最常用的部位为臀大肌，其次为臀中肌、臀小肌、股外侧肌、上臂三角肌），必要时屏风遮挡	长期注射者轮流交替注射部位	6
	评估注射部位皮肤情况	避开各种皮损、炎症、硬结或皮肤病处	3
	洗手和（或）卫生手消毒		2
	消毒注射部位皮肤2遍，直径＞5cm，充分待干	消毒时，消毒棉签以注射点为中心自内向外顺时针进行一次，逆时针进行一次，不回消，不留白，第二次消毒范围小于第一次消毒范围	3
	操作中核对患者信息及注射药品相关信息	核对患者床号、姓名，药液的名称、浓度、剂量、给药时间及方法（批号）	5
	进行第二次排气，不浪费药液，准备无菌棉签	排气时，调整针尖斜面向上，排尽空气	4

项目	技术操作要求	注意事项	建议得分系数
操作过程	左手拇指和示指分开，绷紧注射部位的皮肤，右手持注射器，以中指固定针栓，以手臂带动手腕的力量，将针柄的1/2～2/3迅速垂直刺入皮肤，松开左手，抽动活塞，如无回血，缓慢推注药液，如有回血立即拔出针头，按压止血	消瘦或小儿进针深度酌减；注射过程中注意询问患者感受；推注药物时做到"两快一慢"，进针快、拔针快、推药慢	8
	注射完毕，迅速拔出针头，用无菌棉签按压止血		3
	再次核对患者信息及注射药品相关信息		4
	协助患者穿好衣物，恢复舒适体位		3
操作结束处理	整理物品，物品摆放整齐，垃圾分类处理	注意医用垃圾不能混放	3
	洗手，记录（记录注射者姓名、时间、患者的反应），宣教告知	嘱患者穿刺处不要沾水，注意休息；如有不适，及时呼叫	5
职业素养	注重人文关怀，在操作前、操作中、操作后均与患者适当沟通；注意无菌原则		5
合计			100

4. 重点难点

（1）注射定位方法

1）臀大肌，从臀裂顶点向两侧划一水平线与髂嵴最高点做的垂直线将臀部分为4个象限，外上象限避开内角处（十字法）；髂前上棘与尾骨连线的外上 1/3 处（连线法）。

2）臀中肌，臀小肌，髂前上棘外侧 3 横指处（以患者手指为标准）。

3）股外侧肌，大腿中段外侧。

4）上臂三角肌，上臂外侧，肩峰下 2～3 横指处。

（2）断针

1）原因：常为进针手法不当，针头质量差或已有损坏未查出，患者肌肉紧张、身体移动。

2）预防和处理：熟练掌握注射手法；操作前认真检查注射器质量；进针时勿将针柄全部刺入皮肤内；协助患者采取舒适体位；若发生断针，操作者保持镇静，嘱患者勿移动，一手固定局部，下压皮肤，暴露针梗，持止血钳夹住断端，迅速拔出；若针头断端已埋入皮下，应让患者保持原体位，采用外科手术切开取针。

5. 人文关怀

（1）核对患者信息，详细询问患者的用药史、用药过敏史及家族过敏史。

（2）严格执行无菌操作原则。

（3）加强与患者沟通，语言简短清晰，语气和蔼亲切，转移患者注意力，消除紧张情绪，以免晕针。

（4）整个操作过程技术熟练、表现出良好的职业素养，注意保护患者的隐私。

（九）静脉输液

1. 适应证

（1）各种原因引起的脱水、酸碱平衡失调者。

（2）严重烧伤、大出血、休克等需要增加循环血量、改善微循环、维持血压及微循环灌注量者。

（3）慢性消耗性疾病、胃肠道吸收障碍及不能经口进食者。

（4）需要输入药物，治疗疾病者。

2. 禁忌证
穿刺部位有感染为绝对禁忌证。有明显出血倾向者为相对禁忌证。

3. 评分细则

项目	技术操作要求	注意事项	建议得分系数
操作前准备	仪表端庄，服装整洁，洗手，戴好口罩、帽子		2
	物品准备 （1）治疗车上层：治疗盘，一次性输液器，0.5%聚维酮碘或安尔碘，消毒棉签，手消毒液，止血带，治疗巾，胶布，医嘱执行单（或移动护理终端），输液卡，按医嘱准备液体或药液 （2）治疗车下层：生活垃圾桶，医用垃圾桶，锐器盒 （3）其他物品：输液架，必要时准备夹板及绷带	物品放置合理，检查无菌物品有效期、药品质量	5
	双人核对医嘱单和治疗单		2
	检查液体质量，填写输液贴，粘贴输液贴	检查液体效期，包装是否完整，瓶身有无裂痕，瓶口有无松动；上下摇晃两次，对光检查有无浑浊、沉淀、絮状物 输液贴应粘于液体背侧面，露出液体标识，便于核对	3
	检查输液器的质量，将输液器插入液体瓶，关闭调节器	检查输液器的有效期及密闭性；输液器插入时注意无菌操作	3
	携用物至患者床旁，清理房间。自我介绍，核对患者信息（反问姓名，查对床头卡、手腕带）	注意采用两种以上方法进行患者信息核对	4
	评估：了解患者意识状态、病情、心理状态、治疗情况；肢体活动情况；了解用药史、药物过敏史、家族史。讲解输液目的、方法、注意事项及配合要点		6
	评估患者穿刺部位血管情况（选择粗直、弹性好、避开关节静脉瓣，局部皮肤完整，无红肿破溃、瘢痕），穿刺部位下方铺治疗巾，于穿刺点上方6cm处扎止血带，选择好血管后，松开止血带	穿刺部位首选手背静脉，长期输液患者，需合理选择静脉，从远端小静脉开始穿刺；若女性患者行乳腺癌根治术，应避免在手术侧手臂穿刺	5

续表

项目	技术操作要求	注意事项	建议得分系数
操作前准备	询问患者是否需要排尿，协助取舒适卧位，合理放置输液架		3
操作过程	洗手和（或）卫生手消毒		2
	再次核对检查液体，将液体挂于输液架上		2
	排气：倒置墨菲滴管，打开调节器，当液面达到滴管的 1/2～2/3 满时，迅速转正滴管，使液面下降，排尽导管内的空气，排液至输液器滤过膜，关闭调节器	墨菲滴管内的液面不能过高或过低，正确处理上述问题	5
	对光检查输液管无气泡，将输液管末端放入输液器包装袋内，置于治疗盘中	输液管内的气泡应排尽，以免气体进入，形成空气栓塞	3
	消毒穿刺部位皮肤，消毒范围直径＞5cm，充分待干	消毒时，消毒棉签以穿刺点为中心自内向外顺时针进行，不回消，不留白	3
	在距穿刺点上方 6cm 处扎止血带	止血带的松紧以放入 2 指为宜	2
	再次消毒穿刺部位皮肤，消毒后，消毒棉签以穿刺点为中心自内向外逆时针进行，消毒范围小于第一次，充分待干，备胶布		3
	操作中核对患者相关信息	核对患者床号、姓名、药液的名称、浓度、剂量、给药时间及给药方法	4
	再次排气至针头，检查有无气泡，脱下保护帽后，嘱患者握拳，左手绷紧穿刺部位下方的局部皮肤，右手持针翼，针头斜面向上，将针头与皮肤呈 20°～30° 刺入，见回血后再平行进入少许	见回血后，沿静脉走行方向平行进针，以防刺破血管；穿刺时，嘱患者不要动穿刺侧手臂，以免穿刺失败	10
	右手拇指固定好针柄，松开止血带，嘱患者松拳，打开调节器，液体滴入通畅	穿刺成功后，注意"三松"，即松拳、松止血带、松调节阀	3
	先用胶布或输液贴固定针柄，再固定针眼部位，最后将输液管环绕后固定	妥善固定输液针头，防止脱出；输液贴应全部覆盖穿刺部位，以防感染	2
	根据病情、年龄、药液的性质调节输液滴速	一般情况下，成人 40～60 滴/分，儿童 20～40 滴/分。为休克患者补液时需全速静脉滴注	5
	输液后再次核对相关信息（患者及药物的相关信息）		3
	撤去治疗巾，弃去止血带，协助患者恢复舒适体位，整理床单位，将呼叫器置于患者易取处	恢复体位时，穿刺部位手臂应适宜保暖，同时要便于观察	5

续表

项目	技术操作要求	注意事项	建议得分系数
操作结束处理	整理物品，垃圾分类处理	物品归位，摆放整齐，医用垃圾不混放	5
	洗手，填写输液卡并悬挂于输液架上，宣教告知	嘱患者不能随意调节输液滴数；注意休息；穿刺侧肢体避免用力过度或剧烈活动；如感觉穿刺部位疼痛、肿胀、痒感，应及时告知；身体如有任何不适，及时呼叫	5
职业素养	注重人文关怀，关注患者感受，在操作前、操作中、操作后均与患者适当沟通，不重复穿刺；注意无菌原则		5
	合计		100

4. 重点难点

（1）药物渗出及外渗：主要表现为输液部位疼痛、肿胀，应停止在原部位输液，抬高患肢，给予处理（化疗及刺激性药物需进行封闭治疗，普通药物可外敷硫酸镁等），密切观察患肢情况。

（2）输液反应：常见的有发热反应、急性肺水肿、静脉炎、空气栓塞。发生输液反应后立即停止输液，保留输液通路，更换药液，对症处理。剩余药液和输液器送检。

5. 人文关怀

（1）严格执行查对制度和无菌操作原则。

（2）输液过程中，定时巡视患者，观察穿刺部位及患者的情况。

（3）注意与患者的沟通技巧，语言简短明了，语气和蔼亲切。

（4）整个操作过程技术熟练，动作轻稳，时刻关注患者的不良感受，表现出良好的职业素养。

（十）静脉输血

1. 适应证

（1）各种原因引起的大出血。

（2）贫血或低蛋白血症。

（3）严重感染。

（4）凝血功能障碍。

2. 禁忌证

（1）急性肺水肿。

（2）充血性心力衰竭。

（3）肺栓塞。

（4）恶性高血压。

（5）真性红细胞增多症。

操作视频

（6）肾功能极度衰竭。

（7）对输血有变态反应者。

3. 评分细则

项目	技术操作要求	注意事项	建议得分系数
	仪表端庄，服装整洁，洗手，戴好口罩、帽子		2
操作前准备	物品准备 （1）治疗车上层：治疗盘，一次性输血器，0.5%聚维酮碘或安尔碘，消毒棉签，手消毒液，止血带，治疗巾，胶布，医嘱执行单（或移动护理终端），输液卡，按医嘱准备血制品，0.9%氯化钠注射液，橡胶手套 （2）治疗车下层：生活垃圾桶，医用垃圾桶，锐器盒 （3）其他物品：输液架，必要时准备夹板及绷带	物品放置合理，检查无菌物品有效期，药品质量 取回的血液应尽快输用，不得自行贮血。库存血不能加温，取回后，应在室温下放置15~20分钟后再输入	5
	双人核对 （1）医嘱单和治疗单，检查输血知情同意书是否完善 （2）输血前"三查十对"。"三查"：血制品有效期、质量、包装是否完好；"十对"：核对床号、姓名、性别、年龄、住院号、血袋号、血型、交叉配血结果、血制品的种类、血量	单手轻晃一次血袋，查看有无血块等质量问题 输血前，需先进行血型鉴定和交叉配血试验 首选同型血，紧急情况且无同型血时，可选用O型血	8
	根据医嘱及输血量的要求，选取正确剂量的液体，检查液体质量，填写输液贴，粘贴输液贴	检查液体效期，包装是否完整，瓶身有无裂痕，瓶口有无松动；上下摇晃两次，对光检查有无浑浊、沉淀、絮状物 输液贴应粘贴于液体背侧面，露出液体标识，便于核对	5
	检查一次性输血器，将输血器针头插入液体瓶，关闭调节器	检查输血器的有效期及密闭性；输血器插入时注意无菌操作	5
	携用物至患者床旁，清理房间，自我介绍，核对患者信息（反问姓名，查对床头卡、手腕带）	注意采用两种以上方法进行信息核对	6
	评估患者病情、治疗情况；血型、输血史及过敏史；对输血相关知识的了解程度；讲解输血目的、方法，输血的不良反应、注意事项及配合要点，取得合作		6
	评估患者穿刺部位皮肤及血管情况（选择粗直、弹性好、避开关节静脉瓣的血管，避开破损、发红、皮疹、硬结处皮肤），穿刺部位下方铺治疗巾，距穿刺点上方6cm处扎止血带，选择好血管后松开止血带	穿刺部位一般选用四肢浅静脉，紧急输血时常采用肘部静脉，周围循环衰竭时，采用中心静脉	6
	询问患者是否需要排尿，协助取舒适卧位，合理放置输液架		4

续表

项目	技术操作要求	注意事项	建议得分系数
操作过程	洗手和（或）卫生手消毒		2
	按静脉输液法建立静脉通道，输入少量 0.9% 氯化钠溶液，确认液体输入顺畅	要仔细确认输液通路是否在血管内，以保证血液的准确输入	10
	手托血袋，轻轻旋转手腕，摇匀血液	避免剧烈震荡，以防止破坏血细胞	3
	戴手套，打开储血袋，消毒开口处后连接输血器，悬挂于输液架上	若输血器为双插头，首先关闭生理盐水通路，再接血袋 血袋内不能加入其他药品 输血时，应使用单独的输液通路，不能与其他液体共同输入	5
	双人再次进行"三查十对"		6
	调节滴速：开始滴速宜慢，应不超过 20 滴/分，观察 15 分钟无反应后，成人一般调至 40~60 滴/分，小儿酌减	严格掌握输血速度，对年老体弱、严重贫血、心力衰竭患者应谨慎，滴速宜慢 急症或需大量输血者，需加压输血，可直接挤压血袋、卷压血袋输血或应用加压输血	6
	撤去治疗巾，弃去止血带，协助患者恢复舒适体位，整理床单位，将呼叫器置于患者易取处	输血前后，均应输入少量的生理盐水；输血完毕，需将血袋送回输血科保留 24 小时，以便患者发生输血反应时，检查分析原因	5
操作结束处理	整理物品，垃圾分类处理	物品归位，摆放整齐，医用垃圾不混放	5
	洗手，记录（在输血卡上记录输血的开始时间、滴速、患者的反应，双人签全名），宣教	嘱患者不能随意调节滴数，注意休息；穿刺部位的肢体避免用力过度或剧烈活动；穿刺部位疼痛肿胀，有全身不适（发冷、寒战、皮肤瘙痒、皮疹、呼吸困难等），及时呼叫	6
职业素养	注重人文关怀，关注患者感受，在操作前、操作中、操作后均与患者适当沟通；认真检查血液的质量，做好输血前的相关核对工作；加强输血过程的巡视，及时处理输血反应；注意无菌操作原则		5
合计			100

4. 重点难点

（1）发热反应：是输血反应中最常见的反应，处理方法如下。

1）反应轻者，减慢输血速度，症状可自行缓解。

2）重症反应者须立即停止输血，密切观察生命体征，给予对症处理，用 0.9% 氯化钠溶液维护静脉通道，及时通知医生，将剩余血液和输血器连同储血袋一并送检。

（2）过敏反应：根据过敏反应的程度给予对症处理。

1）轻症过敏反应：减慢输血速度，给予抗过敏药物。

2）中、重度过敏反应：须立即停止输血，密切观察生命体征，用 0.9% 氯化钠溶液维护静脉通道，及时通知医生，给予抗过敏处理。

（3）溶血反应：是输血反应中最严重的反应，处理方法如下。

1）需立即停止输血，通知医生，密切观察生命体征。

2）给予氧气吸入，用 0.9% 氯化钠溶液维护静脉通道，遵医嘱给予升压药或其他药物治疗。

3）双侧腰部封闭，并用热水袋封闭双侧肾区，保护肾脏。

4）碱化尿液，静脉注射碳酸氢钠，增加血红蛋白在尿液中的溶解度，减少沉淀，避免阻塞肾小管。

5）留置导尿，密切观察尿量变化。

6）若出现休克症状，及时抗休克治疗。

7）最后将剩余血液和输血器连同储血袋，患者血标本，尿标本一并送检。

（4）大量输血有关的反应：大量输血一般是指 24 小时内紧急输血量相当于或大于患者总血容量。常见反应为肺水肿、出血倾向及枸橼酸钠中毒。大量输血时，严密观察患者生命体征变化，严格掌握输血量，输入库存血 1000ml，静脉注射 10% 葡萄糖酸钙 10ml，预防发生低血钙。

（5）输血相关传染病：通过输血传播的疾病与感染已知有 10 余种，其中最严重的是艾滋病、乙型肝炎和丙型肝炎。综合预防对策有以下几种。

1）提倡无偿献血，严格血液筛查。

2）规范采供血和血液制品制备的操作规程。

3）对血液制品/成分血进行病毒灭活。

4）严格掌握输血适应证，提倡自体输血和成分输血。

5）加强消毒隔离，做好职业防护。

5. 人文关怀

（1）严格执行双人查对制度和无菌操作原则。

（2）输血过程中，严密观察患者，出现输血反应，及时处理。加压输血时，护士须在床旁守护，输血完毕时及时拔针，避免发生空气栓塞。

（3）注意与患者的沟通技巧，语言简短明了，语气和蔼亲切。

（4）整个操作过程技术熟练，动作轻稳，时刻关注患者的不良感受，表现出良好的职业素养。

（十一）婴儿鼻胃插管术

1. 适应证

（1）抽取胃液做检查。

操作视频

（2）消化道梗阻、坏死性小肠结肠炎等疾病需行胃肠减压。

（3）食物中毒等疾病需行洗胃。

（4）对吸吮、吞咽能力差，昏迷，不能经口喂养的患儿需鼻胃插管予以鼻饲营养液和药物。

2. 禁忌证

（1）鼻咽部或食管狭窄、梗阻。

（2）严重颌面部外伤和（或）颅底骨折。

（3）食管静脉曲张和有其他出血倾向的患儿尽量避免鼻胃插管。

3. 评分细则

项目	技术操作要求	注意事项	建议得分系数
操作前准备	仪表端庄，服装整洁，洗手，戴好口罩、帽子		2
	物品准备 （1）治疗车上层：一次性鼻胃管、无菌治疗包（内有弯盘和镊子）、10ml或20ml注射器、治疗巾、治疗碗（内盛温开水）、纱布、无菌棉签、无菌棉球、液体石蜡、无菌手套、听诊器、胶布、别针、夹子或橡皮筋、手电筒、标识贴 （2）治疗车下层：生活垃圾桶，医用垃圾桶，锐器盒 （3）必要时准备胃肠减压器	物品放置合理，检查无菌胃管包的有效期及密闭性 一次性鼻胃管的选择：从新生儿到年长儿可选择6～10F等不同的型号，身材高大者可选用与成人相同的14F胃管	6
	自我介绍，核对患儿信息（反问式询问姓名、腕带、床头卡）	与患儿家属进行核对	5
	评估患儿的身体状况，了解有无插管经历；向家属解释操作目的，告知配合要点；操作存在的风险及并发症，取得配合，签署知情同意书		5
	评估两侧鼻腔的通畅性，有无操作禁忌，选择适宜的鼻孔插管	使用手电筒检查患儿鼻腔时，注意适当遮挡眼睛，以免造成患儿不适	5
	摆体位：患儿取仰卧位，头肩部稍垫高。助手协助固定患儿头部，约束上肢		5
操作过程	洗手和（或）卫生手消毒		2
	将治疗巾铺于患儿颌下，弯盘置于口角旁；用干棉签蘸取温开水清理并润滑鼻腔	棉签蘸取温开水不宜过多，以免温水进入鼻腔，导致患儿呛咳	5
	戴手套，使用注射器检查胃管是否通畅，封闭胃管远端	避免插管时有空气进入，导致患儿胃肠胀气	3
	将液体石蜡倒于纱布上，润滑胃管前端	胃管润滑是否充分，直接决定插管成功与否	3

项目	技术操作要求	注意事项	建议得分系数
操作过程	测量胃管插入的长度并标记	胃管插入的长度：首选鼻尖经耳垂至胸骨剑突的距离，其次选择前额发际至胸骨剑突处 胃管插入深度，严格遵照自测的长度，患儿生长发育不同，插管深度亦有所不同	3
	左手持纱布扶住胃管，右手持镊子夹住胃管前端，沿选定侧鼻孔轻轻插入到会厌部时，左手将患儿头部抬起，使下颌靠近胸骨柄，增大咽喉通道的弧度，缓缓插入胃管至预定长度	插管时动作应轻柔，镊子尖端避免面向患儿，以免损伤鼻腔黏膜 插入不畅时，检查胃管是否盘曲在口中 如患儿出现恶心，暂停片刻后迅速插入胃管，以减轻不适	8
	确定胃管是否在胃内，选用其中两种方法	（1）抽：用注射器接胃管末端抽吸，能抽出胃液（最常用方法） （2）听：听诊器置于患儿胃部，用注射器快速向胃管内注入 1～2ml 空气，用听诊器可听到气过水声 （3）看：将胃管末端置于盛水的治疗碗中，看有无气泡溢出	6
	确定胃管在胃内后，用胶布在鼻孔处的胃管上缠绕两周做标记，再用胶布在鼻翼及颊部固定	胃管应固定牢固，以免脱出	3
	插管结束后，根据病情需要封闭鼻胃管末端或连接胃肠减压器		4
	新生儿鼻饲：每次鼻饲前应先抽吸胃内残余量，如大于前次喂入量的 1/4 提示胃排空不良，应减量或暂停鼻饲	每次鼻饲前，首先应确认胃管是否在胃内	5
	灌注器内加入鼻饲溶液（38～40℃），抬高到离患儿头部 15～20cm 处靠重力作用自行滴入，切勿加压注入。鼻饲前后均应注入少量温开水，以冲洗胃管	鼻饲溶液应按时、按质、按量滴入 药片应研碎，溶解后滴入 若注入新鲜果汁，应与奶液分别滴入，防止产生凝块	6
	鼻饲后使患儿头高足低位及右侧卧位，有助于胃排空	鼻饲后不可过度摇晃患儿，以免发生吐奶	5
	胃管末端反折，用纱布包好，用夹子夹紧或用橡皮筋扎紧，妥善固定		4
	用纱布擦净患儿口鼻		2

续表

项目	技术操作要求	注意事项	建议得分系数
操作结束处理	整理物品，物品摆放整齐，垃圾分类处理	注意医用垃圾不能混放	2
	洗手，记录（操作者姓名、置管的时间、置管深度、患儿的反应），鼻饲者需记录患儿鼻饲的时间、鼻饲液的量、种类、患儿的反应，粘贴胃管标识贴，宣教告知	告知患儿家属置管期间保持管道通畅，妥善固定，避免脱出；鼻饲后，保持适当体位30分钟，以免出现反流；保持口腔清洁，每天2次口腔护理；如出现任何不适症状，应立即呼叫	6
职业素养	注重人文关怀，在操作前、操作中、操作后均与患儿家属适当沟通；动作轻柔，避免暴力操作；首次喂食量应少，速度宜慢；长期鼻饲患儿需每天进行两次口腔护理；鼻饲前严格确认胃管位置		5
合计			100

4. 重点难点

（1）鼻翼溃疡或坏死：持续留置鼻胃管患儿，若鼻胃管固定不当或者型号过大，可能导致鼻翼压迫性溃疡甚至坏死。因此需选择型号合适的鼻胃管，经常调整鼻胃管位置减轻持续压迫。

（2）肺部并发症：鼻胃插管能够增加肺部并发症的发生率。鼻胃插管的错位会导致肺炎、肺脓肿、气道穿孔和气胸。正确放置鼻胃管有助于预防并发症的发生。

（3）胃食管反流和反流性食管炎：食管下部括约肌的正常功能若被鼻胃管损伤，会使患儿发生胃食管反流，导致反流性食管炎、消化道出血或吸入性肺炎，此时需拔除鼻胃管。对于需持续插管的患儿，可以用药物抑制胃酸分泌。

（4）胃炎或胃出血：对胃黏膜的抽吸会导致慢性刺激或压迫性坏死，若发生胃炎或胃出血，需立即拔除鼻胃管。

5. 人文关怀

（1）认真核对患儿信息，确认有无操作禁忌。

（2）根据患儿年龄及身材选择合适型号的鼻胃管，可以减少患儿并发症的发生。

（3）加强与患儿及其家属沟通，语言简短清晰，语气和蔼亲切，年长患儿转移其注意力，消除紧张情绪。

（4）整个操作过程技术熟练、轻柔，表现出良好的职业素养。

（十二）导尿术

1. 适应证

（1）尿潴留、尿失禁者。

（2）协助临床诊断，如获得未受污染的尿标本，测膀胱容量、压力、检查残余尿量，行尿道膀胱检查。

（3）膀胱内的药物灌注治疗。

操作视频

（4）重症或腹部、盆腔手术者。

2. 禁忌证

（1）急性下尿路感染。

（2）尿道狭窄或先天畸形无法插入尿管者。

（3）全身出血性疾病和女性月经期（相对禁忌证）。

3. 评分细则

项目	技术操作要求	注意事项	建议得分系数
操作前准备	仪表端庄，服装整洁，洗手，戴好口罩、帽子		2
	物品准备 （1）治疗车上层：一次性无菌导尿包，一次性垫巾，手消毒液，笔，记录单 （2）治疗车下层：生活垃圾桶，医用垃圾桶 （3）备围帘或屏风	物品放置合理，检查无菌导尿包的有效期及密闭性	5
	自我介绍，核对患者信息（反问式询问姓名、腕带、床头卡）		4
	向患者解释操作目的，告知需要配合注意事项；告知操作存在的风险及并发症，签署知情同意书		7
	评估病情，清理房间其他人员，询问是否自行清洗会阴部		5
	关闭门窗，调节室温，屏风或围帘遮挡	调节室温 25℃左右；保护患者隐私尤为重要	5
	摆体位：协助患者脱去对侧裤子，盖在近侧腿部，对侧腿用被子遮盖；屈膝仰卧位，两腿外展，充分暴露会阴部；臀下铺垫巾	适当遮盖患者，注意保暖；评估会阴部发育、皮肤、黏膜情况	5
操作过程	洗手和（或）卫生手消毒		2
	打开无菌导尿包外包装，外包装袋置于床尾，将初次消毒物品置于患者两腿间		5
	根据男女尿道的解剖特点进行消毒、导尿		
	男性患者：初步消毒，嘱患者放松，右手持镊子夹取消毒棉球，依次消毒阴阜、大腿内侧上 1/3、阴茎、阴囊左手戴手套持无菌纱布包裹阴茎后推包皮，充分暴露尿道口，向外向后旋转擦拭尿道口、阴茎头、冠状沟 2 次	由外向内，由上向下，每次一个棉球，不能重复使用 嘱患者消毒后，保持下肢体位不动，以免污染消毒区域 可将消毒用后的污棉球、镊子、弯盘、手套置于外包装袋上，一起弃去	8
	再次消毒双手		2

续表

项目	技术操作要求	注意事项	建议得分系数
操作过程	将导尿包放在患者两腿之间，按无菌操作原则打开治疗巾。戴无菌手套，铺洞巾，并暴露阴茎	治疗巾打开时应先对侧，后己侧；戴无菌手套不能在无菌区内进行；铺洞巾采用背向式，避免横跨无菌区	5
	分离整理用物，将消毒物品置于弯盘内。检查导尿管气囊是否渗漏，导尿管是否通畅，润滑导尿管前端，根据需要连接集尿袋	按照操作的先后顺序，合理放置所需物品；导尿管的气囊检查后，水要抽净，以免导尿管插入困难；润滑导尿管前端 10cm，充分润滑后，使尿管插入更为顺畅	5
	再次消毒：左手拿纱布包裹并提起阴茎，将包皮向后推，暴露尿道口。右手用镊子夹取消毒棉球，依次消毒尿道口、阴茎头、冠状沟、尿道口	由内→外→内，由上向下，每次一个棉球，不能重复使用	6
	左手上提阴茎使其与腹壁呈 90°，嘱患者张口呼吸，右手用镊子将导尿管自尿道口轻轻插入 20～22cm，见尿后再进 1～2cm，如为留置导尿应见尿后再插 7～10cm	上提阴茎的目的是使耻骨前弯消失，便于插管；嘱患者张口呼吸，使其腹部放松，利于插管 插管时，动作轻柔，以免损伤尿道	6
	向球囊内注入 10ml 无菌溶液，轻拉有阻力	勿过度牵拉气囊，防止损伤黏膜	4
	复位包皮，夹毕导尿管，撤下洞巾，擦净外阴，固定集尿袋于床旁，打开导尿管。如需留取尿培养，用无菌标本瓶留取中段尿 5ml	大量尿潴留首次放尿不超过 500ml；观察引出尿液的颜色、性质、量，以及患者的反应	8
	女性患者：初步消毒，嘱患者放松，依次消毒阴阜、大腿内侧上 1/3、大阴唇、小阴唇、尿道口、尿道口至肛门，每次一个棉球，不能重复使用	由外向内，由上向下，每次一个棉球，不能重复使用	8
	再次消毒双手		2
	将导尿包放在患者两腿之间，按无菌操作原则打开治疗巾。戴无菌手套，铺洞巾，并暴露尿道口		5
	分离整理用物，将消毒物品置于弯盘内。检查导尿管气囊是否渗漏，导尿管是否通畅，润滑导尿管前端，根据需要连接集尿袋		5
	再次消毒：左手拇指、食指分开并固定小阴唇，右手持镊子夹取消毒棉球消毒尿道口、对侧小阴唇，己侧小阴唇、尿道口	消毒顺序是内→外→内，自上而下	6
	嘱患者放松，嘱患者张口呼吸，右手用镊子将导尿管自尿道口轻轻插入 4～6cm，见尿后再进 1～2cm，如为留置导尿应见尿后再插 7～10cm	如患者为老年女性，插管时须仔细观察、辨认尿道口，防止误入阴道。如误入，立即拔出，更换无菌尿管重新插入 插管时，动作轻柔，以免损伤尿道	6

续表

项目	技术操作要求	注意事项	建议得分系数
操作过程	向球囊内注入 10ml 无菌溶液，轻拉有阻力	勿过度牵拉气囊，防止损伤黏膜	4
	夹毕尿管，撤下洞巾，擦净外阴，固定集尿袋于床旁，打开尿管。如需留取尿培养，用无菌标本瓶留取中段尿 5ml	观察引出尿液的颜色、性质、量，以及患者的反应	8
	撤治疗巾，脱手套，正确处理导尿废物。协助穿好衣裤，恢复舒适卧位		4
操作结束处理	整理物品，物品摆放整齐，垃圾分类处理	注意医用垃圾不能混放	2
	洗手，记录（记录操作者姓名，留置导尿管时间，尿量，尿液的性状，患者的反应），粘贴尿管标识贴，宣教告知	询问患者感觉，告知患者留置导尿管期间，病情允许多饮水；活动时避免导尿管脱出、打折、受压；尿袋低于腰部，避免挤压尿袋；定时倾倒尿液，避免集尿袋尿液过多；保持会阴部清洁；如有不适，及时呼叫	5
职业素养	注重人文关怀，在操作前、操作中、操作后均与患者适当沟通；动作轻柔，避免暴力操作，注重患者的感受；严格执行无菌原则；注意保护患者隐私		5
合计			100

4. 重点难点

（1）尿路感染：最常见为尿路逆行性感染。预防措施主要为：操作时严格执行无菌操作原则；留置导尿管期间采用密闭式引流装置；集尿袋低于膀胱以下、搬运或活动时夹闭导尿管，以防逆行感染；保持尿道口清洁，定期更换集尿袋和导尿管，排便后及时清洗肛门及会阴处皮肤；病情允许鼓励患者多喝水，达到自然冲洗尿路的目的。如发生尿路感染，及时更换导尿管。

（2）气囊破裂：气囊破裂致膀胱异物。预防措施主要为：导尿前仔细检查气囊质量；气囊内按导尿管说明书要求的量注入无菌溶液；若发生气囊破裂，及时找泌尿外科会诊。

（3）虚脱或血尿：身体极度虚弱且膀胱过度充盈的患者一次性大量放尿，可导致腹压突然下降，大量血液进入腹腔血管，引起血压下降，产生虚脱；或因膀胱突然减压而引起膀胱通透性增加，黏膜充血、出血，发生血尿。因此，尿潴留患者放尿时速度宜缓慢，首次放尿不超过 500ml。

（4）导尿管阻塞：原因是尿结晶沉渣沉淀多，加强观察及冲洗；血尿形成凝块堵塞，插管时选用合适型号三腔的导尿管。

5. 人文关怀

（1）核对患者信息，注意保护患者隐私，适当保暖。

（2）严格执行无菌操作原则。

（3）加强与患者沟通，语言简短清晰，语气和蔼亲切，转移患者注意力，消除紧张情绪。

（4）为异性导尿时，需要有第三者在操作现场。

（5）整个操作过程技术熟练、轻柔，表现出良好的职业素养。

十、眼科基本技能操作

（一）眼底检查

1. 适应证

操作视频

（1）直接检眼镜检查

1）在没有裂隙灯显微镜条件下观察需判断眼部屈光介质有无混浊及混浊部位。

2）对眼底疾病进行检查及诊断。

3）评估视盘，监测青光眼等疾病进展。

4）对于糖尿病、高血压等全身病的分期、严重程度进行辅助诊断。

5）对于某些药物使用过程中眼部并发症的监测。

（2）间接检眼镜检查

1）直接检眼镜的各类适应证。

2）各类原发性、继发性视网膜脱离的整体观察、诊断及疗效评估。

3）由于炎症（渗出）、肿物、寄生虫等引起视网膜不平伏者。

4）屈光间质透明是眼内异物的诊断，尤其适用于睫状体平坦部异物的诊断。

5）屈光间质欠清或高度屈光不正患者，难以应用直接检眼镜观察眼底者。

2. 禁忌证　无绝对禁忌。不适用于屈光间质严重混浊、无法清楚观察眼底者。

3. 评分细则

（1）直接检眼镜检查

项目	技术操作要求	注意事项	建议得分系数
操作前准备	环境准备：暗室		5
	患者准备 1）核对被检查者姓名等信息，介绍检查目的，取得配合 2）简短询问有无屈光不正病史；询问患者有无急性闭角型青光眼病史，有无青光眼家族史 3）被检查者取坐位直视前方，戴镜者须摘掉眼镜	1）态度亲和，语言柔和 2）告知被检查者检眼镜光线略强会有点刺眼，但不会有损伤，检查距患者距离会有些近，不要紧张	10
	医师准备：洗手和（或）卫生手消毒		5
	物品准备：直接检眼镜，散瞳剂（必要时使用，常用药物为复方托比卡胺滴眼液）	打开直接检眼镜，检查检眼镜，调整光斑、亮度	5

续表

项目		技术操作要求	注意事项	建议得分系数
操作过程	要求	暗室操作，一般先查右眼后查左眼 查被检查者右眼时，检查者站在患者右半侧，用检查者右手持镜，用检查者右眼观察 查被检查者左眼时，检查者站在患者左半侧，用检查者左手持镜，用检查者左眼观察		15
	透照法检查	屈光转盘调整到+8～+10D，距离患者20cm，照射瞳孔区，观察屈光介质有无混浊	若有混浊，须嘱被检查者转动眼球协助判断混浊部位	10
	眼底检查	将转盘拨到"0"处，嘱被检查者向正前方注视，眼底检查光线与被检眼视线水平颞侧15°自瞳孔照入光线，投射至黄斑鼻侧15°视盘，距被检眼2cm处观察，转动转盘直至看清眼底	如需散瞳眼底检查，需在检查前明确有无青光眼相关病史，必要时需先行裂隙灯显微镜或影像学检查评估前房深度，除外散瞳禁忌 在散瞳前需向被检查者交代散瞳药物使用后可能带来畏光及阅读困难等不便，药效持续6～8小时，征得被检查者同意 对视网膜的方位描述使用"上方、下方、鼻侧、颞侧"来表示	10
		观察视盘：边界、形状、颜色、大小、杯盘比		5
		观察视网膜血管：走行，形态，管径比例，有无交叉压迫征		5
		请被检查者转动眼球分别向上、左、下、右侧看（顺时针或逆时针方向周边转动眼球均可），观察周边视网膜		5
		请被检查者直视光源，观察黄斑及黄斑中心凹反光情况		5
操作结束处理		整理物品，关闭直接检眼镜开关，归位，记录检查结果，洗手和（或）卫生手消毒，向被检查者告知检查结果	如行散瞳眼底检查，需向被检查者宣教散瞳后注意适当遮光，暂缓近距离阅读等	5
职业素养		检查时熟练，流畅，语气轻柔，不刻板		15
		着装整洁，仪表端庄，举止大方		
		人文关怀贯彻始终，注意保护患者隐私，与患者交流、沟通时态度亲和，语言柔和		
合计				100

（2）间接检眼镜检查

项目		技术操作要求	注意事项	建议得分系数
操作前准备		环境准备：暗室		5
		患者准备 1）核对被检查者姓名等信息，介绍检查目的，取得配合 2）患者需做散瞳准备：需在检查前明确有无青光眼相关病史，必要时需先行裂隙灯显微镜或影像学检查评估前房深度，除外散瞳禁忌 3）协助被检查者取坐位或仰卧位	在散瞳前需向被检查者交代散瞳药物使用后可能带来畏光及阅读困难等不便，药效持续6～8小时，征得被检查者同意 要求被检查者坐位或仰卧位；告知被检查者检眼镜光线略强会有点刺眼，但不会有损伤，检查距患者距离会有些近，不要紧张	10
		医师准备：洗手和（或）卫生手消毒。佩戴间接检眼镜头灯	将间接眼底镜安装好示教镜，调整好光斑、照射亮度，戴于头上系好头带，调整好目镜的瞳距，调整好示教镜，调整好照明角度	5
		物品准备：间接检眼镜，物镜，散瞳剂（常用药物为复方托比卡胺滴眼液）		5
操作过程	要求	暗室操作，先右后左 被检查者坐位检查时检查者坐于被检者正对面，仰卧位检查时检查者站于被检查者头侧		10
	透照法检查	先用弱光照射被检眼（此时不用物镜），观察在瞳孔区红光背景中有无混浊及混浊部位	若有混浊，须嘱被检查者转动眼球协助判断混浊部位	10
	操作过程	检查者用示指及拇指握持物镜，置于被检眼前5cm，间接检眼镜光线经物镜折射，经由瞳孔照入眼底	1）注意物镜拿持方向要正确 2）检查者的视线、目镜、物镜、被检眼的瞳孔及眼底被检部位处于一条直线	15
	眼底检查	观察视盘边界、形状、颜色、大小、杯盘比		5
		观察视网膜血管走行、形态、管径比例，有无交叉压迫征	对视网膜的方位描述使用"上方、下方、鼻侧、颞侧"来表示	5
		请被检查者转动眼球分别向上、左、下、右侧看（顺时针或逆时针向周边转动眼球均可），观察周边视网膜		5
		请被检查者直视光源，观察黄斑和黄斑中心凹反光情况		5

续表

项目	技术操作要求	注意事项	建议得分系数
操作结束处理	1）整理物品，关闭间接检眼镜开关，物镜、头灯归位 2）记录检查结果，洗手和（或）卫生手消毒，向被检查者告知检查结果	向被检查者宣教注意散瞳后适当遮光，暂缓近距离阅读等	5
职业素养	检查时熟练，流畅，语气轻柔，不刻板		15
	着装整洁，仪表端庄，举止大方		
	人文关怀贯彻始终，注意保护患者隐私；与患者交流、沟通时态度亲和，语言柔和		
	合计		100

4. 重点难点

（1）直接检眼镜检查所见的眼底为正像，放大倍数约为16倍，适合初学者。

（2）间接检眼镜所见均为倒像（中心对称影像），放大倍数3～4倍，可见范围更广，且具有立体感，对屈光介质混浊的眼底检查优于直接检眼镜；但学习曲线较直接检眼镜长，较难掌握。

（3）佩戴框架眼镜的检查者可以通过调节转盘上的镜片矫正自己的屈光不正，从而实现自己裸眼（脱镜）检查眼底，这样可以使得检眼镜更贴近检查者的眼部。

（4）间接检眼镜亮度高，注意在使用间接眼底镜检查眼底时需减少对黄斑区检查的照射时间，避免造成光损伤。

（5）常用的散瞳药为复方托吡卡胺滴眼液，滴眼后20分钟左右瞳孔可明显散大，散瞳前应排除散瞳禁忌，注意裂隙灯显微镜检查和眼压检查结果（重点关注裂隙灯显微镜检查结果）：裂隙灯检查提示被检查者前房浅尤其是周边前房浅，则存在散瞳的绝对禁忌；眼压检查提示眼压高或临界高限值要注意，眼压升高不是散瞳的禁忌，但如果合并了浅前房的眼压升高则是散瞳绝对禁忌。

5. 人文关怀

（1）核对被检查者信息。

（2）对低视力被检查者提供帮助，避免磕碰、跌倒等不安全事件发生。

（3）加强与患者沟通，进行必要的交代与指导。

（4）整个操作过程熟练，动作流畅、表现出良好的职业素养。

（二）视力检查

1. 适应证　对于需了解眼部视力状况的情况均应进行视力检查。

（1）远视力检查：用于眼部体检、眼病辅助诊断、眼病进展监测、评估术后效果等情况。

（2）近视力检查：与远视力检查相配合，用于大致了解被检查者的屈光状态。

2. 禁忌证　无绝对禁忌；被检查者存在无法配合或无法理解（年龄或疾病）时无法进行。

3. 评分细则

（1）远视力检查

项目		技术操作要求	注意事项	建议得分系数
操作前准备		环境准备 1）室内光线充足，视力表（国际标准视力表或标准对数视力表）检查时需打开灯箱视力表高度要求 1.0 行高度与被检眼高度平齐 2）测量距离 5m，若房间距离不足 5m，可于距视力表 2.5m 处放置平面镜	1）带灯箱的视力表照明度一般为 300～500Lux 2）避免由侧方照明光线及直接照射到被检查者眼部的光线	5
		患者准备 1）核对患者姓名等信息，介绍检查目的，取得配合 2）简短询问既往病史、屈光情况 3）被检查者可坐位或站立测量，被检查者眼部高度与视力表 1.0 行高度平齐	1）态度亲和，语言柔和 2）说明如何辨别并指示视标开口方向 3）注意被检查者测量时不能眯眼、歪头或向前探身	3
		医师准备：洗手和（或）卫生手消毒		2
		物品准备：挡眼板，视标杆，手电筒	1）视标杆指示端涂黑 2）若无挡眼板可指导被检查者用手掌弓形遮挡眼部，勿挤压眼球	5
操作过程	视力表测量	方法：一般先测量右眼，后测量左眼，检查者需规范指示视标，从上到下逐行指示让患者指示或说出视标开口方向	被检查者辨别每个视标方向的时间需在 3 秒以内	10
		判断标准：被检查者能辨认的最小行视标即为被检眼的最终视力	被检查者至少能正确辨认每行总视标数的 2/3 时方可进入下一行视标检查	5
		1）如被检查者在 5m 检查距离不能辨认出视力表上最大视标（0.1）时，嘱被检查者保持继续遮挡非检查眼，然后逐渐走近视力表，直到被检眼能辨认视力表上最大视标（0.1）为止，测量或估测被检查者距视力表的距离 d（单位：m） 2）记录患者视力为 d/50，以小数记录视力	1）例如：被检查者走至距离视力表 3m 时方可辨别 0.1 行视标，则该患者视力为 0.06（3/50） 2）注意保护被检查者安全，必要时需搀扶被检查者，避免其磕碰、摔倒	15
		若被检查者走到视力表前 1m 处，仍不能辨认视力表上最大视标（0.1），则使用视力表的视力检查结束，进入指数检查环节		

项目		技术操作要求	注意事项	建议得分系数
操作过程	指数视力检查	当被检查者在距视力表 1m 时仍无法辨别视力表上最大视标（0.1）时，检查指数	例如：被检查者在被检眼前 50cm 处方能准确辨认出示的手指个数，则被检眼视力记录为：指数/50cm，或 CF/50cm	10
		1）保持被检查者遮挡一眼，距离被检眼 1m 开始，让被检查者辨认出示的手指个数，如不能准确辨认，则逐渐移近被检眼再次检查，直到被检查者能准确辨认出示的手指个数为止，需更换手指个数反复让被检查者辨认几次，记录被检眼能准确辨认指数的检查距离 2）记录视力检查结果：指数/检查距离，或 CF/检查距离		
		如被检查者在眼前 5cm 处仍不能准确辨认手指个数，则指数检查结束，进入手动检查环节		
	手动视力检查	当被检查者在眼前 5cm 处仍不能准确辨认手指个数，检查手动	例如：被检查者在被检眼前 50cm 处方能准确辨认眼前有手掌晃动，则被检眼视力记录为：指数/50cm，或 HM/50cm	10
		1）保持被检查者遮挡一眼，距离被检眼 1m 开始，让被检查者辨认是否能察觉有手晃动，如不能准确辨认，则逐渐移近被检眼再次检查，直到被检查者能准确辨认是否有手晃动，需反复让被检查者辨认几次均能准确辨认时，记录检查距离 2）记录视力检查结果：手动/检查距离，或 HM/检查距离		
		如被检查者在眼前仍不能识别手晃动，手动检查结束，进入光感检查环节		
	光感及光定位检查 · 要求	如被检查者在眼前仍不能识别手晃动，手动检查结束，进入光感检查环节	例如：被检查者在被检眼前 3m 处能准确辨认眼前有光亮感，增加检查距离则无法辨认光亮感，则被检眼视力记录为：光感/3m，或 LP/3m	5
	光感及光定位检查 · 准备	光感及光定位检查需在暗室进行		
	光感及光定位检查 · 光感检查	检查时用手电筒光源照射被检眼，另一眼需严密遮挡不透光		5

续表

项目			技术操作要求	注意事项	建议得分系数
操作过程	光感及光定位检查	光感检查	1）从被检眼前开始测量是否有光亮感，如被检查者觉察有光亮感，可增加光源与被检眼的距离，直到被检眼前5m为止，记录看到光亮感的最远检查距离，可在同一检查距离上反复开关手电筒多检测几次 2）记录结果：光感（或LP）/看到光亮感的最远检查距离 3）若眼前检查无光亮感，则视力记录为无光感（或NLP）		
		光定位检查	有光感者，嘱被检眼目视前方，于被检眼前1m处从上、下、左、右、左上、左下、右上、右下变换光源位置照射被检者眼部，检查被检眼在不同方位上辨认光感的能力	用+和−记录被检眼各方位上有光感和无光感	5
检查后操作			整理物品，关闭视力表光源，记录检查结果，洗手和（或）卫生手消毒，向被检查者告知检查结果		5
职业素养			检查时熟练，流畅，语气轻柔，不刻板		15
			着装整洁，仪表端庄，举止大方		
			人文关怀贯彻始终，注意保护患者隐私，避免检查过程被检查者磕碰、跌倒、适当与患者交流、沟通		
合计					100

（2）近视力检查

项目		技术操作要求	注意事项	建议得分系数
操作前准备		环境准备：室内光线充足	检查时光源照在视力表上要注意避免反光	10
		患者准备 1）核对患者姓名等信息，介绍检查目的，取得配合 2）简短询问既往病史、屈光情况 3）被检查者坐位	态度亲和，语言柔和 说明如何辨别并指示视标开口方向 注意被检查者测量时不能眯眼	10
		医师准备：洗手和（或）卫生手消毒		10

续表

项目	技术操作要求	注意事项	建议得分系数
操作前准备	物品准备：视力表（标准近视力表或 Jaeger 近视力表），挡眼板，视标杆，手电筒	视标杆指示端涂黑 若无挡眼板可指导被检查者用手掌弓形遮挡眼部，勿挤压眼球	10
操作过程	1）方法：一般先测量右眼，后测量左眼，检查者需规范指示视标，从上到下逐行指示 2）检测距离 30cm；让患者指示或说出视标开口方向，辨认最小行视标，记录为：视力/30cm 3）如果在 30cm 不能看清近视力表的最大视标，可以移近或移远检查距离，直至被检眼能看清最大视标，估测检测距离，此时近视力记录为：视力/检测距离	例如：被检查者在 40cm 距离被检眼方能辨认近视力表最大视标 0.1，则近视力记录为：0.1/40cm	30
检查后操作	整理物品，记录检查结果，洗手和（或）卫生手消毒，向被检查者告知检查结果		10
职业素养	检查时熟练，流畅，语气轻柔，不刻板		5
	着装整洁，仪表端庄，举止大方		5
	人文关怀贯彻始终，注意保护患者隐私、适当与患者交流、沟通		10
合计			100

4. 重点难点

（1）视力即视锐度，代表人眼分辨二维物体形状大小的能力，反映黄斑区的功能。我们检查的视力为中心视力，近视力又称阅读视力。

（2）视力表设计原理力表根据视理设计人眼能分辨出两点间最小距离的视角为 1 分（1′）视角，视力是视角的倒数。目前常用的国际标准视力表上 1.0 行的"E"字符号，在 5m 处，每一笔画及笔画间隙的宽度各相当于 1′ 视角。正确认清这一行，则具有 1.0 的视力。

（3）临床上≥1.0 的视力为正常远视力；正常近视力为被检查者于 30cm 处能辨认的 1.0 行视标，记录为 1.0/30cm。

（4）远、近视力配合检查有助于疾病的诊断，尤其是屈光不正，利用近视力表可测知调节近点。近点检查方法是检查近视力，如能看清 1.0 行则令患者将近视力表渐渐移近。直至刚好能看清 1.0 行（再移近则模糊不清）之处，称为近点。视力表与角膜之距离即近点距离。近视眼的近点距离较正视眼近。而老视眼及高度远视眼近点距离延长。

（5）视力检查容易犯的错误

1）让患者遮左眼时患者遮的右眼，没发现导致眼别记录错误。

2）没注意观察患者，遮掩板没遮住眼睛。

3）检查光感时患者未能密闭遮盖一眼导致被检眼检查不准确，或者未处于暗室环境。

5. 人文关怀

（1）核对被检查者信息。

（2）对低视力被检查者提供帮助，避免磕碰、跌倒等不安全事件发生，被检查者行进路径中不应存在障碍物。

（3）挡眼板需每人次使用后消毒处理。若被检查者眼部存在眼表感染性疾病，则需先检查健眼，后检查患眼，避免挡眼板污染健眼。

（4）加强与患者沟通，进行必要的交代与指导。

（5）整个操作过程熟练，动作流畅、表现出良好的职业素养。

十一、耳鼻喉科基本技能操作

（一）环甲膜穿刺术

1. 适应证

操作视频

（1）急性上呼吸道梗阻。

（2）喉源性呼吸困难（如白喉、喉头水肿等）。

（3）头面部严重外伤导致无法从口或鼻进行气管内插管。

（4）无气管切开条件而病情紧急需快速开放气道时。

（5）需气管内注射药物治疗时。

2. 禁忌证

（1）无绝对禁忌证。

（2）已明确呼吸道阻塞发生在环甲膜水平以下及严重出血倾向时，不宜行环甲膜穿刺术。

（3）无法明确触及环甲膜解剖位置。

（4）环甲膜下方占位或肿瘤。

（5）急性喉头感染或创伤。

3. 评分细则

项目	技术操作要求	注意事项	建议得分系数
操作前准备	仪表端庄，服装整洁，洗手，戴口罩、帽子		2
	情况许可时，向患者或家属做自我介绍。核对患者信息，询问有无药物过敏史，说明实行环甲膜穿刺的目的、意义等，签署知情同意书，明确操作目的、适应证及禁忌证	注意签署知情同意书，紧急情况需要口述	4
	物品准备 （1）治疗车上层：环甲膜穿刺包，常规消毒治疗盘1套，碘酊、乙醇（或聚维酮碘）、消毒棉签，局麻药（2%利多卡因5ml），无菌手套2副，呼吸球囊，无菌用品消毒日期 （2）治疗车下层：生活垃圾桶，医用垃圾桶，锐器盒	注意物品有效期	5

项目	技术操作要求	注意事项	建议得分系数
操作过程（注意人文关怀）	体位：去枕平卧，肩下垫一薄枕，头后仰，使气管向前突出，头颈保持中线位，洗手，站于患者一侧		9
	消毒麻醉 （1）使用 0.5% 聚维酮碘消毒液（或用碘酊、乙醇）消毒颈部环甲膜周围皮肤 2 遍，消毒范围不少于 15cm （2）戴无菌手套，用注射器抽取 2% 利多卡因 5ml，双人核对，注射器排气。自甲状软骨下缘至胸骨上窝，颈前正中线做皮下和筋膜下浸润麻醉，局部按压待麻醉生效	紧急情况或无消毒物品时可以不消毒下此步骤可省略 昏迷、窒息或其他危重患者急需解除呼吸道梗阻可以不麻醉	10
	（1）确定穿刺部位，甲状软骨下缘和环状软骨之间，触及圆形小凹，手指触摸环甲膜位置		5
	（2）检查穿刺针是否完好、通畅，注射器抽取 2~5ml 生理盐水备用	提前检查包内物品，尤其是穿刺针通畅性	7
	（3）戴无菌手套，左手示指、中指固定环甲膜两侧，右手持穿刺针，在正中线环甲膜处进针，针尖朝向足部，针柄与颈长轴的垂直线呈 45° 刺入。当针头进入气管，感到阻力突然消失	穿刺时注意穿刺深度不超过 0.5cm，以防刺入食管黏膜	13
	（4）即刻连接装有生理盐水的注射器并回抽，可见大量气泡。患者出现咳嗽反射		6
	（5）外套管推入，除去穿刺针及注射器，固定套管。气管内注药（或 10ml 注射器针头刺入排气孔，连接呼吸球囊给气）		14
	（6）观察患者生命体征：脉氧饱和度，心率，血压等		4
	（7）拔出套管针，0.5% 聚维酮碘消毒穿刺点，压迫片刻，无菌纱布包裹并固定（或立即送入抢救室准备下一步治疗）		4
操作结束处理	协助恢复体位，整理衣物，询问不适症状，复测血压、脉搏，交代术后注意事项		4
	整理物品，垃圾分类。各类包装袋入黑色垃圾桶，医疗垃圾入黄色垃圾桶，锐器入锐器盒		3
职业素养	整个手术过程手法熟练、动作流畅；人文关怀：手术过程中注意询问患者感受，体现爱护患者的意识；着装整洁，仪表端庄，举止大方		10
	非紧急情况下严重违反无菌原则，每处扣 50 分；穿刺前未消毒、穿刺前未戴无菌手套、穿刺前未铺洞巾、操作中手套或穿刺针等无菌物品污染后未更换继续操作		
合计			100

4. 重点难点

（1）病情紧急时需要立即呼救，协助抢救。

（2）穿刺位点及穿刺方向选择

1）穿刺位点：甲状软骨与环状软骨之间正中处凹陷位置。

2）穿刺方向：左手示指和拇指固定环甲膜处的皮肤，右手持穿刺针，在正中线环甲膜处进针，针尖朝向患者足部针柄与颈长轴的垂直线呈45°角刺入。

3）穿刺深度：气管直径，男性 12～15mm；女性 10～13mm；皮肤至环甲膜内面黏膜的厚度为（4.0±0.5）mm。

环甲膜穿刺时穿刺针透过皮肤 5mm 基本可达气管内，因此穿刺针刺入不超过 10mm 最安全。

（3）判断穿刺针是否在气管内：连接装有生理盐水的注射器并回抽，可见大量气泡；患者出现咳嗽反射。

（4）环甲膜穿刺的作用

1）穿刺注药：外套管推入，除去穿刺针及注射器，固定套管，气管内注药。

2）缓解呼吸困难：外套管推入，除去穿刺针及注射器，固定套管。接呼吸球囊。10ml注射器针头，刺入，设排气孔。

5. 人文关怀

（1）核对患者信息，充分告知环甲膜穿刺术风险及获益，签署知情同意书。

（2）环甲膜穿刺术应在环境安全，温度适宜处进行，并且保护患者隐私。紧急情况就地尽快处理。

（3）注意无菌原则。紧急情况或条件不允许时可以忽略。

（4）加强与患者沟通。

（5）整个操作过程技术熟练、表现出良好的职业素养。

（二）气管切开术

1. 适应证

（1）急性上呼吸道梗阻，Ⅲ～Ⅳ度的喉梗阻。

（2）下呼吸道分泌物潴留、阻塞。

（3）口腔、颌面、咽、喉、颈部手术的前置手术，特殊气管异物。

（4）需长时间使用呼吸机辅助呼吸者颈部外伤或头颈部大手术之前。各种原因的喉梗阻（Ⅲ～Ⅳ度喉梗阻）和颈段气管阻塞。

操作视频

2. 禁忌证

（1）无绝对禁忌证。

（2）已明确呼吸道阻塞发生在颈段气管以下及严重出血倾向时，不宜行气管切开术。

（3）无法明确触及颈部气管解剖位置。

（4）颈部气管下方占位或肿瘤。

3. 评分细则

项目	技术操作要求	注意事项	建议得分系数
操作前准备	仪表端庄，服装整洁，洗手，戴口罩、帽子		2

项目	技术操作要求	注意事项	建议得分系数
操作前准备	核对患者姓名等信息，明确操作目的、适应证及禁忌证。向患者及其家属交代手术风险与获益，签署知情同意书 情况许可时，向患者或其家属做自我介绍	注意签署知情同意书，紧急情况需要口述	4
	物品准备 （1）治疗车上层：气管切开包，常规消毒治疗盘1套，碘酊、乙醇（或聚维酮碘）、消毒棉签，局麻药（2%利多卡因5ml），无菌手套2副，呼吸球囊气管套管，吸痰管，吸引管，无菌用品消毒日期 （2）治疗车下层：生活垃圾桶，医用垃圾桶，锐器盒	注意物品有效期	3
操作过程（注意人文关怀）	体位：垫肩、头后仰体位。手术部位检查确定切口范围，从环状软骨下缘至胸骨上窝2cm摆好站灯		6
	消毒铺单麻醉 （1）消毒：使用0.5%聚维酮碘消毒液（或用碘酊、乙醇）消毒，消毒范围上自下颌缘、下至两乳头之间连线、两侧至斜方肌前缘，2遍 （2）铺无菌单：术区下部、对侧、上部、己侧 （3）戴无菌手套，用注射器抽取2%利多卡因5ml，双人核对，注射器排气。自甲状软骨下缘至胸骨上窝，颈前正中线做皮下和筋膜下浸润麻醉，局部按压待麻醉生效		10
	切口：颈前正中，自环状软骨下缘至胸骨上窝一横指处，纵行切开皮肤、皮下浅筋膜；暴露颈前正中白线		5
	分离颈前带状肌：暴露甲状腺峡部及气管前筋膜	注意保持正中位，用手指探触气管环，以防气管移位	7
	暴露气管：处理甲状腺峡部，上拉或下拉或断扎暴露气管；触摸环状软骨，向下触摸确定3、4气管环	注意不宜过多分离气管前筋膜和向气管两侧分离，避免发生术后气肿	12
	切开气管：注射器抽取2ml 2%利多卡因，垂直进针于3、4气管环间隙有突破感、停止进针，回抽见注射器内有气泡，注入药液；用尖刃刀刃朝上切开3、4气管环	注意尖刀反挑式切开气管前壁，可避免损伤气管后壁导致气管食管瘘	12
	插入气管套管：止血钳插入切口撑开气管切口，置入套管、迅速拔出管芯、助手始终用手固定套管，插管前后吸痰判断套管在气管内		8
	观察患者生命体征：脉氧饱和度、心率、血压等		4
	连接呼吸机、氧气等		4
	固定套管：缝合部分套管上方切口、切口纱布围绕套管包扎切口、固定套管绑带		6

续表

项目	技术操作要求	注意事项	建议得分系数
操作结束处理	协助恢复体位，整理衣物，询问不适症状，复测血压、脉搏，交代术后注意事项		4
	整理物品、垃圾分类。各类包装袋入黑色垃圾桶，医疗垃圾入黄色垃圾桶，锐器入锐器盒		3
职业素养	整个手术过程手法熟练、动作流畅；人文关怀：手术过程中注意询问患者感受，体现爱护患者的意识；着装整洁，仪表端庄，举止大方		10
	非紧急情况下严重违反无菌原则，每处扣 50 分		
	套管不固定、脱管是气切手术禁忌		
	反挑式切开气管环是手术关键步骤		
	操作中手套或器械等无菌物品污染后未更换继续操作		
	合计		100

4. 重点难点

（1）体位：一般取仰卧位，垫肩，并保持正中位。若呼吸困难不能平卧，可取半卧位或坐位进行手术。

（2）气管切口：在 3~4 气管环处刀锋向上切开气管，避免切开第 1 气管环，以免损伤环状软骨而导致喉狭窄；切口不应低于第 5 气管环，以免损伤大血管和胸膜顶。

（3）判断套管在气管内

1）吸痰管顺利置入套管内大于气管套管的长度，约 10cm。

2）有自主呼吸的患者，用少许棉絮置于气管套管管口，视其是否随呼吸飘动，如无飘动，则套管不在气管内，应拔出套管，重新插入。

（4）切口缝合

1）纵行切口：仅缝合套管上方的切口，套管下方切口不予缝合。

2）横行切口：视切口大小缝合，勿缝合过紧密，以免发生皮下气肿。

5. 人文关怀

（1）核对患者信息，充分告知气管切开术风险及获益，签署知情同意书。

（2）气管切开术在环境安全、温度适宜处进行，并且保护患者隐私。紧急情况就地尽快处理。

（3）注意无菌原则。紧急情况或条件不允许时可以忽略。

（4）加强与患者沟通。

（5）整个操作过程技术熟练、表现出良好的职业素养。

第一章　内科例题解析思路

第一节　循环系统

（一）测血压及心电图（中等难度解析思路）

例题： 患者男性，48 岁。2 小时前于家中搬抬重物时突发前胸撕裂样剧烈疼痛，很快疼痛延展至双侧牙床、双肩部及后背，持续不缓解伴大汗而来急诊室就诊。既往有高血压病史，未规律监测血压。家族中父亲 40 多岁时猝死。患者兄弟 9 人均体健。入院查生命体征：体温 36.4℃，脉搏 92 次/分，呼吸 20 次/分（图 2-1-1）。

要求：1. 作为急诊室接诊医生，完成必要检查处置，进行初步诊断。

2. 下一步应做何检查进一步明确诊断？

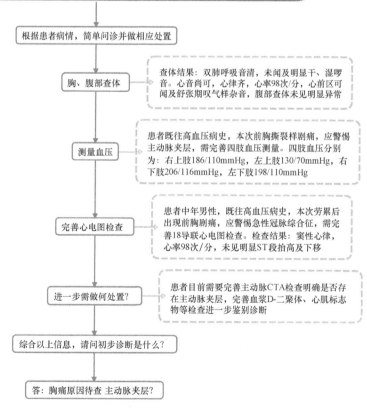

题卡：患者男性，48 岁，2 小时前于家中搬抬重物时突发前胸撕裂样剧烈疼痛，很快疼痛延展至双侧牙床、双肩部及后背，持续不缓解伴大汗而来急诊室就诊。既往有高血压病史，未规律监测血压。患者父亲 40 多岁时猝死。患者兄弟 9 人均体健。入院查生命体征：T36.4℃，P92 次/分，R20 次/分

根据患者病情，简单问诊并做相应处置

胸、腹部查体 → 查体结果：双肺呼吸音清，未闻及明显干、湿啰音。心音尚可，心律齐，心率 98 次/分，心前区可闻及舒张期叹气样杂音，腹部查体未见明显异常

测量血压 → 患者既往高血压病史，本次前胸撕裂样剧痛，应警惕主动脉夹层，需完善四肢血压测量。四肢血压分别为：右上肢 186/110mmHg，左上肢 130/70mmHg，右下肢 206/116mmHg，左下肢 198/110mmHg

完善心电图检查 → 患者中年男性，既往高血压病史，本次劳累后出现前胸剧痛，应警惕急性冠脉综合征，需完善 18 导联心电图检查。检查结果：窦性心律，心率 98 次/分，未见明显 ST 段抬高及下移

进一步需做何处置？ → 患者目前需要完善主动脉 CTA 检查明确是否存在主动脉夹层，完善血浆 D-二聚体、心肌标志物等检查进一步鉴别诊断

综合以上信息，请问初步诊断是什么？

答：胸痛原因待查　主动脉夹层？

图 2-1-1　测血压及心电图（中等难度解析思路）

（二）电复律（中等难度解析思路）

例题：患者男性，26 岁。反复发作心悸数年，持续时间不等，既往有类似发作，可自行停止。今日心悸再发，无头晕、无黑矇、无乏力症状，持续 5 小时来诊（图 2-1-2）。

要求：1. 作为急诊室接诊医生，完成必要检查处置，进行初步诊断。

　　　2. 下一步应如何处置？

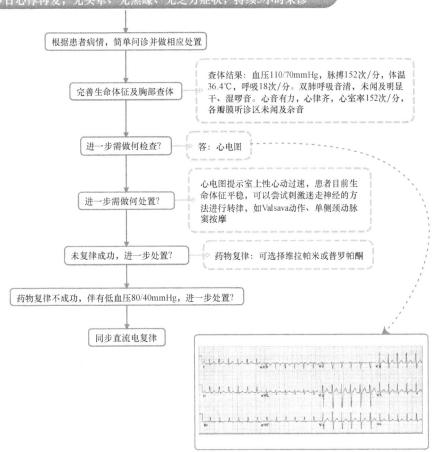

图 2-1-2　电复律（中等难度解析思路）

第二节　呼吸系统

（一）胸腔穿刺术（中等难度解析思路-1）

例题：患者男性，43 岁。因咳嗽、咳痰半个月，呼吸困难 1 周入院。查体：体温 37.6℃，血压 120/80mmHg，心率 85 次/分，呼吸频率 25 次/分。气管无偏移，左下肺叩诊浊音、听诊呼吸音消失。既往体健，否认慢性病史。胸片如图 2-1-3，图 2-1-4。

要求：1. 为协助明确诊断，请做相应处置。

　　　2. 穿刺过程中，患者突发头晕、心悸、面色苍白、大汗，请分析可能的原因，并进行处理。

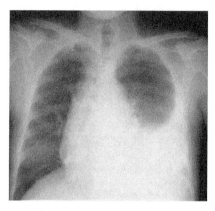

图 2-1-3　胸腔穿刺术（胸片）

题卡：患者男性，43岁，因咳嗽、咳痰半个月，呼吸困难1周入院。查体：体温37.6℃，血压120/80mmHg，心率85次/分，呼吸频率25次/分。气管无偏移，左下肺叩诊浊音、听诊呼吸音消失。既往体健，否认慢性病病史。胸片如图所示

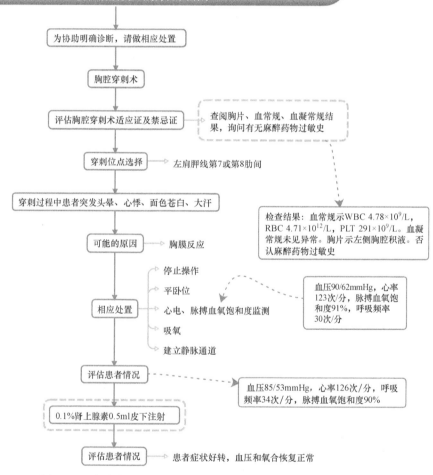

图 2-1-4　胸腔穿刺术（中等难度解析思路-1）

（二）胸腔穿刺术（中等难度解析思路-2）

例题：患者男性，80岁。因"呼吸困难1周，加重1天"入院。查体：体温36.8℃，

血压 115/78mmHg，心率 80 次/分，呼吸频率 19 次/分。左侧胸廓扩张度减弱，左肺中下肺野叩诊浊音、听诊呼吸音消失。心脏体检无异常。胸片如图 2-1-5，图 2-1-6。

　　要求：1. 为缓解症状、明确诊断，请实施最有效诊疗操作。

　　2. 根据提示卡内容，完成相应处理。

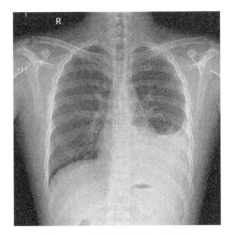

图 2-1-5　胸腔穿刺术（胸片）

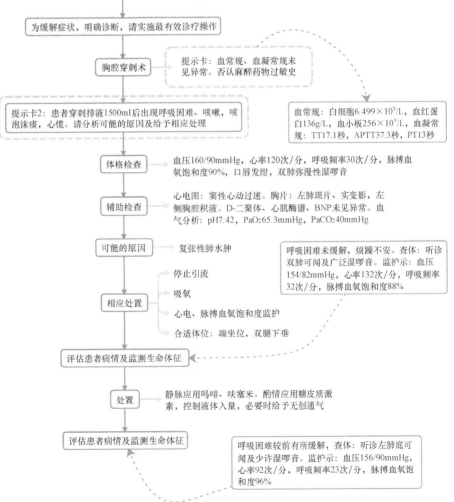

图 2-1-6　胸腔穿刺术（中等难度解析思路-2）

（三）胸腔穿刺术（中等难度解析思路-3）

例题：患者男性，69岁。因发热伴呼吸困难1周为主诉入院。既往体健。查体：体温37.6℃。左侧胸廓扩张度减弱，左下肺叩诊浊音、听诊呼吸音消失。心脏体检无异常。胸部CT如下图所示（图2-1-7、图2-1-8）。

要求：1. 为明确诊断，请进行相应处置。

　　　2. 判断胸腔积液性质及原因，并写出处理原则。

提示卡：胸腔积液外观为黄色浑浊；李凡他试验（+）；比重＞1.018；白细胞 47 939×10^6/L；中性粒细胞百分比85%；总蛋白45.2g/L；腺苷脱氨酶35U/L（30～45U/L）；乳酸脱氢酶2820U/L；胸腔积液癌胚抗原（CEA）1.5μg/L（0～7μg/L）（图2-1-9）。

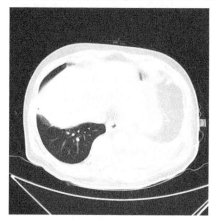
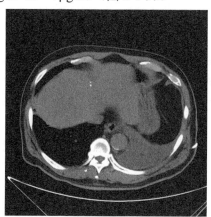

图 2-1-7　胸腔穿刺术（CT-1）　　　　图 2-1-8　胸腔穿刺术（CT-2）

题卡：患者男性，69岁，因发热伴呼吸困难1周为主诉入院。既往体健。查体：体温37.6℃。左侧胸廓扩张度减弱，左下肺叩诊浊音、听诊呼吸音消失。心脏体检无异常。胸部CT如图所示

胸部CT：左侧胸腔积液。血凝常规、血常规未见异常。否认麻醉药过敏史

为明确诊断，请进行相应处置

胸腔穿刺术 → 评估适应证及禁忌证

穿刺位点选择 → 左侧肩胛线第7或第8肋间

胸腔积液外观：黄色浑浊；李凡他试验（+）；比重＞1.018；白细胞47 939×10^6/L；中性粒细胞百分比85%；总蛋白45.2g/L；腺苷脱氨酶35U/L（30～45U/L）；乳酸脱氢酶2820U/L；胸腔积液癌胚抗原（CEA）1.5 μg/L（0～7μg/L）

判断胸水性质及原因 → 渗出液、脓胸

处理原则 →
①充分引流，尽量抽尽，可用2%碳酸氢钠或生理盐水反复冲洗脓腔。如脓液稠厚不易抽出，或经过治疗脓量未减少、病人症状无明显改善、发现大量气体，均应及早行胸腔闭式引流
②全身抗感染
③营养支持，维持水电解质平衡
④寻找原发灶，积极处理原发灶（肺脓肿、肝脓肿等）

图 2-1-9　胸腔穿刺术（中等难度解析思路-3）

(四) 无创呼吸机 (中等难度解析思路-1)

例题: 患者男性, 72 岁。以"反复咳嗽、咳痰 20 年, 呼吸困难 10 年, 双下肢水肿 5 年, 加重 1 个月"入院。既往肺功能提示重度阻塞性通气功能障碍, 吸入支气管舒张剂后 FEV_1/FVC 60%。胸部 CT: 肺气肿。入院查体: 血压 126/63mmHg, 心率 102 次/分, 呼吸频率 20 次/分。口唇发绀, 桶状胸, 听诊双肺可闻及干、湿啰音, 双下肢水肿。鼻导管吸氧 2L/min 情况下, 完善血气分析: PaO_2 52mmHg, $PaCO_2$ 70mmHg, SaO_2 83%, pH 7.281, HCO_3^- 23.3mmol/L (图 2-1-10)。

要求: 1. 患者的初步诊断是什么?

2. 根据患者病情, 请给予相应处置。

3. 患者无创呼吸机辅助通气过程中, 突发呼吸困难, 请对患者进行相应处置。

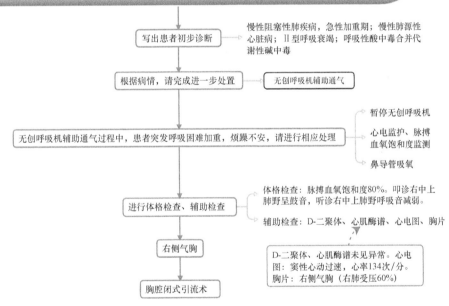

图 2-1-10 无创呼吸机 (中等难度解析思路-1)

(五) 无创呼吸机 (中等难度解析思路-2)

例题: 患者男性, 78 岁。反复咳嗽、咳痰 30 年, 活动后气促 10 年, 间断双下肢水肿 2 年, 加重 1 周入院。吸烟史 30 年。查体: 体温 38℃, 血压 145/80mmHg, 心率 124 次/分, 呼吸频率 30 次/分。神志清楚, 口唇发绀, 双肺可闻及广泛哮鸣音。在鼻导管吸氧 2L/min 情况下, 血气分析: PaO_2 51.2mmHg, $PaCO_2$ 72.4mmHg, SaO_2 83%, pH 7.29, HCO_3^- 40.3mmol/L (图 2-1-11)。

要求: 请对患者进行相应处置。

提示卡 1: 10 分钟后, 患者配合良好, 脉搏血氧饱和度 88%, 请调整无创呼吸机参数。

提示卡2：患者无创通气1小时后意识模糊，烦躁不安。血压90/60mmHg，心率120次/分，呼吸频率32次/分，脉搏血氧饱和度70%。请予以相应处置。

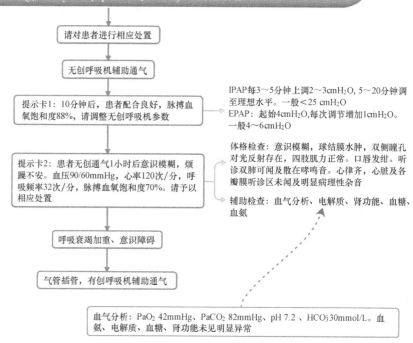

题卡：患者男性，78岁。反复咳嗽、咳痰30年，活动后气促10年，间断双下肢浮肿2年，加重1周入院。吸烟史30年。查体：体温38℃，血压145/80mmHg，心率124次/分，呼吸频率30次/分。神志清楚，口唇发绀，双肺可闻及广泛哮鸣音。在鼻导管吸氧2L/分情况下，血气分析：PaO_2 51.2mmHg，$PaCO_2$ 72.4mmHg，SaO_2 83%，pH 7.29，HCO_3^- 40.3mmol/L。

图 2-1-11 无创呼吸机（中等难度解析思路-2）

第三节 消化系统

（一）腹腔穿刺术（简易难度解析思路）

例题：患者男性，69岁。以"腹胀半个月，加重1天"为主诉入院。既往长期大量饮酒史40年，查体：血压110/65mmHg，心率98次/分，可见肝掌及蜘蛛痣。结膜无苍白，巩膜略黄染，腹膨隆，移动性浊音阳性，双下肢水肿。辅助检查：血常规：WBC $3.6×10^9$/L，RBC $4.35×10^{12}$/L，Hb 112g/L，PLT $80×10^9$/L；血凝常规：PT 13.8秒，PTA 80%。肾功能：BUN 6.7mmol/L，Cr 43.2μmmol/L。病毒标志物示阴性。腹部超声提示可探及液性暗区，深7cm（图2-1-12）。

要求：为明确诊断，请给予相应处置。

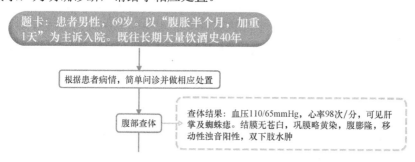

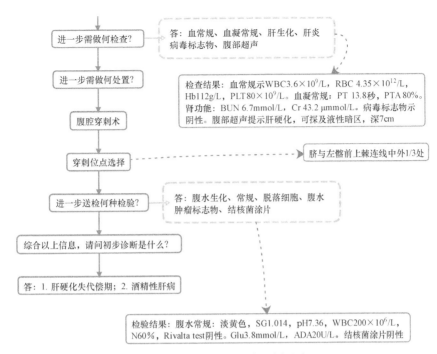

图 2-1-12 腹腔穿刺术（简易难度解析思路）

（二）腹腔穿刺术（中等难度解析思路-1）

例题： 患者男性，50岁。因"腹胀、乏力10余年，再发加重1周"来诊。既往曾行左侧腹股沟疝手术。入院查体：血压 110/55mmHg，心率 80 次/分，腹膨隆，HBsAg(+)，HBsAb(−)，HBeAg(−)，HBeAb(+)，HBcAb(+)。腹部超声示肝硬化，脾大，有腹水，腹水最深处 11cm。血常规：WBC 2.8×10^9/L，Hb 90g/L，PLT 90×10^9/L；血凝常规：PT 17 秒，PTA 60%（图 2-1-13）。

要求： 为缓解症状，请为患者做适当处置。

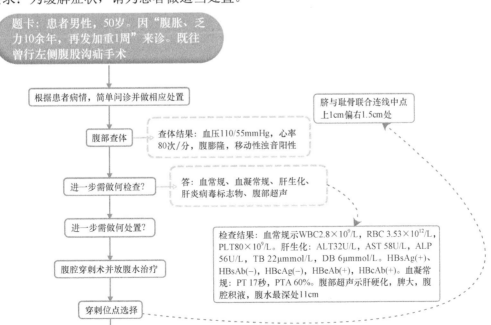

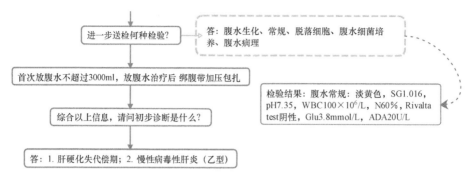

图 2-1-13　腹腔穿刺术（中等难度解析思路-1）

（三）腹腔穿刺术（中等难度解析思路-2）

例题：患者女性，65 岁。发现皮肤黏膜黄染 3 年，腹胀并加重半年。既往慢性粒细胞白血病 20 年，规律治疗，病情控制满意。查体：颜面部及皮肤黏膜黄染，可见蜘蛛痣。腹膨隆，软，无压痛，脾大，Ⅰ线 12cm，Ⅱ线 14cm，Ⅲ线–3cm。移动性浊音阳性。化验检查：血常规示 WBC 9×10^9/L，RBC 2.53×10^{12}/L，PLT 80×10^9/L。肝生化：ALT 68U/L，AST 58U/L，ALP 110U/L，TB 84μmmol/L，DB 60μmmol/L。AMA-M2（+），影像学检查提示未有胆管系统的占位（图 2-1-14）。

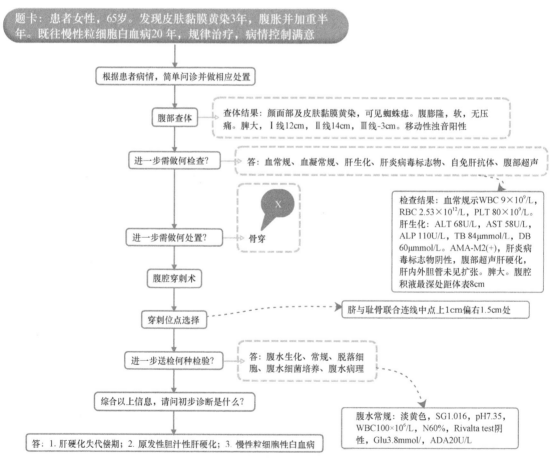

图 2-1-14　腹腔穿刺术（中等难度解析思路-2）

　　要求：1. 患者可能的诊断是什么？

　　　　　2. 为明确诊断，应行何种操作，并请进行此项操作。

　　　　　3. 自行准备物品，戴手套操作。

（四）腹腔穿刺术（高等难度解析思路-1）

　　例题：患者女性，30 岁。已婚，有性生活史，因阴道少量流血 6 天，突发下腹痛 1 天于 2021 年 8 月 20 日就诊。平素月经不规律，LMP：2021-06-23。2 年前子宫内膜异位症手术提示直肠子宫陷凹完全封闭。查体：贫血貌，血压 86/55 mmHg，脉搏 110 次/分。腹部略膨隆，下腹压痛、反跳痛阳性，肌紧张。Hb 72g/L。余化验检查正常（图 2-1-15）。

　　要求：请您作为首诊医师接诊，并进行必要的处理。

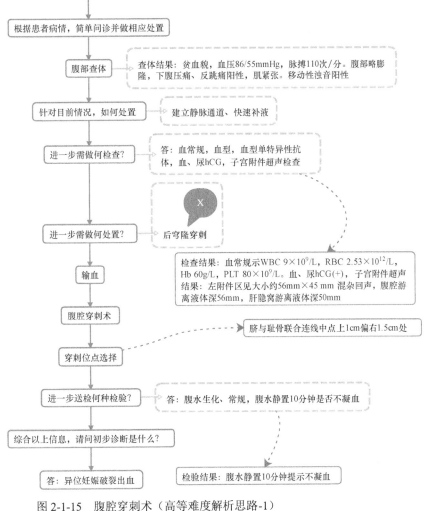

图 2-1-15　腹腔穿刺术（高等难度解析思路-1）

（五）腹腔穿刺术（高等难度解析思路-2）

例题：患者男性，45 岁。因腹胀、乏力 2 个月，突发上腹部疼痛 1 天，意识不清 2 小时就诊于急诊。查体：脉搏 130 次/分，血压 70/30mmHg，肺部查体无异常。血常规：血红蛋白 60g/L，白细胞 2.31×10^9/L，血小板 50×10^9/L。

要求：请作为接诊医师，根据患者病情，为明确诊断和指导治疗进行必要的操作（图 2-1-16）。

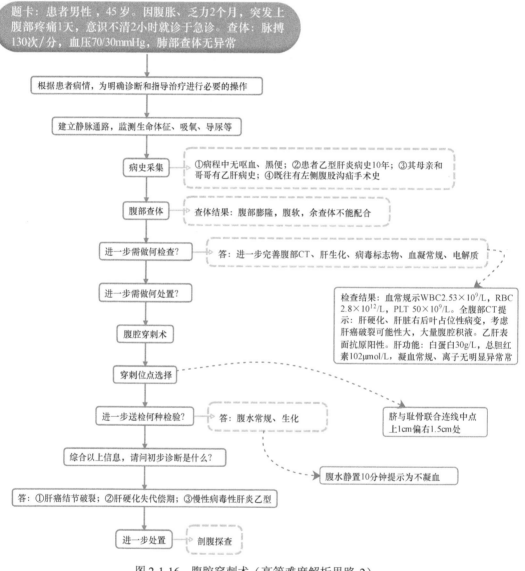

图 2-1-16　腹腔穿刺术（高等难度解析思路-2）

（六）三腔二囊管（简易难度解析思路）

例题：患者男性，57 岁。长期大量饮酒史 20 余年，因"腹胀 1 年，再发加重伴呕血、黑便 1 天"入乡镇医院。既往肝硬化病史多年，查体：神志清楚，精神不振，晦暗面容，可见肝掌、蜘蛛痣（图 2-1-17）。

要求：请根据患者病情，做相应处置。

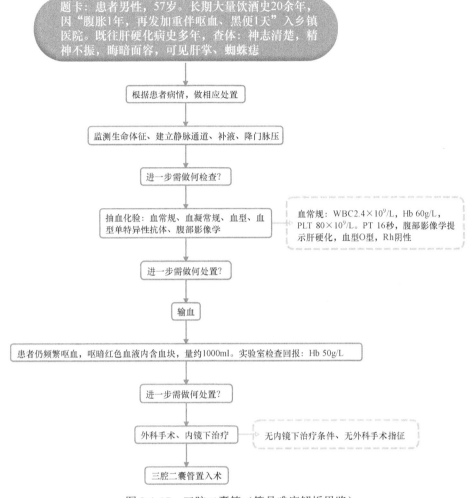

图 2-1-17 三腔二囊管（简易难度解析思路）

（七）三腔二囊管（中等难度解析思路）

例题：患者男性，65 岁。既往有乙肝病史。因"腹胀、乏力 3 年余，再发半个月"来诊。查体：神志清楚，精神不振，晦暗面容，巩膜黄染，可见肝掌、蜘蛛痣。腹部膨隆。住院第 2 天突发呕血，呕暗红色血液内含血块，量约 1000ml。实验室检查回报：Hb 65g/L。患者血压进行性下降。

既往史：有"肝硬化"病史。既往曾行胃镜检查示食管-胃底静脉曲张，未予治疗。既往曾有鼻咽癌病史，未行手术治疗。余无特殊记载（图 2-1-18）。

要求：请根据患者病情，做相应处置。

题卡：患者男性，65岁。既往有乙肝病史。因"腹胀、乏力3年余，再发半个月"来诊。查体：神志清楚，精神不振，晦暗面容，巩膜黄染，可见肝掌、蜘蛛痣。腹部膨隆。住院第2天突发呕血，呕暗红色血液内含血块，量约1000ml。实验室检查回报：Hb 65g/L。患者血压进行性下降
既往史：有"肝硬化"病史。既往曾行胃镜检查示食管-胃底静脉曲张，未予治疗。既往曾有鼻咽癌病史，未行手术治疗。余无特殊记载

根据患者病情，做相应处置

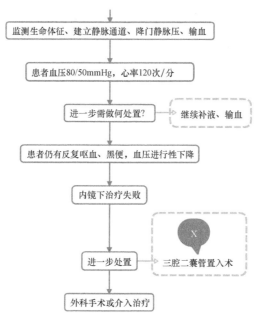

图 2-1-18　三腔二囊管（中等难度解析思路）

第四节　血液系统

（一）骨髓穿刺术（简易难度解析思路）

例题： 患者男性，54 岁。腹胀 2 个月，乏力 1 个月余，加重 2 天入院。既往体健（图 2-1-19）。

　　要求：1. 对患者行简单病史问诊并进行相应处置。

　　　　　2. 为明确诊断，应行哪些相关检查？

　　　　　3. 进一步进行何种操作，并请进行此项操作。

　　　　　4. 请自行准备物品，戴手套操作。

　　　　　5. 综合以上信息，患者的初步诊断是什么？

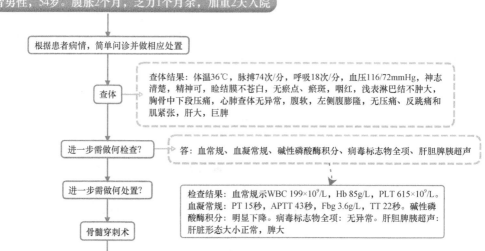

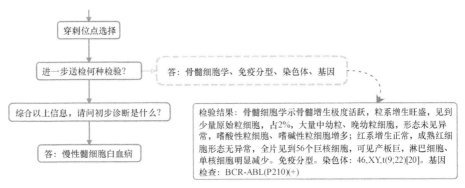

图 2-1-19 骨髓穿刺术 (简易难度解析思路)

(二) 骨髓穿刺术 (中等难度解析思路)

例题： 患者女性，40 岁。月经量增多 1 周。既往体健（图 2-1-20）。

要求： 1. 对患者进行简单病史问诊并行相应处置。

2. 为明确诊断，应行哪些相关检查？

3. 进一步行何种操作？请进行此项操作。

4. 请自行准备物品，戴手套操作。

5. 综合以上信息，患者的初步诊断是什么？

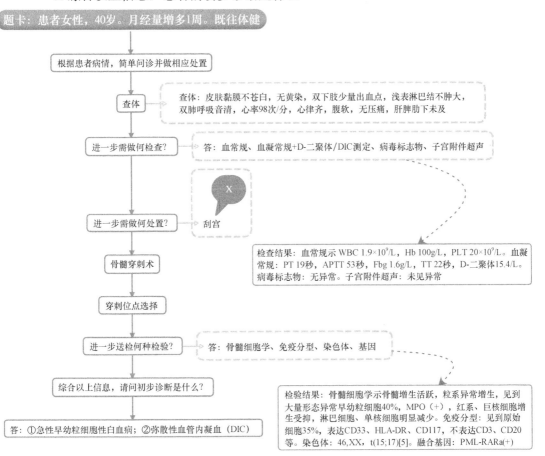

图 2-1-20 骨髓穿刺术 (中等难度解析思路)

第五节 神经系统

（一）腰椎穿刺术（简易难度解析思路）

例题： 患者女性，42岁。运动后剧烈头痛伴恶心、呕吐2小时。查体：体温36.4℃，血压180/100mmHg，神志清楚，颈项强直，余神经系统查体未见异常。血常规、血凝常规未见异常（图2-1-21）。

要求：1. 根据患者病情，首选完善什么检查？

2. 根据检查结果，为明确诊断，下一步行何种操作，并请进行此项操作。请自行准备物品，戴手套操作。

3. 综合以上信息，患者的诊断是什么？

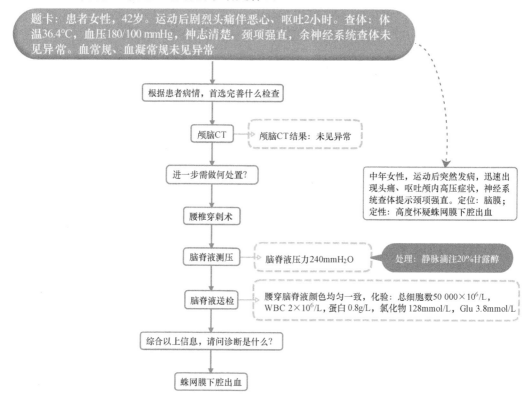

图2-1-21 腰椎穿刺术（简易难度解析思路）

（二）腰椎穿刺术（中等难度解析思路）

例题： 患者男性，24岁。因"发热伴头痛10天"来院。10天前患者出现发热，最高39℃，伴全脑胀痛，恶心、呕吐胃内容物。查体：体温38.4℃，神志清楚，颈项强直，Kernig征阳性，余神经系统查体未见异常。颅脑CT未见异常。血常规、血凝常规未见异常（图2-1-22）。

要求：1. 为明确诊断，进一步行何种操作，并请进行此项操作。请自行准备物品，戴手套操作。

2. 综合以上信息，患者的初步诊断是什么？

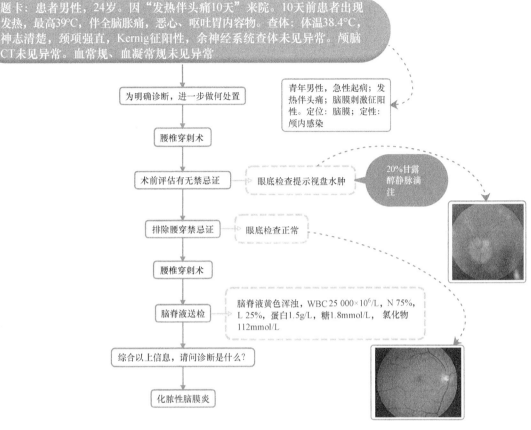

图 2-1-22　腰椎穿刺术（中等难度解析思路）

（三）腰椎穿刺术（高等难度解析思路）

例题：患者女性，46岁。左侧腰背痛 1 年余，右下肢麻木逐渐向上发展 8 个月，左下肢无力进行性加重 5 个月。查体：血压 120/80mmHg，体温 36.3℃，呼吸 19 次/分，脉搏 80 次/分，神志清楚，心肺听诊无异常，颅神经查体未见异常，左下肢肌力 4 级，左膝、踝反射（+++），右侧 T_{12} 水平以下痛、温觉减退，左足运动觉减退，左侧 Babinski 征（+）（图 2-1-23）。

要求：1. 为明确诊断，进一步行何种操作，并请进行此项操作。请自行准备物品，戴手套操作。

2. 综合以上信息，患者的初步诊断是什么？

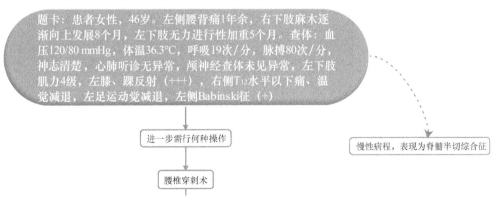

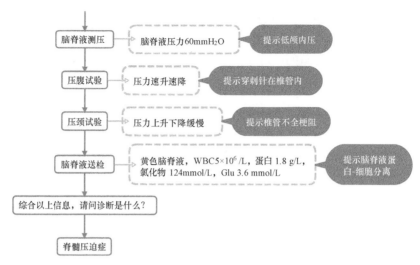

图 2-1-23 腰椎穿刺术（高等难度解析思路）

第二章 外科例题解析思路

（一）消毒铺单（中等难度解析思路）

例题： 患者男性，67 岁。目前诊断：进展期胃癌。拟行开腹胃癌根治术（图 2-2-1）。

要求： 患者已完成麻醉，请为其进行消毒铺单。

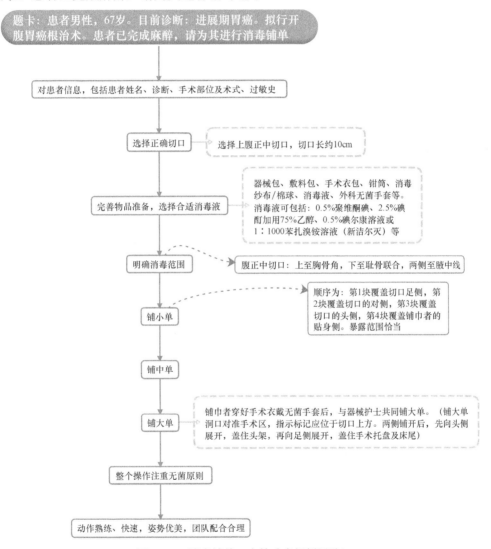

图 2-2-1 消毒铺单（中等难度解析思路）

（二）脓肿切开引流术（简易难度解析思路）

例题： 患者男性，28 岁。以"发现项部肿物 1 个月"为主诉就诊，为求肿物切除就诊于外科门诊，请你作为门诊医师进行接诊（图 2-2-2）。

要求： 注重人文关怀。若需进行操作，请自行准备物品。

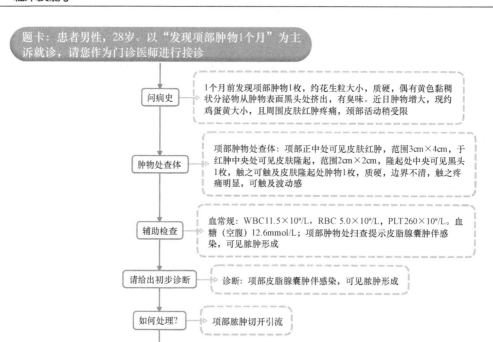

题卡：患者男性，28岁。以"发现项部肿物1个月"为主诉就诊，请您作为门诊医师进行接诊

问病史 → 1个月前发现项部肿物1枚，约花生粒大小，质硬，偶有黄色黏稠状分泌物从肿物表面黑头处挤出，有臭味。近日肿物增大，现约鸡蛋黄大小，且周围皮肤红肿疼痛，颈部活动稍受限

肿物处查体 → 项部肿物处查体：项部正中处可见皮肤红肿，范围3cm×4cm，于红肿中央处可见皮肤隆起，范围2cm×2cm，隆起处中央可见黑头1枚，触之可触及皮肤隆起处肿物1枚，质硬，边界不清，触之疼痛明显，可触及波动感

辅助检查 → 血常规：WBC11.5×10⁹/L，RBC 5.0×10⁹/L，PLT260×10⁹/L。血糖（空腹）12.6mmol/L；项部肿物处扫查提示皮脂腺囊肿伴感染，可见脓肿形成

请给出初步诊断 → 诊断：项部皮脂腺囊肿伴感染，可见脓肿形成

如何处理? → 项部脓肿切开引流

现为术后第1日，请处理伤口 → 污染切口换药

图 2-2-2　脓肿切开引流术（简易难度解析思路）

（三）换药拆线（简易难度解析思路）

例题：患者男性，21 岁。因与他人打架斗殴行"右前臂清创缝合术+剖腹探查肠修补术"。现为术后第 8 天。目前患者神志清楚，生命体征平稳。体温 36.3℃。血常规示 WBC 5.24×10⁹/L，N65%。术区敷料包扎完好，清洁无渗出（图 2-2-3）。

要求：请两位操作者给予适宜处理。一位主操作，另一位作为助手。

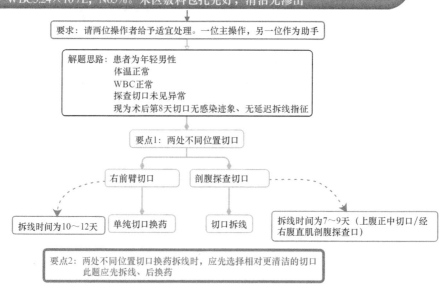

题卡：患者男性，21岁。因与他人打架斗殴行"右前臂清创缝合术+剖腹探查肠修补术"。现为术后第8天。目前患者神清，生命体征平稳。体温36.3℃。血常规：WBC5.24×10⁹/L，N65%。术区敷料包扎完好，清洁无渗出

要求：请两位操作者给予适宜处理。一位主操作，另一位作为助手

解题思路：患者为年轻男性
体温正常
WBC正常
探查切口未见异常
现为术后第8天切口无感染迹象、无延迟拆线指征

要点1：两处不同位置切口

右前臂切口　　剖腹探查切口

拆线时间为10～12天　　单纯切口换药　　切口拆线　　拆线时间为7～9天（上腹正中切口/经右腹直肌剖腹探查口）

要点2：两处不同位置切口换药拆线时，应先选择相对更清洁的切口
此题应先拆线、后换药

图 2-2-3　换药拆线（简易难度解析思路）

（四）换药拆线（中等难度解析思路）

例题： 患者男性，75 岁。因"黑便伴消瘦 3 个月"求治。入院行相关检查明确为胃癌，行根治术。现为术后第 8 天，查房时见切口对合好，无红肿及渗出。化验示肝、肾功能未见异常，血常规提示 WBC6.1×10⁹/L，Hb 82g/L。既往无糖尿病史，入院空腹血糖 6.8mmol/L。诊断 COPD 多年，术前控制尚可，术后反复咳嗽，请呼吸内科会诊，给予相应处理，未见明显好转。腹腔引流管 24 小时引流 10ml（图 2-2-4）。

要求： 请给予适宜处理。

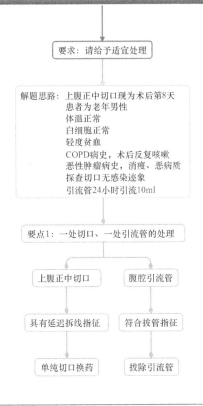

图 2-2-4　换药拆线（中等难度解析思路）

（五）换药拆线（高等难度解析思路）

例题： 患者男性，48 岁。因胃溃疡大出血，行胃大部切除术后第 6 天。近来低热，无寒战，无盗汗。血常规提示 WBC 15.2×10⁹/L，Hb 95g/L。查体：术区敷料可见渗出，呈淡绿色，伴异味。行细菌学检查提示多重耐药铜绿假单胞菌（图 2-2-5）。

要求： 请针对切口给予适宜处理。

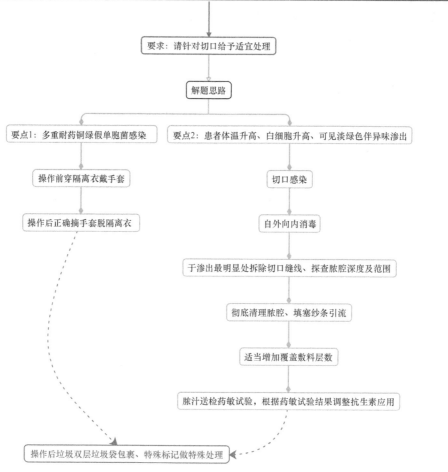

题卡：患者男性，48岁。因胃溃疡大出血，行胃大部切除术后第6天。近来低热，无寒战，无盗汗。血常规提示WBC15.2×10⁹/L，Hb95g/L。查体：术区敷料可见渗出，呈淡绿色，伴异味。行细菌学检查提示多重耐药铜绿假单胞菌

要求：请针对切口给予适宜处理

解题思路

要点1：多重耐药铜绿假单胞菌感染

操作前穿隔离衣戴手套

操作后正确摘手套脱隔离衣

要点2：患者体温升高、白细胞升高、可见淡绿色伴异味渗出

切口感染

自外向内消毒

于渗出最明显处拆除切口缝线、探查脓腔深度及范围

彻底清理脓腔、填塞纱条引流

适当增加覆盖敷料层数

脓汁送检药敏试验，根据药敏试验结果调整抗生素应用

操作后垃圾双层垃圾袋包裹、特殊标记做特殊处理

图 2-2-5　换药拆线（高等难度解析思路）

（六）浅表肿物切除术（简易难度解析思路）

例题：患者女性，24岁。以"发现右上唇部色素痣 3 年余"为主诉就诊，为求色素痣切除就诊于外科门诊，请您作为接诊医师切除肿物（图 2-2-6）。

要求：注重人文关怀，自行准备物品。

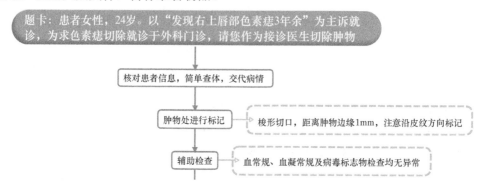

题卡：患者女性，24岁。以"发现右上唇部色素痣3年余"为主诉就诊，为求色素痣切除就诊于外科门诊，请您作为接诊医生切除肿物

核对患者信息，简单查体，交代病情

肿物处进行标记 ┈ 梭形切口，距离肿物边缘1mm，注意沿皮纹方向标记

辅助检查 ┈ 血常规、血凝常规及病毒标志物检查均无异常

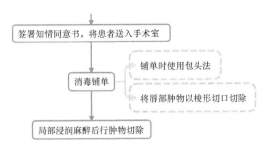

图 2-2-6　浅表肿物切除术（简易难度解析思路）

（七）浅表肿物切除术（中等难度解析思路）

例题：患者男性，28 岁。以"发现左前臂及项部肿物 1 个月"为主诉就诊，为求肿物切除就诊于外科门诊，请你作为门诊医师进行接诊（图 2-2-7）。

要求：注重人文关怀。若需进行操作，请自行准备物品。

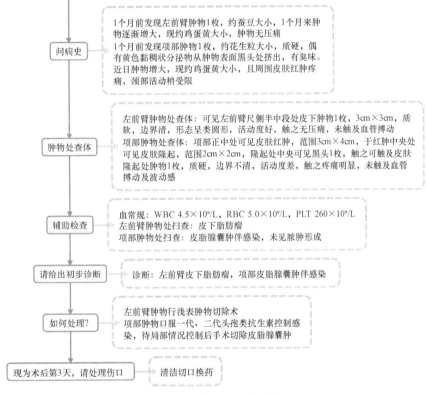

图 2-2-7　浅表肿物切除术（中等难度解析思路）

（八）胸腔闭式引流（简易难度解析思路）

例题：患者男性，19 岁。校内篮球比赛后自感胸闷、气短 3 小时，逐渐加重，遂来急诊。查体：神志清楚，脉搏 98 次/分，血压 105/70mmHg，呼吸 24 次/分。吸氧状态下指脉氧饱和度 95%。气管右偏，左侧胸部叩诊鼓音，右侧胸部叩诊清音；左侧呼吸音消失，右侧呼吸音清，未闻及明显干、湿啰音。既往体健（图 2-2-8）。

　　要求：1. 对患者进行简单病史问诊并行相应处置。

　　　　　2. 为明确诊断，应行哪些相关检查？

　　　　　3. 综合以上信息，患者的初步诊断是什么？

　　　　　4. 进一步行何种操作，并请进行此项操作（自行准备物品）。

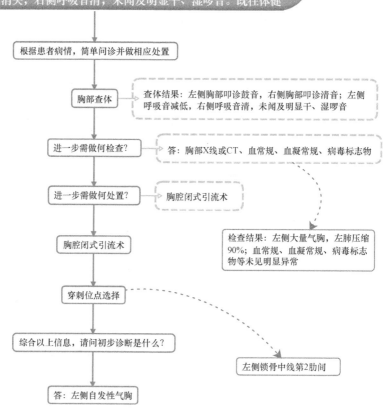

图 2-2-8　胸腔闭式引流（简易难度解析思路）

（九）胸腔闭式引流（中等难度解析思路）

　　例题：患者男性，2 小时前骑摩托车摔伤，感左侧背部疼痛、胸闷，"120" 送至急诊。查体：神志清楚，脉搏 91 次/分，血压 101/77mmHg，呼吸 21 次/分。吸氧状态下指脉氧饱和度 97%。既往体健（图 2-2-9，图 2-2-10）。

　　要求：1. 对患者进行简单病史问诊并行相应处置。

　　　　　2. 为明确诊断，应行哪些相关检查？

　　　　　3. 进一步最需要何种操作，并请进行此项操作。

　　　　　4. 患者后续需要注意观察哪些情况？

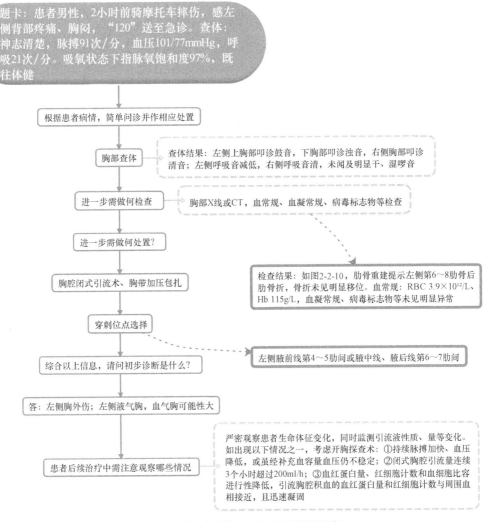

题卡：患者男性，2小时前骑摩托车摔伤，感左侧背部疼痛、胸闷，"120"送至急诊。查体：神志清楚，脉搏91次/分，血压101/77mmHg，呼吸21次/分。吸氧状态下指脉氧饱和度97%，既往体健

根据患者病情，简单问诊并作相应处置

胸部查体 —— 查体结果：左侧上胸部叩诊鼓音，下胸部叩诊浊音，右侧胸部叩诊清音；左侧呼吸音减低，右侧呼吸音清，未闻及明显干、湿啰音

进一步需做何检查 —— 胸部X线或CT，血常规、血凝常规、病毒标志物等检查

进一步需做何处置？

胸腔闭式引流术、胸带加压包扎

检查结果：如图2-2-10，肋骨重建提示左侧第6～8肋骨后肋骨折，骨折未见明显移位。血常规：RBC 3.9×10¹²/L、Hb 115g/L，血凝常规、病毒标志物等未见明显异常

穿刺位点选择

综合以上信息，请问初步诊断是什么？ —— 左侧腋前线第4～5肋间或腋中线、腋后线第6～7肋间

答：左侧胸外伤；左侧液气胸，血气胸可能性大

患者后续治疗中需注意观察哪些情况 —— 严密观察患者生命体征变化，同时监测引流液性质、量等变化。如出现以下情况之一，考虑开胸探查术：①持续脉搏加快、血压降低，或虽经补充血容量血压仍不稳定；②闭式胸腔引流量连续3个小时超过200ml/h；③血红蛋白量、红细胞计数和血细胞比容进行性降低，引流胸腔积血的血红蛋白量和红细胞计数与周围血相接近，且迅速凝固

图 2-2-9　胸腔闭式引流（中等难度解析思路）

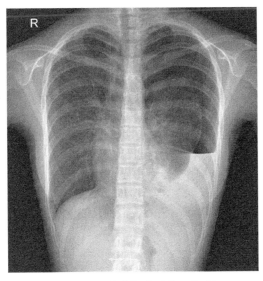

图 2-2-10　胸腔闭式引流（胸片）

（十）胸腔闭式引流（高等难度解析思路）

例题： 患者男性，23岁。1小时前参加滑板运动不慎摔伤，自觉右侧胸部疼痛、胸闷，后胸闷症状逐渐加重，出现呼吸困难，"120"送至医院急诊。急诊接诊后，患者出现烦躁、极度呼吸困难、大汗淋漓，不能平卧。作为急诊接诊医师请给予紧急处置（图2-2-11）。

要求：1. 患者的初步诊断是什么？

2. 最需行何种操作？

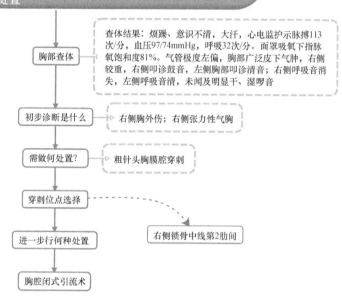

图 2-2-11　胸腔闭式引流（高等难度解析思路）

（十一）胸腔闭式引流拔管（简易难度解析思路）

例题： 患者男性，65岁。胸腔镜下右肺下叶癌根治术后第3天，晨查患者一般状态可，无发热，术区偶有疼痛，可耐受，无明显咳嗽、咳痰，无明显胸闷、气短。查体：神志清楚，生命体征平稳。右侧呼吸音略减弱，左侧呼吸音清，未闻及明显干、湿啰音。右侧胸腔闭式引流通畅在位，随呼吸波动良好。术后第1天胸腔闭式引流量为350ml，第2天为100ml，第3天为80ml，均为淡红色液体（图2-2-12）。

要求：作为专科医师请对该患者进行适当处置。

题卡：患者男性，65岁。胸腔镜下右肺下叶癌根治术后第3天，晨查患者一般状态可，无发热，术区偶有疼痛，可耐受，无明显咳嗽、咳痰，无明显胸闷、气短。查体：神志清楚，生命体征平稳。右侧呼吸音略减弱，左侧呼吸音清，未闻及明显干、湿啰音。右侧胸腔闭式引流通畅在位，随呼吸波动良好。术后第1天胸腔闭式引流量为350ml，第2天为100ml，第3天为80ml，均为淡红色液体

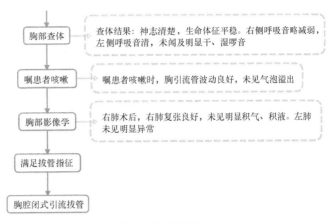

图 2-2-12　胸腔闭式引流拔管（简易难度解析思路）

（十二）胸腔闭式引流拔管（高等难度解析思路）

例题：患者男性，36 岁。左侧肺部手术后第 4 天。患者一般状态可，无发热，术区偶有疼痛，可耐受，无明显咳嗽、咳痰，无明显胸闷、气短。查体：神志清楚，左肺呼吸音减弱，右肺呼吸音清，未闻及明显干、湿啰音。左侧胸腔闭式引流通畅在位，随呼吸波动良好。24 小时共引流出淡黄色液体 350ml，其中上胸引管 50ml，下胸引管 300ml（图 2-2-13）。

要求：作为主管医师请对患者进行适当处置。

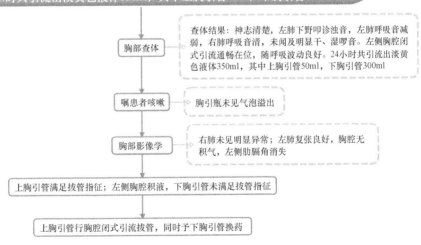

图 2-2-13　胸腔闭式引流拔管（高等难度解析思路）

（十三）膀胱穿刺造瘘术（简易难度解析思路）

例题：患者男性，75 岁。10 年前因前列腺增生症于外院行经尿道前列腺电切术，术后 2 年再次出现尿线变细，于当地医院反复行尿道扩张。近 1 周来，患者自觉下腹胀痛，排尿滴沥。急诊室行留置导尿失败。查体：下腹部膨隆。辅助检查：血常规、血凝常规未见明显异常。门诊行泌尿系超声提示：双肾积水，双侧集合系分离 2.0cm。前列腺大小约 4cm×3cm×2cm，膀胱过度充盈（图 2-2-14）。

  要求：1. 对患者进行简单病史问诊并行相应处置。

    2. 为明确诊断，应行哪些相关检查？

    3. 综合以上信息，患者的初步诊断是什么？

    4. 进一步行何种操作，并请进行此项操作（自行准备物品）。

题卡：患者男性，75岁。10年前因前列腺增生症于外院行经尿道前列腺电切术，术后2年再次出现尿线变细，于当地医院反复行尿道扩张。近1周来，患者自觉下腹胀痛，排尿滴沥。急诊室已经行留置导尿失败。查体：下腹部膨隆。辅助检查：血常规、血凝常规未见明显异常。门诊行泌尿系统超声提示：双肾积水，双侧集合系分离2.0cm。前列腺大小约4cm×3cm×2cm，膀胱过度充盈

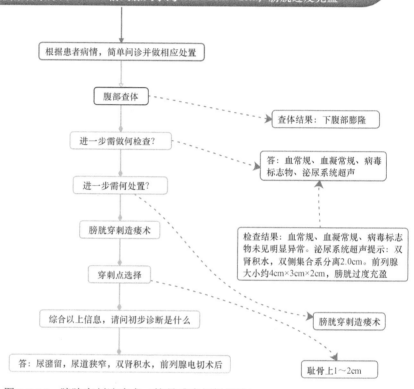

图 2-2-14   膀胱穿刺造瘘术（简易难度解析思路）

（十四）膀胱穿刺造瘘术（中等难度解析思路-1）

  例题：患者男性，30 岁。因"高处坠落伤 2 小时"急诊来院。查体：血压 110/70mmHg，脉搏 90 次/分，呼吸 24 次/分。神志清楚，问答可配合。眼睑苍白，头颅未见异常。心肺查体未见异常，下腹部隆起，叩诊浊音，移动性浊音（−）。四肢活动未见受限，骨盆挤压分离试验（±），尿道外口见滴血。血常规提示 WBC 12.6×10^9/L，RBC 4.35×10^{12}/L，Hb 95g/L，PLT 156×10^9/L。骨盆 X 线提示耻骨及坐骨支骨折，无明显移位。泌尿系统超声：双肾及双侧输尿管未见积水扩张。前列腺大小约 3cm×3cm×2cm，膀胱过度充盈，膀胱内未见异常回声（图 2-2-15）。

  要求：1. 对患者进行简单病史问诊并行相应处置。

    2. 为明确诊断，应行哪些相关检查？

    3. 综合以上信息，患者的初步诊断是什么？

4. 进一步行何种操作，并请进行此项操作（自行准备物品）。

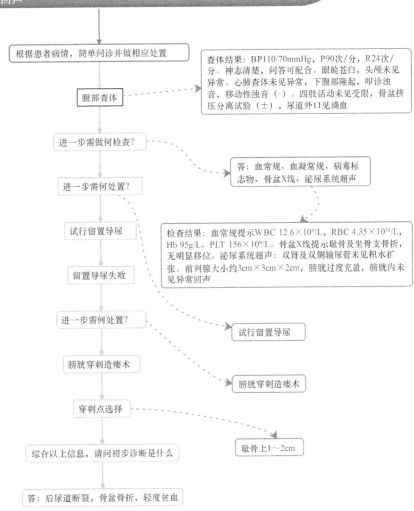

图 2-2-15　膀胱穿刺造瘘术（中等难度解析思路-1）

（十五）膀胱穿刺造瘘术（中等难度解析思路-2）

例题： 患者男性，75 岁。2 型糖尿病史 12 年，确诊糖尿病周围神经病，神经源性膀胱 2 年，高血压病史 10 年，长期留置导尿，定期换管。近 1 周来右侧睾丸肿大伴发热，最高体温 39.0℃。查体：下腹部未见隆起，叩诊无浊音。右侧附睾明显增大，触痛，托举试验阴性。血压 90/40mmHg，脉搏 90 次/分。阴囊超声提示右侧附睾体积明显增大，血流信号丰富，考虑炎症可能（图 2-2-16）。

要求：1. 对患者进行简单病史问诊并行相应处置。

2. 为明确诊断，应行哪些相关检查？

3. 综合以上信息，患者的初步诊断是什么？

4. 进一步行何种操作，并请进行此项操作（自行准备物品）。

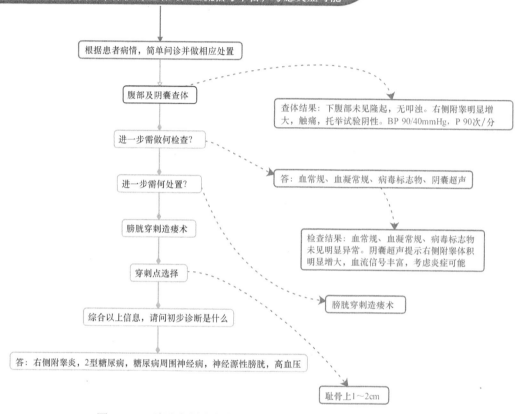

图 2-2-16 膀胱穿刺造瘘术（中等难度解析思路-2）

（十六）膀胱穿刺造瘘术（高等难度解析思路）

例题：患者男性，19 岁。因"阴囊左侧疼痛伴发热 2 小时"急诊来院。查体：血压 120/70mmHg，脉搏 110 次/分，呼吸 24 次/分，体温 39.2℃。神志清楚，问答可配合。眼睑苍白，头颅未见异常。心肺查体未见异常，下腹正中纵行手术瘢痕，长约 10cm。留置导尿状态，尿液浑浊，膀胱区叩诊浊音阴性，左侧睾丸肿胀，大小约 5cm×6cm。血常规提示 WBC $12.6×10^9$/L，Hb 108g/L，PLT $156×10^9$/L，膀胱造影提示：膀胱呈圣诞树样改变。阴囊超声：左侧睾丸体积明显增大，血流信号丰富，考虑炎症可能。既往史：既往高位截瘫 10 年余，反复留置导尿 6 个月（图 2-2-17）。

要求：1. 对患者进行简单病史问诊并行相应处置。

2. 为明确诊断，应行哪些相关检查？

3. 综合以上信息，患者的初步诊断是什么？

4.进一步行何种操作，并请进行此项操作（自行准备物品）。

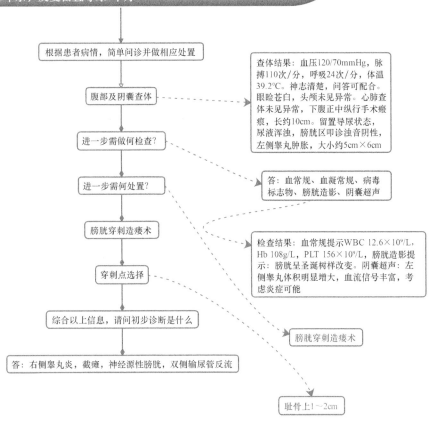

题卡：患者男性，19岁。因"阴囊左侧疼痛伴发热2小时"急诊来院。查体：血压120/70mmHg，脉搏110次/分，呼吸24次/分，体温39.2℃。神清，问答可配合。眼睑苍白，头颅未见异常。心肺查体未见异常，下腹正中纵行手术瘢痕，长约10cm。留置导尿状态，尿液浑浊，膀胱区叩诊浊音阴性，左侧睾丸肿胀，大小约5cm×6cm。血常规提示：WBC 12.6×10⁹/L，Hb 108g/L，PLT 156×10⁹/L，膀胱造影提示：膀胱呈圣诞树样改变。阴囊超声：左侧睾丸体积明显增大，血流信号丰富，考虑炎症可能。既往史：既往高位截瘫10年余，反复留置导尿6个月

根据患者病情，简单问诊并做相应处置

腹部及阴囊查体

查体结果：血压120/70mmHg，脉搏110次/分，呼吸24次/分，体温39.2℃。神志清楚，问答可配合。眼睑苍白，头颅未见异常。心肺查体未见异常，下腹正中纵行手术瘢痕，长约10cm。留置导尿状态，尿液浑浊，膀胱区叩诊浊音阴性，左侧睾丸肿胀，大小约5cm×6cm

进一步需做何检查？

进一步需何处置？

答：血常规、血凝常规、病毒标志物、膀胱造影、阴囊超声

膀胱穿刺造瘘术

检查结果：血常规提示WBC 12.6×10⁹/L，Hb 108g/L，PLT 156×10⁹/L，膀胱造影提示：膀胱呈圣诞树样改变。阴囊超声：左侧睾丸体积明显增大，血流信号丰富，考虑炎症可能

穿刺点选择

综合以上信息，请问初步诊断是什么

膀胱穿刺造瘘术

答：右侧睾丸炎、截瘫、神经源性膀胱、双侧输尿管反流

耻骨上1～2cm

图 2-2-17　膀胱穿刺造瘘术（高等难度解析思路）

（十七）烧伤换药（简易难度解析思路）

例题：患者男性，40岁。因"意外烫伤左前臂 2 小时"入院急诊，急诊行烧伤清创后嘱患者每日至外科门诊进行创面换药。请你作为接诊医师，对患者行创面换药（图 2-2-18）。

要求：注重人文关怀，自行准备物品。

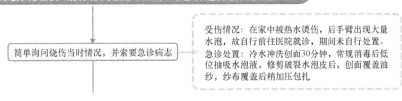

题卡：患者男性，40岁。因"意外烫伤左前臂2小时"入院急诊，急诊行烧伤清创后嘱患者每日至外科门诊行创面换药，请你作为接诊医生，对患者进行创面换药

简单询问烧伤当时情况，并索要急诊病志

受伤情况：在家中被热水烫伤，后手臂出现大量水泡，故自行前往医院就诊，期间未自行处置。
急诊处置：冷水冲洗创面30分钟，常规消毒后低位抽吸水泡液，修剪破裂水泡皮后，创面覆盖油纱，纱布覆盖后稍加压包扎

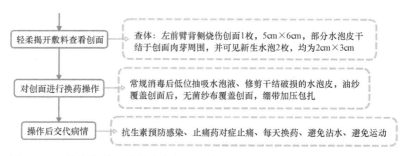

图 2-2-18 烧伤换药（简易难度解析思路）

（十八）烧伤换药（中等难度解析思路）

例题： 患者女性，28 岁。体重 60kg，当日上午 8 时许不慎被沸水烫伤，1 小时后被家属送往医院。主诉创面疼痛，自觉紧张害怕，表情痛苦，生命体征：体温 37.1℃，脉搏 110 次/分，血压 107/91mmHg。右前臂及右手均有水泡，部分水疱皮破损（图 2-2-19）。

要求： 请作为急诊科医师进行接诊。

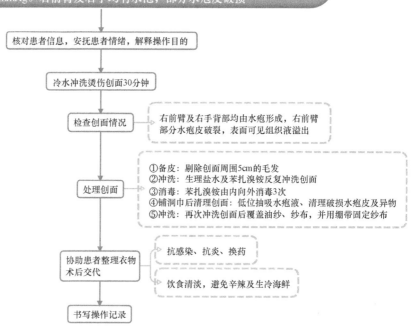

图 2-2-19 烧伤换药（中等难度解析思路）

（十九）腹腔镜操作（简易难度解析思路）

例题： 使用抓钳、剪刀将纸片上的图案剪出来。

要求： 在图形的内外边框之间进行剪切（图 2-2-20）。

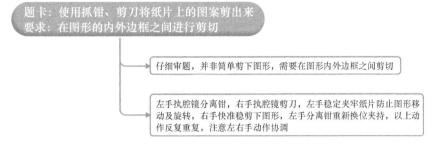

图 2-2-20 腹腔镜操作（简易难度解析思路）

（二十）腹腔镜操作（中等难度解析思路）

例题： 分离钳夹取圆形颗粒从左侧盒子移至右侧盒子中，要求夹取 20 个。

要求： 左手器械夹取颗粒，传递至右手器械，再放入右侧瓶中 10 个，颗粒在转移过程中掉落，需要重新从方盒中夹取新的颗粒，按照红黄绿的顺序夹取，顺序错误不得分（图 2-2-21）。

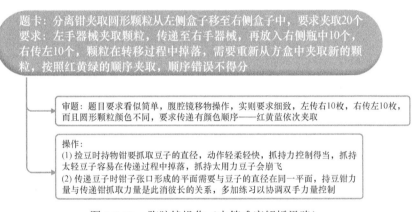

图 2-2-21 腹腔镜操作（中等难度解析思路）

（二十一）静脉切开术（中等难度解析思路）

例题： 患者男性，67 岁。全身大面积烧伤，入急诊。查体：表情淡漠，脉搏 110 次/分，血压 80/50mmHg，呼吸 30 次/分（图 2-2-22）。

要求： 现患者外周静脉穿刺困难，暂无中心静脉置管条件，为纠正休克，请为其进一步处置。

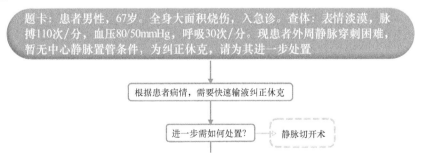

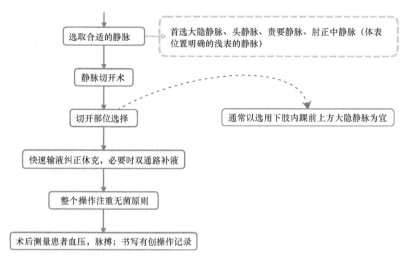

图 2-2-22　静脉切开术（中等难度解析思路）

第三章　骨科例题解析思路

（一）清创术（中等难度解析思路）

例题：患者男性，30岁。因车祸被"120"送至医院。查体：脉搏68次/分，血压120/70mmHg，呼吸24次/分，神志清楚，左膝部敷料包扎中，左下肢感觉、运动、血运未见明显异常。X线示左膝部无骨折，皮下有异物影。现患者于急诊清创室。已注射TAT（图2-3-1）。

要求：作为专科医师请对患者进行适当处置。

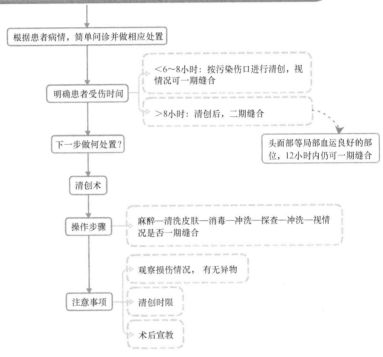

图 2-3-1　清创术（中等难度解析思路）

（二）开放性伤口的止血包扎（中等难度解析思路）

例题：患者男性，30岁。车祸致多发伤。左腕部被车门夹断，断端可见骨外露，有活动性出血。查体：体温37.0℃，脉搏99次/分，呼吸20次/分，血压140/90mmHg（图2-3-2）。

要求：作为专科医师请对患者进行适当处置。

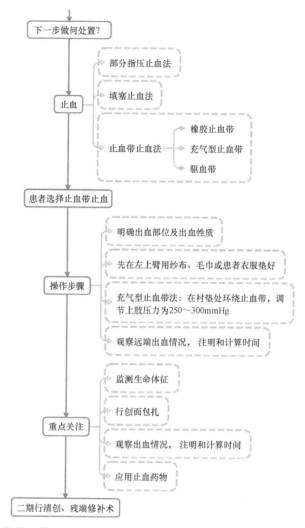

图 2-3-2　开放性伤口的止血包扎（中等难度解析思路）

（三）脊柱外伤搬运（中等难度解析思路）

例题：患者男性，30 岁。工作时不慎从 3 米高处坠落。现场查体：脉搏 68 次/分，呼吸 24 次/分，血压 120/70mmHg。神清语明，头部及左腕部可见开放性创口，颈部、腰部压痛，活动受限。骨盆挤压分离试验（+）。余查体未见明显异常（图 2-3-3）。

要求：作为专科医师请对患者进行适当处置并送往医院。

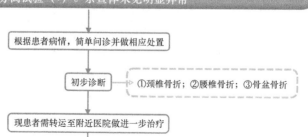

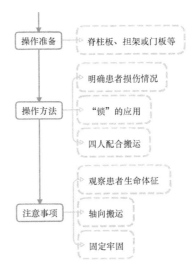

图 2-3-3 脊柱外伤搬运（中等难度解析思路）

（四）牵引术（中等难度解析思路）

例题：患者女性，57 岁。1 天前以"左侧股骨粗隆间骨折"为初步诊断收入院。晨查患者神志清楚，无发热，生命体征平稳。自诉左髋部疼痛，无其他不适主诉。查体：左髋无皮肤破损，局部肿胀明显，压痛（+），叩击痛（+），可及骨擦音、骨擦感，左下肢活动受限，足背动脉可触及，末梢血运可。既往房颤病史 10 年，规律服用华法林，未定期复查凝血功能。现术前检查提示凝血功能异常（图 2-3-4）。

要求：作为专科医生请对患者进行适当处置。

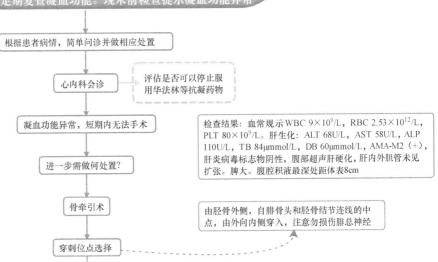

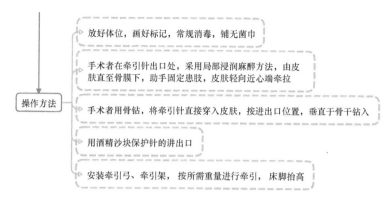

图 2-3-4　牵引术（中等难度解析思路）

（五）膝关节穿刺术（中等难度解析思路）

例题： 患者女性，60 岁。以"左膝关节置换术后 1 个月，发热、左膝疼痛 2 天"为主诉于我院门诊就诊。现场查体：体温 39.4 ℃，脉搏 120 次/分，呼吸 20 次/分，血压 120/70mmHg。神志清楚。左膝肿胀，压痛，局部皮温增高。浮髌试验阳性。血沉、白细胞、C 反应蛋白升高。血培养阴性。X 线、MRI 示左膝关节肿胀、积液、关节间隙增宽（图 2-3-5）。

要求： 作为专科医师请对患者进行适当处置。

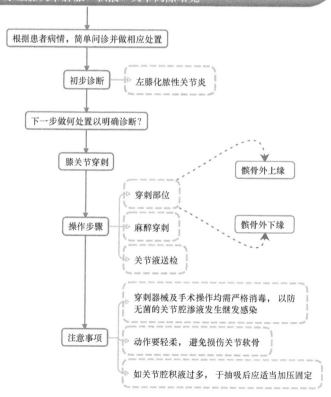

图 2-3-5　膝关节穿刺术（中等难度解析思路）

（六）小夹板固定术（中等难度解析思路）

例题：患者男性，66岁。3小时前在外锻炼时不慎跌倒，右手掌撑地，即感到右腕部疼痛，伴活动受限。未行特殊治疗，由家人送至我院急诊。查体：神志清楚，生命体征平稳。右腕无皮肤破损，枪刺样畸形，局部肿胀，压痛（+），叩击痛（+），可及骨擦音、骨擦感，右腕关节屈伸活动受限，各掌指关节活动正常，无麻木感，可触及桡动脉搏动，末梢血运可。急诊行X线检查示右侧桡骨远端骨折（图2-3-6）。

要求：作为专科医师请对患者进行适当处置。

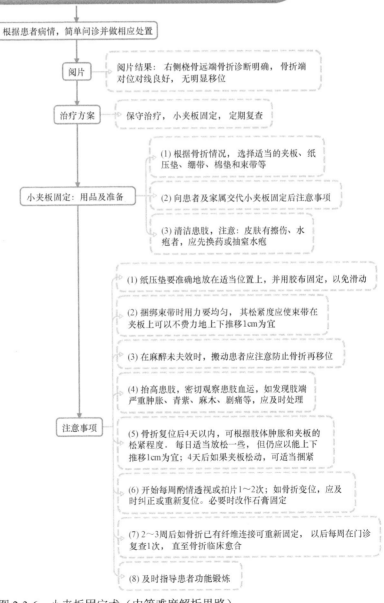

图2-3-6　小夹板固定术（中等难度解析思路）

（七）石膏固定术（中等难度解析思路）

例题： 患者男性，62 岁。35 分钟前因路滑不慎跌倒，右手掌着地，诉右腕部疼痛，不敢活动。查体：脉搏 68 次/分，血压 120/70mmHg，呼吸 24 次/分。神志清楚，心肺腹查体未见明显异常。全身无创口，右腕部略肿胀，畸形，压痛，腕关节活动受限，可触及骨擦音，桡动脉搏动可，右手各指感觉、运动正常。X 线结果示：右侧桡骨远段骨折。已行手法复位，复查 X 线：对线对位尚可（图 2-3-7）。

要求： 根据患者病情，简单问诊并做相应处置。

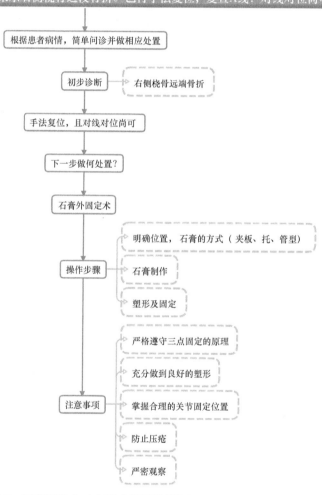

图 2-3-7　石膏固定术（中等难度解析思路）

第四章 医院感染控制科例题解析思路

（一）穿脱防护服（中等难度解析思路）

例题：患者女性，35 岁。2021 年 8 月 8 日从印度来我市，因"发热伴咽痛 3 天"于我院发热门诊就诊（图 2-4-1）。

要求：1. 请选择正确的 PPE，完成相关病史采集。

2. 对患者进行咽拭子检查及血常规采血。

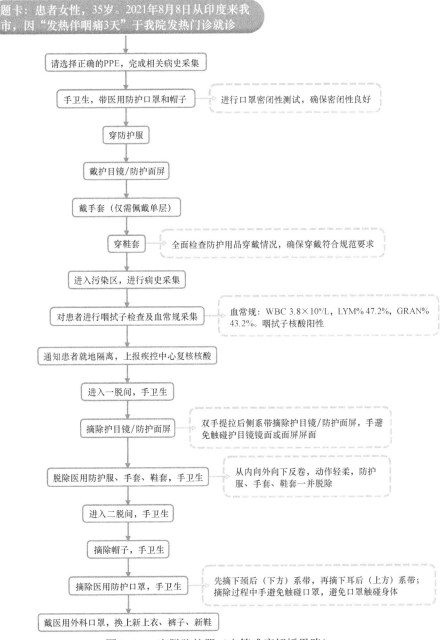

图 2-4-1　穿脱防护服（中等难度解析思路）

（二）血源性职业接触（中等难度解析思路）

例题：患者男性，30岁。因"左上肺原位癌"行左上肺叶切除术，术中，手术器械护士不慎被已用过的手术缝针扎伤，现有出血（图2-4-2）。

要求：1. 请对该护士伤口进行处理，并做进一步处置。

2. 为明确预防处理措施，应行哪些相关检查？

3. 根据检查结果，应进行何种预防措施？

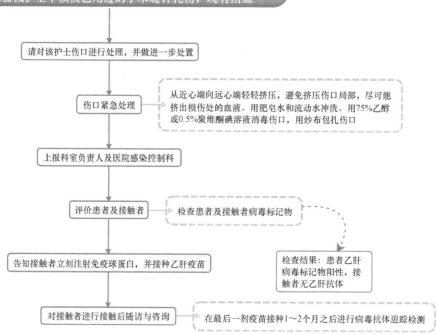

图2-4-2　血源性职业接触（中等难度解析思路）

第五章　妇产科例题解析思路

（一）妇科检查（中等难度解析思路）

例题： 患者女性，43岁。性生活后阴道点滴流血半年就诊。未带宫内节育器避孕。G_2P_2。体重指数21（图2-5-1）。

要求：1. 为明确诊断，需要完善哪些必要病史、查体？

2. 进一步做何检查？

3. 请给出相关诊疗意见？

提示卡1：平素月经规律，周期30天，经期5天，无停经史。既往体健，无血液病、肝病、肾病等病史。未口服避孕药，未应用华法林等抗凝血药物。

提示卡2：妇科检查：外阴正常，阴道畅，无新生物及赘生物，白带正常，宫颈Ⅰ度糜烂样改变，子宫及双附件区未及异常。

提示卡3：宫颈TCT提示：可见非典型鳞状上皮细胞，不能明确意义。

宫颈HPV16阳性。

血常规、血凝常规、肝生化、肾功能未见异常。

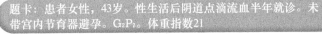
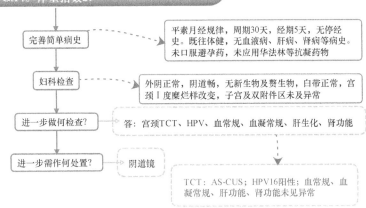

图2-5-1　妇科检查（中等难度解析思路）

（二）妇科检查（高等难度解析思路）

例题： 患者女性，32岁。已婚，1周前行上环术，3天自觉发热及下腹隐痛，白带黄，今日测体温39℃（图2-5-2）。

要求：请为患者行相关检查。

提示卡1：血压110/80mmHg，体温38.8℃。

提示卡2：妇科检查示外阴正常，阴道畅，无充血，宫颈光，宫颈口见少量脓性分泌物流出，子宫前位，正常大，压痛明显，双附件区未及明显异常。

提示卡3：妇科超声示子宫形态大小正常，子宫内膜厚0.5cm，宫内节育器位置居中，双附件区未见异常。

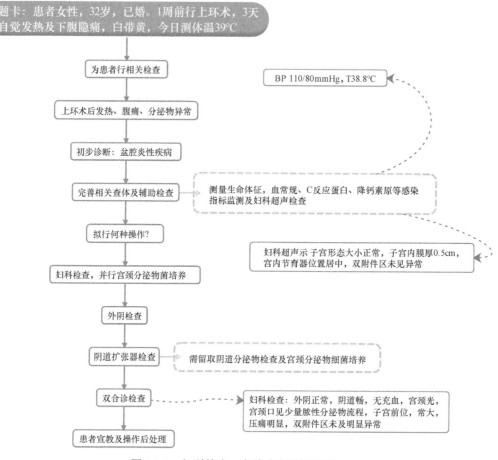

图 2-5-2 妇科检查（高等难度解析思路）

（三）产科检查（中等难度解析思路）

例题：患者女性，32岁。平素月经规律，周期30天，现停经32周，今来院行产前检查，孕24周行口服葡萄糖耐量试验（OGTT）：空腹4.5mmol/L，服糖后1小时血糖7.6mmol/L，服糖后2小时血糖6.5mmol/L，上次产检时间是2周前，1天前自觉胎动减少，约减少1/3，无腹痛及阴道流血，阴道流液。作为产检医生请完善病史，并行相关查体及必要的辅助检查（图2-5-3，图2-5-4）。

要求：请行相关操作。

提示卡1：血压110/72mmHg，脉搏78次/分。

四步触诊：臀先露，子宫大小与孕周相符合，未及宫缩，胎心146次/分。

提示卡2：胎心监护如图2-5-3所示。

提示卡3：胎儿彩超提示双顶径8.1cm，脐动脉S/D比值2.2，羊水指数12.6cm，羊水最大深度4.5cm，胎盘距离宫颈内口≥3cm，未见胎盘早剥征象。

提示卡4：针对患者臀位及胎动减少，请行相关处理及健康宣教。

FHR 240 bpm
FHR1
UA
mmHg
kPa

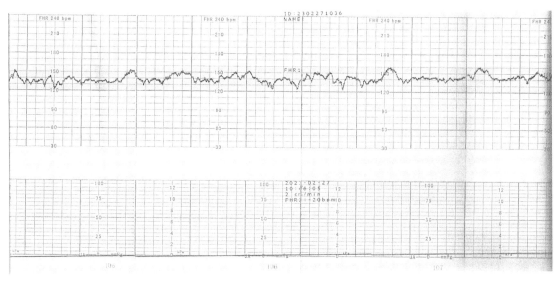

图 2-5-3　胎心监护（1）

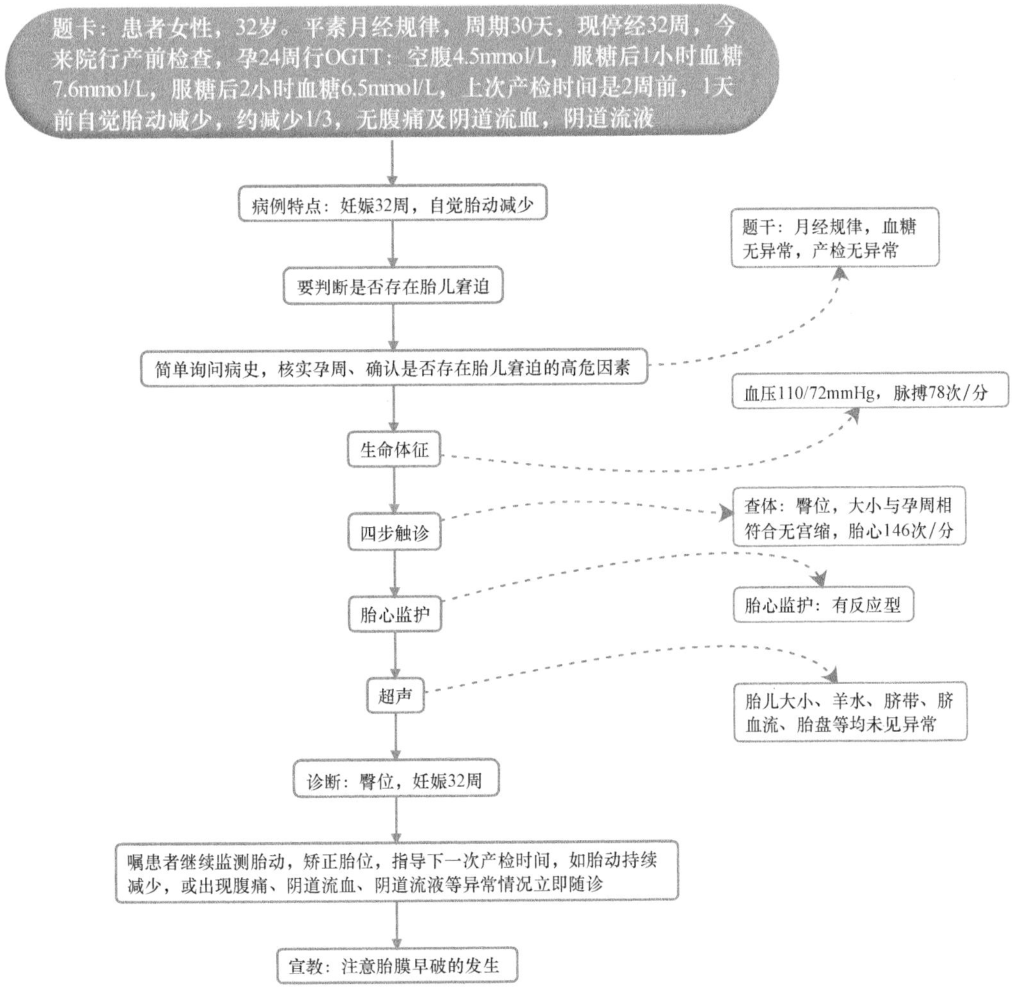

题卡：患者女性，32岁。平素月经规律，周期30天，现停经32周，今来院行产前检查，孕24周行OGTT：空腹4.5mmol/L，服糖后1小时血糖7.6mmol/L，服糖后2小时血糖6.5mmol/L，上次产检时间是2周前，1天前自觉胎动减少，约减少1/3，无腹痛及阴道流血，阴道流液
病例特点：妊娠32周，自觉胎动减少
要判断是否存在胎儿窘迫
简单询问病史，核实孕周、确认是否存在胎儿窘迫的高危因素
题干：月经规律，血糖无异常，产检无异常
生命体征
血压110/72mmHg，脉搏78次/分
四步触诊
查体：臀位，大小与孕周相符合无宫缩，胎心146次/分
胎心监护
胎心监护：有反应型
超声
胎儿大小、羊水、脐带、脐血流、胎盘等均未见异常
诊断：臀位，妊娠32周
嘱患者继续监测胎动，矫正胎位，指导下一次产检时间，如胎动持续减少，或出现腹痛、阴道流血、阴道流液等异常情况立即随诊
宣教：注意胎膜早破的发生

图 2-5-4　产科检查（中等难度解析思路）

（四）产科检查（高等难度解析思路）

例题：患者女性，33 岁。G_1P_0，因"停经 36 周，跌倒后出现下腹痛及阴道流血 40 分钟"入急诊室。患者自诉阴道流血量少，色暗红，无阴道流液。孕期定期产前检查未见异常，OGTT 阴性，否认高血压、心脏病、糖尿病等病史。

要求：为明确诊断请完善相关查体，操作结束后口述初步诊断及治疗方案。

提示卡 1：月经规律，周期 28 天，经期 4～5 天，LMP：2021-11-21。腹痛呈持续性下腹坠胀痛。阴道流血量少于平时月经量。

提示卡 2：血压 120/80mmHg，心率 90 次/分。

提示卡 3：查体：下腹膨隆，子宫张力高，宫体有压痛。

急查血常规、血凝常规、尿常规均未见异常。

病毒标志物提示：HBsAg（－），HBsAb（＋）。

胎儿超声提示：BPD 8.9cm，股骨长 7.1cm，羊水指数 9cm，S/D=2.5，胎盘位于前壁，胎盘厚度 6cm，胎盘下缘距离宫颈内口≥3cm。

提示卡 4：胎心监护如图 2-5-5，图 2-5-6 所示。

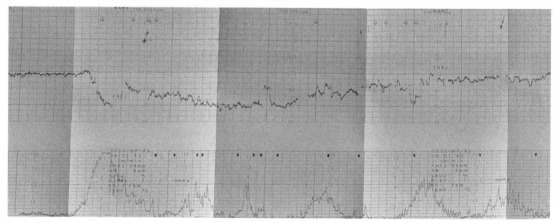

图 2-5-5　胎心监护（2）

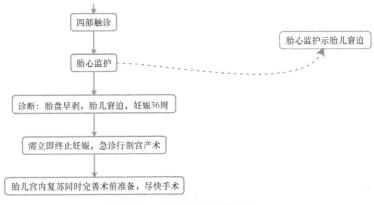

图 2-5-6　产科检查（高等难度解析思路）

（五）诊断性刮宫术（简易难度解析思路）

例题：患者女性，58 岁。绝经 6 年，G_3P_2，糖尿病 7 年，体重指数 30，10 天前出现阴道流血，少于月经量，来诊。为明确进一步诊治方案，应行何操作？

要求：请为其行相关检查（图 2-5-7）。

提示卡 1：血压 110/80mmHg，体温 36.8℃。妇科检查：外阴正常，阴道畅，内见少量暗血自宫颈口流出，宫颈光，子宫常大，形态规则，无压痛，双附件区未及异常。

提示卡 2：子宫附件超声示子宫形态大小正常，子宫内膜厚 2.0cm，双附件未见异常。

提示卡 3：血常规，血凝常规，病毒标志物正常；心电图未见异常。

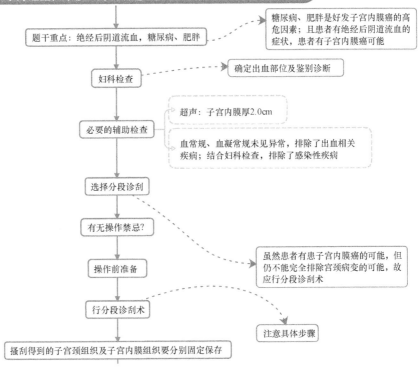

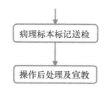

图 2-5-7 诊断性刮宫术（简易难度解析思路）

（六）诊断性刮宫术（中等难度解析思路）

例题：患者女性，33 岁。平素月经规律，12 岁（5~6）/（32~36）天，结婚 3 年，性生活规律，未采取任何避孕措施，至今未孕。

要求：拟行诊刮术，请说出检查时间，并行相关操作。

提示卡 1：血压 110/70 mmHg，体温 36.5℃。妇科检查：外阴正常，阴道畅，内见少量暗血自宫颈口流出，宫颈光，子宫常大，形态规则，无压痛，双附件区未及异常（图 2-5-8）。

提示卡 2：子宫附件超声示子宫形态大小正常，子宫内膜厚 1.0cm，双附件未见异常。

提示卡 3：血常规、血凝常规、病毒标志物正常；心电图未见异常。

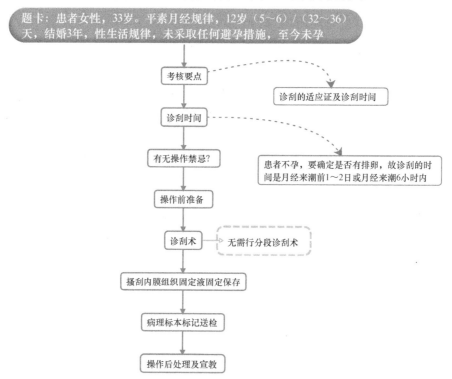

图 2-5-8 诊断性刮宫术（中等难度解析思路）

（七）宫内节育器放置术（简易难度解析思路）

例题：患者女性，39 岁。G_6P_3，口服避孕药避孕 5 年，要求更改避孕方式。

要求：请为其选择合适的避孕方式，并行相关操作（图 2-5-9）。

提示卡 1：既往体健，无铜过敏，有乳胶过敏。顺产 3 次，末次分娩日期为 6 年前；月经干净 5 天。

提示卡 2：血压 110/80 mmHg，体温 36.8℃。

提示卡 3：血常规，血凝常规，病毒标志物正常；心电图未见异常；超声检查提示子宫形态正常，大小约 6cm×5cm×4cm，内膜厚 0.3cm，回声均匀，双附件未见异常。

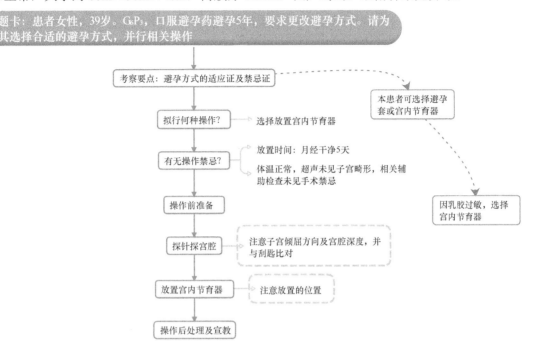

图 2-5-9 宫内节育器放置术（简易难度解析思路）

（八）宫内节育器放置术（高等难度解析思路）

例题：患者女性，40 岁。诊断为子宫腺肌病 5 年，近 5 年出现经量增多，近期经期延长，痛经进行性加重，3 天前血常规提示：Hb 82g/L，PLT 210×10⁹/L。患者拒绝手术及药物治疗（图 2-5-10）。

要求：请为其选择合适的治疗方案，并行相关操作？

提示卡 1：既往体健，无铜过敏。血压 110/80mmHg，体温 36.8℃。

提示卡 2：现为月经第 4 天，妇科检查示外阴正常，阴道畅，无充血，内见少量暗血，来自宫腔，宫颈光，子宫及双附件区未及异常。

提示卡 3：血凝常规，病毒标志物正常；心电图未见异常；超声检查提示子宫腺肌病，内膜厚 0.3cm，回声均匀，双附件未见异常。

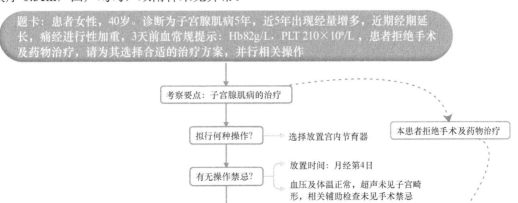

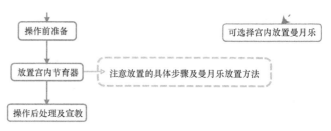

图 2-5-10　宫内节育器放置术（高等难度解析思路）

（九）宫内节育器取出术（中等难度解析思路）

例题：患者女性，28 岁。2 年前宫内放置"O"形节育器。此次因左侧输卵管妊娠住院行腹腔镜下左侧输卵管切除术。术前子宫附件超声示：子宫形态大小正常，子宫内膜厚 1.2cm，左附件区可见一大小约 7cm×5cm×5cm 混合回声，右附件区未见异常，宫内节育器位置居中。现预约患者出院，患者咨询是否可以继续带器避孕。

要求：作为主管医生，您如何决定？并行相关操作（图 2-5-11）。

提示卡 1：无发热，无腹痛，无阴道流血。妇科检查：外阴正常，阴道充血，宫颈光，无充血，子宫及双附件区未及异常。

提示卡 2：血压 110/80mmHg，体温 36.8℃。

提示卡 3：血常规、血凝常规、肝功能、肾功能、病毒标志物均未见异常。白带常规提示清洁度 I 度。

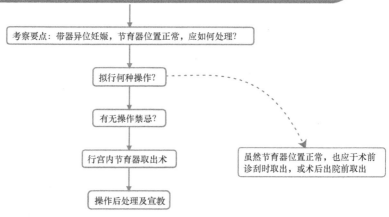

图 2-5-11　宫内节育器取出术（中等难度解析思路）

（十）宫内节育器取出术（高等难度解析思路）

例题：患者女性，47 岁。阴道不规则流血半个月，无腹痛及阴道排液。平素月经规律，（5～6）/30 天，G_2P_2。妇科检查：外阴正常，阴道畅，无充血，宫颈光滑，分泌物量中、色白，子宫前位，正常大，无压痛，双附件区未及明显异常。

要求：请为其行相关检查并予治疗（图 2-5-12）。

提示卡 1：子宫附件超声示子宫形态大小正常，子宫内膜厚 2.0cm，回声欠均匀，双附件未见异常，宫内节育器位置居中。

提示卡 2：血压 110/80mmHg，体温 36.8℃。

提示卡 3：血常规、血凝常规、病毒标志物、心电图均未见异常。

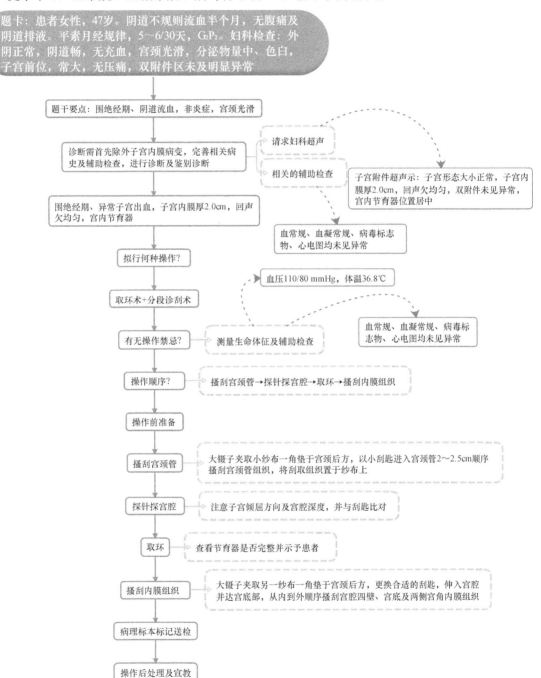

图 2-5-12　宫内节育器取出术（高等难度解析思路）

（十一）后穹隆穿刺术（中等难度解析思路）

例题：患者女性，29 岁。G_2P_1。无停经史。3 小时前性生活后突发右下腹疼痛，腹痛逐渐加重，伴肛门坠胀感，并出现恶心，心慌等症状。查体：脉搏 108 次/分，血压 98/62mmHg，面色略苍白，下腹压痛，反跳痛，腹肌略紧张，移动性浊音阴性（图 2-15-13）。

要求：1. 为明确诊断，应行哪些相关检查？

2. 进一步应行何种操作，并请进行此项操作。

3. 综合以上信息，患者的初步诊断是什么？

提示卡 1：妇科检查示外阴未见明显异常，阴道畅，阴道黏膜无充血，白带正常，宫颈光，举摆痛，后穹隆触痛，子宫常大，无压痛，右侧附件区压痛明显，未触及明显包块，左附件未及明显异常。

提示卡 2：妇科超声示子宫大小为 6cm×5cm×4.3cm，子宫肌层回声均匀，内膜厚 4mm，右侧附件区混合回声包块，7.8cm×7.2cm×6.3cm，左侧输卵管卵巢未见异常。盆腔积液，深约 4.2cm。

提示卡 3：血 hCG＜0.1mIU/ml。

血常规提示：WBC $5×10^9$/L，Hb 99g/L；血凝常规、肝生化、肾功能、病毒标志物均未见异常。

题卡：患者女性，29岁。已婚，G_2P_1。无停经史。3小时前性生活后突发右下腹疼痛，腹痛逐渐加重，伴肛门坠胀感，并出现恶心、心慌等症状。查体：脉搏108次/分，血压98/62mmHg，面色略苍白，下腹压痛，反跳痛，腹肌略紧张，移动性浊音阴性

为明确诊断，应行哪些相关检查？ → 根据题干，考虑卵巢黄体破裂，致腹腔内出血可能性大

妇科检查 → 外阴未见明显异常，阴道畅，阴道黏膜无充血，白带正常，宫颈光，举摆痛，后穹隆触痛，子宫常大，无压痛，右侧附件区压痛明显，未触及明显包块，左附件未及明显异常

进一步需做何检查？

答：血hCG，妇科超声 → 血hCG＜0.1mIU/ml，妇科超声示子宫大小为6cm×5cm×4.3cm，子宫肌层回声均匀，内膜厚4mm，右侧附件区混合回声包块，7.8cm×7.2cm×6.3cm，左侧输卵管卵巢未见异常。盆腔积液，深约4.2cm

拟行何种操作？

后穹隆穿刺术

有无操作禁忌？

排除禁忌，可行后穹隆穿刺术

穿刺位点的选择 → 选择在后穹隆中央或稍偏患侧、阴道后壁与后穹隆交界处稍偏下方进行穿刺，平行宫颈管方向缓慢刺入，抽取液体。如无液体抽出，适当改变进针深度和方向，或边退针边抽吸

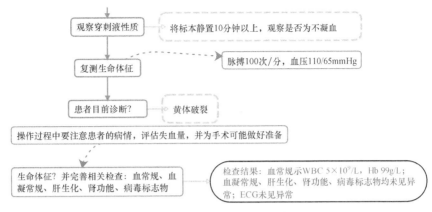

图 2-5-13　后穹隆穿刺术（中等难度解析思路）

（十二）后穹隆穿刺术（高等难度解析思路）

例题：患者女性，40 岁。G_3P_2。平素月经规律，12 岁（4～5）/（28～29）天，经量中等，无痛经。带环避孕 20 年，20 余天前出现阴道流血，量时多时少，持续至今，8 小时前出现下腹痛，向肩背部放散，持续不缓解，伴肛门坠胀感，来诊。妇科检查：外阴正常，阴道畅，内见少了暗血，来自宫腔，宫颈光，举摆痛，后穹隆触痛，因腹肌紧张，子宫常大，无压痛，右附件区压痛，左附件区未及异常（图 2-5-14）。

要求：为明确诊断，进一步应如何处理？

提示卡 1：查体示脉搏 90 次/分，血压 118/70mmHg，神志清楚，语明，简单腹部查体：腹部压痛，反跳痛，腹肌略紧张，移动性浊音阴性，尿 hCG 阳性。

提示卡 2：血常规、血凝常规、肝生化、肾功能检查结果待出。

提示卡 3：妇科超声示子宫大小形态正常，内膜厚 1.3cm，右附件区见一混合回声，大小约 6cm×5cm×5cm，盆腔积液深约 4cm。

提示卡 4（操作者开始穿刺时出示此提示卡）：血压 80/50mmHg，心率 120/分。

提示卡 5：穿刺液为不凝血，进一步应如何处理？

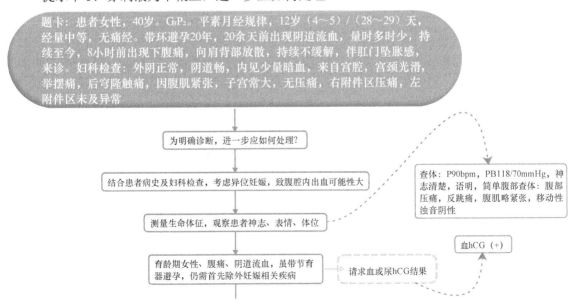

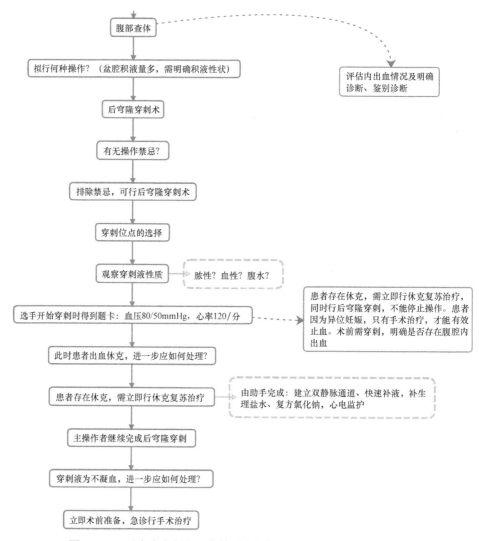

图 2-5-14 后穹隆穿刺术（高等难度解析思路）

（十三）会阴侧切术（中等难度解析思路）

例题：患者女性，29 岁。G_1P_0，妊娠期糖尿病，孕期饮食、运动疗法，血糖控制佳。妊娠 39 周，头位临产，产前 B 超胎儿估重 4050g，宫缩好，胎头已拨露，突然出现胎心延长减速，胎心基线 80 次/分。患者已排尿（图 2-5-15）。

要求：请进一步处理。

提示卡 1（当操作者完成会阴侧切时助理裁判出示）：现胎儿、胎盘已娩出，检查胎盘胎膜完整，子宫收缩好，检查软产道无裂伤。

要求：请采用单纯间断缝合法缝合阴道黏膜、会阴肌层及皮下组织。

提示卡 2（当操作者完成会阴皮下组织及肌层缝合时助理裁判出示）：现已完成会阴皮肤缝合。

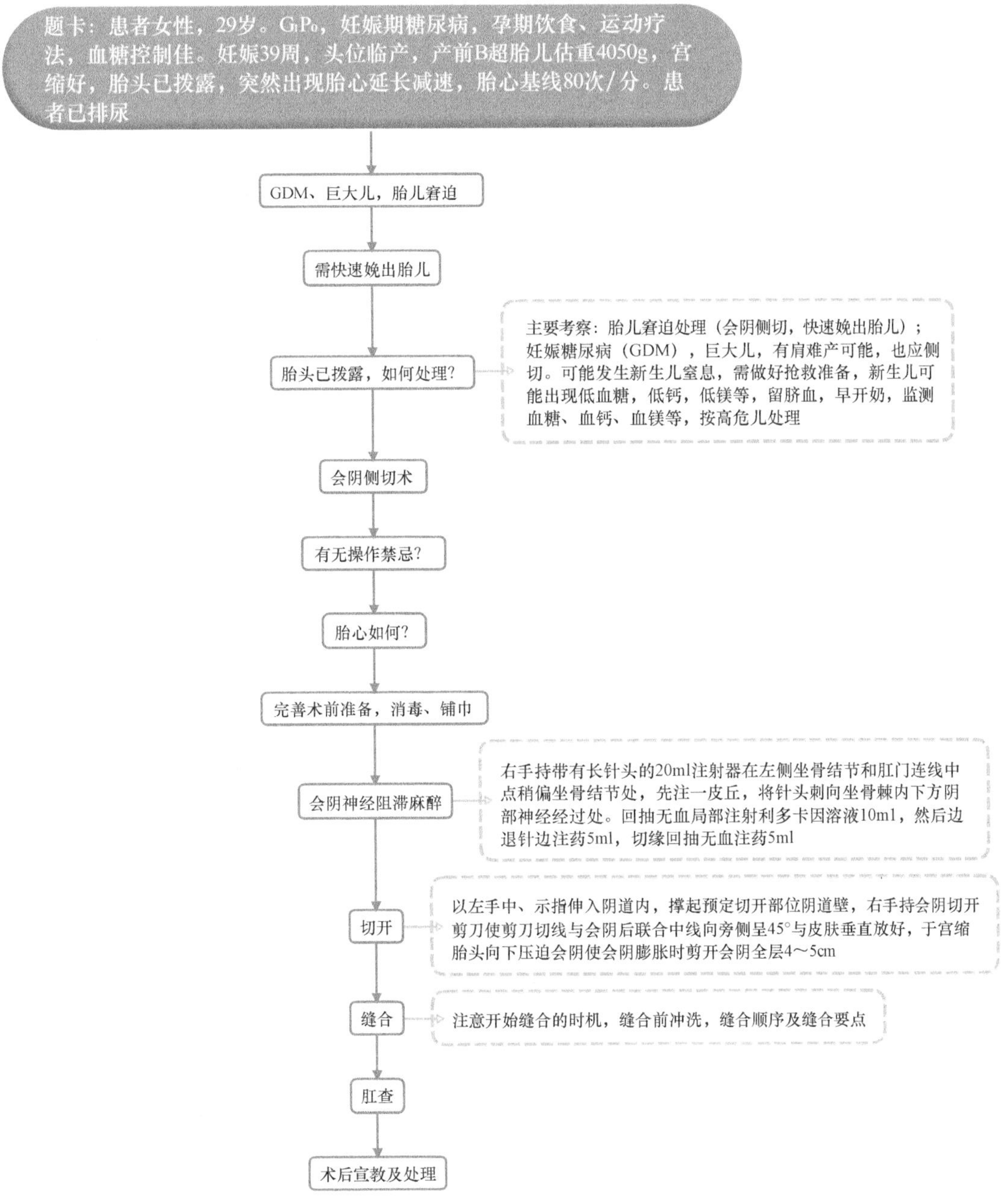

题卡：患者女性，29岁。G₁P₀，妊娠期糖尿病，孕期饮食、运动疗法，血糖控制佳。妊娠39周，头位临产，产前B超胎儿估重4050g，宫缩好，胎头已拨露，突然出现胎心延长减速，胎心基线80次/分。患者已排尿

```
GDM、巨大儿，胎儿窘迫
        ↓
    需快速娩出胎儿
        ↓
  胎头已拨露，如何处理? ┄┄→  主要考察：胎儿窘迫处理（会阴侧切，快速娩出胎儿）；
                              妊娠糖尿病（GDM），巨大儿，有肩难产可能，也应侧
                              切。可能发生新生儿窒息，需做好抢救准备，新生儿可
                              能出现低血糖，低钙，低镁等，留脐血，早开奶，监测
        ↓                     血糖、血钙、血镁等，按高危儿处理
      会阴侧切术
        ↓
    有无操作禁忌?
        ↓
      胎心如何?
        ↓
  完善术前准备，消毒、铺巾
        ↓
   会阴神经阻滞麻醉    ┄┄→  右手持带有长针头的20ml注射器在左侧坐骨结节和肛门连线中
                              点稍偏坐骨结节处，先注一皮丘，将针头刺向坐骨棘内下方阴
                              部神经经过处。回抽无血局部注射利多卡因溶液10ml，然后边
                              退针边注药5ml，切缘回抽无血注药5ml
        ↓
       切开        ┄┄→  以左手中、示指伸入阴道内，撑起预定切开部位阴道壁，右手持会阴切开
                          剪刀使剪刀切线与会阴后联合中线向旁侧呈45°与皮肤垂直放好，于宫缩
                          胎头向下压迫会阴使会阴膨胀时剪开会阴全层4～5cm
        ↓
       缝合        ┄┄→  注意开始缝合的时机，缝合前冲洗，缝合顺序及缝合要点
        ↓
       肛查
        ↓
   术后宣教及处理
```

图 2-5-15 会阴侧切术（中等难度解析思路）

（十四）会阴侧切术（高等难度解析思路）

例题：患者女性，31 岁。妊娠 40⁺⁶ 周，G₁P₀，估计胎儿体重 3800g，孕妇身高 167cm，血糖及血压正常，现宫口开全，继发性宫缩乏力，应用缩宫素 5U+0.9% 氯化钠注射液 500ml，32 滴/分静脉滴注，宫缩间隔 3～4 分钟，持续约 30 秒，宫缩高峰时按压宫底仍有凹陷，现胎头已拨露，未行分娩镇痛，第二产程 3 小时 10 分钟（图 2-5-16）。

要求：应如何处理？

提示卡 1：血压 117/65mmHg，心电图未见异常。血常规、血凝常规、病毒标志物均未见异常。

提示卡 2：胎心 146 次/分。

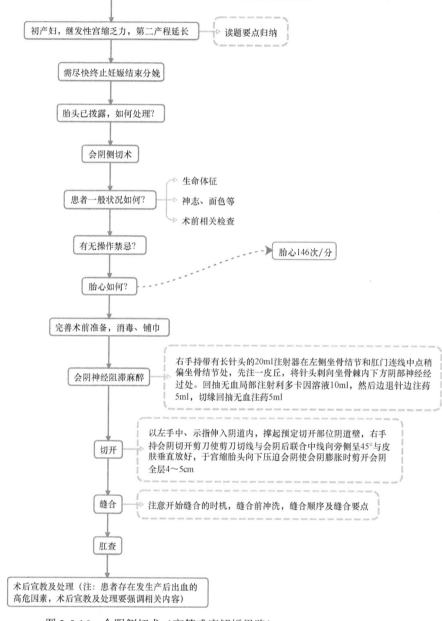

题卡：患者女性，31岁。妊娠40⁺⁶周，G₁P₀，估计胎儿体重3800g，孕妇身高167cm，血糖及血压正常，现宫口开全，继发性宫缩乏力，应用缩宫素5U+0.9%氯化钠注射液500ml，32滴/分静脉滴注，宫缩间隔3~4分钟，持续约30秒，宫缩高峰时按压宫底仍有凹陷，现胎头已拨露，未行分娩镇痛，第二产程3小时10分钟

初产妇，继发性宫缩乏力，第二产程延长 → 读题要点归纳

需尽快终止妊娠结束分娩

胎头已拨露，如何处理？

会阴侧切术

患者一般状况如何？ →
- 生命体征
- 神志、面色等
- 术前相关检查

有无操作禁忌？

胎心如何？ ----→ 胎心146次/分

完善术前准备，消毒、铺巾

会阴神经阻滞麻醉 → 右手持带有长针头的20ml注射器在左侧坐骨结节和肛门连线中点稍偏坐骨结节处，先注一皮丘，将针头刺向坐骨棘内下方阴部神经经过处。回抽无血局部注射利多卡因溶液10ml，然后边退针边注药5ml，切缘回抽无血注药5ml

切开 → 以左手中、示指伸入阴道内，撑起预定切开部位阴道壁，右手持会阴切开剪刀使剪刀切线与会阴后联合中线向旁侧呈45°与皮肤垂直放好，于宫缩胎头向下压迫会阴使会阴膨胀时剪开会阴全层4~5cm

缝合 → 注意开始缝合的时机，缝合前冲洗，缝合顺序及缝合要点

肛查

术后宣教及处理（注：患者存在发生产后出血的高危因素，术后宣教及处理要强调相关内容）

图 2-5-16　会阴侧切术（高等难度解析思路）

（十五）手取胎盘术（中等难度解析思路）

例题： 患者女性，33岁。妊娠 40⁺⁴ 周，孕期顺利，产程正常，新生儿出生体重 3400g，胎儿娩出后 30 分钟，胎盘仍未娩出（图 2-5-17）。

要求：应如何处理？请行相关操作。

提示卡 1：既往 G_0P_0，无宫腔手术史。胎盘位置正常。

提示卡 2：血压 110/70mmHg，心率 87 次/分，呼吸 18 次/分，血氧饱和度 98%。无头晕、眼花，无口渴，无心悸、胸闷。神志清楚、无贫血貌，皮温正常，子宫收缩佳，阴道流血少。

提示卡 3：血常规、血凝常规、肝生化、肾功能、电解质未见异常。

提示卡 4：已予建立双静脉通道，已替啶 100mg 肌内注射。

提示卡 5：已导尿，记录尿量。

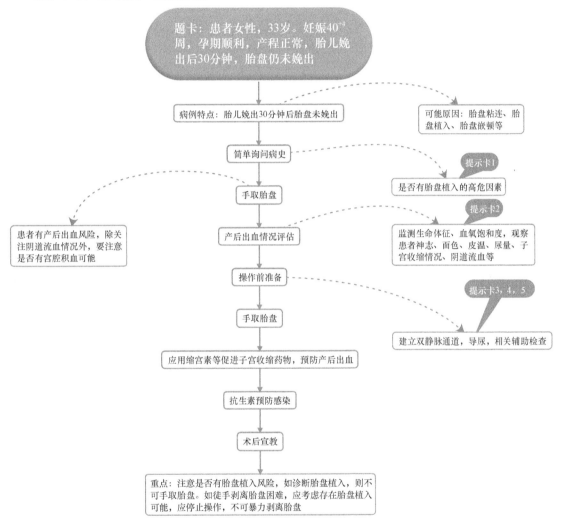

图 2-5-17　手取胎盘术（中等难度解析思路）

（十六）手取胎盘术（高等难度解析思路）

例题：患者女性，34 岁。妊娠 40^{+2} 周，10 分钟前因"持续性左枕后位"行手转胎头术转至左枕前（LOA）位娩 1 男活婴，现阴道流血量约 200ml，色暗红，胎盘仍未娩出。

要求：应如何处理？请行相关操作（图 2-5-18）。

提示卡 1：既往 4 年前顺娩 1 女活婴，无宫腔手术史。胎盘位置正常。

提示卡 2：血压 120/80mmHg，心率 79 次/分，呼吸 18 次/分，血氧饱和度 98%。无头晕、眼花，无心悸、胸闷。神志清楚、无贫血貌，皮温正常，子宫收缩佳，阴道流血少。

提示卡 3：血常规、血凝常规、肝生化、肾功能、电解质未见异常，血型 A 型，Rh 阳性。

提示卡 4：已予建立双静脉通道，已替啶 100mg 肌内注射。

提示卡 5：已导尿，记录尿量。

提示卡 6：产后 2 小时阴道流血总量为 300ml。

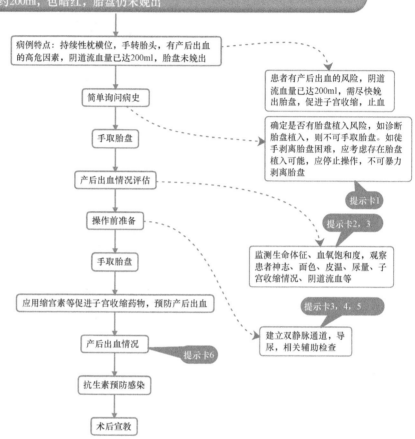

图 2-5-18　手取胎盘术（高等难度解析思路）

（十七）产科接产（中等难度解析思路）

例题：患者女性，32岁。身高159cm，妊娠39^{+2}周，OGTT 结果提示：空腹血糖5.0 mmol/L，1 小时血糖 10.1 mmol/L，2 小时血糖 9.0 mmol/L，行饮食及运动疗法。孕期餐前血糖最高达 6.0mmol/L，餐后 2 小时血糖最高达 7.5mmol/L。糖化血红蛋白6.5%，孕期体重增加了 20kg。估计胎儿体重 3900g 左右，现胎头已拨露，会阴体膨隆（图 2-5-19）。

要求：1. 请口述此时注意事项有哪些？

　　　2. 进一步应如何处理？

提示卡 1：会阴已侧切。

提示卡 2：新生儿女性，Apgar 评分 9 分，出生体重 3980g。

提示卡 3：胎盘、胎膜已娩出，软产道无裂伤，子宫收缩佳，血压 110/80mmHg，心率 80 次/分，呼吸 18 次/分。

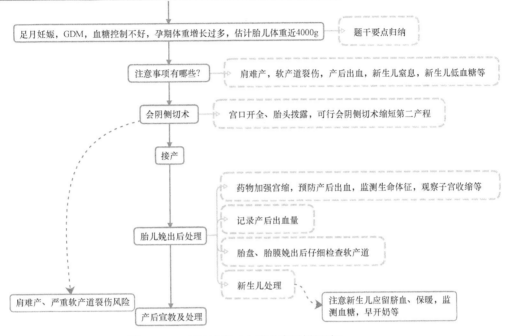

图 2-5-19 产科接产（中等难度解析思路）

（十八）产科接产（高等难度解析思路）

例题：患者女性，35 岁。G_1P_0，妊娠 38 周，在妊娠 37 周诊断为子痫前期，自行监测血压波动于（140～150）/（80～90）mmHg，1 天前出现见红及腹痛，2 小时前来诊，未行分娩镇痛，现宫口已开全，已破膜，胎头拨露（图 2-5-20）。

要求：1. 请口述此时注意事项有哪些？

2. 进一步应如何处理？

提示卡 1：无头晕、眼花，无心悸、胸闷。

提示卡 2：血压 180/110mmHg，心率 87 次/分，血氧饱和度 98%。

提示卡 3：血常规、血凝常规、肝生化、肾功能、电解质未见异常。

提示卡 4：会阴侧切已完毕，请为其行分娩接生。

> 题卡：患者女性，35岁，G_1P_0，妊娠38周，在妊娠37周诊断为子痫前期，自行监测血压波动于（140～150）/（80～90）mmHg，1天前出现见红及腹痛，2小时前来诊，未行分娩镇痛，现宫口已开全，已破膜，胎头拨露

初产妇，足月妊娠，子痫前期，现宫口开全、胎头拨露 ⇒ 题干要点归纳

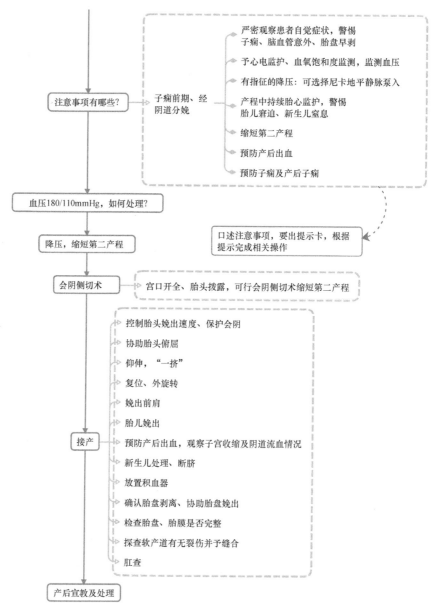

图 2-5-20　产科接产（高等难度解析思路）

第六章 儿科例题解析思路

（一）小儿腰椎穿刺术（中等难度解析思路）

例题：患儿男性，5 岁。确诊急性淋巴细胞白血病 2 周，目前给予 VDLD 方案诱导缓解治疗，今日为化疗第 15 天。为预防中枢神经系统白血病，给予鞘内注射化疗药物，请处置（图 2-6-1）。

要求：1. 向家长交代鞘内注射药物的必要性，以及腰椎穿刺术的常见并发症，并签署知情同意书。

2. 为患儿进行腰椎穿刺及鞘内注射操作。

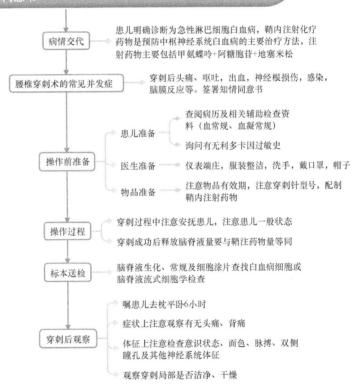

图 2-6-1 小儿腰椎穿刺术（中等难度解析思路）

（二）小儿腰椎穿刺术（高等难度解析思路）

例题：患儿男性，1 岁。因"发热 3 天，抽搐 0.5 小时"为主诉入院。入院查体：体温 37.0℃，脉搏 120 次/分，体重 12kg，神志清楚，咽部充血，其余检查正常。患儿再次出现抽搐，表现为双眼上翻、凝视，口周发绀，四肢强直抖动（图 2-6-2）。

要求：1. 对患儿首先应如何处理？

2. 为明确诊断，需行哪项检查？

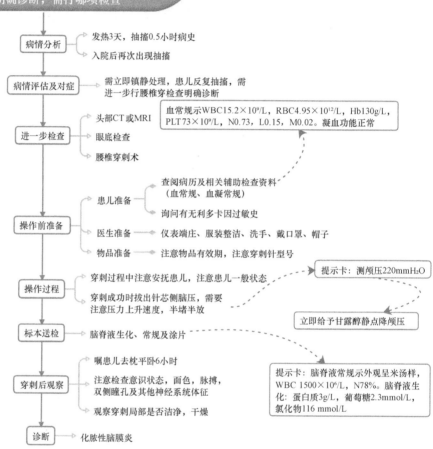

图 2-6-2　小儿腰椎穿刺术（高等难度解析思路）

（三）小儿骨髓穿刺术（中等难度解析思路）

例题：患儿女性，10个月。发热伴皮肤出血点2天，入院查体，面色苍白，精神不振，散在出血点及瘀斑，肝肋下4cm，质Ⅱ度硬。血常规：WBC 61×10^9/L，Hb 96g/L，PLT 58×10^9/L，为确诊应首选哪项检查（图2-6-3）？

要求：1. 对患者进行简单病史问诊并行相应处置。

2. 为明确诊断，应行哪些相关检查？

3. 进一步行何种操作，并请进行此项操作。

4. 综合以上信息，患儿的初步诊断是什么？

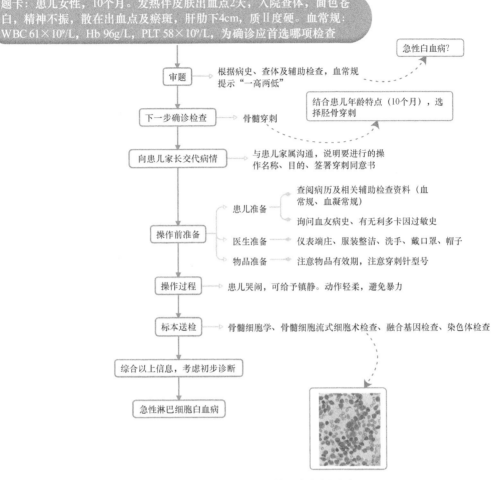

图 2-6-3　小儿骨髓穿刺术（中等难度解析思路）

（四）小儿骨髓穿刺术（高等难度解析思路）

例题：患儿男性，1 岁 8 个月。以"发热 1 周"为主诉入院。患儿入院前 2 天玩耍时不慎跌倒。入院查体：神志清楚，面色苍白，双下肢散在瘀斑。浅表淋巴结不大，心肺无异常，肝脾不大，拒绝活动下肢。常规化验血常规提示：WBC 1.83×10^9/L，N 0.2×10^9/L，Hb 76g/L，PLT 27×10^9/L。故以"全血细胞减少"收入院（图 2-6-4）。

要求：1. 对患者进行简单病史问诊并行相应处置。

2. 为明确诊断，应行哪些相关检查？

3. 进一步行何种操作，并请进行此项操作。

4. 综合以上信息，患儿的初步诊断是什么？

题卡：患儿男性，1岁8个月。以"发热1周"为主诉入院。患儿入院前2天玩耍时不慎摔倒。入院查体：神志清楚，面色苍白，双下肢散在瘀斑。浅表淋巴结不大，心肺无异常，肝脾不大，拒绝活动下肢。常规化验血常规提示：WBC 1.83×10^9/L，N 0.2×10^9/L，Hb 76g/L，PLT 27×10^9/L，故以"全血细胞减少"收入院

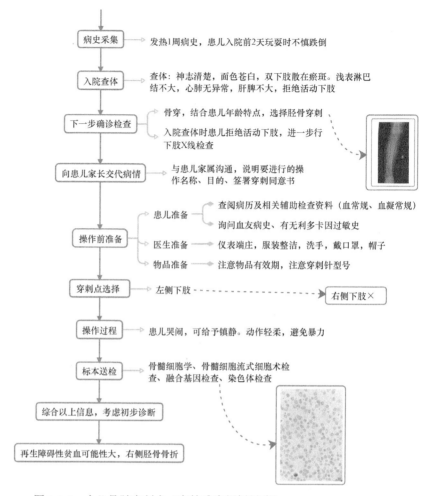

图 2-6-4　小儿骨髓穿刺术（高等难度解析思路）

（五）小儿胸腔穿刺术（简易难度解析思路）

例题：患儿男性，6 岁。因咳嗽 6 天，加重伴气促 2 天入院。经胸部 X 线诊断为右侧胸膜腔积液（图 2-6-5）。

要求：1. 请为患儿做诊断性胸膜腔穿刺术。

2. 穿刺中患儿出现头晕、面色苍白、出汗、心悸、胸部压迫感或剧痛、血压下降、脉细、肢冷、昏厥请做相应处理。

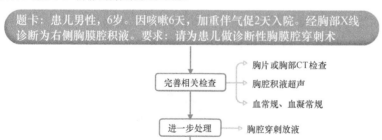

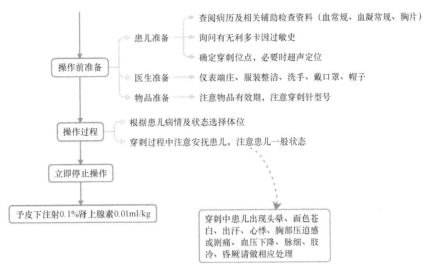

图 2-6-5 小儿胸腔穿刺术（简易难度解析思路）

（六）小儿胸腔穿刺术（中等难度解析思路）

例题： 患儿男性，5 岁。因"发热 7 天，气促、呼吸困难 2 天"入院。7 天前出现发热，体温最高 40.2℃，发热时伴有寒战，2 天前出现气促及呼吸困难，外院血培养为肺炎链球菌，给予抗感染治疗后发热间期延长，但呼吸困难进行性加重，转我院。查体：体温 38.2℃，脉搏 126 次/分，呼吸 32 次/分，血压 95/60mmHg，经皮动脉血氧饱和度（SpO_2）95%。烦躁不安，三凹征明显，右侧胸廓饱满，右下肺呼吸音低，心音有力，未闻及杂音，肝脾（−）（图 2-6-6）。

要求： 导致患儿呼吸困难最可能的原因是什么？要做何检查明确？

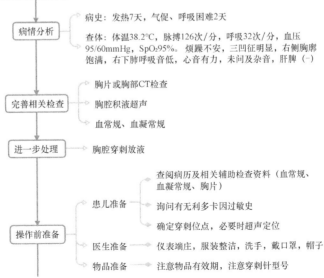

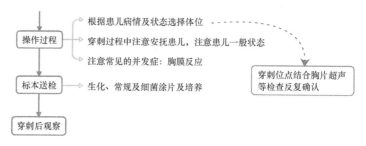

图 2-6-6 小儿胸腔穿刺术（中等难度解析思路）

（七）小儿腹腔穿刺术（简易难度解析思路）

例题：患儿女性，4 岁。因腹胀、乏力伴发热 2 周入院。腹部超声提示脾大、大量腹水。已完善血液相关检查（图 2-6-7）。

要求：为明确诊断及进一步治疗，请继续处理。

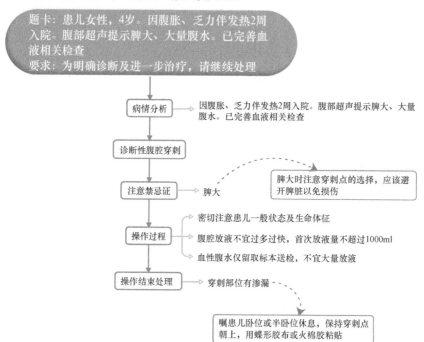

图 2-6-7 小儿腹腔穿刺术（简易难度解析思路）

（八）小儿腹腔穿刺术（中等难度解析思路）

例题：患儿男性，5 岁。车祸伤后 2 小时入院。查体血压 90/60mmHg，脉搏 120 次/分，呼吸 30 次/分，神志清楚，唇黏膜略苍白，心率 120 次/分，心律齐，无杂音，肺部无啰音，腹肌稍紧张，肝脾未扪及，膀胱区叩诊为浊音，腹部移动性浊音阳性（图 2-6-8）。

要求：已予低流量吸氧并建立静脉通道补液，请继续处理。

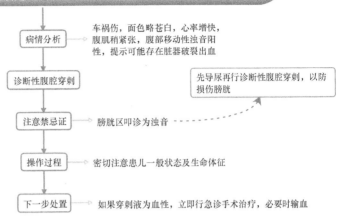

图 2-6-8 小儿腹腔穿刺术（中等难度解析思路）

（九）新生儿复苏（简易难度解析思路）

例题：患者女性，孕 35^{+2} 周。因阴道流液来院。查体时于宫颈口可触及搏动的条索状物，胎心监护提示胎心 90 次/分，故行剖宫产。预计胎儿 1 分钟后娩出（图 2-6-9）。

要求：请儿科医师做好新生儿生后处置准备。

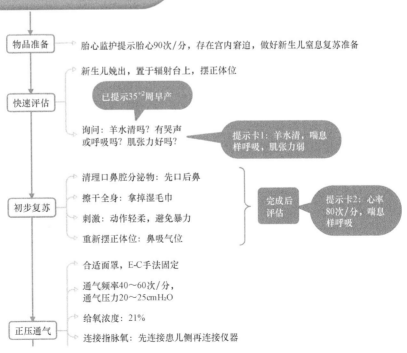

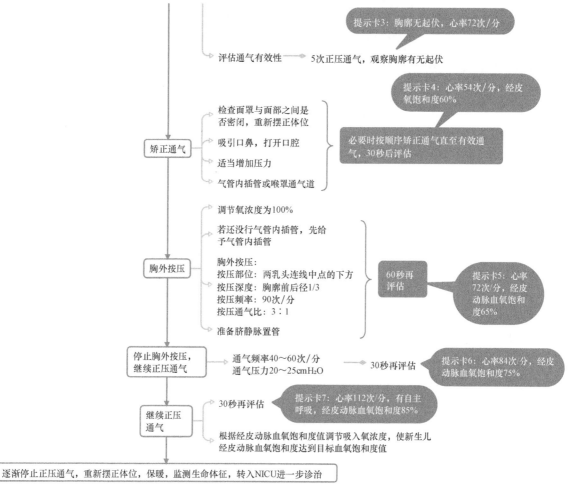

图 2-6-9　新生儿复苏（简易难度解析思路）

（十）新生儿复苏（中等难度解析思路）

例题：患者女性，28 岁。G_1P_0，患者昨夜突感有液体从下体流出，无腹痛，未在意；今晨开始出现不规律下腹痛，急来我院。胎心监护显示晚期减速，现胎心率 90 次/分，急行剖宫产娩出，B 超估计胎儿体重约 2500g，出生时周身皮肤苍白，心率 58 次/分，刺激无反应，四肢肌张力松弛，无自主呼吸（图 2-6-10）。

要求：请对患儿予以处置。

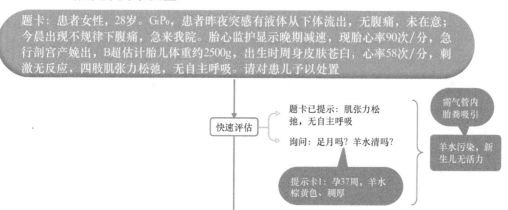

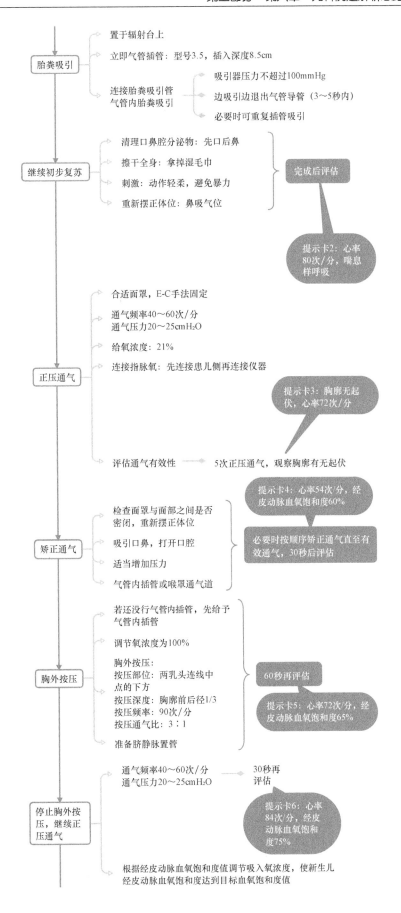

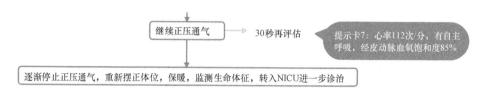

图 2-6-10　新生儿复苏（中等难度解析思路）

（十一）新生儿复苏（高等难度解析思路）

例题： 患者女性，28 岁。G_1P_0，妊娠 36^{+5} 周，孕期产检胎儿左侧膈疝，原计划足月后剖宫产终止妊娠。今日患者突发阴道流血伴下腹痛急诊入院，监测胎心异常，B 超下可见胎盘有剥离面，估计胎儿体重 2600g。产科医师行剖宫产终止妊娠，通知儿科做好新生儿复苏准备（图 2-6-11）。

要求： 请做好新生儿复苏准备及新生儿处理。

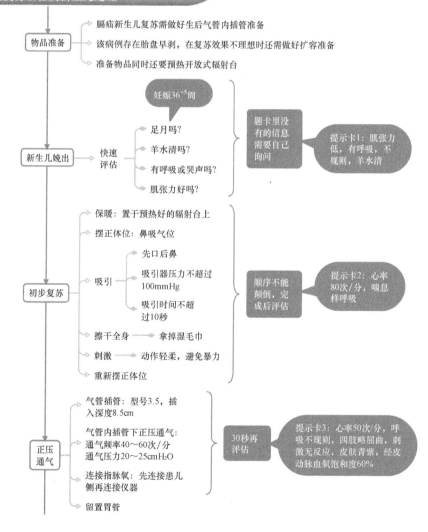

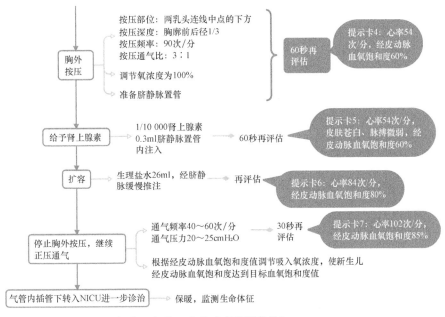

图 2-6-11　新生儿复苏（高等难度解析思路）

（十二）小儿体格测量（简易难度解析思路）

例题：患儿男性，3 个月。孕 32 周早产儿，出生体重 1.8kg，家长带其前来行健康体检（图 2-6-12）。

要求：1. 请为其行体重、身长、顶臀长测量。

2. 如果体重为 4.5kg，身长 52cm，对该结果进行评估。

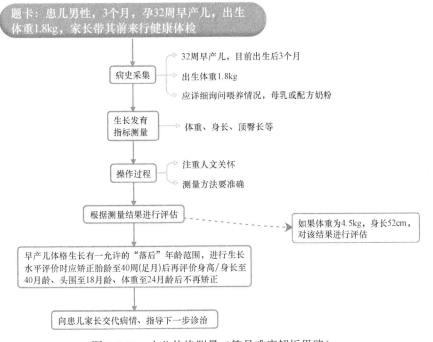

图 2-6-12　小儿体格测量（简易难度解析思路）

（十三）小儿体格测量（中等难度解析思路）

例题：患者男性，11 个月。因"近 4 个月体重不增"于儿童保健院体检。

要求：请为其测量生长发育各项指标，并对其进行评估（图 2-6-13）。

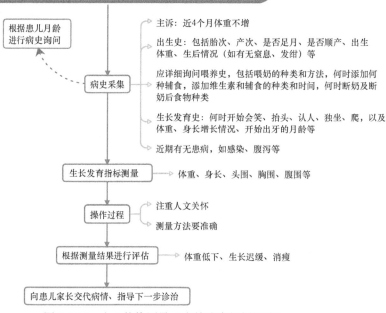

图 2-6-13　小儿体格测量（中等难度解析思路）

（十四）小儿喂养（简易难度解析思路）

例题：患儿女性，3 个月，体重 6kg。因重症肺炎入院，吃奶偶有呛咳。请为其配一餐奶（图 2-6-14）。

要求：请为其配一餐奶。

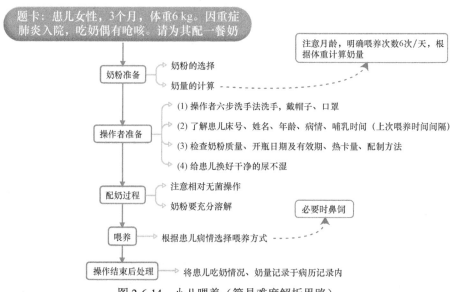

图 2-6-14　小儿喂养（简易难度解析思路）

（十五）小儿喂养（中等难度解析思路）

例题：患儿女性，3个月，体重5.5kg。皮肤白皙，头发稀黄，尿液、汗液有鼠尿臭味，出生后一直以配方奶粉喂养（图2-6-15）。

要求：请按总能量计算方法为其配制一个餐次的配方奶。

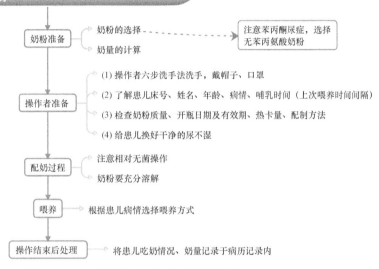

图2-6-15　小儿喂养（中等难度解析思路）

（十六）儿童复苏（简易难度解析思路）

例题：患儿男性，6岁。在海边游泳时溺水，被救上岸后呼之不应。

要求：请立即现场施救（图2-6-16）。

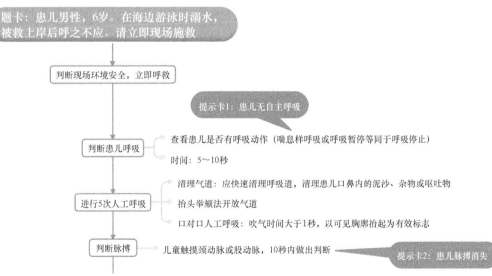

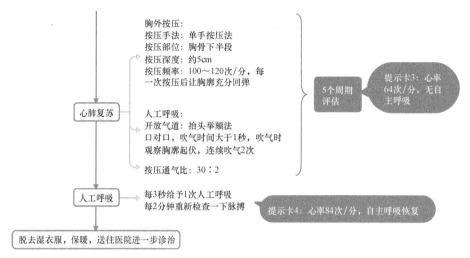

图 2-6-16　儿童复苏（简易难度解析思路）

（十七）儿童复苏（中等难度解析思路）

例题：患儿，8 月龄。母亲给其喂食一整颗葡萄时患儿突然出现呼吸困难，面色发绀。

要求：请给予现场抢救（图 2-6-17）。

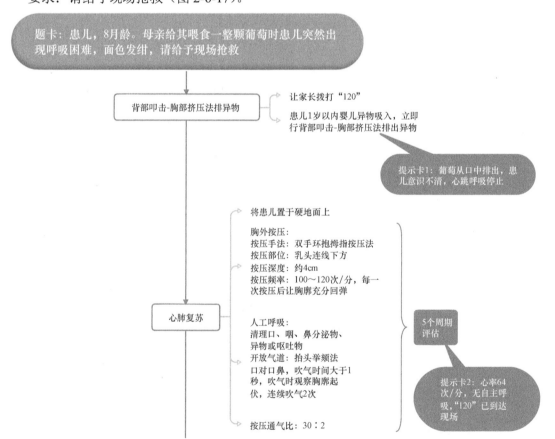

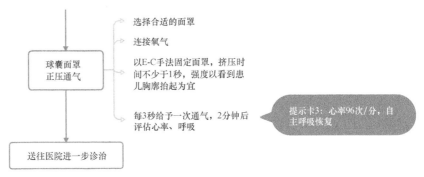

图 2-6-17　儿童复苏（中等难度解析思路）

第七章 急诊科例题解析思路

（一）心肺复苏电除颤（中等难度解析思路）

例题：患者男性，18岁。刚和朋友喝完3瓶啤酒，去某露天风景区游泳，被水草缠住。被同去朋友救到岸边的草坪上。

要求：作为路人，请给予救治（图2-7-1）。

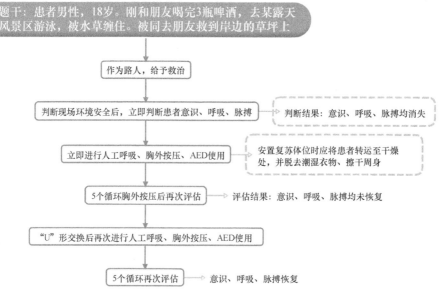

图2-7-1 心肺复苏电除颤（中等难度解析思路）

（二）心肺复苏电除颤（高等难度解析思路）

例题：患者男性，40岁。因"心悸、胸痛1小时"来我院急诊。既往有心脏病史。已建立静脉通道，采集静脉血，鼻导管吸氧中（图2-7-2）。

要求：1. 作为急诊室接诊医师，完成必要检查处置，进行初步诊断。

2. 下一步应如何处置？

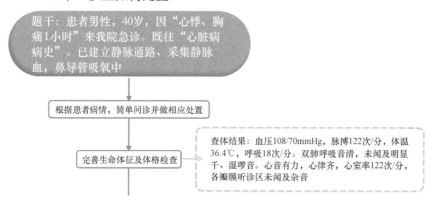

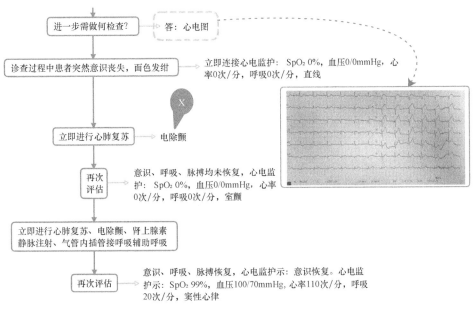

进一步需做何检查? ⤏ 答: 心电图

诊查过程中患者突然意识丧失, 面色发绀 → 立即连接心电监护: SpO$_2$ 0%, 血压0/0mmHg, 心率0次/分, 呼吸0次/分, 直线

立即进行心肺复苏 → 电除颤

再次评估 → 意识、呼吸、脉搏均未恢复, 心电监护: SpO$_2$ 0%, 血压0/0mmHg, 心率0次/分, 呼吸0次/分, 室颤

立即进行心肺复苏、电除颤、肾上腺素静脉注射、气管内插管接呼吸辅助呼吸

再次评估 → 意识、呼吸、脉搏恢复, 心电监护示: 意识恢复。心电监护示: SpO$_2$ 99%, 血压100/70mmHg, 心率110次/分, 呼吸20次/分, 窦性心律

图 2-7-2 心肺复苏电除颤(高等难度解析思路)

第八章　麻醉科例题解析思路

（一）气管内插管术（简易难度解析思路）

例题： 患者男性，45岁。车祸伤，颈椎骨折，拟今日于全身麻醉下行颈椎骨折切开复位内固定术。

要求： 请对患者进行麻醉诱导插管（图2-8-1）。

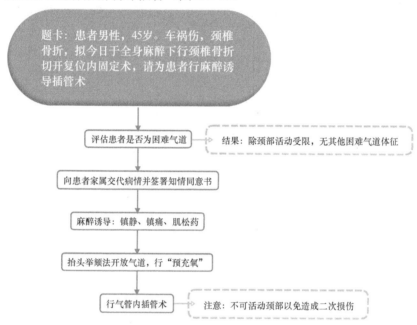

图 2-8-1　气管内插管术（简易难度解析思路）

（二）气管内插管术（中等难度解析思路）

例题： 患者男性，71岁。身高172cm，体重90kg，拟今日于局部麻醉下行左胸壁肿物切除术。2%利多卡因局部浸润麻醉后，患者突然出现多语、耳鸣、口周麻木、惊恐不安、呼吸急促。已连接心电监护仪，已建立静脉通道。

要求： 对患者目前情况做出诊断并行相应处置（图2-8-2）。

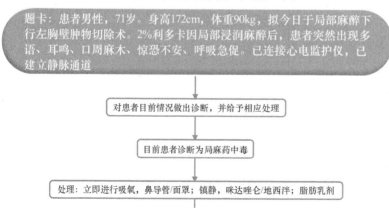

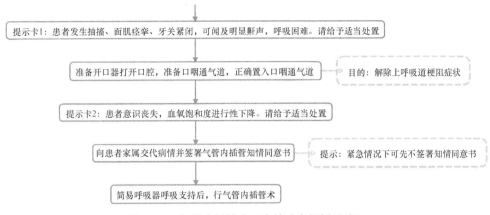

图 2-8-2 气管内插管术（中等难度解析思路）

（三）气管内插管术（高等难度解析思路）

例题：患者男性，25 岁。全身麻醉下行双侧扁桃体切除术，麻醉复苏清醒后，送回病房。患者搬动换床后，突然出现呛咳，呼吸困难，面部发绀（图 2-8-3）。

要求：请对患者目前情况做出紧急处理。

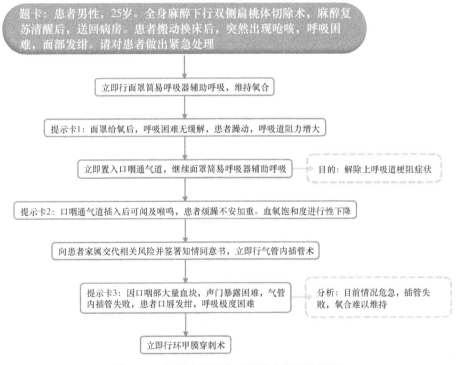

图 2-8-3 气管内插管术（高等难度解析思路）

（四）中心静脉穿刺术（简易难度解析思路）

例题：患者男性，59 岁。诊断为心脏瓣膜病，二尖瓣关闭不全重度。拟今日于全麻下行二尖瓣置换术，已完成麻醉诱导插管（图 2-8-4）。

要求：请为患者行中心静脉穿刺术。

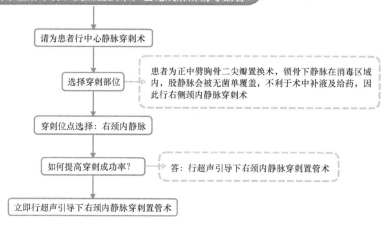

图 2-8-4　中心静脉穿刺术（简易难度解析思路）

（五）中心静脉穿刺术（中等难度解析思路）

例题：患者男性，45 岁。全身 50% 以上Ⅲ度烧伤，急需大量液体治疗，外周静脉建立困难（图 2-8-5）。

要求：对患者目前情况做出相应处置。

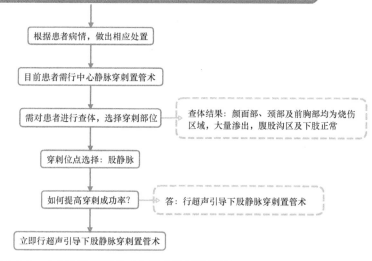

图 2-8-5　中心静脉穿刺术（中等难度解析思路）

第九章 护理例题解析思路

（一）鼻饲（简易难度解析思路）

例题：患者男性，42岁。因脑挫伤入院，浅昏迷，经鼻胃管行肠内营养2天，鼻饲后腹泻7~8次/天，昨晚患者出现抽搐，解痉治疗后缓解（图2-9-1）。

要求：今日遵医嘱继续行肠内营养治疗。

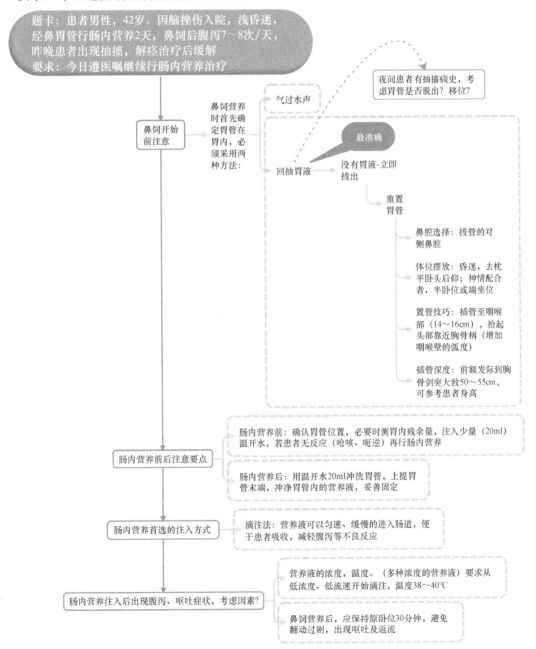

图 2-9-1　鼻饲（简易难度解析思路）

（二）洗胃（高等难度解析思路）

例题：患者女性，32 岁。与家人争吵后自服农药，在其旁边有一个乐果空瓶，服药后不久即出现头晕、恶心、呕吐，随之出现意识丧失，被家人送入急诊室，查看患者时可闻到刺鼻的农药味（图 2-9-2）。

要求：作为一名急诊医师如何处置？

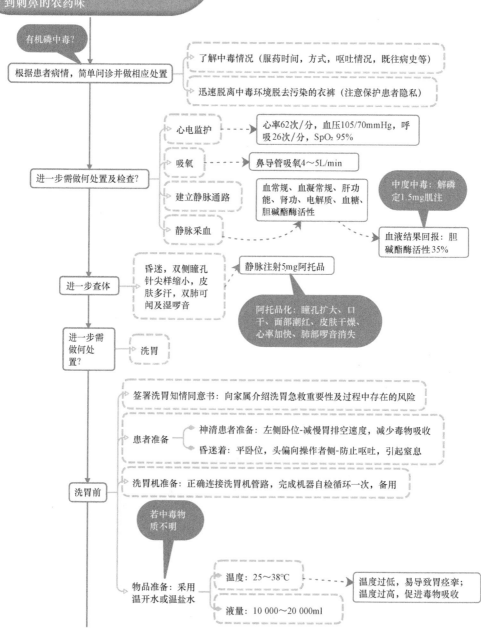

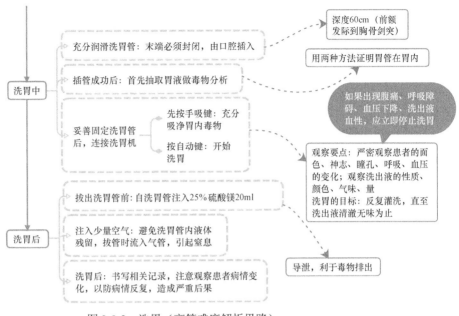

图 2-9-2　洗胃（高等难度解析思路）

（三）动脉采血（简易难度解析思路）

例题： 患者女性，65 岁。以"体检发现右肺上叶结节 9 个月"为主诉，诊断为右肺上叶结节性质待查，住院行手术治疗。神清语明，体温 36.4℃，脉搏 72 次/分，呼吸 20 次/分，血压 176/88 mmHg，指脉氧 97%；自诉偶有咳嗽，日常活动后无胸闷气短，睡眠饮食均正常；既往高血压病史 7 年。入院后进行术前呼吸功能评估，心肺运动实验显示：MVV（L/min），实测 71，占预测 93%；FEV_1（L）：实测 1.69，占预测 78%。血气结果回报：pH 7.38，PO_2 70mmHg，PCO_2 60mmHg，SBE 4.8mmol/L（图 2-9-3）。

要求：1. 你作为临床医师，如何判断？

2. 下一步需要做什么检查？

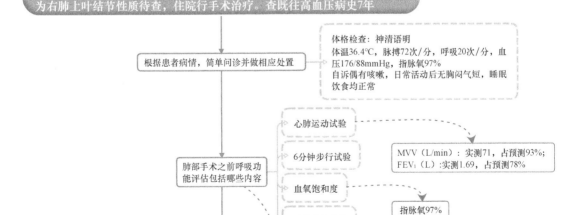

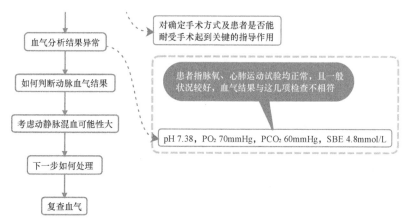

图 2-9-3 动脉采血（简易难度解析思路）

（四）动脉采血（中等难度解析思路）

例题： 患者女性，65 岁。以"发热、咳嗽咳痰 3 天，喘憋伴呼吸困难 1 天"为主诉，急查肺部 CT 提示左侧大叶性肺炎，隧由急诊科入住呼吸一科。查体：体温 37.8℃，脉搏 100 次/分，呼吸 35 次/分，血压 158/95 mmHg，SpO_2 88%；神志清楚，精神不振，口唇略发绀，双肺满布干、湿啰音；既往 COPD 病史 5 年，糖尿病史 2 年。现已完成急查静脉血，面罩吸氧 5L/min（图 2-9-4）。

要求： 该患者还需进行哪项检查？

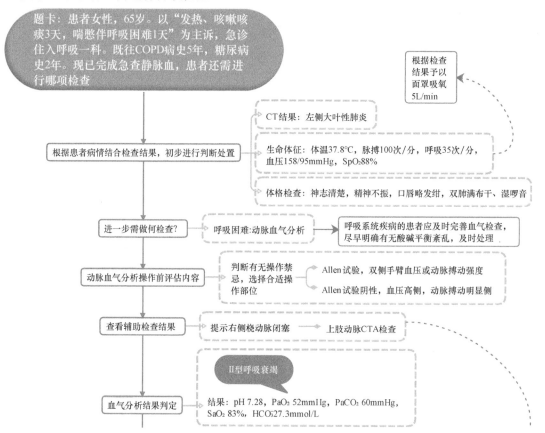

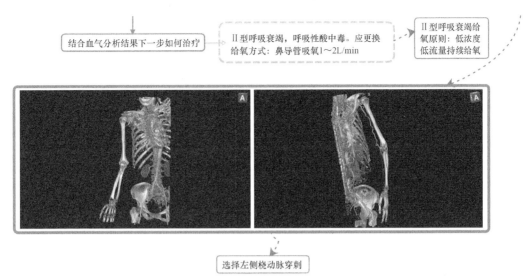

結合血气分析結果下一步如何治疗　→　Ⅱ型呼吸衰竭，呼吸性酸中毒。应更换给氧方式：鼻导管吸氧1～2L/min　→　Ⅱ型呼吸衰竭给氧原则：低浓度低流量持续给氧

选择左侧桡动脉穿刺

图 2-9-4　动脉采血（中等难度解析思路）

（五）静脉采血（中等难度解析思路）

例题：患者男性，50 岁。因"发热、咳嗽咳痰 3 天"就诊于急诊室，查体：体温 38.5℃，脉搏 88 次/分，呼吸 24 次/分，血压 110/78mmHg。既往乙肝病史 5 年，睡眠食欲欠佳（图 2-9-5）。

要求：作为急诊接诊医师，请进行相应处置。

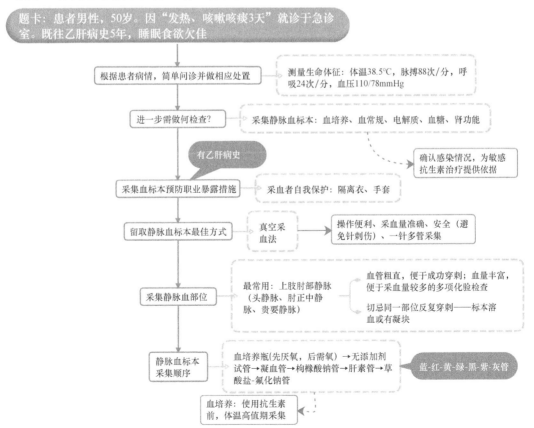

题卡：患者男性，50岁。因"发热、咳嗽咳痰3天"就诊于急诊室。既往乙肝病史5年，睡眠食欲欠佳

根据患者病情，简单问诊并做相应处置　→　测量生命体征：体温38.5℃，脉搏88次/分，呼吸24次/分，血压110/78mmHg

进一步需做何检查？　→　采集静脉血标本：血培养、血常规、电解质、血糖、肾功能

有乙肝病史

采集血标本预防职业暴露措施　→　采血者自我保护：隔离衣、手套

确认感染情况，为敏感抗生素治疗提供依据

留取静脉血标本最佳方式　→　真空采血法　→　操作便利、采血量准确、安全（避免针刺伤）、一针多管采集

采集静脉血部位　→　最常用：上肢肘部静脉（头静脉、肘正中静脉、贵要静脉）　→　血管粗直，便于成功穿刺；血量丰富，便于采血量较多的多项化验检查

切忌同一部位反复穿刺——标本溶血或有凝块

静脉血标本采集顺序　→　血培养瓶(先厌氧，后需氧)→无添加剂试管→凝血管→枸橼酸钠管→肝素管→草酸盐→氟化钠管　　蓝-红-黄-绿-黑-紫-灰管

血培养：使用抗生素前，体温高值期采集

图 2-9-5　静脉采血（中等难度解析思路）

（六）皮内、肌内注射（中等难度解析思路）

例题：患者男性，35岁。以"手被机器割伤3小时"为主诉就诊于急诊室，已行清创缝合术（图2-9-6）。

要求：作为外科急诊医师，你还需什么处置？

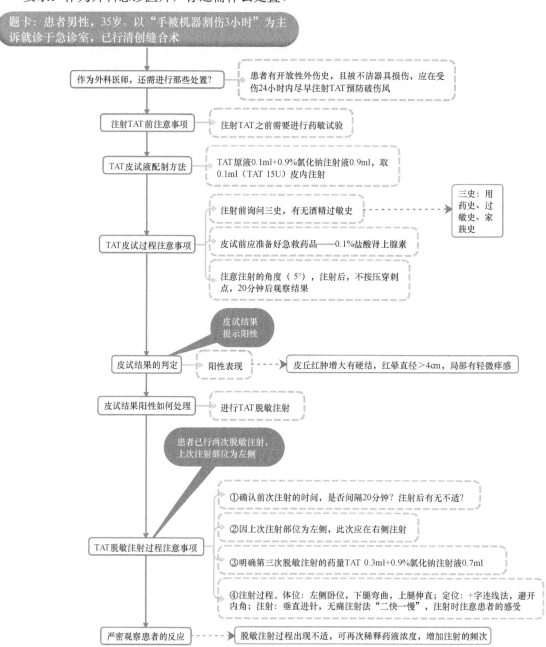

图2-9-6　皮内、肌内注射（中等难度解析思路）

（七）输血（高等难度解析思路）

例题：患者男性，65岁。既往长期大量饮酒史，3年前诊断酒精性肝硬化，平素时有牙龈出血，鼻出血，此次因腹胀2个月来就诊。入院查腹部超声示腹腔大量积液（图2-9-7）。

要求：拟行腹腔穿刺术，还需完善哪项检查？

题卡：患者男性，65岁。既往长期大量饮酒史，3年前诊断酒精性肝硬化，平素时有牙龈出血，鼻血，此次因腹胀2个月来诊。入院查腹部超声示腹腔大量积液。拟行腹腔穿刺术

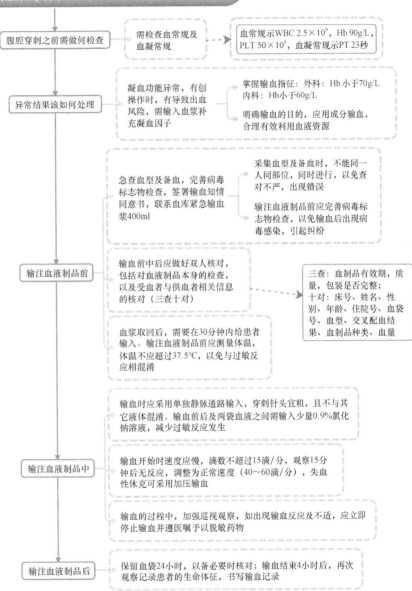

图 2-9-7　输血（高等难度解析思路）

（八）导尿（简易难度解析思路）

例题：患者男性，72 岁。自诉"进行性排尿困难 3 天，有血尿，停止排尿 1 天"，就诊于急诊室。既往 1 个月前曾行 TURP，术后恢复较好。3 天前因便秘，用力排便后，出现尿道刺痛，有少量血液流出，进而出现排尿困难（图 2-9-8）。

要求：1. 请根据患者的情况给予紧急处理。

　　　2. 下一步如何处理？

题卡：患者男性，72岁。自诉"进行性排尿困难3天，有血尿，停止排尿1天"。神清语明，下腹部膨隆压痛，不可触及。体温36.5℃，脉搏88次/分，呼吸24次/分，血压155/92mmHg，既往1个月前曾行TURP，术后恢复较好。3天前因便秘，用力排便后，出现尿道刺痛，有少量血液流出，进而出现排尿困难

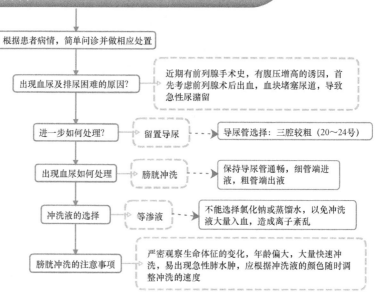

↓

根据患者病情，简单问诊并做相应处置

出现血尿及排尿困难的原因? - - - - 近期有前列腺手术史，有腹压增高的诱因，首先考虑前列腺术后出血，血块堵塞尿道，导致急性尿潴留

进一步如何处理? → 留置导尿 - - - → 导尿管选择：三腔较粗（20～24号）

出现血尿如何处理 → 膀胱冲洗 - - - → 保持导尿管通畅，细管端进液，粗管端出液

冲洗液的选择 → 等渗液 - - - → 不能选择氯化钠或蒸馏水，以免冲洗液大量入血，造成离子紊乱

膀胱冲洗的注意事项 → 严密观察生命体征的变化，年龄偏大，大量快速冲洗，易出现急性肺水肿，应根据冲洗液的颜色随时调整冲洗的速度

图 2-9-8 导尿（简易难度解析思路）

第十章 眼科例题解析思路

（一）眼底检查（简易难度解析思路）

例题：患者女性，55岁。主诉：双眼视物模糊2周，伴头痛（图2-10-1）。

要求：根据患者病情，需进一步做何种眼科检查。

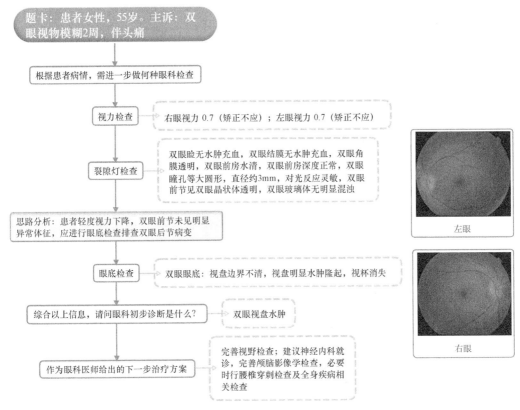

图 2-10-1 眼底检查（简易难度解析思路）

（二）眼底检查（中等难度解析思路）

例题：患者男性，45岁。主诉：右眼下方阴影遮挡感2周。患者2周前右眼不慎碰到门框后出现下方阴影遮挡，休息后无好转，近2周来自觉阴影范围逐渐增大，右眼视力下降明显。既往双眼高度近视病史20年，验光右眼近视700度，左眼近视500度。现戴框架眼镜矫正（图2-10-2）。

要求：根据患者病情，需进一步做何种眼科检查。

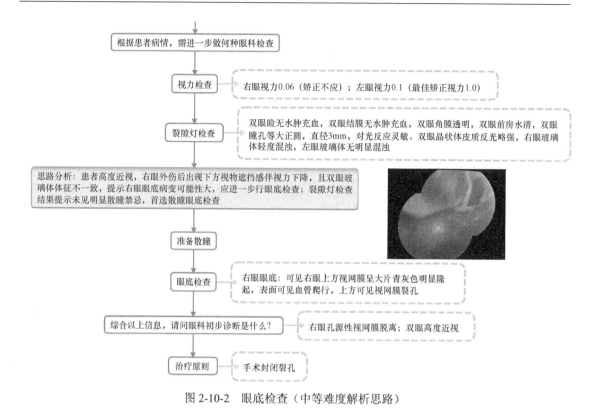

根据患者病情，需进一步做何种眼科检查

视力检查 → 右眼视力0.06（矫正不应）；左眼视力0.1（最佳矫正视力1.0）

裂隙灯检查 → 双眼睑无水肿充血，双眼结膜无水肿充血，双眼角膜透明，双眼前房水清，双眼瞳孔等大正圆，直径3mm，对光反应灵敏。双眼晶状体皮质反光略强，右眼玻璃体轻度混浊，左眼玻璃体无明显混浊

思路分析：患者高度近视，右眼外伤后出现下方视物遮挡感伴视力下降，且双眼玻璃体体征不一致，提示右眼眼底病变可能性大，应进一步行眼底检查；裂隙灯检查结果提示未见明显散瞳禁忌，首选散瞳眼底检查

准备散瞳

眼底检查 → 右眼眼底：可见右眼上方视网膜呈大片青灰色明显隆起，表面可见血管爬行，上方可见视网膜裂孔

综合以上信息，请问眼科初步诊断是什么？ → 右眼孔源性视网膜脱离；双眼高度近视

治疗原则 → 手术封闭裂孔

图 2-10-2　眼底检查（中等难度解析思路）

（三）眼底检查（高等难度解析思路）

例题：患者男性，67岁。主诉：情绪激动后突发左眼视物不见 2 小时。既往房颤病史。查体：血压 190/95mmHg，心律不齐，第一心音强弱不等，脉搏短绌，余生命体征平稳（图 2-10-3）。

要求：根据患者病情，需进一步做何种眼科检查。

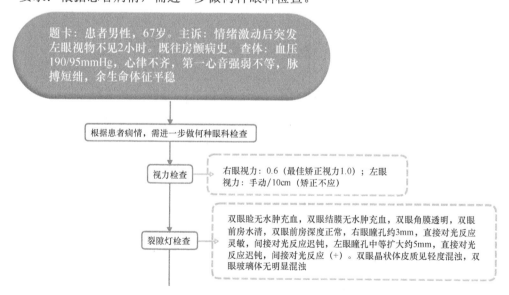

题卡：患者男性，67岁。主诉：情绪激动后突发左眼视物不见2小时。既往房颤病史。查体：血压190/95mmHg，心律不齐，第一心音强弱不等，脉搏短绌，余生命体征平稳

根据患者病情，需进一步做何种眼科检查

视力检查 → 右眼视力：0.6（最佳矫正视力1.0）；左眼视力：手动/10cm（矫正不应）

裂隙灯检查 → 双眼睑无水肿充血，双眼结膜无水肿充血，双眼角膜透明，双眼前房水清，双眼前房深度正常，右眼瞳孔约3mm，直接对光反应灵敏，间接对光反应迟钝，左眼瞳孔中等扩大约5mm，直接对光反应迟钝，间接对光反应（+）。双眼晶状体皮质见轻度混浊，双眼玻璃体无明显混浊

思路分析：左眼突发无痛性视力丧失，左眼瞳孔传入路明显受损，提示左眼存在严重眼底病变或神经系统病变，需进一步行眼底检查；患者血压高，有瞳孔体征，暂不宜行散瞳检查，以免干扰可能存在的神经系统疾病查体

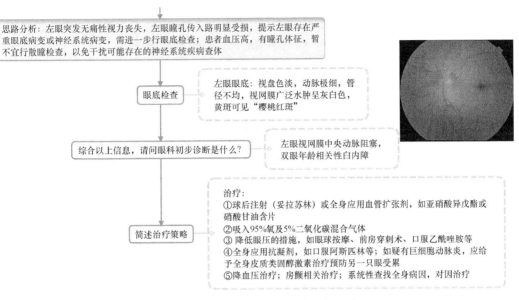

眼底检查 —— 左眼眼底：视盘色淡，动脉极细，管径不均，视网膜广泛水肿呈灰白色，黄斑可见"樱桃红斑"

综合以上信息，请问眼科初步诊断是什么？ —— 左眼视网膜中央动脉阻塞，双眼年龄相关性白内障

简述治疗策略

治疗：
①球后注射（妥拉苏林）或全身应用血管扩张剂，如亚硝酸异戊酯或硝酸甘油含片
②吸入95%氧及5%二氧化碳混合气体
③降低眼压的措施，如眼球按摩、前房穿刺术、口服乙酰唑胺等
④全身应用抗凝剂，如口服阿斯匹林等；如疑有巨细胞动脉炎，应给予全身皮质类固醇激素治疗预防另一只眼受累
⑤降血压治疗；房颤相关治疗；系统性查找全身病因，对因治疗

图 2-10-3　眼底检查（高等难度解析思路）

第十一章　耳鼻喉科例题解析思路

（一）喉癌-环甲膜穿刺

例题：患者男性，60岁。声嘶2年，咽痛伴呼吸困难3小时。2年前诊断喉癌声门型，行局部放射治疗。今急诊来院，喉镜检查：声门型喉癌，喉狭窄；颈部CT：喉肿物气道梗阻（图2-11-1）。

要求：对患者进行简单病史问诊并应用现场备品进行救治。

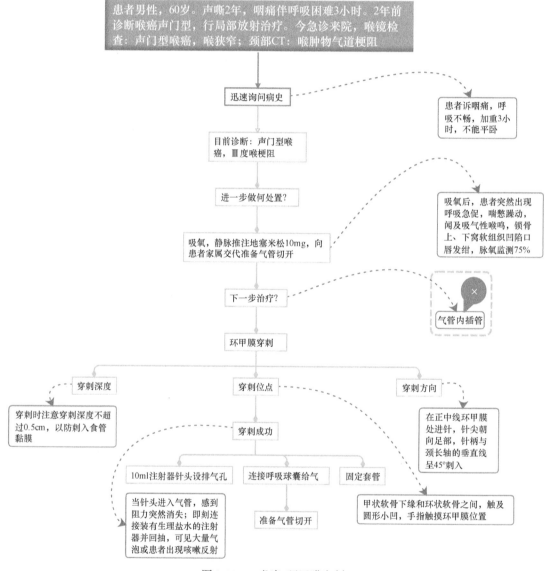

图2-11-1　喉癌-环甲膜穿刺

（二）喉异物-环甲膜穿刺

例题： 患儿男性，2 岁。出现呼吸困难、面色发绀来院。请给予适当的治疗（图 2-11-2）。

要求： 对患儿进行简单病史问诊并应用现场备品进行救治。

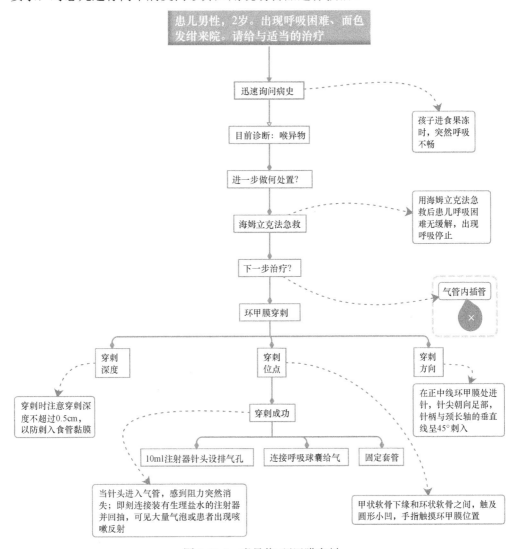

图 2-11-2 喉异物-环甲膜穿刺

（三）药物过敏-环甲膜穿刺

例题： 患者男性，45 岁。确诊急性化脓性扁桃体炎，于静脉滴注青霉素过程中突然出现胸闷、气短、呼吸困难、大汗、头晕，躯干可见大片红色丘疹。监护显示：心率 120 次/分，窦性心律，呼吸 30 次/分，血压 85/55mmHg，经皮动脉血氧饱和度 90%。请给予紧急处置（图 2-11-3）。

要求： 对患者进行简单病史问诊并应用现场备品进行救治。

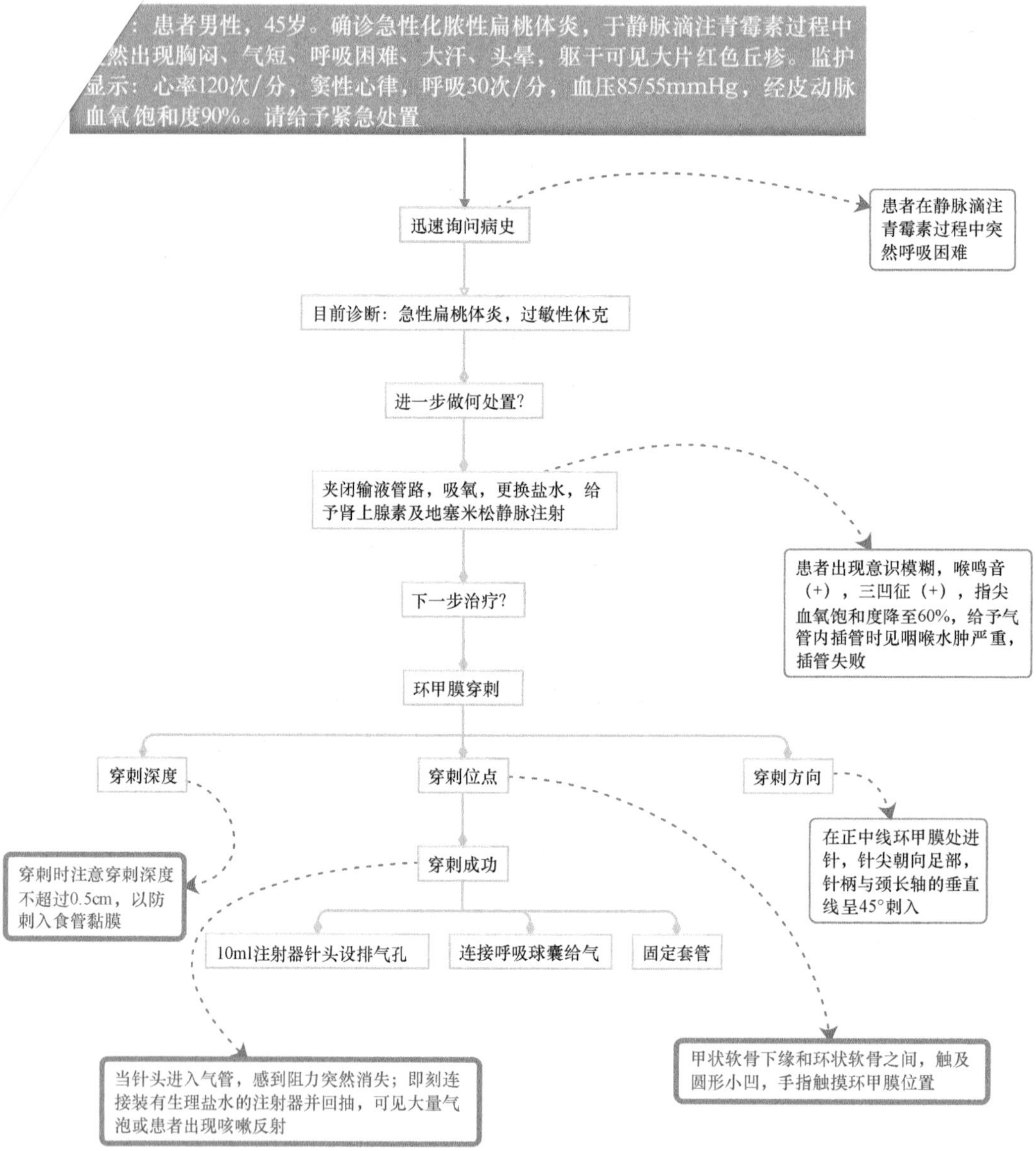

患者男性，45岁。确诊急性化脓性扁桃体炎，于静脉滴注青霉素过程中突然出现胸闷、气短、呼吸困难、大汗、头晕，躯干可见大片红色丘疹。监护显示：心率120次/分，窦性心律，呼吸30次/分，血压85/55mmHg，经皮动脉血氧饱和度90%。请给予紧急处置

迅速询问病史

> 患者在静脉滴注青霉素过程中突然呼吸困难

目前诊断：急性扁桃体炎，过敏性休克

进一步做何处置？

夹闭输液管路，吸氧，更换盐水，给予肾上腺素及地塞米松静脉注射

> 患者出现意识模糊，喉鸣音（+），三凹征（+），指尖血氧饱和度降至60%，给予气管内插管时见咽喉水肿严重，插管失败

下一步治疗？

环甲膜穿刺

穿刺深度　　穿刺位点　　穿刺方向

> 在正中线环甲膜处进针，针尖朝向足部，针柄与颈长轴的垂直线呈45°刺入

穿刺成功

> 穿刺时注意穿刺深度不超过0.5cm，以防刺入食管黏膜

10ml注射器针头设排气孔　　连接呼吸球囊给气　　固定套管

> 当针头进入气管，感到阻力突然消失；即刻连接装有生理盐水的注射器并回抽，可见大量气泡或患者出现咳嗽反射

> 甲状软骨下缘和环状软骨之间，触及圆形小凹，手指触摸环甲膜位置

图 2-11-3　药物过敏-环甲膜穿刺